COMMISSION DE LA TUBERCULOSE

La Propagation
de la Tuberculose

MOYENS PRATIQUES DE LA COMBATTRE

PARIS

MASSON ET Cⁱᵉ, ÉDITEURS

LIBRAIRES DE L'ACADÉMIE DE MÉDECINE

120, BOULEVARD SAINT-GERMAIN

1900

COMMISSION DE LA TUBERCULOSE

MOYENS PRATIQUES

DE COMBATTRE

LA PROPAGATION DE LA TUBERCULOSE

COMMISSION DE LA TUBERCULOSE

MOYENS PRATIQUES

DE COMBATTRE LA

PROPAGATION DE LA TUBERCULOSE

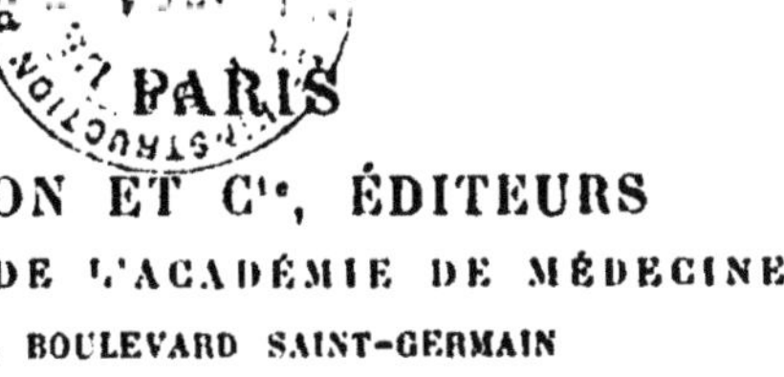

PARIS

MASSON ET C⁰, ÉDITEURS

LIBRAIRES DE L'ACADÉMIE DE MÉDECINE

120, BOULEVARD SAINT-GERMAIN

1900

Monsieur le Président du Conseil,

La Commission, dont vous avez inauguré les travaux le
22 février dernier, s'est efforcée de déterminer quels moyens
pratiques il est possible d'opposer à la propagation de la tuberculose en France.

Convaincue que la maladie est évitable, elle a cherché quels étaient
les foyers d'où elle rayonnait. Elle a pu établir, là où les renseignements étaient suffisants, que les lieux d'où elle émanait étaient
relativement limités, que dans un même quartier certaines maisons étaient particulièrement frappées alors que les maisons
voisines étaient presque indemnes. Elle a montré que dans les
milieux où les hommes vivent en collectivité, les uns, comme certains hospices, étaient décimés alors que d'autres consacrés à des
maladies identiques étaient à peine touchés. Il en est de même
dans les ateliers, les maisons centrales, etc.

Si la Commission a pu établir ce fait, consolant, puisqu'il
permet de localiser la lutte, les renseignements lui font défaut
pour embrasser l'ensemble du problème; nous ignorons notamment quelle est l'intensité de l'invasion des campagnes dans les
diverses régions de la France, dans les mines, dans les compagnies de chemins de fer, dans les écoles, etc.

La Commission vous demande de lui donner les moyens nécessaires pour mener à bien ces diverses enquêtes. Dans la lutte
contre la tuberculose, pour obtenir le concours de l'État, des
départements, des particuliers, il faut que cette question de répartition soit résolue, que chacun ait la conviction que les ressources

accordées pour combattre cette maladie ne se dissémineront pas et que l'action sera portée avec précision sur les points envahis. Pour être efficace, l'effort doit être coordonné et persévérant.

La Commission pense que l'assainissement des villes et des maisons sera possible lorsque sera votée la loi sanitaire soumise aux délibérations du Sénat. Elle devra être complétée pour les collectivités soumises à l'action de l'État par les mesures administratives formulées dans les conclusions placées en tête du rapport général.

La Commission est également convaincue que la tuberculose est curable. Elle a dit quels principes devaient présider à la construction et au fonctionnement des sanatoriums populaires et des dispensaires pour tuberculeux. Elle croit indispensable de lutter contre les habitations et les milieux collectifs malsains et de procéder en même temps à l'édification de sanatoriums. Il ne faut pas oublier que ceux qui sont atteints et qui peuvent guérir, meurent après avoir été les agents actifs de la propagation de la tuberculose si on les laisse en liberté.

Quelque grand qu'on le suppose, le concours des pouvoirs publics et des particuliers ne peut seul suffire à la tâche. La Commission pense que la création de caisses d'assurances mutuelles contre la maladie fournirait un précieux moyen d'action et que, combinée aux autres ressources, elle permettrait d'entreprendre et de mener à bien l'œuvre dont vous avez bien voulu lui confier l'étude.

Si vous approuvez ces propositions, la Commission reste à votre disposition pour compléter les enquêtes nécessaires et pour étudier dans quelles conditions pourraient être créées les ressources indispensables.

Veuillez agréer, Monsieur le Président, l'assurance de ma haute considération.

Le Président,

JULES SIEGFRIED.

30 Septembre 1909.

COMMISSION

INSTITUÉE PAR

M. LE PRÉSIDENT DU CONSEIL DES MINISTRES

LE 22 NOVEMBRE 1899

A L'EFFET DE RECHERCHER LES MOYENS PRATIQUES DE COMBATTRE

LA PROPAGATION DE LA TUBERCULOSE

MEMBRES DE LA COMMISSION

PRÉSIDENT

M. Jules Siegfried, ancien Ministre.

VICE-PRÉSIDENTS

M. le Pr Brouardel, Doyen de la Faculté de médecine de Paris, Président du Comité consultatif d'hygiène publique de France.

M. Dislere, Président de section au Conseil d'État.

SECRÉTAIRES

MM. les Drs Billon,
   Bouillet,
   Chauvain,
   Dauriac,

MM. les Drs Faivre,
   Millon,
   Léon Petit.

MEMBRES

MM. le Prince d'Arenberg, Député, Président de la Société philanthropique de Paris.

le Dr Armaingaud, Membre du Conseil supérieur de l'Assistance publique.

Astier, Député.

Aynard, Député, Membre du Conseil supérieur de l'Assistance publique.

Bayet, Directeur de l'enseignement primaire au ministère de l'instruction publique.

MM. le Dr **Bergeron**, Secrétaire perpétuel de l'Académie de médecine, Président de l'Œuvre des hôpitaux marins.

Bompard, Député, Membre du Conseil supérieur de l'Assistance publique.

le Pr **Bouchard**, Membre de l'Académie de médecine.

le Dr **Calmette**, Directeur de l'Institut Pasteur de Lille.

le Pr **Chantemesse**, Inspecteur général adjoint des services sanitaires.

Clairin, ancien Membre du Conseil municipal de Paris.

Cordelet, Sénateur.

le Pr **Cornil**, Sénateur, membre de l'Académie de médecine.

Debrie (Georges), Architecte.

le Dr **de Lavarenne**.

le Dr **Dieu**, Médecin-inspecteur, Directeur du service de santé au ministère de la guerre.

le Dr **Dubois**, Député.

le Pr **Duclaux**, Directeur de l'Institut Pasteur.

Expert-Besançon, Sénateur, Maire du XIIIe arrondissement.

Fernand Faure, Directeur de l'enregistrement et des domaines.

Faure-Dujarric, Architecte-inspecteur des services sanitaires.

le Dr **Galippe**.

le Dr **Goujon**, Sénateur.

le Pr **Grancher**, Membre de l'Académie de médecine, Membre du Comité consultatif d'hygiène publique de France.

Guieysse, député.

le Dr **Hérard**, Membre de l'Académie de médecine, Président de l'Œuvre des enfants tuberculeux.

le Pr **Kelsch**, membre de l'Académie de médecine.

le Dr **Kermorgant**, Inspecteur général du service de santé des colonies.

le Pr **Landouzy**, Membre de l'Académie de médecine.

le Pr **Lannelongue**, Membre de l'Académie de médecine.

André Lefévre, ancien Membre du Conseil municipal de Paris.

le Dr **Letulle**, Professeur agrégé à la Faculté de médecine de Paris.

le Dr **Leudet**.

Lourties, Sénateur, Président de la Ligue de la mutualité.

le Dr **Levraud**, Député.

Lucipia, ancien Président du Conseil municipal de Paris.

le Dr **Marfan**, Professeur agrégé à la Faculté de médecine.

Lucien March, Chef du recensement professionnel au ministère du commerce.

le Dr **A.-J. Martin**, Inspecteur général de la salubrité de l'habitation de la ville de Paris, Membre du Comité consultatif d'hygiène publique de France.

Mastier, Préfet de la Seine-Inférieure.

MM. MENANT, Directeur des affaires municipales à la préfecture de la Seine.

le Dr MIGNOT.

HENRI MONOD, Directeur de l'Assistance et de l'hygiène publiques, au ministère de l'intérieur, membre de l'Académie de médecine.

le Dr NAPIAS, Directeur de l'administration générale de l'Assistance publique à Paris, Membre de l'Académie de médecine.

le Dr NAVARRE, Membre du Conseil général de la Seine.

NOCARD, Professeur à l'école vétérinaire d'Alfort, Membre de l'Académie de médecine.

le Dr PÉDEBIDOU, Sénateur.

le Dr L.-H. PETIT, Secrétaire général de l'Œuvre de la tuberculose.

GEORGES PICOT, Président de la Société des habitations à bon marché.

le Dr PIETTRE, Sénateur.

POIRRIER, Sénateur.

le Dr POZZI, Sénateur, Membre de l'Académie de médecine.

le Pr PROUST, Inspecteur général des services sanitaires, Membre de l'Académie de médecine.

le Dr ROTILLON, Représentant des médecins des bureaux de bienfaisance au conseil de surveillance de l'Assistance publique de Paris.

le Dr THÉOPHILE ROUSSEL, Sénateur, Président du conseil supérieur de l'Assistance publique.

le Dr ROUX, Sous-directeur de l'Institut Pasteur.

SABRAN, Président du conseil d'administration des hospices de Lyon.

le Dr SÉAILLES, Médecin du bureau de bienfaisance du XVIIe arrondissement de Paris.

PAUL STRAUSS, Sénateur.

le Dr THOINOT, Professeur agrégé à la Faculté de médecine.

le Dr VINCENT, Médecin en chef de la marine.

COMMISSION CHARGÉE DE RECHERCHER LES MOYENS DE COMBATTRE LA PROPAGATION DE LA TUBERCULOSE.

Exposé de la question par M. le Profʳ BROUARDEL.

Par une décision en date du 22 novembre 1899, M. le président du Conseil, ministre de l'intérieur, a nommé une commission à l'effet de rechercher les moyens pratiques de combattre la *propagation de la tuberculose*; il ajoutait, à la lettre par laquelle il me notifiait ma nomination : « Je vous serai obligé de faire à la commission, lors de sa première réunion, un exposé de la question. »

Pour remplir la mission qui m'est confiée, je pense que je dois tâcher de mettre en lumière les faits culminants, je ne pourrais, sans étendre démesurément ce travail, essayer même d'indiquer tous les points sur lesquels portera nécessairement la discussion.

En France, les ravages causés par la tuberculose ont éveillé de nombreuses initiatives privées et on a créé des ligues, des associations, des congrès, des sociétés, qui ont édifié des hôpitaux spéciaux pour les enfants et les adultes, des habitations salubres, etc ; ces initiatives font honneur aux personnes et aux administrations qui se sont ainsi préoccupées des intérêts sanitaires de la nation. elles ont rendu de grands services, mais leurs efforts ont été nécessairement limités dans leurs effets.

Le gouvernement a pensé que le moment était venu de coordonner ces tentatives, de profiter des expériences faites en France et à l'étranger et d'en tirer les conséquences. J'estime qu'il appartient à la commission d'envisager le problème dans son ensemble et d'émettre son avis sur les règles générales qu'il y a lieu de suivre dans la lutte contre la tuberculose.

Première partie. — Mortalité par tuberculose.

I. — MORTALITÉ PAR TUBERCULOSE EN FRANCE. — SA RÉPARTITION.

Quelle est actuellement en France la mortalité par tuberculose? C'est le premier point à établir. Pour résoudre ce problème on a la statistique du ministère de l'intérieur et celle de la ville de Paris dressée par le D⟨r⟩ J. Bertillon. Je les analyserai et donnerai en annexe la statistique établie par le ministère de l'intérieur pour 622 villes.

Puis, je résumerai les documents publiés par les gouvernements étrangers, notamment les résultats obtenus en Grande-Bretagne et en Allemagne; chez ces deux nations la lutte contre la tuberculose a suivi des directions assez différentes.

Je proposerai enfin un plan de campagne, il servira de thème à vos discussions, et j'espère que les critiques auxquelles vous le soumettrez en amélioreront les diverses parties.

La statistique du ministère de l'intérieur fournit des renseignements à peu près suffisants pour 622 villes représentant une population annuelle de 12 millions d'habitants; celle de la France d'après le dernier recensement est de 38 millions. Nous ne pourrons donc faire qu'une approximation en indiquant le chiffre probable des décès par tuberculose.

De plus, l'interprétation des résultats fournis par chaque ville est assez délicate. Dans un grand nombre d'entre elles, les médecins désignent la phtisie pulmonaire sous l'euphémisme de *bronchite chronique*: le vocable était du reste à peu près le seul en usage, dans les hôpitaux de Paris, pour désigner la phtisie lorsque j'ai commencé mes études médicales.

Aussi quelques villes n'ont pas de phtisiques officiels, mais un chiffre très élevé de décès par bronchite chronique. Argenteuil indique, sur 10.000 habitants, 4.5 morts par tuberculose et 37,8 par bronchite chronique; Cours (Rhône) ne perdrait que 0,5 sur 10.000 habitants par l'ensemble des tuberculoses et 51.4 sur 10.000 par bronchite chronique. Toulon perd autant d'habitants par bronchite chronique que par tuberculose. Lorsqu'on cherche à quel âge dans ces villes sévit la bronchite chronique, on voit qu'elle frappe aussi bien l'enfant de 2 ans que l'adolescent de 15 ans, l'adulte de 25 à 45 ans, et qu'elle devient rare dans la vieillesse.

Inversement, dans certaines villes, la bronchite chronique n'existe pour ainsi dire pas : à Nancy, sur 10.000 habitants, il en meurt 2 par bronchite chronique et 42 par tuberculose, à Pantin, 3 par bronchite chronique et 53 par tuberculose. Je crois que ces derniers chiffres représentent très probablement la réalité des choses.

Enfin, dans certaines localités moins peuplées, on est frappé de ce fait que subitement les bronchites chroniques, très fréquentes jusque-là, deviennent rares et que la tuberculose subit un sort inverse. Souvent, en consultant l'annuaire, j'ai constaté qu'au moment où la statistique avait subi cette secousse, un jeune médecin avait succédé à un confrère décédé. Les faits étaient restés les mêmes, les appellations seules avaient changé.

J'ai, dans la statistique, conservé deux colonnes distinctes pour la tuberculose et la bronchite chronique, mais ma conviction est que leur réunion donne une appréciation assez exacte de la mortalité tuberculeuse.

Ce groupement fournit-il un chiffre que nous puissions considérer comme exprimant la totalité des morts par tuberculose ?

Je ne le crois pas. J'ai réuni dans la colonne « tuberculose » les morts par phtisie pulmonaire, méningite tuberculeuse, autres tuberculoses, mais bien des décès ayant la même origine sont classés sous d'autres rubriques, la méningite simple compte à elle seule plus de 7.000 décès annuels, plus que la méningite tuberculeuse ; les deux dernières rubriques de la statistique du ministère de l'intérieur : « autres causes de mort et causes inconnues » en comptent 73.000 sur un total de 300.000 décès, soit près du quart.

Il n'est pas douteux que, surtout dans certaines villes, un grand nombre de morts par tuberculose trouvent un refuge dans cet anonymat.

Que conclure ? C'est que les morts par tuberculose officiellement déclarés représentent un chiffre inférieur à la réalité et que, en y ajoutant les morts par bronchite chronique, on se rapproche, mais sans l'atteindre, du chiffre réel.

Admettons que nous n'avons sous les yeux qu'un chiffre minimum, nous trouvons que, *en 1896-1897*, les 12.531.624 habitants soumis à la statistique du ministère ont perdu, chaque année, 42.399 tuberculeux, soit 33,8 pour 10.000 habitants, et, si on y ajoute ceux qui ont succombé à la bronchite chronique, on arrive au chiffre de 51.621, soit 41.2 pour 10.000.

Comment se répartit cette mortalité suivant la population des villes?

Nous avons divisé les villes en quatre groupes :

     1° Villes ayant plus de 50.000 habitants.
     2°   —   — de 10.000 à 50.000 habitants.
     3°   —   — de 5.000 à 10.000   —
     4°   — moins de 5.000 habitants.

Malheureusement, pour ce dernier groupe, nous n'avons de renseignements que pour 89 villes.

MORTALITÉ PAR TUBERCULOSE ET BRONCHITE CHRONIQUE.

MOYENNE DES ANNÉES 1888 A 1897

	POPULATION	DÉCÈS par		PROPORTION pour 10.000 hab.		TUBERCULOSE ET BRONCHITE chronique réunies	
		Tuberculose.	Bronchite chronique.	Tuberculose.	Bronchite chronique.	Décès.	Proportion pour 10.000 hab.
Villes ayant plus de 50.000 habitants (31 villes)	5.775.616	23.856,6	4.970,1	41.3	8.6	28.826,7	49,9
Villes ayant de 10.000 à 50.000 habitants (197 villes)	3.883.178	11.457,6	3.701,3	30,4	9.7	15.159,3	39,8
Villes ayant de 5.000 à 10.000 habitants (305 villes)	2.095.656	5.604,7	1.897,1	26,7	9,0	7.501,8	35,7
Villes ayant moins de 5.000 habitants (89 villes)	309.015	755,2	270,3	24,5	8,7	1.026,5	34,8
Total — 622 villes ..	11.983.525	41.675,1	10.839,2	34,8	9,0	52.514,3	43,8

Ce tableau confirme ce que nous savions déjà, la mortalité par tuberculose est plus élevée dans les grandes agglomérations que dans les petites. Mais il précise cette donnée en montrant que si la différence est importante entre les deux premiers groupes, elle est de moindre importance entre les groupes suivants et que, dans les villes de 5.000 à 10.000 habitants et celles qui en ont moins de 5.000, la différence ne semble plus être que de deux unités: 33,3 pour 10.000 au lieu de 35,7.

En admettant que les populations sur lesquelles nous n'avons pas de renseignements ne subissent que la plus faible mortalité, on peut estimer celle-ci à 87.489 (tuberculose et bronchite chronique réunies) qui, ajoutée à la mortalité recensée, donne le chiffre de 140.000 décès annuels par tuberculose et bronchite chronique.

Si, au lieu d'être disséminée sur toute l'étendue du territoire, cette mortalité était concentrée sur un point, il disparaîtrait chaque année une ville ayant la population de Toulouse ou une population supérieure à celle du Havre, de Rouen, etc.

On peut, par cette comparaison, se rendre compte de la perte annuelle subie par la France au point de vue humain et au point de vue économique.

Comment se répartit la tuberculose sur l'étendue du territoire?

Si on prend les renseignements fournis par les villes et si on les réunit par département, on arrive à un groupement assez grossier, mais qui donne un point de départ à une recherche des plus importantes. Je dis que ce groupement est un peu grossier, parce que s'il est des départements qui nous renseignent sur la majeure partie de la population, il en est d'autres pour lesquels la statistique ne porte que sur le vingtième de la population totale (1). Il ne s'agit donc que d'une simple indication. Mais celle-ci est précieuse car elle

(1) Proportion de la population soumise à la statistique et de la population totale du département.

9/10 Seine.

4/5 Bouches-du-Rhône.

3/5 Rhône.

2/3 Alpes-Maritimes.

1/2 Gironde, Hérault, Nord.

2/5 Marne, Seine-Inférieure, Var, Vaucluse, Vienne.

1/3 Aube, Finistère, Garonne (Haute-), Loire (Haute-), Loire-Inférieure, Meurthe-et-Moselle, Pas-de-Calais, Rhin (Haut-), Seine-et-Oise.

1/4 Allier, Aude, Cher, Côte-d'Or, Doubs, Gard, Loiret, Morbihan, Saône-et-Loire, Somme, Tarn, Vosges

1/5 Aisne, Alpes (Basses-), Alpes (Hautes-), Ardennes, Ariège, Charente, Charente-Inférieure, Corse, Drôme, Ille-et-Vilaine, Indre-et-Loire, Isère, Manche, Meuse, Nièvre, Pyrénées (Basses-), Pyrénées (Hautes-), Pyrénées-Orientales, Sarthe, Seine-et-Marne, Tarn-et-Garonne.

1/6 Aveyron, Eure-et-Loir, Lot-et-Garonne, Oise, Savoie, Indre.

1/7 Jura, Loir-et-Cher.

1/8 Calvados, Cantal, Corrèze, Dordogne, Gers, Mayenne, Puy-de-Dôme, Deux-Sèvres.

1/9 Ardèche, Eure, Lot, Marne (Haute-), Orne, Saône (Haute-), Yonne.

1/11 Ain, Landes, Vendée.

1/12 Côtes-du-Nord, Savoie (Haute-).

1/13 Maine-et-Loire.

1/15 Creuse, Loire (Haute-).

1/20 Lozère.

permet de constater qu'en France il y a trois foyers principaux de tuberculose, le premier part de Paris et des départements circonvoisins et s'étend vers le nord jusqu'à la Seine-Inférieure, à l'ouest, et jusqu'au département du Nord, à l'est; le second comprend les départements de l'ancienne Bretagne avec la Mayenne; le troisième enfin a pour centre Lyon et s'étend depuis le Jura et l'Ain jusqu'au Gard, le long de la vallée du Rhône.

Formation des gros foyers de tuberculose. Leur influence sur le voisinage immédiat, leur influence éloignée.

En étudiant avec soin la répartition de la tuberculose dans le principal foyer, celui qui s'étend vers le nord, depuis le département de Seine-et-Oise, au sud, jusqu'à la Seine-Inférieure, à l'ouest, et le Nord, à l'est; on voit qu'il comprend un foyer principal Paris, deux autres foyers secondaires formés l'un par l'agglomération lilloise (Lille, Roubaix, Tourcoing), l'autre par le Havre et Rouen.

Quelle est l'influence de ces gros foyers sur leur voisinage immédiat, quelle est leur influence sur les parties plus éloignées du territoire? Je considère la détermination de cette question comme la base essentielle de la lutte contre la tuberculose. Si elle est résolue, on pourra dès le début savoir où doivent se concentrer nos efforts.

Prenons d'abord le département de la Seine. La mortalité moyenne, par tuberculose, en France, est de 43,8 pour 10.000 habitants (1). Dans le département de la Seine, elle est de 57,4, supérieure de plus d'un quart à la moyenne (2). Mais elle est dans ce département même singulièrement répartie. Elle monte à 167,8 pour 10.000 à Nanterre et descend à 26,7 à Joinville-le-Pont.

Pourquoi ces oscillations? Il faut remarquer que sur 46 villes du département de la Seine, Paris n'occupe que le treizième rang. Est-ce l'expression de la réalité? Certainement non.

Paris exporte ses phtisiques; nous connaissons, au moins en partie, son exportation administrative. Nanterre, sur 154 décès phtisiques, en compte plus de 100 dans la maison des vieillards où on recueille des malheureux hospitalisés par Paris, ils devraient être reportés au compte de Paris: Gentilly a 65 décès en moyenne par phtisie, 50 sont relevés parmi les hospitalisés de Bicêtre; Paris

---

(1) Ce chiffre et les suivants comprennent la mortalité réunie par tuberculose et bronchite chronique.

(2) La population soumise à la statistique du ministère de l'intérieur dans la Seine est de 3.000.724 sur une population totale 3.141.595 habitants.

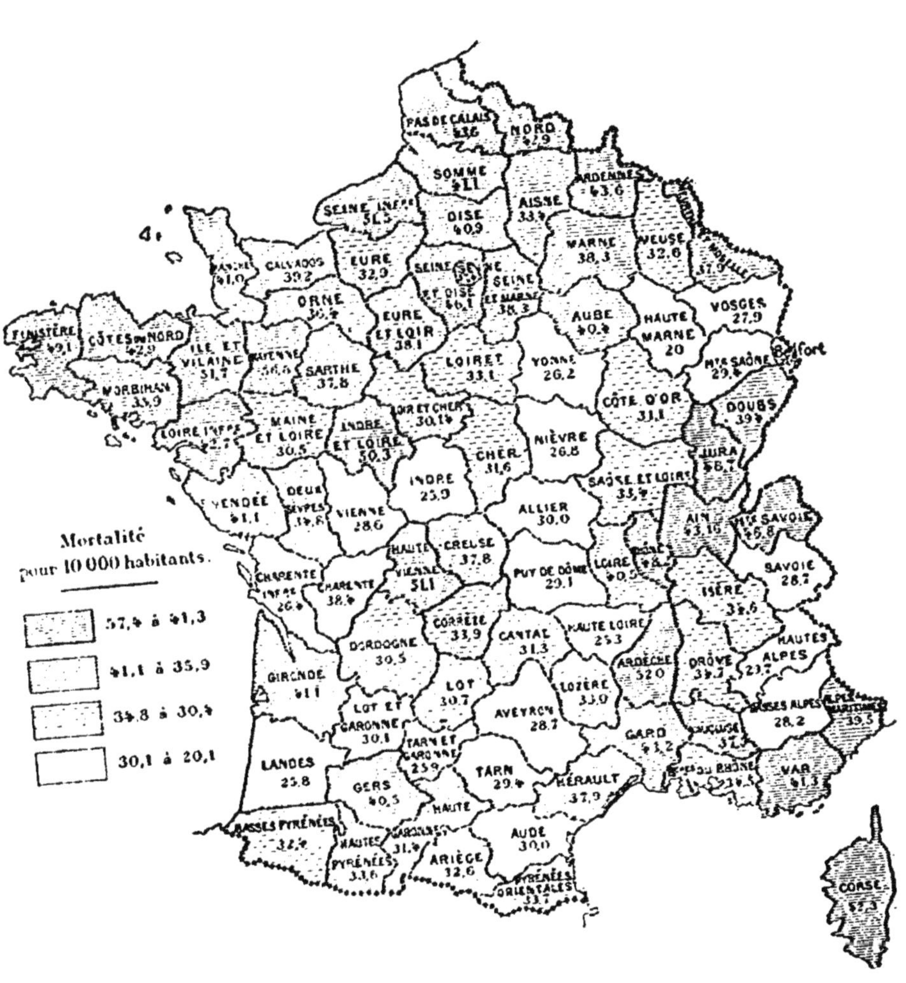

Mortalité par Tuberculose

RÉPARTITION DES DÉCÈS DANS LES DÉPARTEMENTS

envoie des malades à Saint-Maurice (Maison dite de Vincennes), à l'asile des vieillards de Saint-Denis, à la Maison de retraite des ménages, à Issy, etc.. On peut donc administrativement établir que, dans le département de la Seine, Paris charge certaines localités de la banlieue de plus de 300 tuberculeux. Par renseignements administratifs, on peut également constater que Paris envoie des tuberculeux qui chargent la mortalité des villes d'autres départements. Berck-sur-mer a une mortalité tuberculeuse de 74 pour 10.000; or, sur une moyenne annuelle de 48 décès tuberculeux, il y en a 32 dans les asiles où on reçoit les jeunes parisiens ; à Clermont (Oise), où Paris exporte un certain nombre d'aliénés, sur une moyenne de 52 décès tuberculeux, 33 succombent à l'asile d'aliénés. Il en est de même à l'hospice de Brévannes.

Si on reporte à la mortalité parisienne celle qui, par les documents administratifs, devrait lui être attribuée, on voit que sa mortalité tuberculeuse dépasserait 60 pour 10.000.

Mais, à côté de cette exportation que l'on peut apprécier, il en est une autre bien plus importante, je le crois, mais que l'on ne peut chiffrer même approximativement.

Lorsqu'un jeune homme ou une jeune fille vient à Paris pour faire ses études, pour se placer dans le commerce, s'il tombe malade, il retourne dans sa famille en province et succombe à la maladie contractée à Paris. Il en est ainsi tant que cet homme n'a pas constitué une famille.

Lorsque celle-ci est formée, souvent l'enfant est élevé à la campagne chez les grands parents, s'il est élevé à Paris et s'il tombe malade, parfois aussi on le place dans la famille restée en province.

Pour tous d'ailleurs, lorsque la famille du malade habite la campagne et lorsqu'elle n'est pas malheureuse, on fait luire comme un dernier espoir, pour le malade, le séjour à la campagne; le médecin se prête volontiers et avec raison à cette exportation.

Le chiffre de ces tuberculeux nous est absolument inconnu, mais tous les médecins parisiens savent qu'il est très élevé.

Si on cherche à préciser davantage l'influence du foyer de Paris, en consultant sa zone immédiate, on voit que la mortalité dans les départements de la Seine, de Seine-et-Oise et de Seine-et-Marne décroît suivant la distance et les facilités des communications.

Ce n'est pas la cause unique des variations locales, c'en est une qui est manifeste.

MORTALITÉ PAR TUBERCULOSE ET BRONCHITE CHRONIQUE RÉUNIES.

LOCALITÉS	PROPORTION pour 10.000 habitants.	LOCALITÉS	PROPORTION pour 10.000 habitants.
Seine.			
Nanterre	167,8	Puteaux	52,8
		Alfortville	52,0
Saint-Ouen	87,5	Charenton	51,7
		Montrouge	51,7
Le Kremlin-Bicêtre	77,4	Pré-Saint-Gervais	51,2
Ivry	71,2	Clamart	50,8
Gentilly	68,3		
Saint-Denis	66,5	Colombes	49,3
Boulogne-sur-Seine	65,4	Asnières	47,8
		Saint-Mandé	46,9
Clichy	65,3	Saint-Maur	46,1
Aubervilliers	63,7	Arcueil-Cachan	45,4
		Choisy-le-Roi	43,2
Montreuil-sous-Bois	58,9	Sceaux	41,8
Courbevoie	58,9	Maisons-Alfort	41,5
Les Lilas	58,5	Neuilly-sur-Seine	41,2
Paris	57,9	Vanves	40,8
Malakoff	56,8	Vincennes	40,3
Pantin	56,4		
Saint-Maurice	55,7	Bois-Colombes	38,9
		Nogent-sur-Marne	38,8
Issy	55,2	Noisy-le-Sec	36,8
Suresnes	55,2	Le Perreux	36,3
Gennevilliers	54,4	Vitry	35,4
Levallois-Perret	53,9	Fontenay-sous-Bois	32,1
Champigny	53,4		
Villejuif	53,1	Joinville-le-Pont	26,7
Seine-et-Oise et Seine-et-Marne.			
Étampes	57,1	Saint-Cloud	41,1
Saint-Germain-en-Laye	56,7	Meaux	39,3
Poissy	55,2	Meudon	39,2
Maisons-Laffitte	52,6	Pontoise	38,7
Corbeil	51,5	Rueil	38,4
Montereau (Yonne)	50,4	Mantes	36,1
		Fontainebleau	34,6
Lagny	49,7	Le Rainey	33,7
Sèvres	43,2	Essonnes	33,2
Versailles	42,4	Provins	31,9
Melun	42,1	Villeneuve-St-Georges	26,8
Argenteuil	41,4	Coulommiers	25,5
		Rambouillet	18,4

Après avoir étudié la zone d'influence de Paris, passons à l'examen des deux foyers secondaires: le groupe Le Havre et Rouen et l'agglomération lilloise. Le premier ne peut pas nous servir pour juger son rayonnement. Les arrondissements de Rouen et du Havre nous donnent des renseignements, le premier pour 9 villes, le second pour 6, mais pour les trois autres arrondissements nous n'avons d'information que pour Dieppe et Yvetot; le dernier, Neufchâtel, n'en donne que de trop insuffisants.

Il n'en est pas de même pour l'agglomération lilloise. Le département du Nord comprend 7 arrondissements et nous avons des renseignements pour les deux tiers de la population. En jetant les yeux sur le tableau suivant on voit plus clairement que plus on s'éloigne du foyer Lille, plus la mortalité tuberculeuse diminue.

C'est une tendance générale que j'indique, il est bien entendu que, outre la facilité des communications, il y a des influences locales prédominantes. Nous en connaissons quelques-unes, ainsi Armentières et Bailleul ont des asiles d'aliénés qui, tous les ans, chargent la mortalité tuberculeuse de ces villes de 15 et quelquefois 20 décès (1).

La moyenne de la mortalité tuberculeuse pour le département du Nord est 42.9 pour 10.000 habitants.

Nous ne pouvons faire pour les deux autres gros foyers tuberculeux qui existent en France une semblable analyse, nous n'avons pas actuellement d'éléments suffisants.

Mais il ressort bien nettement pour nous que les centres dont je viens de parler ont une influence très nette sur la zone qui les entoure, et que par l'exportation de leurs tuberculeux ils disséminent sur le territoire tout entier les germes tuberculeux, c'est donc sur ces foyers qu'il faut tout d'abord concentrer l'effort principal.

Étude des foyers considérés en eux-mêmes.

Il est donc établi qu'il y a en France trois ou quatre gros foyers de tuberculose. Ceci permet de circonscrire la lutte. Mais ces gros foyers, doit-on les considérer comme formant des blocs dont toutes les parties sont également contaminées?

---

(1) Dans cette étude j'ai été très frappé du nombre des décès tuberculeux signalés dans les asiles d'aliénés. Il y a là une recherche spéciale à faire pour les aliénés eux-mêmes et pour le personnel qui les soigne, je n'en ai pas encore les éléments.

MORTALITÉ PAR TUBERCULOSE. — DÉPARTEMENT DU NORD. — RÉPARTITION PAR ARRONDISSEMENT.

(Échelle verticale des proportions, pour 10,000 habitants, de 78 à 18.)

ARRONDISSEMENT DE DOUAI (Distance de Lille à Douai, 32 kilomètres.)

	PROPORTION pour 10,000 habitants
Douai	50,7
Somain	45,7
Sin-le-Noble	42,9
Aniche	36,1
54.196 habitants. 256,8 décès tuberc.	**47,1**

ARRONDISSEMENT DE LILLE

	PROPORTION pour 10,000 habitants
Lys-lès-Lannoy	77,1
Annœulin	52,9
Lille	51,7
Armentières	50,1
Loos	49,3
Seclin	47,5
Roubaix	45,4
Roncq	42,9
Houplines	41,9
Lomme	40,9
Haubourdin	40,6
La Madeleine	39,0
Hellemmes-Lille	38,2
Tourcoing	38,0
Comines	37,5
Halluin	37,5
Croix	37,2
Wattrelos	35,5
Monceaux	28,4
Marcq-en-Barœul	27,9
547.995 habitants. 2.580,9 décès tuberc.	**45,5**

ARRONDISSEMENT DE HAZEBROUCK (Distance de Lille à Hazebrouck, 75 kilomètres.)

	PROPORTION pour 10,000 habitants
Bailleul	56,2
Nieppe	51,5
Estaires	45,2
Merville	36,8
Hazebrouck	31,9
94.604 habitants. 204,0 décès tuberc.	**41,9**

ARRONDISSEMENT de VALENCIENNES (Distance de Lille à Valenciennes, 65 kilomètres.)

	PROPORTION pour 10,000 habitants
Valenciennes	51,4
Saint-Amand	40,7
Anzin	40,1
Denain	39,4
Raismes	39,3
Fresnes	32,5
Bruay	21,4
Vieux-Condé	14,7
104.372 habitants. 447,5 décès tub.	**40,6**

ARRONDISSEMENT DE DUNKERQUE (Distance de Lille à Dunkerque, 46 kilomètres.)

	PROPORTION pour 10,000 habitants
Dunkerque	41,6
Bergues	33,4
Hondschoote	32,2
Saint-Pol-s/mer	31,7
Gravelines	25,1
63.719 habitants. 250,2 décès tub.	**37,4**

ARRONDISSEMENT DE CAMBRAI (Distance de Lille à Cambrai, 55 kilomètres.)

	PROPORTION pour 10,000 habitants
Le Cateau	37,1
Cambrai	35,5
Caudry	35,5
Solesmes	34,6
50.018 habitants. 174,2 décès tub.	**34,8**

ARRONDISSEMENT D'AVESNES (Distance de Lille à Avesnes, 87 kilomètres.)

	PROPORTION pour 10,000 habitants
Fourmies	39,3
Quesnoy-s-Deule	37,8
Avesnes	32,9
Maubeuge	29,9
Wignehies	31,7
Haumont	24,1
62.320 habitants. 204,3 décès tub.	**32,7**

Nullement, prenons Paris comme exemple. La preuve a déjà été fournie par le Dʳ Jacques Bertillon, en étudiant la mortalité par tuberculose dans les différents arrondissements. Si on reprend la question pour la période 1881-1896, « 16 ans », on voit que, dans le XIVᵉ arrondissement, 10.000 habitants comptent chaque année 80 décès par tuberculose, tandis que dans le VIIIᵉ arrondissement un même groupe n'en perd que 22 : quatre fois moins.

MORTALITÉ PAR TUBERCULOSE. — RÉPARTITION DANS LES DIFFÉRENTS ARRONDISSEMENTS DE PARIS, 1881-96 (16 ANS).

ARRON-DISSEMENT	POPULATION MOYENNE ANNUELLE	MOYENNE ANNUELLE des décès par		PROPORTION pour 10.000 habitants DES DÉCÈS par tuberculose et bronchite chronique.
		TUBERCULOSE	BRONCHITE chronique.	
XIV	102.161	731,2	85,1	80,0
XX	134.768	917,9	149,3	79,3
XIX	122.213	756,4	195,2	77,2
XV	110.176	683,5	102,1	71,1
XVIII	196.821	1213,7	165,1	70,0
XI	200.183	1227,6	202,7	68,3
XIII	101.900	540,1	131,7	65,9
IV	99.549	558,2	60,3	62,2
V	115.012	625,9	88,7	62,1
XII	107.799	578,5	87,9	61,8
III	89.306	412,3	66,6	53,7
X	153.393	675,9	141,3	53,2
XVII	158.000	625,9	146,5	44,9
II	70.900	277,7	34,0	44,5
VII	89.703	318,1	75,7	43,9
VI	97.453	351,9	57,9	41,2
I	70.392	234,6	52,7	42,0
XVI	76.470	245,9	41,9	35,2
IX	118.675	399,9	61,1	32,0
VIII	97.411	174,5	39,3	21,9
	2.321.486	11.443,7	1.990,1	
		13.433,8		

49, 3 décès tuberculeux pour 10.000 habitants.

8,6 décès par bronchite chronique pour 10.000 habitants.

37,9 décès par tuberculose et bronchite chronique pour 10.000 habitants.

Mais l'arrondissement lui-même ne forme pas un bloc irréductible. Profitant de ce que, depuis l'année 1892, la statistique de la ville de Paris donne la mortalité par quartier, j'ai dressé ce tableau des décès d'après ces indications et je trouve que la mortalité tuberculeuse pour un même groupe de 10.000 habitants est de 104 dans le quartier de Plaisance, de 11 dans le quartier des Champs-Élysées.

La carte jointe à ce mémoire montre que d'une façon générale une mortalité analogue frappe les quartiers d'un même arrondissement, mais qu'il n'en est pas toujours ainsi. Pour le XIVe arrondissement la mortalité est de 104, 1 dans le quartier de Plaisance, de 55,4 dans son voisin celui du Petit-Montrouge. Dans le IVe arrondissement, le quartier Saint-Merri perd 81,6 tuberculeux pour 10.000 habitants, l'Arsenal 39,9.

Le quartier lui-même forme-t-il une unité dans laquelle tous les habitants sont soumis à la même léthalité? Pas davantage. Certaines villes, Paris, Rouen, etc., ont établi le casier sanitaire de chacune des maisons. Il sera facile à la commission d'obtenir communication de ces documents et de constater que dans le quartier lui-même, il existe des maisons dont les habitants sont successivement voués à la tuberculose.

De sorte qu'au point de vue du plan de campagne à suivre dans la lutte contre la tuberculose, nous sommes ramenés des gros foyers inscrits sur la carte de France aux foyers des quartiers et en dernière analyse, à la maison insalubre. C'est elle qu'il faut viser, l'assainir si cela est possible, la faire disparaître si les causes d'insalubrité sont incompatibles avec son existence, et enfin, il faut veiller à ce que l'on n'en construise plus dans de telles conditions.

La loi du 13 avril 1850 sur les logements insalubres ne permet pas une intervention efficace, nous ne nous arrêterons pas à l'exposer et à la critiquer. Chacun des membres de la commission en connaît les défauts.

La répartition de la tuberculose dans les villes subit-elle des variations suivant le temps?

Si on jette un coup d'œil sur les tableaux qui représentent la mortalité par tuberculose, de 1888 à 1897, dans les différents groupes de villes : Paris, villes de 100.000 à 500.000 habitants, de 40.000 à 100.000, de 20.000 à 40.000, de 10 à 20.000, de 5.000 à 10.000,

MORTALITÉ PAR TUBERCULOSE. — RÉPARTITION DANS LES DIFFÉRENTS QUARTIERS DE PARIS, 1892-96 (5 ANS).

QUARTIERS	ARRONDIS-SEMENTS	POPULATION TOTALE EN 5 ANS	DÉCÈS EN 5 ANS par		PROPORTION pour 10.000 habitants DES DÉCÈS par tuberculose et bronchite chronique.
			TUBERCULOSE	BRONCHITE chronique.	
56) Plaisance	XIV	22.847	2.550	167	104,1
79) Père-Lachaise	XX	216.800	1.470	351	83,1
13) Saint-Merri	IV	124.005	946	97	81,6
76) Combat	XIX	96.835	1.390	285	81,4
58) Necker	XV	193.790	1.373	147	78,4
80) Charonne	XX	189.948	1.223	189	74,3
70) Clignancourt	XVIII	469.565	3.094	368	74,2
75) Amérique	XIX	111.867	694	132	73,8
73) La Villette	XIX	254.285	1.629	294	72,1
77) Belleville	XX	299.562	1.994	157	71,5
71) Pont-de-Flandre	XIX	79.629	440	61	70,8
73) Saint-Fargeau	XX	55.888	392	33	70,7
60) Javel	XV	87.784	537	83	70,6
51) Maison-Blanche	XIII	169.176	1.047	93	69,7
69) Grandes-Carrières	XVIII	254.254	1.767	72	69,6
51) Santé	XIV	48.243	313	20	68,8
53) Montparnasse	XIV	138.373	869	75	68,2
43) La Roquette	XI	353.985	2.141	239	67,2
71) Goutte-d'Or	XVIII	225.763	1.540	179	67,1
20) Sorbonne	V	144.195	840	67	66,9
17) Saint-Victor	V	134.978	730	139	65,8
41) Folie-Méricourt	XI	357.800	1.627	132	65,7
59) Grenelle	XV	178.390	1.055	108	65,7
48) Quinze-Vingts	XII	234.997	1.431	104	65,3
45) Ste-Marguerite	XI	223.101	1.292	109	64,6
57) St-Lambert	XV	143.204	822	95	64,0
40) Hôpital-St-Louis	X	215.027	1.167	181	62,7
46) Piepus	XII	233.313	1.331	100	61,3
42) St-Ambroise	XI	231.386	1.251	167	61,3
50) Gare	XIII	293.639	1.660	186	61,2
12) Ste-Avoye	III	100.207	592	73	60,8
49) Salpêtrière	XIII	116.092	584	121	60,7
68) Épinettes	XVII	254.111	1.376	135	60,5
72) La Chapelle	XVIII	118.390	647	46	58,6
18) Jardin-des-Plantes	V	136.311	754	44	58,5
37) Bercy	XII	44.897	239	20	57,7
11) St-Gervais	IV	96.611	1.070	115	57,6
55) Petit-Montrouge	XIV	123.343	685	79	55,4
39) Porte-St-Martin	X	162.457	790	128	54,6
52) Croulebarbe	XIII	75.321	386	17	53,5
21) Monnaie	VI	91.453	425	62	53,2
28) Gros-Caillou	VII	106.731	721	162	52,9

QUARTIERS	ARRONDIS-SEMENTS	POPULATION TOTALE EN 5 ANS	DÉCÈS EN 5 ANS par TUBERCULOSE	DÉCÈS EN 5 ANS par BRONCHITE chronique.	PROPORTION pour 10.000 habitants DES DÉCÈS par tuberculose et bronchite chronique.
16) Notre Dame	IV	68.339	330	32	52,9
2) Halles	I	150.350	746	69	51,5
10) Enfants-Rouges	III	105.250	495	63	50,2
19) Val-de-Grâce	V	105.721	772	63	50,1
9) Arts-et-Métiers	III	122.072	497	105	49,1
45) Bel-Air	XII	55.244	250	21	49,0
8) Bonne-Nouvelle	II	149.315	651	47	47,4
21) St-Germain-des-Prés	VI	80.089	323	37	44,9
27) École-Militaire	VII	98.478	365	63	43,6
7) Mail	II	92.982	379	37	43,6
11) Archives	III	105.148	408	45	43,1
1) St-Germain-l'Auxerrois	I	45.054	168	22	42,1
61) Auteuil	XVI	98.167	352	60	41,9
67) Batignolles	XVII	274.773	975	178	41,9
15) Arsenal	IV	95.295	343	38	39,9
06) Ternes	XVII	193.367	532	237	39,7
37) Saint-Vincent-de-Paul	X	296.28	655	187	39,4
22) Odéon	VI	108.45	341	16	36,6
38) Porte-Saint-Denis	X	146.312	457	73	36,2
36) Rochechouart	IX	143.246	572	68	34,9
23) N.-D.-des-Champs	VI	216.020	652	93	34,4
66) Plaine-Monceau	XVII	152.852	344	129	30,9
62) Muette	XVI	120.100	242	65	29,7
38) Saint-Georges	IX	183.163	438	101	29,4
25) St-Thomas-d'Aquin	VII	142.380	398	51	29,4
6) Vivienne	II	60.440	156	22	29,4
35) Fg-Montmartre	IX	119.348	297	36	27,8
63) Porte-Dauphine	XVI	99.894	346	36	25,8
64) Chaillot	XVI	145.158	325	57	26,3
3) Palais-Royal	I	72.447	141	36	24,5
5) Gaillon	II	[illegible]	92	10	23,1
26) Invalides	VII	73.[illegible]	137	25	22,1
31) Chaussée-d'Antin	IX	[illegible]	291	41	21,7
4) Place-Vendôme	I	[illegible]	117	27	21,4
31) Madeleine	VIII	131.[illegible]	217	51	19,9
30) Fg. du-Roule	VIII	[illegible]	223	27	19,9
22) Europe	VIII	[illegible]	301	42	17,7
29) Champs-Élysées	VIII	75.464	75	9	10,8
		12.230.031	61.134	7.732	

49,9 tuberculeux pour 10.000 habitants.

6,3 bronchite chronique —

56,2 tuberculose et bronchite pour 10.000 habitants.

et au-dessous de 5.000, on voit que, dans toute la France, la mortalité par tuberculose non compris la mortalité par bronchite chronique subit des oscillations absolument parallèles.

Dans les villes ayant plus de 100.000 habitants, l'année 1890 est la plus mauvaise (37, 4), puis vient l'année 1895 (36,9), enfin les années 1892 (34,8), 1897 (34,7), sont les meilleures.

Les mêmes oscillations se retrouvent dans les courbes qui représentent la mortalité tuberculeuse dans les villes au-dessous de 10.000 habitants.

L'étendue des oscillations est, pour les villes de plus de 10.000 habitants, de 2 unités au-dessus et au-dessous de la moyenne: 35,9. Elle n'est que que de 1 unité 1/2 pour les villes qui ont moins de 10.000 habitants, moyenne 26,2.

Ces oscillations générales représentent surtout, suivant moi, l'influence des épidémies de grippe qui ont régné à diverses reprises en France depuis dix ans. Elles hâtent la mort des tuberculeux qui auraient encore vécu quelques mois ou quelques années et, par suite de leurs décès, la statistique se trouve déchargée pour les années suivantes. Je crois que telle est l'influence principale.

MORTALITÉ PAR TUBERCULOSE DANS LES VILLES SOUMISES A LA STATISTIQUE.

ANNÉES	POPULATION	DÉCÈS par tuberculose	bronchite chronique	DÉCÈS par tuberculose et bronchite chronique	PROPORTION (pour 10 000 habitants) tuberculose	bronchite chronique	TOTAL
				Villes ayant plus de 10.000 habitants.			
1888	8.888.643	32.243	8.583	40.895	36,2	9,6	45,9
1889	9.009.759	31.977	8.416	40.263	35,1	9,2	44,3
1890	9.293.619	34.842	10.732	45.574	37,4	11,5	49,0
1891	9.788.203	35.381	10.565	45.946	36,3	10,8	47,1
1892	9.816.843	31.144	9.519	41.023	31,8	9,7	44,5
1893	9.905.503	35.035	9.204	41.879	36,0	9,3	45,3
1894	9.904.253	36.080	8.443	44.523	36,1	8,4	44,5
1895	10.182.992	37.582	8.856	46.458	36,9	8,7	45,6
1896	10.193.150	36.758	7.388	44.146	36,0	7,2	43,2
1897	10.255.741	35.794	7.246	43.010	34,7	7,0	41,7
1888-97	97.369.613	350.336	88.962	439.328	35,9	9,1	45,0

ANNÉES	POPULATION	DÉCÈS par		DÉCÈS par TUBERCULOSE et bronchite chronique.	PROPORTION pour 10 000 habitants.		TOTAL
		TUBERCULOSE.	BRONCHITE chronique.		TUBERCULOSE.	BRONCHITE chronique.	

Villes ayant moins de 10.000 habitants.

ANNÉES	POPULATION	TUBERCULOSE	BRONCHITE chronique	DÉCÈS par tuberculose et bronchite chronique	TUBERCULOSE	BRONCHITE chronique	TOTAL
1891	1.911.033	4.982	2.033	7.015	25,6	10,2	35,8
1892	2.041.479	5.095	2.038	7.133	24,9	9,9	34,8
1893	2.455.770	5.146	2.084	7.570	24,7	10,1	36,8
1894	2.219.920	5.960	1.997	7.957	26,9	8,8	35,7
1895	2.219.425	6.185	2.129	8.314	27,5	9,5	37,0
1896	2.326.842	6.375	1.887	8.265	26,9	7,9	34,8
1897	2.401.858	5.968	1.838	7.806	24,8	7,6	32,4
1891-97	15.276.495	40.085	13.976	54.059	26,2	9,1	35,3

Ville de Paris.

ANNÉES	POPULATION	TUBERCULOSE	BRONCHITE chronique	DÉCÈS par tuberculose et bronchite chronique	TUBERCULOSE	BRONCHITE chronique	TOTAL
1888	2.206.449	11.014	1.929	12.934	49,9	8,7	58,6
1889	2.279.201	11.554	2.042	13.546	50,7	8,9	59,6
1890	2.351.953	12.121	2.160	14.281	51,5	9,2	60,7
1891	2.421.705	11.895	1.980	13.875	49,0	8,2	57,2
1892	2.412.000	11.569	1.909	13.598	47,5	7,8	55,3
1893	2.459.475	11.701	1.696	13.397	47,5	6,8	54,3
1894	2.476.890	11.778	1.484	13.932	47,5	5,9	53,5
1895	2.494.245	12.555	1.508	14.063	50,3	6,0	56,4
1896	2.511.629	12.141	1.142	13.283	48,3	4,5	52,9
1897	2.529.014	12.096	1.116	12.721	45,8	4,4	50,3
1888-97	24.175.021	117.963	16.927	134.890	48,7	7,0	55,7

Villes ayant de 100.000 à 500.000 habitants (12 villes).

ANNÉES	POPULATION	TUBERCULOSE	BRONCHITE chronique	DÉCÈS par tuberculose et bronchite chronique	TUBERCULOSE	BRONCHITE chronique	TOTAL
1888	2.149.791	7.745	2.080	9.805	36,2	9,7	45,9
1889	2.179.776	7.340	1.970	9.179	33,2	9,0	42,2
1890	2.200.761	8.053	2.083	10.785	35,6	12,2	48,8
1891	2.229.748	7.940	2.433	10.373	35,4	10,9	46,3
1892	2.235.816	7.646	2.223	9.879	33,8	9,8	43,6
1893	2.580.944	7.974	2.141	10.115	34,8	9,3	44,1
1894	2.315.042	7.923	1.956	9.879	34,2	8,4	42,6
1895	2.340.141	8.298	2.033	10.331	35,4	8,7	44,1
1896	2.325.068	8.176	1.699	9.845	34,5	7,0	41,5
1897	2.390.436	8.165	1.588	9.724	34,0	6,8	40,7
1888-97	22.775.523	79.139	20.831	99.970	34,7	9,1	43,8

ANNÉES	POPULATION	DÉCÈS par TUBERCULOSE	DÉCÈS par BRONCHITE chronique	DÉCÈS par TUBERCULOSE et bronchite chronique	PROPORTION pour 10 000 habitants TUBERCULOSE	PROPORTION pour 10 000 habitants BRONCHITE chronique	TOTAL
Villes ayant de 40.000 à 100.000 habitants (29 villes).							
1888	1.622.891	4.9??	1.9??	6.9?1	30,8	11,8	42,6
1889	1.6??.8??	5.004	1.711	6.715	31,4	10,5	40,8
1890	1.6??.75?	5.357	2.4??	7.759	32,1	14,4	46,5
1891	1.6??.70?	5.4??	2.370	7.8??	31,5	15,0	46,5
1892	1.70?.0??	5.371	1.9??	7.3??	33,5	9,7	43,2
1893	1.7?9.???	5.7??	1.9??	7.711	31,3	10,6	41,9
1894	1.73?.8??	5.9??	1.8??	7.79?	31,4	10,5	41,9
1895	1.750.27?	6.019	1.8??	7.8??	31,4	10,4	41,8
1896	1.7?5.0??	5.9??	1.5?3	7.491	33,6	8,8	42,4
1897	1.781.0??	5.782	1.4??	7.2??	32,5	8,2	40,7
1888-97	17.077.637	55.6??	19.032	74.7??	32,6	11,1	43,7
Villes ayant de 20.000 à 40.000 habitants (72 villes).							
1888	1.639.101	4.9??	1.372	6.3??	30,2	8,4	38,6
1889	1.6?4.??	4.750	1.425	6.175	29,2	8,4	36,6
1890	1.7?8.56?	5.375	1.8?1	7.2??	31,1	10,6	41,7
1891	1.8?5.8??	5.475	1.8??	7.3?9	30,3	10,3	40,6
1892	1.821.0??	5.1?9	1.6??	6.837	28,3	9,2	37,5
1893	1.837.531	5.531	1.773	7.3??	30,1	9,5	39,6
1894	1.853.370	5.0??	1.5??	7.2??	30,2	8,7	38,9
1895	1.8?9.2??	5.70?	1.75?	7.457	30,5	9,4	39,9
1896	1.8?5.057	5.6??	1.4??	7.0??	29,9	7,5	37,4
1897	1.9??.89?	5.5??	1.55?	7.1?7	29,3	8,2	37,5
1888-97	18.0?5.57?	53.7??	16.???	70.073	29,8	9,0	38,8
Villes ayant de 10.000 à 20.000 habitants (121 villes).							
1888	1.270.411	3.485	1.2??	4.77?	27,4	10,2	37,6
1889	1.2?2.670	3.9??	1.?8	4.628	25,9	10,8	36,1
1890	1.3?5.3?3	3.8??	1.6??	5.5??	29,9	11,4	41,3
1891	1.5?0.?97	4.5?1	1.91?	6.4??	29,2	12,2	41,4
1892	1.5?1.131	4.35?	1.756	6.112	27,5	11,1	38,6
1893	1.5?9.0?5	4.70?	1.678	6.3?2	29,4	10,5	39,9

ANNÉES	POPULATION	DÉCÈS par		DÉCÈS par TUBERCULOSE et bronchite chronique.	PROPORTION pour 10.000 habitants.		TOTAL
		TUBERCULOSE	BRONCHITE chronique.		TUBERCULOSE	BRONCHITE chronique.	

Villes ayant de 10.000 à 20.000 habitants (Suite).

ANNÉES	POPULATION	TUBERCULOSE	BRONCHITE chronique	DÉCÈS par tub. et bronchite	TUBERCULOSE	BRONCHITE chronique	TOTAL
1894	1.611.009	4.818	1.558	6.376	29,8	9,7	39,5
1895	1.629.031	5.017	1.732	6.739	31,7	10,7	41,4
1896	1.654.758	4.853	1.606	6.429	29,2	9,6	38,8
1897	1.664.303	4.607	1.465	6.182	27,7	8,8	36,5
1888-97	15.244.258	43.767	15.916	59 643	28,6	10,4	39,0

Villes ayant de 5.000 à 10.000 habitants (259 villes).

ANNÉES	POPULATION	TUBERCULOSE	BRONCHITE chronique	DÉCÈS par tub. et bronchite	TUBERCULOSE	BRONCHITE chronique	TOTAL
1891	1.699.130	4.381	1.743	6.124	25,8	10,2	36,0
1892	1.772.471	4.475	1.762	6.237	25,2	10,0	35,2
1893	1.787.449	4.857	1.728	6.585	27,2	9,6	36,8
1894	1.903.216	5.221	1.670	6.891	27,4	8,8	36,2
1895	1.931.728	5.406	1.838	7.244	27,9	9,6	37,5
1896	2.059.076	5.539	1.612	7.151	27,0	7,9	34,9
1897	2.086.992	5.392	1.629	6.831	24,9	7,8	32,7
1891-97	13.229.976	35.081	11.982	47.063	26,5	9,0	35,5

Villes ayant de 1.000 à 5.000 habitants (89 villes).

ANNÉES	POPULATION	TUBERCULOSE	BRONCHITE chronique	DÉCÈS par tub. et bronchite	TUBERCULOSE	BRONCHITE chronique	TOTAL
1891	241.891	601	290	891	24,8	12,0	36,8
1892	279.018	630	276	906	23,0	10,3	33,3
1893	278.321	629	356	985	23,4	13,3	36,7
1894	316.783	772	291	1.063	24,2	9,3	33,5
1895	317.792	779	291	1.070	24,5	9,2	33,7
1896	316.896	839	275	1.114	26,4	8,7	35,1
1897	315.996	705	270	975	24,2	6,6	30,8
1891-97	2.066.510	5.003	1.991	6.994	24,4	9,7	34,1

A côté du chiffre de la population, il est d'autres influences, spéciales aux diverses villes ; elles doivent être recherchées dans les causes d'insalubrité propres à chacune d'elles. Ainsi, Laval, dans la période 1888-90, perd par an 40,5 tuberculeux pour 10.000 habitants, dans la période 91-95, elle en perd 44, 2 et, dans la période 95-96, elle en perd 49, 5. On m'a affirmé que dans cette ville un grand nombre de tisserands travaillent encore dans les caves ou sous-sols. Il devrait appartenir à chaque conseil d'hygiène de rechercher les foyers spéciaux à chaque localité.

Paris mérite de nous arrêter un instant. de 1895 à 1897, en 3 ans, la mortalité tuberculeuse s'est abaissée de 50,3 à 45,8. Quelles sont les raisons de cet abaissement?

J'ai déjà appelé l'attention sur l'émigration des tuberculeux hors des grandes villes, émigration administrative et individuelle. Ces tuberculeux diminuent le taux de la mortalité là où ils ont contracté leur maladie, et le chargent là où ils l'importent.

Il est certain également que, dans les grandes villes, les notions scientifiques pénètrent dans les familles avec plus de facilité. L'opinion publique se fait plus rapidement. Tous les médecins savent que des mères de famille leur demandent journellement conseil dans la crainte de voir leurs enfants exposés à un mal qui est entré dans la maison par un de ses membres ou par quelque domestique. On prend des précautions inconnues il y a dix ans. Cela est positif, mais quelle part d'influence ont-elles sur le résultat signalé plus haut? Il est impossible de le calculer.

Enfin, depuis 1893, le service de désinfection de la ville de Paris, dirigé par notre collègue le Dr A.-J. Martin, a pratiqué à la demande des familles ou des médecins un nombre croissant de désinfections pendant la maladie et surtout après décès des tuberculeux.

Voici les chiffres:

1893	8.128
1894	7.514
1895	9.925
1896	7.840
1897	10.194
1898	12.741

On a le droit de considérer ces divers facteurs comme ayant concouru à abaisser la mortalité tuberculeuse de Paris. Nous devons en tous cas y trouver une indication dans la direction à donner à nos travaux.

Ajoutons qu'à Paris cette diminution ne porte pas sur tous les arrondissements. En comparant les périodes 1881-85 et 91-95, on voit que les oscillations sont :

Diminution de la mortalité tuberculeuse.

XIII⁰ arrondissement	9,9	unités.
XVI⁰ —	9,5	—
XVII⁰ —	7,2	—
XVIII⁰ —	7,1	—
VIII⁰ —	5,9	—
VII⁰ —	5,4	—
X⁰ —	4,9	—
II⁰ —	4,4	—
VI⁰ —	4,0	—
V⁰ —	3,3	—
I⁰ʳ —	2,7	—
XI⁰ —	2,4	—
XX⁰ —	2,0	—
IV⁰ —	1,6	—
IX⁰ —	1,3	—

Augmentation de la mortalité tuberculeuse.

XIV⁰ arrondissement	9,9	unités.
XV⁰ —	5,3	—
XIX⁰ —	4,0	—
XII⁰ —	1,9	—

On pourrait demander aux commissions d'hygiène de ces divers arrondissements de rechercher les causes de ces oscillations. (Travaux d'ensemble, percées de nouvelles rues, améliorations locales, etc.)

L'autre point sur lequel j'appelle l'attention de la commission est celui-ci : Dans les villes de 5.000 à 10.000 habitants, la mortalité tuberculeuse est restée stationnaire. Elle a augmenté dans les villes ayant moins de 5.000 habitants. Le nombre de ces villes est trop faible (89) pour qu'il y ait là autre chose qu'une indication pour une enquête ultérieure, mais il est curieux de lire le tableau suivant d'où on pourrait tirer, s'il portait sur un plus grand nombre de villes et sur un plus long temps, une conclusion fort inquiétante.

MORTALITÉ PAR TUBERCULOSE DANS LES VILLES AYANT MOINS DE 5,000 HABITANTS

| VILLES AYANT | PÉRIODE 1891-1895. | | | | | PÉRIODE 1896-1897. | | | | |
| | POPULATION | DÉCÈS par | | PROPORTION p. 10.000 hab. | | POPULATION | DÉCÈS par | | PROPORTION p. 10.000 hab. | |
		Tuberculose	Bronchite chronique.	Tuberculose	Bronchite chronique.		Tuberculose	Bronchite chronique.	Tuberculose	Bronchite chronique.
4.000 à 5.000 hab. (36 villes)........	121.184	296,2	118,3	21,9	9,7	118.992	295,1	103,5	23,9	8,6
3.000 à 4.000 hab. (36 villes)	127.979	311,6	134,2	24,1	10,5	125.318	301,0	97,0	24,0	7,7
2.000 à 3.000 hab. (20 villes)........	50.449	134,3	36,0	26,6	7,1	50.701	149,5	29,0	29,5	5,7
1.000 à 2.000 hab. (7 villes).........	11 455	24,8	10,3	21,6	8,9	11.109	41,5	13,1	37,1	11,7

Si l'on s'en rapportait à ces chiffres, le taux de la mortalité tuberculeuse dans les villes qui ont moins de 5.000 habitants augmenterait à mesure que la population est moins élevée: elle aurait notablement progressé pendant la dernière période.

Cette question de l'envahissement progressif des campagnes par la tuberculose me préoccupe depuis plusieurs années, j'ai interrogé les médecins que j'ai pu rencontrer ou qui sont venus me voir pour d'autres raisons; leur appréciation ne varie pas, tous signalent cette invasion.

Mais les chiffres relevés plus haut, les impressions de mes confrères ne permettent pas de conclure; une enquête est nécessaire.

Nous l'avons tentée, nous n'avons pas réussi. En 1896, j'avais lu dans une séance de l'Institut une note sur les logements insalubres; l'Académie des sciences avait nommé une commission chargée d'étudier la répartition de la tuberculose en France. L'Académie s'était adressée au ministère de l'instruction publique. M. Thoinot et moi avions rédigé un questionnaire auquel devaient répondre dans la mesure du possible les instituteurs (1). L'Académie avait bien voulu promettre quelques récompenses à ceux qui se seraient signalés dans cette enquête. Des difficultés imprévues ont fait échouer ce projet. On peut le reprendre sous une autre forme, charger, par exemple, les conseils d'hygiène de concentrer les renseignements recueillis par des commissions cantonales.

Ce qui prouve que ce procédé pourrait nous donner d'utiles renseignements et nous permettre de connaître, et peut-être d'éteindre ces foyers locaux, ce sont les renseignements, qu'à ma demande, m'a fournis le très zélé secrétaire du conseil d'hygiène de l'Oise, M. G. Baudran.

Voici la lettre dans laquelle il résume ses observations :

Beauvais, le 28 décembre 1899.

Mon bien cher Maître,

Vous m'avez demandé quelques renseignements concernant la tuberculose dans le département de l'Oise. Je m'empresse de vous communiquer ceux que j'ai établis pour l'arrondissement de Senlis. J'ai choisi à dessein cette partie du département parce que la population en est nettement ou agricole ou ouvrière. Les bronchites chroniques ont été comptées au nombre des phtisiques, ainsi que cela m'a paru équitable. . . . . .

L'arrondissement de Senlis, avec sa moyenne de 35,3, est sensiblement plus élevée que celle donnée autrefois. Il résulte de ces tableaux que la mortalité est proportionnelle à l'encombrement, et que, depuis douze années, elle atteint un chiffre élevé : elle représente 14,44 p. 100 des décès. Le canton de Senlis est essentiellement agricole. Il y a peu d'industrie, mais on y cultive beaucoup la betterave d'où on fait dériver l'alcool, et nous avons de plus observé que la mortalité tuberculeuse était fonction directe de la quantité d'alcool consommé. On pourrait presque formuler cette loi : « La mortalité par phtisie est facteur direct de l'alcool consommé par tête d'habitant. »

Du moins, les résultats auxquels nous sommes arrivés jusqu'ici semblent le prouver et permettraient d'établir en France des zones tuberculeuses bien nettes.

Mais, revenons à nos cantons.

Crépy, dont le quotient est le plus élevé, peut être caractérisé par ce que nous avions écrit l'année dernière (2). « A Crépy, la population ouvrière a cou-

---

(1) Je joins en annexe le projet de questionnaire que nous avions préparé.
(2) *Petits logements et habitations à bon marché du département de l'Oise*, p. 103.

sidérablement augmenté depuis une vingtaine d'années; les logements d'ouvriers ont été très demandés. Il en résulte qu'un grand nombre de petits propriétaires ont transformé en habitations ouvrières des locaux qui n'avaient pas été construits pour cette destination. On a établi des cloisons dans toutes sortes de bâtiments, d'anciens magasins, des greniers, des écuries même; des maisons ont été divisées en petits logements, et il n'est pas rare de trouver à Crépy, sous le même toit, entrant par une porte commune, par le même escalier, cinq ou six ménages de malheureux ouvriers, ainsi parqués, dans des locaux trop petits, mal aérés, mal éclairés, incommodes, et souvent empestés par les émanations des fosses d'aisances. Il y a des logements absolument infects. Aussi les cas de fièvre typhoïde et de *phtisie* y sont-ils très fréquents, surtout parmi la population ouvrière, nécessiteuse, employée dans des ateliers surchauffés. »

Le canton de Creil est essentiellement industriel et la plupart des maisons défectueuses.

Les quatre derniers cantons sont essentiellement agricoles et celui où la culture est surtout la richesse du pays est celui de Betz. Encore sa moyenne est-elle sensiblement plus élevée que celle admise dans le premier tableau. Ces premières données semblent détruire l'idée préconçue qu'on meurt moins de tuberculose à la campagne qu'à la ville. Il faut évidemment tenir compte du fait de l'envoi à la campagne de phtisiques pour y chercher la guérison. Mais le nombre de ceux auxquels on conseille ce séjour n'est pas très élevé et ne saurait influer largement sur le total général.

Cette façon de procéder est défectueuse à un autre point de vue. Ceux qui s'éloignent ainsi des villes constituent malheureusement des foyers, surtout s'ils tombent dans des logements où déjà subsiste l'encombrement. Nous avons vu ainsi, décimées totalement, des familles ouvrières, même logées dans des habitations qui étaient, à l'origine, salubres et à bon marché. Les habitations ne devraient contenir qu'un nombre de personnes proportionnel au cube d'air respirable.

Et quant aux tuberculeux eux-mêmes, loin de les envoyer contagionner la campagne, mieux vaudrait les soigner dans des sanatoria.

Il y a bien des maisons d'aliénés, pourquoi n'y aurait-il pas des asiles départementaux pour les tuberculeux pauvres?

Voilà, mon cher Maître, les quelques données que je puis vous envoyer. Elles sont extraites du travail que j'ai entrepris et qui paraît fort intéressant. J'espère avoir la bonne fortune de pouvoir l'étendre à d'autres départements, avec non moins de chiffres probants. Il me restera à déterminer quels sont les ouvriers qui sont les plus décimés.

Les employés de chemins de fer pourraient y entrer pour une certaine part. J'en vois souvent de phtisiques.

Veuillez agréer, mon cher Maître, avec mes vœux, mes sentiments bien respectueux et profondément dévoués.

G. BAUDRY,

secrétaire du Conseil d'hygiène de l'Oise.

MORTALITÉ PAR TUBERCULOSE ET PAR BRONCHITE CHRONIQUE
DANS L'ARRONDISSEMENT DE SENLIS.

(STATISTIQUE FOURNIE PAR M. BAUDRAN.)

CANTONS	POPULATION	PROPORTION DES DÉCÉS pour 10.000 habitants.			MOYENNE
		1885 à 1890.	1891 à 1895.	1896.	
Creil (industriel)......	34.319	37,3	40,2	36,8	38,4
Crépy (mixte)	15.906	57,8	30,8	24,7	45,8
Betz (agricole).........	8.096	25,3	24.7	22,4	26,1
Nanteuil (agricole)	8.624	23,2	30,6	29,8	26,8
Neuilly (agricole)......	10.767	23,4	36,2	36,9	31,1
Pont-Ste-Maxence (agricole).	9.068	28,7	35,9	32,0	31,1
Senlis (agricole)........	15.350	36,9	34,4	41,0	36,6
	102.127	33,2	33,8	39,1	33,7

La statistique du ministère de l'intérieur donne pour les villes de Creil et Senlis, pour les agglomérations villes :

Creil : 37,6. Population 8.407.

Senlis : 38,8. Population 7.199.

Les deux chiffres sont sensiblement concordants. Les 25.912 habitants ruraux du canton de Creil, les 8.161 habitants ruraux de celui de Senlis, n'ont pas sensiblement fait baisser le taux de la mortalité tuberculeuse.

Les cantons agricoles ont un accroissement de décès tuberculeux plus élevé que les cantons industriels.

II. Répartition de la mortalité tuberculeuse dans les nations européennes.

Avant d'aborder la question de prophylaxie, je crois devoir reproduire un tableau qui nous a été communiqué par les soins de l'Office impérial de santé d'Allemagne au moment du congrès de la tuberculose siégeant à Berlin, en mai 1899.

Il indique la mortalité par phtisie pulmonaire dans les principaux États d'Europe et dans quelques-unes des plus grandes villes Il ne relève pas les autres tuberculoses.

Il donne enfin la mortalité par les maladies inflammatoires des poumons sans distinction entre les bronchites et les pneumonies.

Si on ne considère que la phtisie pulmonaire : la Russie perd 22 habitants sur 10.000 ; la France perd 30 habitants sur 10.000 ; l'Allemagne perd 40 habitants sur 10.000 ; l'Angleterre perd 13 habitants sur 10.000.

MORTALITÉ PAR PHTISIE PULMONAIRE ET MALADIES INFLAMMATOIRES DES POUMONS, DANS LES NATIONS HABITANT L'EUROPE.

NATIONS	DÉCÈS pour 10.000 hab. des		NATIONS	DÉCÈS pour 10.000 hab. des	
	à la phtisie pulmonaire.	aux autres maladies inflammatoires des poumons.		à la phtisie pulmonaire.	aux autres maladies inflammatoires des poumons.
Russie............	39,8	42,1	Irlande	20,3	27,7
Autriche..........	36,2	22,8	Danemarck.......	19,1	23,2
Hongrie	31,8	26,4	Pays-Bas	14,8	30,1
France............	30,2	30,4	Italie	14,7	47,9
			Belgique..........	17,6	46,8
Suède............	23,1	27,2	Norvège.........	17,4	17,6
Empire allemand.	22,4	26,5	Écosse...........	17,3	31,7
Suisse............	20,3	21,3	Angleterre........	13,6	31,5

MORTALITÉ PAR PHTISIE ET MALADIES INFLAMMATOIRES DES POUMONS
DANS LES VILLES AYANT PLUS DE 10.000 HABITANTS.

VILLES	PROPORTION pour 10.000 habitants des décès dus		VILLES	PROPORTION pour 10.000 habitants des décès dus	
	à la PHTISIE	aux autres INFLAM-MATIONS des poumons.		à la PHTISIE	aux autres INFLAM-MATIONS des poumons.
Le Havre.........	50,8	31,8	Stockolm.........	26,5	25,7
Moscou...........	45,7	61,6	Cologne...........	25,5	20,3
St-Pétersbourg...	44,1	42,0	New-York........	25,3	32,3
Vienne	42,7	37,5	Odessa	24,5	24,6
Budapesth........	41,4	38,2	Varsovie.........	24,5	41,1
Nuremberg.......	41,2	25,3	Leipzig..........	24,4	21,2
Madrid...........	40,8	34,9	Mailand..........	23,8	45,3
Paris.............	38,7	24,6	Berlin............	23,1	20,1
Rio-de-Janeiro....	33,0	23,8	Eberfeld.........	23,1	25,8
Breslau..........	34,1	28,3	Hambourg........	21,1	20,4
Trieste	31,6	36,9	Copenhague......	19,2	22,5
Bruxelles........	31.3	33,3	Marseille	18,9	47,0
Munich..........	30,5	25,9	Rome.............	18,8	34,9
Christiania.......	28,4	30,8	Amsterdam.......	18,8	30,4
Francfort-sur-le-Mein.	27.3	21,2	Londres	17,6	34,7
Buenos-Ayres.....	16,5	49,5	Naples...........	17,6	77,5

Note. — Si on compare les chiffres donnés par la statistique allemande à
ceux que nous avons relevés, on constate pour les villes françaises, le Havre,
Paris, Marseille, que pour la phtisie pulmonaire les chiffres sont concordants
(nous avons donné en bloc la phtisie et les autres tuberculoses), mais pour les
morts par autres maladies inflammatoires des poumons, la statistique allemande
donne des chiffres plus élevés, sans doute parce que nous n'avons relevé que
les morts par bronchite chronique, tandis que l'auteur allemand y a ajouté les
pneumonies.

Deuxième partie. — Prophylaxie de la tuberculose.

Les moyens prophylactiques conseillés pour combattre la tuberculose reposent sur deux propositions :

La tuberculose est une maladie **contagieuse**, nous connaissons ses modes de propagation. Elle est **évitable**.

La tuberculose est la plus **curable** des maladies chroniques.

C'est le 5 décembre 1865 que Villemin fit, à l'Académie de médecine, sa première communication sur la contagion de la tuberculose ; il démontrait que la tuberculose est une maladie virulente, infectieuse et inoculable. Pendant quelques années cette proposition, qui bouleversait toutes les idées régnantes, fut soumise au contrôle d'expériences qui furent en général favorables, mais ses adversaires ne se turent que lorsque, au mois de mai 1882, Koch découvrit le bacille de la tuberculose. Depuis lors la contagion de la tuberculose n'est plus contestée, voyons quelles conséquences prophylactiques on doit en tirer.

Quels sont les modes de la propagation ? L'agent de la contagion est le bacille. Il peut rester longtemps enfermé chez le malade dans un ganglion, dans un os, dans le poumon lui-même ; dans ces conditions, il n'est pas dangereux pour les autres membres de la famille ou pour les personnes qui approchent le malade. Mais cette claustration est temporaire, le plus souvent une ulcération, un abcès se produisent, le tubercule est ouvert, et il sort du foyer soit avec les crachats, soit avec le pus, des milliards de bacilles qui ensemencent autour du malade les objets avec lesquels il est en contact. Ceux-ci, notamment les linges, les mouchoirs, les tapis, deviennent des dépôts de bacilles, puis des agents actifs de propagation.

Les personnes qui entourent le malade sont en danger, et si ce malade, dans son domicile ou dehors, dissémine ses crachats sur le sol, dans les voitures publiques, sur le plancher de l'atelier, il répand partout où il passe des germes de tuberculose capables d'infecter une quantité innombrable de gens.

Après avoir passé en revue les modes de contagion des diverses maladies, M. Grancher disait (1):

Pour la tuberculose, il n'est pas de maladie dont le bacille soit mieux connu, mieux étudié, et dont la contagion, dans ses divers modes, soit plus scientifiquement établie. En conséquence, il est aisé de ne pas s'égarer et de ne prescrire que les moyens vraiment efficaces.

Il y a trente ans déjà, Villemin, en arrosant de la ouate avec des crachats de tuberculeux qu'il laissait se dessécher, et en faisant piétiner cette ouate par des cobayes, les voyait devenir tuberculeux et proclamait la nocuité des crachats desséchés et des poussières bacillifères avant d'avoir vu le bacille dont il affirmait l'existence sans le connaître (2).

Depuis la découverte de Koch, il n'est pas de trait essentiel de la biologie du bacille tuberculeux qui ne nous soit familier, tant on a multiplié, répété, contrôlé de toutes parts les mêmes expériences relatives à sa vitalité et à sa résistance aux agents physiques et chimiques.

L'accord est fait dans tous les esprits sur les points importants. Par exemple, il est démontré que l'air expiré ne contient pas le bacille et qu'il en est de même des produits de sécrétion physiologique. Seuls, les crachats ou les suppurations bacillifères sont dangereux, et encore faut-il que ces liquides desséchés flottent dans l'atmosphère à l'état poussiéreux. Il est démontré aussi que ces crachats desséchés ou ces poussières séjournant sur les parois de la chambre du phtisique, sur les meubles, le plancher, y gardent longtemps leur virulence, pendant des mois et même des années. Il est démontré, au contraire, que la lumière solaire détruit très vite, en quelques heures, le bacille de Koch, et la lumière diffuse aussi, quoique moins rapidement. Il est encore démontré que nous contractons la tuberculose surtout par les voies respiratoires, mais aussi, beaucoup plus rarement, par le lait, et peut-être par la viande d'animaux tuberculeux; d'où deux voies de pénétration principales: le poumon et l'intestin.

Enfin, nous savons qu'il existe une tuberculose *fermée*, très fréquente, ganglionnaire, osseuse et même viscérale, mais dont les bacilles sont prisonniers dans les tissus et, partant, inoffensifs; d'où cette conséquence que ces tuberculoses n'offrent aucun danger de contagion. Nous savons, au contraire, que le tuberculeux qui crache ou suppure ses bacilles est dangereux, et qu'il faut nous protéger contre lui. La tuberculose *ouverte*, voilà l'ennemi qu'il faut combattre incessamment.

Les points d'attaque et de défense sont donc bien précis l'un et l'autre.

(1) *Rapport sur la prophylaxie de la tuberculose lu au nom de la commission de l'Académie de médecine* (3, 24, 31 mai, et 7, 14, 21 juin 1898).

(2) Cornet vient de refaire ces expériences pour répondre à quelques expériences négatives et aux objections de Pflügge. Il a semé sur un tapis des crachats bacillifères, et versé de la cendre sur ces crachats, 48 cobayes ont été mis dans la chambre, sur le tapis même et, à diverses hauteurs, sur des planches: puis l'expérimentateur — M. Cornet — a balayé rudement le tapis; 46 cobayes sur 48 sont devenus tuberculeux !

Notre premier devoir est donc de prendre toutes les mesures nécessaires pour empêcher le bacille de se disséminer, et de pulluler là où il tombe.

Car ce milieu a une importance tout aussi capitale que le germe lui-même. Il y a longtemps, Trousseau parlant des germes alors hypothétiques des maladies contagieuses, disait: Semez sur le roc vous n'aurez pas de récolte, semez sur du terreau vous en aurez une abondante.

Ce milieu de réceptivité a deux facteurs principaux, l'individu lui-même, l'habitat dans lequel il vit.

Comme pour toutes les maladies dont la contagiosité est démontrée, la phtisie n'est pas fatalement contagieuse. Mais tout ce qui porte atteinte à la vigueur de l'individu expose celui-ci à contracter plus facilement la tuberculose.

Il en est ainsi pour les fils de vieillards, de tuberculeux, pour les enfants nés dans les grandes villes et ayant les attributs que Lorain et moi avons assignés à l'*infantilisme*.

La même prédisposition existe pour les malades atteints de certaines maladies chroniques, le diabète, l'aliénation mentale, pour ceux qu'une maladie aiguë met temporairement en état de réceptivité, telles sont la pleurésie, la pneumonie, la rougeole, la bronchite prolongée.

Enfin et avant toute autre cause l'alcoolisme, même lorsqu'il ne revêt pas une intensité très prononcée.

Résumant ces diverses influences dans une formule, Bouchardat disait déjà, il y a 50 ans, que la tuberculose avait pour cause la *misère physiologique* innée ou acquise.

Si cet individu, prédisposé par sa naissance ou par ses habitudes, vit dans un milieu sain, dans un logement où l'air et le soleil pénètrent largement, il pourra échapper à la contagion. Inversement, si un homme vigoureux, n'ayant aucune tare héréditaire ou acquise, vit dans un logement malsain, il n'échappera pas à la contagion. « Quand l'air et le soleil ne pénètrent pas dans une maison, le médecin y entre souvent » dit un proverbe persan.

C'est dans les logements sombres, encombrés, que ces affections se cultivent. Le nombre des contacts dangereux se multiplie en raison de l'étroit espace accordé à chaque habitant.

C'est dans ces logements insalubres que se constituent des foyers;

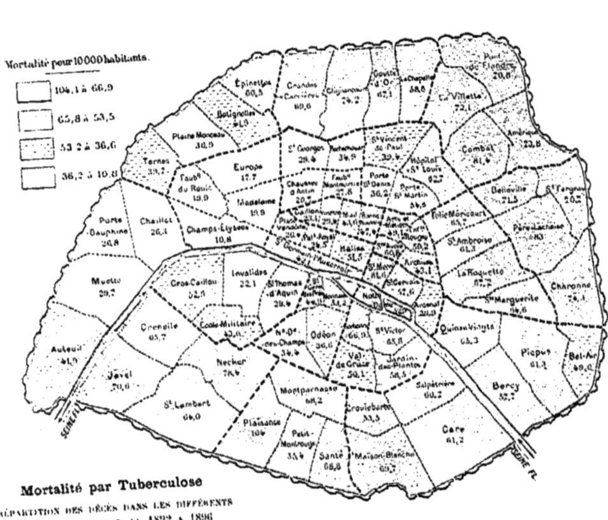

Mortalité par Tuberculose

RÉPARTITION DES DÉCÈS DANS LES DIFFÉRENTS
QUARTIERS DE PARIS, DE 1892 À 1896
(5 ans).

c'est de là qu'ils rayonnent, frappant dans le voisinage et parfois à de longues distances, établissant une solidarité funeste entre tous les citoyens d'une ville et même d'une nation.

Voyons comment se propage la tuberculose. Quand plusieurs personnes occupent une chambre unique, souvent peu spacieuse, si l'une d'elles devient tuberculeuse, est-il possible de préserver les autres?

Combien de fois les médecins n'ont-ils pas eu devant les yeux le triste tableau suivant : Un ouvrier vit assez à l'aise dans une ou deux chambres avec sa femme et ses enfants. Il est pris de tuberculose. Sa femme le soigne avec un dévouement qui, je le dis avec fierté, est une règle dans tous les milieux de la société. Elle lutte pour subvenir aux besoins de la famille, les ressources s'épuisent, la maladie du mari s'aggrave, la misère s'abat avec ses privations sur la mère et les enfants. Cette dernière tombe malade, contagionnée par son mari; tous deux prennent le chemin de l'hôpital; les enfants sont recueillis par l'assistance publique, mais celle-ci les reçoit inoculés eux-mêmes par le germe de la maladie, voués à la mort ou aux infirmités.

Ce n'est pas là un fait exceptionnel, pris au hasard, c'est le spectacle auquel, impuissants, les médecins assistent chaque jour.

C'est ainsi que se propage et se multiplie de plus en plus la tuberculose, qu'elle enlève les parents par la phtisie et les enfants par la méningite, la tuberculose osseuse ou intestinale.

De ces foyers primitifs, la phtisie irradie dans la ville, en fait un centre redoutable pour le reste du pays et, comme grâce aux facilités de la circulation, les malades vont chercher à la campagne, dans des zones privilégiées, une guérison ou une amélioration, ils disséminent dans toute l'étendue du territoire les germes de leur maladie.

Nous retrouvons donc là les foyers de tuberculose dont la statistique nous avait révélé la puissance.

Deux facteurs viennent se surajouter à l'insalubrité naturelle de ces logements, ce sont l'encombrement et la malpropreté.

Dans leur admirable travail sur les logements de la pointe d'Ivry (quartier de la Gare), MM. Du Mesnil et Mangenot décrivent ce qu'ils ont vu eux-mêmes. Ils trouvent des chambres occupées par 9, 11, 14 personnes, n'ayant que 2 mètres cubes par habitant.

Dans un travail sur la mortalité à Buda-Pesth, 1872-1873, Korosi a montré que l'impôt prélevé par les maladies contagieuses obéit à la loi suivante :

Chambres habitées par 1 ou 2 personnes: mortalité, 20;
Chambres habitées par 3 à 5 personnes: mortalité, 29;
Chambres habitées par 6 à 10 personnes: mortalité, 32;
Chambres habitées par plus de 10 personnes: mortalité, 79.

M. Jacques Bertillon a, pour Paris, confirmé ces résultats dans une étude sur la tuberculose. A l'insalubrité naturelle du logement, il faut joindre l'insalubrité résultant du fait des occupants.

Qui n'a pas été médecin du bureau de bienfaisance, dit le Dr Séailles (1), qui n'a pas à toute heure du jour et de la nuit franchi le seuil de cette unique chambre, souvent mal aérée, sans soleil, sans lumière, ne peut se faire une idée du désordre, de la saleté quelquefois repoussante, qui règnent dans ces réduits de l'agglomération. C'est dans ces chambres que *l'on fait tout*: on y cuisine, on y mange, on y dort. Les mouches et autres parasites attirés par les détritus, voltigent ou courent de tous côtés, transportant avec eux et semant partout le bacille de Koch, qui pullule sur ces excellents milieux de culture. C'est là que nos malades toussent, qu'ils crachent, qu'ils maigrissent et qu'ils meurent. S'ils y vivaient seuls le mal serait moins grand. Le phtisique est laissé seul en général tout le jour; il tousse, il crache par terre; il est facile dès lors de comprendre le danger que vont courir les enfants rentrant de l'école ou les travailleurs rentrant pour prendre du repos. On profite de ce moment pour faire semblant de nettoyer la pièce: on balaye, et des crachats desséchés s'élève le microbe, suspendu dans l'air; il est inhalé et déposé dans les bronches, sur le larynx, la porte d'entrée la plus commune des maladies.

Il y a quelques mois, une grande dame, qui visite elle-même les malades à domicile, m'écrivait que dans un quartier de Belleville, dont les logements valent ceux de la pointe d'Ivry, 95 p. 100 des familles étaient atteintes de tuberculose; elle mettait les adresses et les noms à ma disposition.

Il y a quelques mois, M. Siegfried écrivait dans la préface qui précède le livre de MM. Du Mesnil et Mangenot :

En dépeignant le logement de nos grandes villes tel qu'il est, vous avez démontré l'absolue nécessité de l'améliorer, et prouvé une fois de plus que l'habitation, au point de vue de l'hygiène, comme à celui de la moralité, doit être la première des préoccupations de ceux qui ont à cœur le progrès social. C'est cette même pensée que formulait M. Jules Simon, lorsqu'il disait : « Le taudis est le pourvoyeur du cabaret. »

(1) *La France médicale*, 22 janvier 1897. p. 66.

L'habitation insalubre n'est pas d'ailleurs uniquement celle que nos collègues ont visée lorsqu'ils ont décrit le logement du pauvre à Paris. Nous voyons tous les jours construire à Paris des maisons superbes, luxueuses, dans lesquelles sont accumulées les causes d'insalubrité. J'en signale deux principales, les logements des domestiques et les courettes.

Que l'on visite au cinquième étage les chambres réservées aux domestiques, on verra dans le plus grand nombre des maisons neuves des chambrettes ayant 2 mètres, 2 m. 50 de large, avec un cubage d'air insuffisant, dans lesquelles tiennent difficilement un lit, une table et une chaise. C'est là que se fait le tuberculeux, et c'est de là que descend la tuberculose dans les appartements réservés aux maîtres.

Quant aux courettes ayant à peine 5 ou 6 mètres dans tous les sens, ce sont des cheminées sur lesquelles s'ouvrent les fenêtres des cuisines et des water-closets. Le soleil ne pénètre jamais jusqu'aux étages inférieurs. Le plus souvent le propriétaire utilise le rez-de-chaussée pour augmenter le logement de la personne qui occupe cette partie de l'immeuble, il la couvre d'une vitrière, et parfois même ferme par un toit vitré le sommet de la courette. Ce n'est même plus une cheminée, c'est une colonne d'air confiné dans laquelle se cultivent à l'ombre et à l'humidité tous les germes qui sortent des divers appartements, projetés chez les voisins par les linges ou les tapis que l'on secoue par les fenêtres de la cuisine.

A la campagne, les logements insalubres encombrés sont-ils plus rares? Les Drs Munaret, Layet, Monin, nous ont éclairés sur ce point. Nous-même, pendant les missions dont nous avons été chargé, au cours de diverses épidémies, nous en avons vu dans toutes les régions de France. A Tourlaville, dans la Manche, onze terrassiers couchaient dans une ancienne étable, sans fenêtre, n'ayant d'air que par une porte tenue constamment fermée, les lits se touchaient et on ne pouvait y accéder qu'en passant des uns sur les autres. Six de ces ouvriers furent atteints du choléra en deux jours.

Pour la peste, qui en ce moment frappe inutilement, je l'espère, à nos portes, les relations données par les médecins anglais qui exercent aux Indes montrent avec une clarté lumineuse que la condition du développement d'un foyer, c'est le logement insalubre ou surpeuplé.

Après avoir signalé à l'attention de la commission les habitations insalubres dans lesquelles se cultive la tuberculose, je dois ajouter que, dans les grandes villes, il y a des agglomérations également dangereuses pour leurs habitants et parfois pour le voisinage.

En première ligne se trouvent les hôpitaux. Bien que depuis trente ans la contagiosité de la tuberculose soit démontrée, les tuberculeux sont hospitalisés comme au siècle dernier. Le phtisique placé dans la salle commune est un danger pour ses voisins, et, comme nous le verrons plus loin, il ne peut pas recevoir les soins qui lui conviennent.

Le 27 avril 1896, sur une proposition faite au conseil municipal de Paris par MM. Bompard et Clairin, le directeur de l'assistance publique nomma une commission pour l'étude et la recherche des moyens propres à empêcher la contagion de la tuberculose dans les hôpitaux.

Dans un rapport très détaillé, MM. Grancher et Thoinot exposaient les mesures à prendre. La formule suivante, proposée par M. Roux et adoptée à l'unanimité, résume le sens des délibérations de la commission : « La meilleure manière de combattre et de traiter la tuberculose c'est d'isoler le tuberculeux, parce qu'ainsi on évitera la contagion et parce que, dans des hôpitaux spéciaux, les tuberculeux seront dans de meilleures conditions thérapeutiques. »

Vous trouverez dans ce rapport la méthode suivant laquelle doit être organisée l'antisepsie dans les salles d'hôpitaux, les moyens d'après lesquels doit être protégé le personnel hospitalier, ceux que l'on doit employer lorsque l'on soigne des tuberculeux indigents à domicile.

Si, à l'hôpital, le voisinage d'un tuberculeux est dangereux pour les malades non contaminés, il en est de même dans toutes les agglomérations, l'armée, la marine, l'école, l'atelier.

Je ne saurais, sans étendre démesurément cet exposé, reproduire devant vous le savant rapport que M. le Prof^r Grancher a lu sur ces questions à l'Académie de médecine. Je n'insère que les conclusions adoptées à l'unanimité dans la séance du 28 juin 1898 :

« *I. Conclusions générales*. — Destruction du bacille tuberculeux :

« 1° L'Académie confirme le sens de ses conseils et de son vote de 1890 qui visent trois mesures de prophylaxie :

a) Recueillir les crachats dans un crachoir de poche ou d'appartement contenant un peu de solution phéniquée à 5 p. 100 et colorée, ou au moins un peu d'eau;

b) Éviter les poussières en remplaçant le balayage par le lavage au linge humide.

c) Fair   bouillir le lait, quelle que soit la provenance, avant de le boire.

« 2° En ce qui concerne *la famille*, l'Académie recommande aux médecins l'application soutenue de ces mesures de défense dès que la tuberculose est *ouverte*; elle leur recommande aussi de maintenir la tuberculose pulmonaire à l'état *fermé*, par un diagnostic précoce et un traitement approprié.

« 3° Pour *l'armée*, l'Académie demande la *réforme temporaire* qui convient aux tuberculeux du premier degré avant l'expectoration bacillaire, et la *réforme définitive* dès que les crachats contiennent le bacille de Koch, et elle fait appel à l'entente cordiale du commandement et du service de santé, pour l'application, dans toutes les casernes. des trois mesures énoncées plus haut.

« 4° L'école, l'atelier, le magasin, etc., relevant de l'instituteur, du patron, du chef d'industrie, etc., l'Académie ne peut que leur rappeler l'importance de cette question d'hygiène et la simplicité, la facilité des moyens qui suffisent à la réaliser, c'est-à-dire à combattre efficacement l'extension de la tuberculose qui menace toutes les familles.

« 5° L'Académie approuve les conclusions du travail de la commission hospitalière en ce qui concerne les malades et l'hygiène de nos hôpitaux, à savoir:

a) Isolement des tuberculeux, dans des pavillons ou salles séparées, en attendant la création de nouveaux sanatoriums.

b) Antisepsie des salles des tuberculeux et des salles communes. notamment par la réfection des planchers et la suppression du balayage.

c) Amélioration du corps des infirmiers par une paie plus haute, un meilleur recrutement et une retraite.

d) Création d'un corps d'infirmiers sanitaires.

« 6° L'Académie approuve aussi les restrictions de la loi en projet et des arrêtés nouveaux concernant la chair musculaire des animaux tuberculeux. La saisie totale et la destruction de cette chair doivent être réservées à des cas assez rares de tuberculose généralisée et d'hecticité. Elle recommande aux cultivateurs l'emploi diagnostique de la tuberculine, et l'élimination par la boucherie de leurs animaux légèrement tuberculeux et. partant, inoffensifs.

« *II. — Maintien et accroissement des forces de l'organisme.*

« 1° Assurer, par des crédits suffisants, l'exécution des prescriptions relatives à la salubrité des casernes : augmentation du volume d'air dévolu à chaque homme, aération continue des chambrées, isolement des infirmeries et des réfectoires, etc. ;

« 2° Fortifier la résistance des hommes par une réparation suffisante, en augmentant le taux de la ration alimentaire ;

« 3° Profiter, autant que possible, des saisons et des moments les plus favorables de l'année pour l'appel des classes, les changements de garnison, les manœuvres, marches de nuit, etc.

« Enfin, l'Académie, voulant marquer l'intérêt qu'elle attache à la continuité de son action en faveur de la prophylaxie de la tuberculose, crée une nouvelle commission permanente dite *commission de la prophylaxie de la tuberculose*, qui aura pour objet d'encourager et de coordonner tous les efforts contre l'envahissement de cette maladie. »

Avant de soumettre des propositions à la commission, voyons quels sont les moyens adoptés par les peuples voisins pour combattre la tuberculose et quels résultats ils ont donnés notamment en Angleterre et en Allemagne.

Grande-Bretagne.

La Grande-Bretagne doit être placée en première ligne, c'est elle qui, depuis quarante ans a fait le plus grand effort et a obtenu le plus grand succès.

Le Dr Thorne-Thorne, *medical officer of the local government Board*, a publié, dans *The Journal of state medicine* (décembre 1898) un article sur *The administrative control of tuberculosis* auquel j'emprunte les renseignements suivants. M. Thorne-Thorne a bien voulu les préciser sur ma demande par correspondance. Je les résume presque textuellement :

Le Dr Thorne-Thorne envisage les décès survenus en Angleterre et dans le pays de Galles, de 1851 à 1895, et enregistrés sous les dénominations suivantes :

    toutes formes de tuberculose;

    phtisie pulmonaire;

    tabes mesenterica.

Les chiffres donnés par M. le Dʳ Thorne-Thorne sont consignés dans les statistiques ci-après.

La mortalité a suivi une diminution progressive et, au point de vue des intérêts du pays, il y a lieu de s'en féliciter, dit-il, puisque cette diminution porte surtout sur le jeune âge et atteint son maximum à l'adolescence et à l'âge adulte. Cela dit, d'ailleurs, sans préjudice de la gravité d'une maladie qui tue 60.000 sujets par an en Angleterre et au pays de Galles.

Si on cherche à préciser, on voit que la réduction de la mortalité n'a pas porté d'une façon égale sur les différentes formes de tuberculose, et l'étude des statistiques montre que :

1° Une diminution notable s'est faite dans le taux de la mortalité par la *tuberculose sous toutes ses formes*. Elle est surtout marquée de 10 à 35 ans ;

2° Diminution encore plus marquée de la mort par *phtisie*, de l'enfance à 35 ans ;

3° Malgré cette diminution, dans les premières périodes de la vie, de la mortalité en ce qui concerne les cas 1 et 2, il est remarquable de noter une grande augmentation de la mortalité par le *tabes mésentérique*, surtout de 0 à 1 an.

Pourquoi cette diminution dans les deux premiers groupes, pourquoi cette augmentation dans le dernier ?

Remarquons d'abord que les deux premiers groupes ont bénéficié d'une égale diminution. Ils le doivent vraisemblablement aux mêmes causes. Celles-ci sont très nombreuses, l'auteur cite les plus intéressantes au point de vue social. Amélioration dans les salaires, la nourriture, le logement, le vêtement, meilleure réglementation du travail. Toutes influences qui augmentent la résistance à la maladie ou favorisent la guérison.

Mais il est des causes qui intéressent plus directement l'hygiéniste.

La place principale revient aux progrès de l'aération des habitations et des ateliers de travail. Il suffit de comparer l'état de certaines villes il y a 25 ou 30 ans et actuellement. Malgré les desirata, on doit se féliciter des progrès accomplis.

Sir John Simon donna't, en 1849, la description suivante de la Cité de Londres: rues tortueuses, ruelles étroites, murs élevés, cours fermées de toutes parts, véritables culs-de-sac infects, autant d'influences funestes sur le développement physique et moral des sujets.

ANGLETERRE ET PAYS DE GALLES

MORTALITÉ PAR LA PHTISIE PAR PÉRIODES

(1851 A 1895).

	PAR MILLION DE VIVANTS								
PÉRIODES	TOUS les âges.	AU-DESSOUS de 5 ans	5 à 10 ans.	10 à 15 ans.	15 à 20 ans.	20 à 25 ans.	25 à 35 ans.	35 à 45 ans.	45 à 55 ans.
1851-1860	2.679	1.395	572	1.025	2.981	4.181	4.317	4.191	3.497
1861-1870	2.475	958	451	825	2.651	3.925	4.243	4.035	3.316
1871-1880	2.116	767	354	657	2.036	3.117	3.619	5.745	3.135
1881-1885	1.839	579	312	524	1.693	2.525	3.154	3.312	2.849
1886-1890	1.625	542	271	478	1.430	2.141	2.691	2.925	2.65
1891-1895	1.465	444	258	410	1.253	1.875	2.342	2.771	2.49

Comparaison entre les périodes 1851-1860 et 1891-1895.

Réduction p. 100	45,4	65,0	69,1	60,0	57,7	55,2	45,7	32,3	29,6

ANGLETERRE ET PAYS DE GALLES — MORTALITÉ

MARCHE DE LA MALADIE DANS LES

	PAR MILLION			
PÉRIODES	TOUS les âges.	AU-DESSOUS de 5 ans.	5 à 10 ans.	10 à 15 ans.	15 à 20 ans.
1851-1860	3.483	5.761	1.218	1.259	3.200
1861-1870	3.250	5.445	979	1.004	2.833
1871-1880	2.853	5.209	861	929	2.350
1881-1885	2.510	4.517	871	845	1.923
1886-1890	2.322	4.411	819	798	1.652
1891-1895	2.122	4.155	702	725	1.510

Comparaison entre les périodes

Réduction p. 100.	39,1	27,9	37,4	46,7	52,8

ANGLETERRE ET PAYS DE GALLES

MORTALITÉ PAR «TABES MESENTERICA» EN DIVERSES PÉRIODES

(1851 A 1895).

PÉRIODES	PAR MILLION		
	VIVANTS à tous les âges.	NOURRISSONS au-dessous de 1 an.	VIVANTS au-dessous de 5 ans.
1851-1860	299	3 169	1.625
1861-1870	26	3.890	1.756
1871-1880	318	4.467	2.028
1881-1885	299	4.356	1.852
1886-1890	295	4.482	1.764
1891-1895	238	4.606	1.577

Comparativement les périodes 1851-1860 et 1891-1895.

Réduction p. 100.	— 8,5	+ 27,7	— 3,0

PAR TOUTES LES FORMES DE LA TUBERCULOSE

PÉRIODES DIVERSES DE 1851 A 1895.

DE VIVANTS

20 à 25 ans.	25 à 35 ans	35 à 45 ans.	45 à 55 ans.	55 à 65 ans.	65 à 75 ans.	AU-DESSUS de 75 ans.
4 361	4.463	4.208	3 589	2.985	2.154	929
4.053	4.333	4.102	3.428	2.767	1.728	617
3 221	3.623	3.807	3.197	2.529	1.572	537
2.695	3.273	3.413	2.937	2.290	1.411	536
2.327	2.829	3.099	2.757	2.214	1.450	915
2.081	2.503	2.913	2.563	2.057	1.252	514

1851-1860 et 1891-1895.

52,3	43,9	30,8	28,6	31,1	41,9	44,7

Depuis, les choses ont changé. De larges trouées ont été faites dans les quartiers les plus resserrés, on a élevé des constructions spacieuses et séparées. Or, on sait que rien ne résiste moins à l'air et à la lumière combinés que le bacille de la tuberculose.

Ces idées de progrès n'ont pas été sans susciter bien des obstacles: d'abord le rôle insuffisant du *Local government Board* qui ne peut qu'émettre des avis; la résistance des hommes pratiques, qui, dans un but électoral, assurent que « l'espace réglementaire » doit être diminué dans les grands centres à cause du prix élevé des constructions, et malgré cela, les améliorations obtenues ont déjà pu abaisser la mortalité par la tuberculose.

Il faut aussi tenir compte des progrès réalisés dans l'assèchement, le drainage du sol, la lutte contre l'infiltration des murs, le captage et l'évacuation des eaux de pluies, le pavage des cours. Le degré de l'humidité du sol semble en relation directe avec la pullulation de la tuberculose. Il y a donc, encore là, un champ où peut s'exercer l'influence administrative.

Cette action administrative n'est donc pas nouvelle, puisqu'on a déjà, avec son secours, réalisé d'aussi grands progrès.

Mais une question se pose: Ces mesures administratives auraient dû exercer leur action bienfaisante sur tous les âges. Pourquoi cette faillite en ce qui concerne le *tabes mésentérique?* C'est que dans ces cas la contagion, au lieu de se faire par les voies aériennes se fait par le tube digestif. Or, les mesures dont nous avons parlé ne visent que l'aération et restent sans effet dans la contamination gastrique.

Cette contagion se fait de plusieurs manières. Le tuberculeux pulmonaire ou bronchique peut secondairement infecter ses voies digestives, mais l'auteur n'envisage que la contamination par certains aliments: *viande et lait.*

Cette question a fait l'objet de nombreux travaux. L'auteur veut retenir deux des conclusions de la commission royale de juillet 1890 (rapport 1895) :

a) Toute personne qui ingère, mêlée à ses aliments, de la matière tuberculeuse, court grand risque d'être contaminée.

b) Il n'est pas douteux que la plupart des tuberculoses humaines alimentaires proviennent de lait tuberculeux.

M. Thorne-Thorne étudie ensuite la question de la viande des animaux tuberculeux et des abattoirs.

Dans sa lettre, M. Thorne-Thorne résume ses conclusions dans les termes suivants:

> Voici les raisons auxquelles on doit attribuer ces abaissements remarquables:
>
> 1° La disparition des maisons insalubres de nos villes entraînant avec elle la disparition de l'encombrement des courettes, ruelles et culs-de-sac. Ce fait favorable a été complété par les conditions imposées aux nouvelles bâtisses d'être faites entre cour et jardin, de manière à donner aux chambres de l'air et de la lumière, et une aération permanente aux maisons.
>
> Des millions de livres sterling ont été dépensés et ce n'est pas fini.
>
> 2° La démolition d'habitations humides et le drainage du sous-sol, édification de nouvelles maisons et cottages dont le sol et les murs fussent absolument à l'abri de l'humidité. Cette dernière mesure reçoit une stricte application aussi bien en ville qu'à la campagne.
>
> 3° Des progrès analogues ont été réalisés dans les casernes, écoles, grands établissements, assurant à tous ces édifices de la lumière et une aération permanente (jour et nuit).
>
> 4° Les améliorations des usines, pour protéger les intéressés contre l'inhalation des poussières nocives, et aération des manufactures.
>
> 5° Le système des sociétés coopératives a augmenté le bien-être des classes laborieuses; celles-ci ont actuellement de bons logements confortables, une nourriture meilleure; quant aux enfants, leur travail est soumis à certaines conditions protectrices.
>
> On n'a fait que fort peu de chose pour la désinfection des crachats en dehors des hôpitaux. Notre travail s'est borné à l'application des principes connus d'hygiène journalière.
>
> Une forme de mort marquée comme due au « tabes mesenterica » inscrite dans les tables statistiques sous la rubrique « tuberculose » a subi une augmentation chez les enfants au-dessous d'un an. Ce terme n'est pas précis; mais en tant que la tuberculose, cette augmentation est due à l'usage de plus en plus grand de lait de vache non bouilli dans l'alimentation de la première enfance.
>
> Nous faisons de grands efforts pour que nos vaches soient toujours au grand air, et que les étables cubent plus d'air et soient continuellement aérées.
>
> La preuve qu'on a augmenté le chiffre des tuberculeux sauvés se trouve dans le fait que si, en 1897, la mortalité par tuberculose, en Angleterre, avait gardé la même proportionnalité que pendant la période 1851-60, nous eussions perdu, en 1897, pas moins de 47.973 vies, qui ont été sauvées cette année.

Je ne puis qu'enregistrer avec une entière satisfaction les résultats communiqués par M. Thorne-Thorne. J'ajoute qu'une comparaison prise dans les statistiques fournies par la Grande-Bretagne met bien en évidence l'influence des lois sur les résultats obtenus.

Les renseignements donnés par M. Thorne-Thorne ne portent que sur l'Angleterre et le pays de Galles. Or, que nous apprend la plaquette communiquée au congrès de Berlin par l'Office impérial, c'est que si pour 10.000 habitants, l'Angleterre perd 13, 6 phtisiques, l'Écosse en perd 17, 3 et l'Irlande 20, 7. Or, les lois sanitaires de la Grande-Bretagne ne sont pas identiques et surtout ne sont pas appliquées de même en Angleterre, en Écosse et en Irlande.

Il est un point sur lequel je désire appeler tout particulièrement l'attention de la commission. Quand une loi touche aux actes de la vie journalière et personnelle, elle ne peut être efficace et observée que lorsque l'opinion la réclame. Il en est ainsi en Angleterre.

M. d'Estournelles de Constant, chargé d'affaires de France à Londres, écrivait en 1892 :

> Les Anglais tâchent d'assainir le plus possible leur maison, et non seulement leur maison, mais leur rue, leur quartier, leur ville, le pays tout entier. Les propriétaires s'associent pour prévenir toute négligence dont puisse souffrir la communauté, négligence qui exposerait son auteur et ses voisins, d'abord aux dangers d'une maladie, ensuite à d'autres risques matériels; car le prix des loyers est en raison directe de la bonne réputation de la localité : telle ville, tel quartier, telle maison est-elle salubre ? C'est la première question que pose tout futur acquéreur ou locataire.
>
> Les particuliers sont donc les promoteurs de toutes les mesures d'hygiène qui leur paraissent opportunes; ils en décident l'adoption et en surveillent l'exécution. L'État n'intervient pas sans nécessité absolue.

Je crois avec M. d'Estournelles que le rôle de l'État devrait être surtout celui d'un contrôleur, pouvant obliger une ville à s'assainir. Mais comment fonctionne en Angleterre ce mécanisme un peu compliqué ? Je crois qu'il est difficile de s'en rendre compte sans aller sur place en étudier les différents rouages, et que c'est le seul procédé par lequel on pourra déterminer comment un système qui a donné de si bons résultats peut s'adapter à nos mœurs et à nos lois en France.

En Allemagne, la pensée qui a inspiré les médecins dans la lutte contre la tuberculose est différente : je sais qu'administrativement, de nombreuses améliorations ont été introduites dans l'hygiène générale des villes, mais ce qui a dominé depuis quelques années c'est cette idée fondamentale, formulée en France par Grancher : la tuberculose est la plus curable des maladies chroniques.

Le fait est indéniable et très consolant. Il y a 50 ans, à Bicêtre, Natalis Guillot avait trouvé des lésions tuberculeuses anciennes et cicatrisées chez les vieillards hospitalisés, dans la proportion de 60 pour 100. A la Morgue, lorsqu'un individu est âgé de plus de 30 ans, et qu'il a séjourné quelques années à Paris, je trouve des lésions tuberculeuses anciennes, cicatrisées dans les poumons de la moitié des sujets. Letulle, à Saint-Antoine, arrive à la même proportion.

Ces chiffres, dit le Dr Ribard (1), par la similitude même de leurs résultats sont d'une grande éloquence. Ils nous montrent très clairement que la moitié des hommes réputés bien portants et non tuberculeux, mourant de vieillesse ou de cause fortuite, ont à un moment donné de leur vie été touchés par la maladie, mais ont guéri.

Il y a donc beaucoup d'atteints, et aussi beaucoup de guéris, puisque la moitié du genre humain a des tubercules, mais les supporte sans même se douter de leur présence. Telle est la signification vraiment réconfortante du résultat des autopsies.

Elle l'est d'autant plus, je le fais remarquer, que ces vieillards, ces individus, que les uns et les autres nous avons autopsiés dans les hospices, les hôpitaux et à la Morgue sont des individus qui n'ont certainement pris pour se guérir aucune des précautions que nous imposons à nos malades. Malgré des habitudes hygiéniques souvent déplorables, leur résistance personnelle a suffi.

Ces résultats anatomiques ont encore une autre signification. Ces lésions dans l'immense majorité des cas ne sont pas celles d'une phtisie au début, s'étant manifestée par de petits foyers disséminés, elles sont les cicatrices de vastes foyers, parfois de larges cavernes complètement cicatrisées. La phtisie est donc curable, elle l'est même dans ses périodes les plus avancées.

Les observations cliniques que tous les médecins ont faites pendant leur carrière confirment ces résultats anatomiques. Il n'est aucun de nous qui n'ait dans ses souvenirs enregistré la guérison de tuberculeux, de phtisiques ayant des lésions dont le pronostic semblait ne laisser aucun espoir.

Puisque le tuberculeux est curable, il faut organiser les soins qu'on lui donne de façon à tout faire pour le guérir.

C'est ce que les médecins allemands ont voulu réaliser. Très légitimement fiers des résultats obtenus ils l'ont proclamé avec une ardeur qui nous aidera à notre tour dans l'application que nous essayerons de faire en France de leur méthode curative.

Elle repose sur trois prescriptions fondamentales : l'alimentation, l'aération, le repos. Ces trois règles doivent être appliquées dans des établissements spéciaux nommés *sanatoriums* et soumis à une discipline sévère.

Nés en Allemagne, sous la direction et l'impulsion des Brehmer et des Dettweiler, disions-nous à Berlin le 27 mai, M. Grancher et

(1) Dr Elisée Ribard. *La tuberculose est curable*, Georges Carré et Naud. Paris, 1900. p. 5.

moi, ils ont peu à peu conquis l'opinion des médecins, puis celle du grand public, qui commence à s'intéresser vivement à ces questions si passionnantes de thérapeutique et de prophylaxie visant la tuberculose, cet ennemi commun de la race humaine.

L'épreuve décisive et favorable des sanatoriums pour « riches » a conduit naturellement les États, les municipalités, les sociétés de bienfaisance, à créer des sanatoriums non payants, et déjà, un peu partout, en Allemagne surtout et en Suisse, mais aussi en Angleterre, en France, aux États-Unis, en Russie.., dans tous les pays civilisés enfin, les sanatoriums pour « pauvres » sortent de terre. Bientôt donc, le malheureux atteint de tuberculose et condamné jusqu'ici, par l'insuffisance de ses ressources, à une mort presque certaine, trouvera dans nos villes ou à leurs portes, ou même en pleine campagne, un asile et un traitement, avec l'espérance toujours et la guérison assez souvent.

Et la société recevra sa récompense immédiate, comme si le bienfait remontait naturellement à la source. Car la diminution de la tuberculose sera parallèle aux efforts destinés à la combattre, et la contagion diminuant avec le nombre des malades traités aux sanatoriums, les familles riches, solidaires quoi qu'elles fassent des familles pauvres, en matière de maladie et d'infection, se verront plus souvent épargnées là où elles sont aujourd'hui si cruellement frappées.

Elles ont donc, ces familles riches, outre les raisons d'humanité qui pourraient suffire, des raisons d'intérêt personnel et immédiat à apporter, non pas leur obole, mais leurs très généreuses offrandes à l'œuvre de salut commun. C'est la santé, la vigueur de leurs enfants et des générations futures qui sont en cause au fond de cette question des sanatoriums pour tuberculeux pauvres.

La formule qui s'est dégagée peu à peu de l'expérience de ces vingt dernières années est la suivante :

Un sanatorium pour tuberculeux doit être : *Fermé, Discipliné, Aseptique*.

Plus le sanatorium se rapprochera de l'idéal dans chacun de ces termes de définition, plus il comptera de succès. Falkenstein est le type qu'on a justement appelé « la Mecque des phtisiologues » (Knopf); on peut cependant concevoir et réaliser d'autres types de sanatoriums au moins en ce qui concerne le lieu, l'altitude, l'exposition, l'organisation intérieure de telle partie de l'édifice, le traitement pharmaceutique même. . . . .

Tous les médecins connaissent le sens et la valeur de ces règles et cependant, dans l'application, combien de variations, d'hésitations, d'incertitudes, de fautes même de la part du malade et quelquefois du médecin! Nous parlons des sanatoriums conduits d'une main indolente ou inexpérimentée, et il y en a; ce qui justifie ce mot de Sabourin : tant vaut le médecin, tant vaut le sanatorium.

Il faut, en vérité, beaucoup de patience, de fermeté et de douceur en même temps, et nous ajoutons beaucoup de science délicate et de cette fine observation qui ne se trouve pas dans les livres, pour être un bon médecin de sanatorium. Et il n'est que juste de rendre un hommage exceptionnel à Brehmer et à Dettweiler.

Mais le bon médecin ne suffit pas; il faut, aussi, qu'il ait les mains libres, qu'il soit maître chez lui et maître absolu, et non pas l'esclave d'une administration tâtillonne ou de règlements qu'il n'a pas faits. Il faut, notamment, qu'il puisse régler les menus de ses malades à sa volonté. C'est à lui d'apprécier dans quelles limites il peut raisonnablement se mouvoir.

Il ne faut donc pas, et c'est là que nous voulons en venir, que le budget des sanatoriums soit trop étroit.

Pendant le congrès de Berlin, nous avons visité, nous et nos collègues, plusieurs sanatoriums. Comment fonctionnent-ils et quels résultats donnent-ils?

Le malade est soumis au moment de l'entrée à une sélection très sévère et les tuberculeux que nous avons vus dans ces sanatoriums constituent trois groupes, le premier comprend des tuberculeux douteux, des candidats à la tuberculose, ils sont à la période de prétuberculose, nous verrons pourquoi ces malades sont nombreux dans les sanatoriums populaires allemands. Le second groupe est constitué par des tuberculeux certains, ayant des expectorations bacillaires et le troisième, beaucoup moins nombreux, compte quelques malades caverneux.

Soumis au régime et à la discipline du sanatorium, ces malades ont, dès les premières semaines de leur séjour, une amélioration notable qui se caractérise par une excitation de l'appétit et un engraissement qui se juge à la balance. Si au bout de cinq à six semaines l'augmentation de poids ne se produit pas, le malade est renvoyé, aussi il y a peu de morts dans les sanatoriums.

Enfin, au bout de quelques mois, 3 à 6 en général, le malade reconstitué, parfois guéri, est rendu à sa famille et à ses occupations.

Quels sont les résultats obtenus? Je ne crois pas qu'il y ait lieu de s'arrêter et de discuter longuement les chiffres publiés. Je les résume, les guérisons obtenues dans les sanatoriums pour pauvres seraient plus nombreuses même que dans les sanatoriums pour riches.

Il suffit de citer la phrase du bureau d'hygiène de l'Empire allemand pour comprendre la portée de ces statistiques: sur 12.000 tuberculeux hospitalisés, 9.000, après trois mois de traitement, peuvent reprendre pendant 3 ans le travail sans interruption.

Je ne doute pas de l'exactitude de cette formule, mais à la condition d'y changer un mot; il ne s'agit pas de 12.000 tuberculeux hospitalisés, mais de ceux que je classais tout à l'heure dans 3 groupes: les candidats à la tuberculose, les tuberculeux en évolution et les tuberculeux gravement atteints. Or il est facile de comprendre que le premier groupe fournit à lui seul le plus grand nombre de ces guérisons.

Mais ce serait une erreur de traduire cette observation par une critique du système allemand. Je crois, au contraire, qu'il serait très désirable que nous puissions l'appliquer en France et il est certain pour moi que le vice de la conduite médicale et hospitalière en France est que nous n'intervenons pas à temps.

Mais le pouvons-nous?

J'aborde maintenant la discussion du point qui rendra la création et l'utilisation des sanatoriums difficiles en France.

En Allemagne, le fonctionnement des sanatoriums, considéré comme moyen de lutte contre la tuberculose est intimement lié aux lois qui régissent l'assurance des ouvriers en cas de maladie et d'infirmité temporaire ou définitive.

Dès 1852, la loi avait créé pour les ouvriers l'obligation de se faire inscrire comme participants des sociétés de secours mutuels (1). Mais, en dehors des cas d'accidents, les lois ont institué deux sortes d'assurances ouvrières, l'une contre la maladie, l'autre contre l'invalidité et la vieillesse.

Par les lois des 15 juin 1883 et 10 avril 1892, il y a obligation pour les ouvriers de s'assurer, obligation pour les patrons de con-

______

(1) Maurice Block. *Les assurances ouvrières en Allemagne.* Paris, Guillaumin, 1895.

tribuer aux recettes de la caisse d'assurance sans tirer profit des dépenses.

La caisse communale, locale, de fabrique, etc., ainsi constituée contre la maladie, « doit les soins médicaux (1), mais elle peut les faire donner dans un hôpital. Plusieurs associations ont déjà fait construire des hôpitaux spéciaux pour leurs blessés et même des maisons de convalescence, elles ont souvent choisi des chirurgiens renommés. Ce n'est pas seulement l'humanité qui pousse les corporations à faire guérir leurs blessés, c'est encore leur intérêt bien évident ».

Dès 1892, une société de bienfaisance de Francfort-sur-le-Mein, constatant que la plupart de ses malades étaient des tuberculeux, avait construit un sanatorium populaire pour tuberculeux.

Mais c'est en 1895 que le Dr Pannwitz, médecin militaire, eut l'idée d'utiliser les baraques de la Croix-Rouge installées à l'occasion de l'ouverture du canal de Kiel, de les transporter près de Berlin et d'en faire un sanatorium populaire pour tuberculeux. Il fut installé à Grabowse, à 30 kilomètres de la capitale.

Peu après, le Profr Von Leyden constituait une société pour l'établissement des sanatoriums populaires et créait le sanatorium de Belzig.

Quand, dit le Dr Romme (2), le mouvement en faveur des sanatoriums populaires se généralisa; quand, dans un véritable élan humanitaire, les communes, les districts, les villes, les associations coopératives, les sociétés de bienfaisance et de secours mutuels, les personnes privées, se firent un point d'honneur d'apporter chacun son obole à cette œuvre grandiose, il a fallu de toute nécessité régulariser et canaliser ce mouvement. C'est alors que dans une réunion tenue par le comité de la Croix-Rouge et par le comité de Berlin-Brandenbourg, on décida la création d'un comité central pour la création des sanatoriums populaires pour tuberculeux. Afin de ne pas entraver ni ralentir l'activité d'autres sociétés poursuivant le même but, il fut décidé que seules les personnes appartenant à d'autres sociétés pouvaient faire partie du comité central. »

Les ressources financières furent assurées par des dons, des loteries, etc. « Mais, ajoute M. Romme, ce qui assura le succès définitif de ce mouvement, ce fut la participation logique, inévitable des deux organisations sociales: les caisses d'assurance contre l'invalidité et la vieillesse et les caisses d'assurance contre la maladie. Ce sont des considérations d'ordre purement financier et économique qui ont décidé ces organisations à prendre la tête du mouvement. »

Pour les caisses d'assurance contre l'invalidité, la question a été nettement posée au congrès de Stuttgard, en 1895, par le Dr Gerhardt, directeur de l'éta-

(1) Maurice Block, *op. cit.*, p. 35.
(2) Dr Romme: *Les assurances ouvrières et la lutte contre la tuberculose en Allemagne. Revue gén. des sciences*, n° 15 et 16 août 1899, p. 578.

blissement hanséatique d'assurance contre l'invalidité et la vieillesse. Il a tout d'abord montré que la majeure partie des rentes d'invalidité était payée à des tuberculeux (20 à 22 p. 100 suivant les établissements), et ce qui est encore plus grave, le nombre d'ouvriers tuberculeux auxquels on servait des rentes augmentait tous les ans.

	1892	1895
Pour Berlin	9,47 p. 100	12,45 p. 100
— Westphalie..........	10,98 —	18,14 —
— Thuringe..........	13,70 —	20,60 —
— Mecklembourg.....	2,28 —	6,02 ...

Toujours d'après M. Gerhardt, sur 60.000 rentes d'invalidité, 8.500 sont servies à des tuberculeux, et comme leur nombre augmente, on peut prévoir le moment où toutes les ressources des caisses d'invalidité seront absorbées par les tuberculeux.

C'est pour parer à ce danger que M. Gerhardt proposa aux caisses d'invalidité de se charger en partie de l'entretien des tuberculeux hospitalisés dans des sanatoriums. Les caisses d'invalidité devant réaliser de cette façon un bénéfice notable.

Voici le calcul de M. Gerhardt : Un ouvrier tuberculeux qui ne peut plus travailler reste ordinairement à la charge de la caisse d'invalidité (avant de mourir) pendant deux ou trois ans. Sa rente annuelle étant en moyenne de 235 francs, il coûte à la caisse 470 à 700 francs. Mais, si dès le début de sa tuberculose, l'ouvrier était placé dans un sanatorium d'où il sortirait au bout de trois mois pour reprendre son travail, la caisse d'invalidité payant, par exemple, seulement la moitié des frais de traitement (qui est de 5 francs par jour) aurait à dépenser 225 francs (90 jours à 2 fr. 50 par jour). Dans ces conditions, 1.000 ouvriers tuberculeux lui coûteraient 225.000 francs, tandis qu'aujourd'hui ils lui reviennent à 475.000 francs en rente payable pendant deux ans.

Un calcul analogue a été établi par l'Office impérial d'hygiène ; en admettant que sur 90.000 malades de 15 à 60 ans qui meurent tous les ans de tuberculose, 12.000 soient désignés pour suivre le traitement dans les sanatoriums, et que, sur ceux-ci, 9.000 puissent par suite de ce traitement reprendre encore pendant trois ans le travail interrompu, il s'ensuit qu'en portant à 625 francs en moyenne le chiffre du salaire annuel, le bénéfice social sera de $3 \times 625 \times 9.000$ ou 16.875.000 francs ; si de ce chiffre on déduit les frais de traitement et les intérêts des capitaux engagés, le bénéfice restera de 8.375.000 francs.

Telles sont les ressources des sanatoriums, elles sont alimentées par le concours des villes, des communes, des particuliers, et leur revenu assuré par la participation des caisses d'assurance contre l'invalidité et la maladie.

Je ne saurais sans allonger démesurément cet exposé entrer dans tous les détails d'une organisation aussi compliquée. Il est un fait sur lequel je tiens à insister.

Les ressources du sanatorium sont assurées par ces diverses caisses. Mais l'expérience a bientôt démontré qu'il en fallait créer une autre. Le malade qui sait que sa famille est dans la misère quitte le sanatorium avant d'être guéri. Il en fut ainsi à Grabowse pour 281 malades sur 393. On a donc fondé une nouvelle caisse pour venir en aide aux familles des tuberculeux hospitalisés et on l'a mise à la charge de la caisse contre les maladies.

Deux faits caractérisent le système des sanatoriums populaires allemands. En dehors des dons volontaires, la législation donne à l'intervention des caisses d'assurances contre la maladie et l'invalidité une puissance prépondérante. Tous les ouvriers sont soumis à l'obligation de l'assurance et par suite au traitement imposé par leurs directeurs.

En l'état actuel de la législation française ces deux moyens nous font défaut. Devons-nous renoncer à emprunter à l'Allemagne une partie d'un système qui donne des résultats dont tous se louent ?

Nous devons nous placer en face de solutions compatibles avec les mœurs et les lois actuelles. Nous ne trouverons de ressources que dans des dons volontaires de l'État, des communes et des particuliers ; l'ouvrier restant libre de se faire soigner par qui il veut et où il veut.

Or nous savons que le tuberculeux est dangereux pour ses voisins, que sa maladie est souvent curable. Nous devons le recueillir dans des établissements où il soit à la fois incapable de propager sa maladie, et placé dans les conditions les plus favorables à sa guérison, c'est-à-dire dans de véritables sanatoriums où il ait le renouvellement d'air qui lui est nécessaire, le repos et une alimentation appropriée. Cela veut-il dire que l'on doit pour tous les tuberculeux créer des sanatoriums sur le type allemand? Je ne le crois pas. Il faut faire la conviction du public, il faut modifier les mœurs des malades et les habitudes des médecins, un long temps est nécessaire.

Si en ce moment on créait loin des grands centres, à 15, 20, 30 kilomètres, des sanatoriums populaires pour tuberculeux, on rendrait grand service à ceux qui s'en serviraient, mais actuellement ils seraient peu nombreux. On ne pourra guère décider à y entrer que les célibataires, plus particulièrement les domestiques, les employés de magasin, ceux qui n'ont pas de famille dans la ville, qui répugnent à entrer dans l'hôpital ou n'y entrent que lorsqu'ils sont vaincus par la misère et la maladie.

Je dis qu'on rendra grand service à cette population. Car combien de fois n'entendons-nous pas un chef de maison, la maîtresse d'une femme de chambre, nous dire : cette jeune fille ou ce jeune homme est phtisique, il est un danger pour mes enfants, pour mes employés, je ne puis pas le garder, décidez-le à retourner dans son pays. Le médecin est condamné à déplacer le péril, au lieu de contaminer la famille de son maître, le malade contaminera la sienne. J'ajoute : nous ne faisons rien pour le guérir.

Des sanatoriums bien installés seront le salut souvent du malade, des personnes qui l'entouraient dans la ville, de celles qu'il aurait été rejoindre à la campagne.

Mais on ne décidera que bien rarement un ouvrier qui a femme et enfants à abandonner sa famille pour aller au loin chercher sa guérison. Ceux qui ont vécu dans les hôpitaux savent combien les malades tiennent à recevoir chaque semaine la visite de leur famille. Les médecins des bureaux de bienfaisance savent que le malade ne quitte sa famille que lorsque ses ressources sont épuisées.

Il faut donc placer ces malades dans des hôpitaux spéciaux ou dans des quartiers d'hôpitaux appropriés pour eux, organisés de façon à ce qu'ils ne soient pas un danger pour les autres malades et où ils reçoivent tous les soins nécessaires à leur guérison. Il faut que ces hôpitaux soient construits de telle sorte que, en y pénétrant, le malade ait l'impression qu'on a fait effort en vue de sa guérison à lui.

Je n'ai entendu exprimer contre cette création qu'une objection. Un bon sanatorium doit être établi à la campagne, dans un lieu élevé, protégé contre le vent, près d'une forêt de sapins, etc.

J'admets volontiers que ce sont là des conditions favorables. Je pourrais répondre qu'elles ne sont pas réalisables, parce que si on les construit, actuellement les ouvriers mariés n'iront pas; mais je ne crois pas que ces conditions soient indispensables pour obtenir la guérison, les autopsies pratiquées à Bicêtre ou à la Morgue le prouvent. De plus, si on regarde la statistique, l'altitude ne paraît pas avoir une importance capitale. Le Jura perd 49 habitants sur 10.000 par tuberculose, la Haute-Savoie en perd 47, tandis que le Cher en perd 32, la Dordogne 30, etc.

Je retrouve l'argument qu'on nous opposait avant les découvertes de Pasteur et de Lister. On nous disait : Les chirurgiens les plus éminents sont dans les grandes villes, leurs opérés meurent; ceux qui, à la campagne, reçoivent les soins de chirurgiens moins exercés guérissent. Tout le mérite de la guérison était attribué à l'air.

Lorsque les modes d'infection des opérés ont été connus, les résultats se sont trouvés renversés. Or ce qui domine dans un sanatorium, c'est la discipline à laquelle le tuberculeux est soumis. L'empêcher de se réinfecter lui-même ou d'infecter les autres, le nourrir, le soumettre au repos et à la température convenable, c'est là le problème.

Je crois donc que deux formes de sanatoriums pour adultes sont indispensables, les sanatoriums à la campagne et les sanatoriums urbains ou suburbains.

En tous cas il ne faut rien créer dans cet ordre d'idées sans être sûr que les ressources financières permettront de faire pour le malade tout le nécessaire et d'assurer la vie de sa famille pendant le séjour du malade au sanatorium.

En résumé :

Il est nécessaire de connaître la répartition de la tuberculose sur toute l'étendue du territoire, de dresser une carte de France assez détaillée, pour que l'on sache où l'intervention est nécessaire.

Les gros foyers de propagation sont connus, mais en dehors d'eux il y en a d'autres petits comme étendue et rayonnement, mais où l'intervention peut être rapidement efficace.

Les conseils d'hygiène, sous la direction des commissions cantonales, peuvent utilement fournir ces renseignements (1).

Je suis convaincu que l'Académie des sciences pour cette enquête donnerait volontiers des récompenses fort appréciées des enquêteurs.

La tuberculose se propage et se développe par des vices inhérents aux logements ou par les habitudes de malpropreté de l'occupant.

La Grande Bretagne a montré quelle influence la surveillance des habitations, des ateliers, pouvait avoir sur le développement ou l'extinction de la tuberculose. La commission pensera peut-être que quelques-uns de ses membres pourraient se rendre en Angleterre et voir sur place les moyens employés et les résultats obtenus.

La tuberculose trouve son auxiliaire le plus puissant dans l'alcoolisme. Il y aura lieu de déterminer quelles mesures pratiques pourraient être opposées à son développement.

La tuberculose est curable, les malades doivent être placés dans des conditions telles qu'ils ne puissent nuire à leurs voisins et qu'ils reçoivent tous les soins nécessaires à leur guérison.

La commission pensera peut-être que pour résoudre les différents

---

(1) L'exemple donné par M. Baudran pour l'arrondissement de Senlis en est la preuve.

problèmes qui se présentent à son étude, elle adopterait une bonne méthode de travail en les répartissant entre plusieurs sous-commissions. Si vous acceptez ce projet, votre bureau vous proposerait les cinq sous-commissions suivantes :

I. — Enquête sur la répartition de la tuberculose en France.

II. — Salubrité de l'habitation au point de vue de la propagation de la tuberculose.

III. — Défense de la tuberculose dans les milieux collectifs et dans les lieux publics : écoles, hôpitaux, hospices, asiles, casernes, mines, moyens de transports, etc.

IV. — Défense contre la propagation de la tuberculose par l'alimentation : alcool, lait, viande.

V. — Traitement de la tuberculose. Isolement, sanatoriums, hôpitaux d'enfants. Désinfection.

TABLEAU I

MORTALITÉ PAR TUBERCULOSE EN FRANCE

D'APRÈS LA STATISTIQUE DE 622 VILLES

TABLEAU I. — RÉPARTITION SUIVANT LA POPULATION DES VILLES (1888-1897).

VILLES	PÉRIODE 1888 A 1890					PÉRIODE 1891 A 1895					PÉRIODE 1896 A 1897					MOYENNE DE 1888 A 1897					VILLES
	POPULATION	DÉCÈS par tuberculose	DÉCÈS par bronchite chronique	PROPORTION pour 10.000 hab. Tuberculose	PROPORTION pour 10.000 hab. Bronchite chronique	POPULATION	tuberculose	bronchite chronique	Tuberculose	Bronchite chronique	POPULATION	tuberculose	bronchite chronique	Tuberculose	Bronchite chronique	POPULATION moyenne	tuberculose	bronchite chronique	Tuberculose	Bronchite chronique	
Villes ayant plus de 50.000 hab. (31 villes).....	5.290.976	23.363,5	5.746,2	11,2	10,0	3.906.237	24.128,2	5.346,9	10,4	8,9	4.190.810	24.343,3	3.917,5	30,6	6,4	3.775.616	23.856,6	4.970,1	11,3	8,6	Villes ayant plus de 50.000 hab. (31 villes).
Villes ayant de 10.000 à 50.000 hab. (197 villes)..	3.377.635	10.391,2	3.563,7	30,2	10,5	3.793.513	11.538,6	3.592,8	30,5	10,5	3.978.974	11.654,3	3.313,0	29,2	8,3	3.803.174	11.437,6	3.701,7	30,1	9,7	Villes ayant de 10.000 à 50.000 hab. (197 villes).
Villes ayant de 5.000 à 10.000 hab. (305 villes)..						1.914.650	5.130,0	1.911,1	26,8	9,9	2.105.690	5.621,0	1.750,0	26,7	8,3	2.005.336	5.604,7	1.807,1	27,7	9,0	Villes ayant de 5.000 à 10.000 hab. (305 villes).
Villes ayant moins de 5.000 hab. (89 villes)...						311.067	736,9	208,8	23,7	9,6	306.194	777,1	242,6	25,4	7,9	309.095	756,2	220,3	21,5	8,7	Villes ayant moins de 5.000 hab. (89 villes).
TOTAL (622 villes)..	8.638.500	33.571,7	9.311,9	34,7	10,7	11.965.150	41.373,7	11.509,6	31,7	9,6	12.531.685	42.348,7	9.223,1	33,8	7,3	11.983.525	41.675,1	10.882,2	31,8	9,0	TOTAL (622 villes).

Mortalité par tuberculose et bronchite chronique réunies.

VILLES	PÉRIODE 1888 A 1890			PÉRIODE 1891 A 1895			PÉRIODE 1896 A 1897			MOYENNE DE 1888 A 1897			VILLES
	POPULATION	DÉCÈS	PROPORTION	POPULATION	DÉCÈS	PROPORTION	POPULATION	DÉCÈS	PROPORTION	POPULATION moyenne	DÉCÈS	PROPORTION	
Villes ayant plus de 50.000 hab.	5.290.976	29.011,7	55,1	3.906.237	29.475,1	19,3	4.190.810	29.290,8	61,0	3.775.616	28.826,7	19,9	Villes ayant plus de 50.000 hab.
Villes ayant de 10.000 à 50.000 hab............	3.377.635	13.771,3	19,7	3.793.513	15.361,1	31,0	3.978.974	14.967,3	37,5	3.803.174	15.159,3	19,8	Villes ayant de 10.000 à 50.000 hab.
Villes ayant de 5.000 à 10.000 hab............				1.914.650	7.061,1	31,8	2.105.690	7.374,0	35,0	2.005.336	7.591,8	27,7	Villes ayant de 5.000 à 10.000 hab.
Villes ayant moins de 5.000 hab				311.067	1.003,3	33,3	306.194	1.019,7	33,3	309.095	1.021,5	22,3	Villes ayant moins de 5.000 hab.
	8.638.500	42.781,0	19,5	11.965.150	53.123,9	31,5	12.531.685	54.021,8	41,2	11.983.525	52.311,3	11,8	

TABLEAU II

MORTALITÉ PAR TUBERCULOSE

DÉPARTEMENTS

(1888-1897)

TABLEAU II. — RÉPARTITION SUIVANT LA POPULATION DES DÉPARTEMENTS (1888-1897).

DÉPARTEMENTS	POPULATION RECENSÉE	MORTS par TUBERCULOSE	MORTS par TUBERCULOSE et bronchite chronique.	PROPORTION POUR 10.000 hab. des morts par tuberculose.	des morts par TUBERCULOSE et bronchite chronique.
Seine	3.000.724	15.016,0	17.227,1	50,4	57,4
Mayenne	42.582	172,8	241,8	40,6	56,8
Ardèche	40.670	130,7	211,5	32,1	52,0
Ille-et-Vilaine	130.629	405,5	676,1	35,7	51,7
Seine-Inférieure	372.582	1.647,8	1.919,1	44,2	51,5
Vienne (Haute-)	106.318	408,4	543,9	38,4	51,1
Indre-et-Loire	72.705	275,9	395,0	37,9	50,3
Finistère	214.287	616,6	1.052,3	28,8	49,1
Jura	41.178	124,8	200,7	30,3	48,7
Rhône	518.018	1.853,3	2.499,5	35,9	48,2
Savoie (Haute-)	21.762	69,5	101,8	31,9	46,8
Seine-et-Oise	183.522	639,5	846,2	34,8	46,1
Ain	32.984	106,6	143,9	32,3	43,6
Ardennes	68.902	235,1	300,6	34,1	43,6
Pas-de-Calais	271.795	921,2	1.175,7	33,9	43,6
Gard	118.475	358,6	511,9	30,3	43,2
Nord	930.482	3.087,6	3.990,2	33,5	42,9
Côtes-du-Nord	50.812	118,1	214,2	23,2	42,9
Loire-Inférieure	244.291	858,8	1.043,3	35,2	42,7
Corse	51.935	107,6	219,7	20,7	42,3
Var	109.636	245,2	452,6	22,4	41,3
Gironde	316.275	1.118,7	1.299,2	35,3	41,1
Somme	129.950	420,3	531,0	32,3	41,1
Vendée	28.977	89,7	119,1	30,9	41,1
Manche	99.093	270,2	405,7	27,2	41,0
Oise	67.004	270,6	276,3	35,6	40,9
Gers	32.527	90,3	131,9	27,7	40,5
Loire	232.603	676,3	941,8	29,1	40,5
Aube	77.161	227,6	311,5	29,5	40,4
Alpes-Maritimes	159.991	429,4	632,1	26,8	39,5
Doubs	81.972	268,1	323,3	32,7	39,4
Calvados	49.889	171,5	195,5	34,4	39,2
Aisne	105.882	295,1	410,1	27,6	38,4
Charente	64.402	199,5	247,7	30,9	38,4
Marne	173.829	536,1	693,6	30,8	38,3
Seine-et-Marne	68.449	203,4	262,5	29,7	38,3
Eure-et-Loir	49.221	145,7	183,8	30,2	38,1
Hérault	197.686	606,3	751,5	30,5	37,9
Meurthe-et-Moselle	159.486	519,4	606,4	32,6	37,9
Creuse	18.577	56,6	70,2	30,4	37,8
Sarthe	99.011	275,6	340,2	30,6	37,8

DÉPARTEMENTS	POPULATION RECENSÉE	MORTS par		PROPORTION POUR 10.000 hab. des morts par	
		TUBERCULOSE	TUBERCULOSE et bronchite chronique	tuberculose	TUBERCULOSE et bronchite chronique
Vaucluse	94.653	217,4	355,2	22,9	37,5
Orne	40.696	106,6	148,0	26,2	36,4
Morbihan	139.043	313,8	467,0	24,1	35,9
Sèvres (Deux-)	42.918	127,4	149,3	29,7	34,8
Drôme	58.319	152,5	292,8	26,1	34,7
Isère	109.507	289,6	379,3	25,4	34,6
Bouches-du-Rhône	489.541	1.325,6	1.687,1	27,1	34,5
Corrèze	37.857	89,9	128,4	23,7	33,9
Pyrénées-Orientales	47.480	127,4	159,9	26,8	33,7
Pyrénées (Hautes-)	42.090	97,6	143,3	22,9	33,6
Saône-et-Loire	137.339	318,2	459,3	23,2	33,4
Loiret	87.002	245,0	288,2	28,2	33,1
Lozère	6.393	12,0	21,0	18,8	33,0
Eure	37.858	94,3	124,9	24,9	32,9
Ariège	23.456	64,9	76,6	27,7	32,6
Meuse	62.327	149,9	203,5	24,0	32,6
Pyrénées (Basses-)	92.412	254,8	299,6	27,6	32,4
Cher	81.572	202,3	258,2	24,8	31,6
Garonne (Haute-)	166.145	397,3	521,5	23,9	31,4
Cantal	28.218	60,1	89,3	21,3	31,3
Côte-d'Or	93.228	243,5	289,7	26,1	31,1
Lot	26.459	58,1	81,3	21,9	30,7
Dordogne	59.556	125,6	181,8	21,1	30,5
Maine-et-Loire	39.882	108,4	121,5	27,1	30,5
Loir-et-Cher	40.330	91,9	122,7	22,8	30,4
Lot-et-Garonne	52.411	115,4	157,7	22,6	30,1
Allier	95.152	209,9	285,8	22,1	30,0
Aude	72.781	181,1	218,5	24,9	30,0
Alpes (Hautes-)	21.720	47,7	64,6	21,9	29,7
Saône (Haute-)	33.474	63,6	98,4	18,9	29,4
Tarn	86.654	173,4	254,4	20,0	29,4
Puy-de-Dôme	78.704	157,6	228,8	20,0	29,1
Tveyron	65.780	123,6	191,7	18,5	28,7
Savoie	40.356	81,4	115,9	20,2	28,7
Vienne	29.987	70,0	85,6	20,0	28,6
Alpes (Basses-)	23.234	45,9	65,6	19,7	28,2
Vosges	94.755	194,6	264,7	20,5	27,9
Nièvre	59.479	115,1	159,7	19,3	26,8
Charente-Inférieure	96.211	178,6	254,5	18,6	26,4
Yonne	51.346	67,4	95,2	18,5	26,2
Indre	49.283	93,7	127,6	19,0	25,9
Tarn-et-Garonne	37.572	64,2	97,5	13,1	25,9
Landes	26.440	40,9	68,4	15,4	25,8
Loire (Haute-)	29.196	32,7	50,8	16,3	25,3
Rhin (Haut-)	25.396	45,7	52,2	14,7	25,6
Marne (Haute)	27.687	35,1	55,7	12,7	25,1
	11.995.225	41.716,7	52.561,2	34,9	43,9

TABLEAU III

MORTALITÉ

PAR

TUBERCULOSE ET BRONCHITE CHRONIQUE

DANS LES

DIVERSES VILLES DE FRANCE

STATISTIQUE DU MINISTÈRE DE L'INTÉRIEUR

TABLEAU III. — (a) VILLES AYANT PLUS DE 50.000 HABITANTS (1888-1897).

VILLES	PÉRIODE 1888 À 1890					PÉRIODE 1891 À 1895					PÉRIODE 1896 À 1897					MOYENNE DE 1888 À 1897					VILLES
	POPULATION	DÉCÈS par — tuberculose	DÉCÈS par — bronchite chronique	PROPORTION pour 10.000 hab. — Tuberculose	PROPORTION pour 10.000 hab. — Bronchite chronique	POPULATION	tuberculose	bronchite chronique	Tuberculose	Bronchite chronique	POPULATION	tuberculose	bronchite chronique	Tuberculose	Bronchite chronique	POPULATION moyenne	tuberculose	bronchite chronique	Tuberculose	Bronchite chronique	
Toulon (Var)	69.412	114,0	169,3	16,4	21,4	78.349	204,8	149,8	26,1	19,1	96.204	226,5	157,0	23,8	16,4	89.587	141,8	138,7	22,2	10,5	Toulon (Var).
Toulouse (Hte-Garonne)	144.712	385,0	108,0	26,6	7,4	148.230	343,2	131,6	23,8	8,8	149.012	306,5	120,0	22,6	8,0	147.345	304,2	119,9	23,0	8,1	Toulouse (Hte-Garonne).
Nice (Alpes-Maritimes)	73.889	244,5	189,7	33,0	25,6	96.279	192,8	156,8	30,0	16,2	105.745	254,5	101,0	24,2	9,4	92.304	231,9	119,2	25,1	16,1	Nice (Alpes-Maritimes).
Marseille (B.-du-Rhône)	376.143	1.158,7	254,3	30,8	6,7	404.919	1.109,4	337,4	24,5	8,3	447.344	1.050,5	204,0	24,4	5,9	419.135	1.137,5	284,2	27,9	6,9	Marseille (B.-du-Rhône).
Tourcoing (Nord)	56.999	197,7	68,3	34,7	11,9	65.243	178,8	60,8	27,4	9,3	73.393	164,5	96,5	22,9	7,7	65.397	181,7	61,9	28,3	9,5	Tourcoing (Nord).
Dijon (Côte-d'Or)	64.941	190,0	26,7	30,6	4,3	64.656	189,2	30,4	29,2	6,1	67.104	175,0	21,0	26,1	3,1	64.582	184,7	29,0	28,6	4,4	Dijon (Côte-d'Or).
Nîmes (Gard)	69.804	191,0	91,0	27,3	13,0	71.717	226,2	102,2	31,0	14,2	74.340	207,5	93,0	27,9	12,5	71.975	248,2	93,4	24,5	13,2	Nîmes (Gard).
Orléans (Loiret)	60.448	175,3	35,7	29,5	5,9	64.638	190,6	30,8	29,4	4,8	69.225	240,5	14,5	31,3	2,2	63.770	196,4	27,0	29,7	4,2	Orléans (Loiret).
Amiens (Somme)	79.367	217,0	103,0	27,3	12,9	83.977	256,0	105,8	30,4	12,7	88.344	305,5	53,5	34,6	6,1	83.889	259,5	87,8	30,8	10,4	Amiens (Somme).
Rennes (Ille-et-Vilaine)	66.139	183,7	131,3	27,7	19,8	68.097	235,8	129,0	33,0	18,7	69.015	237,5	123,5	34,4	17,8	67.940	216,0	127,9	31,7	18,8	Rennes (Ille-et-Vilaine).
Grenoble (Isère)	51.047	183,3	47,7	35,9	9,3	69.608	192,4	36,6	31,7	6,0	63.805	184,0	28,5	24,8	4,4	59.596	186,6	37,6	22,1	6,4	Grenoble (Isère).
St-Étienne (Loire)	117.267	465,0	157,7	39,5	13,4	133.240	372,2	133,8	27,9	11,5	135.784	609,5	113,0	30,1	8,3	128.784	415,6	141,5	32,5	10,9	St-Étienne (Loire).
Brest (Finistère)	70.778	213,3	321,3	30,1	45,3	76.343	225,0	238,6	29,5	31,2	72.424	207,5	162,0	44,1	22,3	73.178	215,3	240,6	33,6	32,9	Brest (Finistère).
Reims (Marne)	97.906	329,0	124,6	33,6	12,7	105.498	344,0	111,0	32,6	10,3	107.700	399,5	67,0	36,2	6,2	103.703	354,2	100,8	34,1	9,7	Reims (Marne).
Roubaix (Nord)	100.179	363,6	121,0	36,5	12,1	113.394	442,0	131,4	54,8	11,3	125.447	388,0	120,0	31,2	10,3	113.330	365,2	127,1	31,2	11,2	Roubaix (Nord).
Montpellier (Hérault)	56.724	148,3	6,0	33,2	1,1	69.834	248,2	50,4	35,5	8,5	73.680	292,5	43,0	35,6	5,8	66.730	233,0	36,3	34,8	5,4	Montpellier (Hérault).
Le Mans (Sarthe)	57.378	164,6	21,6	24,7	4,3	58.376	246,6	49,4	37,1	8,4	59.814	234,0	49,5	39,1	6,7	58.513	205,1	38,2	31,9	6,5	Le Mans (Sarthe).
Besançon (Doubs)	56.363	297,0	49,7	34,7	8,0	56.540	235,8	44,2	40,1	7,8	58.010	179,5	10,0	39,9	1,7	56.090	204,4	34,3	15,9	6,0	Besançon (Doubs).
Versailles (Seine-et-Oise)	49.832	173,7	35,3	34,8	7,1	53.358	240,8	34,8	37,6	6,5	53.775	240,0	17,5	37,2	3,2	52.349	191,5	29,2	37,5	5,3	Versailles (Seine-et-O.).
Calais (Pas-de-Calais)	58.710	292,3	89,6	34,4	15,1	56.969	246,2	82,4	34,2	14,4	56.291	222,5	54,0	39,5	9,6	57.313	210,3	75,1	36,7	13,1	Calais (Pas-de-Calais).
Lyon (Rhône)	409.400	1.549,6	575,0	39,7	14,3	431.061	1.691,2	525,8	39,2	12,2	466.767	1.616,5	371,0	31,6	8,0	432.739	1.632,4	491,6	37,8	11,3	Lyon (Rhône).
Nantes (Loire-Inférieure)	123.656	369,0	88,3	29,5	7,0	122.352	492,6	99,0	40,2	8,0	123.850	541,0	72,0	43,7	5,8	123.161	467,5	86,4	37,8	6,9	Nantes (Loire-Inférieure).
Bordeaux (Gironde)	237.073	992,6	241,7	41,8	10,2	252.104	947,6	136,2	37,6	5,0	256.906	942,0	79,0	36,7	3,1	248.020	909,7	118,9	34,7	5,9	Bordeaux (Gironde).
Lille (Nord)	186.172	751,3	209,0	40,3	11,2	200.345	775,4	207,3	34,8	10,3	215.556	948,0	197,5	43,9	9,1	200.692	820,9	206,9	41,0	10,3	Lille (Nord).
Tours (Indre-et-Loire)	59.211	219,0	106,0	36,9	17,8	61.458	274,2	83,6	44,6	13,6	63.534	267,5	71,0	42,1	11,2	61.402	253,6	86,7	41,2	14,1	Tours (Indre-et-Loire).
Nancy (Meurthe-et-Mos.)	79.004	349,3	18,0	44,1	2,2	86.956	361,4	23,6	41,5	2,7	96.148	393,0	15,0	40,9	1,6	87.379	367,6	18,9	42,2	2,1	Nancy (Meurthe-et-Mos.)
Limoges (Haute-Vienne)	68.291	270,0	93,7	39,5	14,0	73.530	319,1	104,6	43,4	14,2	77.716	366,0	93,5	47,1	12,0	73.179	318,5	97,9	43,3	13,3	Limoges (Haute-Vienne)
Rouen (Seine-Inférieure)	108.635	473,0	80,7	44,1	7,4	111.347	539,2	80,4	48,2	7,2	112.057	531,0	67,5	47,1	5,9	111.046	511,1	76,2	46,6	6,8	Rouen (Seine-Inférieure)
Paris (Seine)	2.099.915	11.563,0	2.090,7	56,1	9,9	2.414.705	11.905,6	1.799,1	49,1	7,0	2.511.629	11.749,3	1.129,0	47,3	4,8	2.332.429	11.749,3	1.635,1	49,8	6,9	Paris (Seine).
Le Havre (Seine-Inf.)	113.284	568,7	105,0	51,1	9,1	116.342	635,8	98,8	56,4	8,3	118.475	641,5	72,0	37,5	6,1	116.423	635,3	91,2	55,0	7,9	Le Havre (Seine-Inf.).
Saint-Denis (Seine)	43.820	272,0	35,3	58,4	7,5	50.552	317,8	44,2	62,8	8,7	54.415	363,0	33,5	55,9	6,2	50.460	297,3	37,3	59,9	7,4	Saint-Denis (Seine).
TOTAL (31 villes)	5.299.970	23.935,5	5.746,2	44,2	10,9	5.999.226	24.128,2	5.396,9	40,4	8,9	[illegible]	24.343,3	3.947,5	39,6	6,4	5.773.046	23.836,8	4.970,1	41,3	8,6	TOTAL (31 villes).

TABLEAU III. — (b) VILLES AYANT DE 10.000 A 50.000 HABITANTS (1888-1897).

PÉRIODE 1888 A 1890

VILLES	POPULATION	DÉCÈS par tuberculose	DÉCÈS par bronchite chronique	PROPORTION pour 10.000 hab. Tuberculose	PROPORTION pour 10.000 hab. Bronchite chronique
Argenteuil (Seine-et-Oise)	12.809	5,7	40,3	4,4	31,5
Le Cateau (Nord)					
Montélimar (Drôme)	11.011	22,7	17,3	16,1	12,3
Mazamet (Tarn)	11.0[illegible]	25,3	25,3	16,5	16,5
Pont-à-Mousson (Meurthe-et-Mos.)	11.6[illegible]	11,3	21,3	9,4	20,7
Granville (Manche)	11.62[illegible]	13,3	16,3	11,1	14,0
Chaumont (Hte-Marne)	12.852	16,7	3,3	12,9	3,1
Langres (Hte-Marne)	11.111	17,0	12,6	13,3	11,2
Carpentras (Vaucluse)					
Bastia (Corse)	20.328	33,7	42,0	16,5	21,6
Chalon-s/-Saône (Saône-et-Loire)	22.781	45,0	59,[illegible]	19,7	25,1
Dax (Landes)	10.327	17,3	12,0	16,7	11,6
Issoudun (Indre)	11.820	23,0	2,7	13,5	1,1
La Seyne (Var)	13.10[illegible]	20,7	24,3	21,5	21,3
Mont-de-Marsan (Landes)					
Firminy (Loire)	13.992	21,0	3,0	15,0	2,6
Le Puy (Hte-Loire)	18.870	40,7	22,3	21,6	11,8
Montargis (Loiret)	11.608	17,3	9,0	13,7	8,2
Saintes (Charente-Inf.)	17.327	35,7	13,0	21,5	7,5
Lons-le-Saunier (Jura)	12.431	20,7	16,0	16,6	12,8
Montluçon (Allier)	25.99[illegible]	45,0	16,0	17,0	5,9
Orange (Vaucluse)	10.28[illegible]	19,3	12,7	14,8	12,3
Clermont-Ferrand (Puy-de-Dôme)	46.49[illegible]	57,3	34,3	20,9	7,3
Cahors (Lot)	13.622	33,0	6,7	21,1	5,3
Arles (Bouches-du-Rhône)	23.19[illegible]	67,0	22,3	22,3	9,5
Rodez (Aveyron)	11.920	21,0	22,5	17,6	10,0
Châtellerault (Vienne)	17.07[illegible]	33,3	16,0	19,0	9,3
Montceau-les-Mines (Saône-et-L.)	13.23[illegible]	29,0	11,3	14,1	7,3
Nevers (Nièvre)	23.847	54,7	22,3	20,6	8,9
La Rochelle (Charente-Inf.)	21.108	37,7	10,0	13,6	4,1
Belfort (Haut-Rhin)	21.91[illegible]	57,0	7,3	24,0	3,3
Châteauroux (Indre)	22.03[illegible]	39,7	27,3	17,0	12,1
Épinal (Vosges)	20.[illegible]	28,0	24,7	13,7	10,1
Rochefort (Charente-Inf.)	31.02[illegible]	50,3	61,3	16,1	12,6
Évreux (Eure)	17.09[illegible]	30,0	24,0	17,5	12,9
Toul (Meurthe-et-Moselle)	10.[illegible]30	24,0	4,3	22,9	5,1
Verdun (Meuse)	17.501	35,0	8,7	10,1	4,9
Hautmont (Nord)	10.3[illegible]	[illegible]	[illegible]	[illegible]	[illegible]
Le Creusot (Saône-et-Loire)	25.843	31,7	11,3	13,8	4,9
Commentry (Allier)	12.348	18,3	9,3	11,8	7,5
Castres (Tarn)	27.274	53,3	14,0	19,5	5,3
Chambéry (Savoie)	29.726	39,0	21,0	14,7	10,1
Romans (Drôme)	13.835	15,0	8,6	12,5	5,8
Périgueux (Dordogne)	29.005	62,3	40,3	21,1	14,8
Tarbes (Htes-Pyrénées)	25.103	50,6	42,3	22,3	17,2
Brive (Corrèze)	14.555	29,3	29,5	15,1	21,8
Bourges (Cher)	[illegible]	91,7	21,3	22,1	7,5
Agen (Lot-et-Garonne)	22.121	47,6	32,7	21,5	14,7

PÉRIODE 1891 A 1895

VILLES	POPULATION	DÉCÈS par tuberculose	DÉCÈS par bronchite chronique	PROPORTION pour 10.000 hab. Tuberculose	PROPORTION pour 10.000 hab. Bronchite chronique
Argenteuil (Seine-et-Oise)	13.508	9,2	42,2	6,8	31,2
Le Cateau (Nord)	10.353	7,4	29,0	7,9	21,6
Montélimar (Drôme)	13.626	5,0	16,8	3,6	12,3
Mazamet (Tarn)	11.361	5,8	63,2	3,3	44,0
Pont-à-Mousson (Meurthe-et-Mos.)	11.731	11,2	23,1	9,5	23,1
Granville (Manche)	12.721	9,0	16,1	7,8	12,9
Chaumont (Hte-Marne)	13.282	15,0	6,8	11,3	5,1
Langres (Hte-Marne)	10.712	11,6	8,2	10,8	7,6
Carpentras (Vaucluse)	9.944	11,1	11,0	11,7	13,2
Bastia (Corse)	23.113	32,2	65,1	13,9	27,4
Chalon-s/-Saône (Saône-et-Loire)	24.846	35,8	73,9	14,0	30,2
Dax (Landes)	10.404	16,0	9,3	15,8	9,3
Issoudun (Indre)	13.542	22,2	3,7	16,5	2,7
La Seyne (Var)	13.712	14,4	39,5	13,5	28,7
Mont-de-Marsan (Landes)	11.062	20,6	12,6	17,2	10,0
Firminy (Loire)	14.597	17,0	8,6	11,7	5,9
Le Puy (Hte-Loire)	21.065	32,8	17,0	15,5	8,0
Montargis (Loiret)	11.537	19,2	10,8	16,6	9,3
Saintes (Charente-Inf.)	18.992	24,0	8,6	15,2	4,7
Lons-le-Saunier (Jura)	12.973	19,0	22,6	15,2	17,6
Montluçon (Allier)	28.513	52,0	26,1	18,2	9,2
Orange (Vaucluse)	9.942	13,6	12,5	13,4	12,5
Clermont-Ferrand (Puy-de-Dôme)	49.773	85,0	32,0	16,8	7,4
Cahors (Lot)	13.833	29,1	16,7	14,5	10,5
Arles (Bouches-du-Rhône)	24.248	53,0	21,0	14,1	8,8
Rodez (Aveyron)	16.113	35,6	28,5	22,1	17,6
Châtellerault (Vienne)	22.522	43,0	27,3	19,4	12,1
Montceau-les-Mines (Saône-et-L.)	19.944	40,0	16,7	15,6	8,5
Nevers (Nièvre)	25.190	54,5	24,6	15,8	10,6
La Rochelle (Charente-Inf.)	27.179	44,8	14,6	17,5	5,0
Belfort (Haut-Rhin)	25.455	51,2	6,6	20,1	2,6
Châteauroux (Indre)	24.585	44,2	18,8	18,8	7,9
Épinal (Vosges)	24.325	49,0	13,6	20,8	6,7
Rochefort (Charente-Inf.)	33.245	50,3	39,1	19,6	13,3
Évreux (Eure)	17.270	30,5	12,5	17,9	5,7
Toul (Meurthe-et-Moselle)	12.012	24,0	13,2	19,9	10,9
Verdun (Meuse)	14.89[illegible]	30,8	15,2	21,2	8,7
Hautmont (Nord)	10.337	21,0	2,5	20,3	2,3
Le Creusot (Saône-et-Loire)	28.300	62,6	24,5	21,5	8,2
Commentry (Allier)	14.510	25,8	7,5	20,6	5,9
Castres (Tarn)	27.117	59,0	21,2	21,7	8,0
Chambéry (Savoie)	21.063	51,8	16,2	19,4	7,6
Romans (Drôme)	16.416	21,8	3,2	11,3	1,9
Périgueux (Dordogne)	31.063	56,8	41,0	18,3	13,2
Tarbes (Htes-Pyrénées)	25.028	57,4	32,6	30,7	12,7
Brive (Corrèze)	16.800	53,1	25,4	27,0	13,5
Bourges (Cher)	45.432	106,8	42,0	21,3	9,2
Agen (Lot-et-Garonne)	23.322	69,4	33,6	17,3	11,3

PÉRIODE 1896 A 1897

VILLES	POPULATION	DÉCÈS par tuberculose	DÉCÈS par bronchite chronique	PROPORTION pour 10.000 hab. Tuberculose	PROPORTION pour 10.000 hab. Bronchite chronique
Argenteuil (Seine-et-Oise)	15.276	3,5	73,0	2,3	47,8
Le Cateau (Nord)	10.417	6,5	36,0	6,2	34,1
Montélimar (Drôme)	13.087	5,0	7,0	3,6	5,1
Mazamet (Tarn)	13.617	9,5	31,0	6,9	21,9
Pont-à-Mousson (Meurthe-et-Mos.)	12.695	12,0	27,0	9,5	21,2
Granville (Manche)	12.066	11,5	29,0	9,6	16,7
Chaumont (Hte-Marne)	13.728	13,0	3,5	9,7	2,6
Langres (Hte-Marne)	10.393	9,0	11,5	8,7	11,1
Carpentras (Vaucluse)	10.624	13,0	12,5	11,3	11,7
Bastia (Corse)	22.319	27,0	35,0	12,1	15,6
Chalon-s/-Saône (Saône-et-Loire)	26.422	25,0	78,5	9,5	29,7
Dax (Landes)	10.496	11,5	1,5	10,9	1,4
Issoudun (Indre)	11.051	19,0	4,5	13,5	3,2
La Seyne (Var)	13.651	15,0	30,0	9,5	19,1
Mont-de-Marsan (Landes)	11.027	17,0	16,0	15,4	11,5
Firminy (Loire)	15.73[illegible]	31,5	29,3	11,0	14,7
Le Puy (Hte-Loire)	20.633	21,5	15,0	11,8	7,3
Montargis (Loiret)	11.162	19,5	3,5	17,0	3,0
Saintes (Charente-Inf.)	20.18[illegible]	29,5	7,5	11,6	3,5
Lons-le-Saunier (Jura)	11.917	23,0	21,5	19,2	17,9
Montluçon (Allier)	31.0[illegible]	51,0	95,5	16,1	8,3
Orange (Vaucluse)	9.980	17,5	11,5	17,5	11,5
Clermont-Ferrand (Puy-de-Dôme)	54.132	74,5	17,0	15,8	3,4
Cahors (Lot)	14.570	19,0	8,5	13,0	5,8
Arles (Bouches-du-Rhône)	25.304	22,5	12,5	11,8	4,9
Rodez (Aveyron)	16.303	22,5	17,0	13,8	10,4
Châtellerault (Vienne)	20.014	32,0	17,0	15,9	8,4
Montceau-les-Mines (Saône-et-L.)	22.271	34,3	11,0	17,3	6,3
Nevers (Nièvre)	25.792	49,0	24,5	17,0	8,4
La Rochelle (Charente-Inf.)	24.98[illegible]	63,5	8,0	22,3	2,8
Belfort (Haut-Rhin)	28.733	29,0	6,3	10,1	1,9
Châteauroux (Indre)	23.702	47,0	15,5	19,8	6,5
Épinal (Vosges)	26.558	54,0	23,0	21,8	8,6
Rochefort (Charente-Inf.)	31.911	72,5	31,0	21,7	9,9
Évreux (Eure)	17.870	51,5	19,5	20,2	10,9
Toul (Meurthe-et-Moselle)	11.915	14,5	15,0	15,4	12,5
Verdun (Meuse)	22.05[illegible]	39,0	12,5	17,7	5,7
Hautmont (Nord)	11.113	29,5	8,0	14,4	7,2
Le Creusot (Saône-et-Loire)	31.753	71,5	14,5	34,4	5,3
Commentry (Allier)	12.920	30,0	8,5	23,2	6,8
Castres (Tarn)	27.687	50,5	23,5	18,2	8,1
Chambéry (Savoie)	21.762	19,0	9,5	11,1	4,4
Romans (Drôme)	14.502	21,5	0,5	13,1	0,3
Périgueux (Dordogne)	31.087	65,5	40,5	21,1	13,0
Tarbes (Htes-Pyrénées)	25.259	11,5	7,5	18,3	11,3
Brive (Corrèze)	17.851	31,0	15,5	9,5	8,7
Bourges (Cher)	43.068	76,0	24,5	17,4	6,5
Agen (Lot-et-Garonne)	22.858	55,0	30,5	21,1	15,9

MOYENNE DE 1888 A 1897

VILLES	POPULATION moyenne	DÉCÈS par tuberculose	DÉCÈS par bronchite chronique	PROPORTION pour 10.000 hab. Tuberculose	PROPORTION pour 10.000 hab. Bronchite chronique
Argenteuil (Seine-et-Oise)	13.863	6,1	51,8	4,5	37,3
Le Cateau (Nord)	10.590	6,9	31,0	6,6	29,5
Montélimar (Drôme)	13.796	10,9	13,7	7,8	7,9
Mazamet (Tarn)	14.211	12,9	40,5	8,9	28,5
Pont-à-Mousson (Meurthe-et-Mos.)	12.053	11,5	25,2	9,5	21,7
Granville (Manche)	12.115	11,3	17,5	9,6	14,5
Chaumont (Hte-Marne)	13.181	6,9	5,2	11,3	3,9
Langres (Hte-Marne)	10.511	12,8	10,8	11,5	10,0
Carpentras (Vaucluse)	10.215	13,2	12,7	13,0	12,1
Bastia (Corse)	21.925	31,0	47,1	11,2	21,5
Chalon-s/-Saône (Saône-et-Loire)	23.682	34,9	71,1	11,1	24,8
Dax (Landes)	10.366	11,9	7,6	11,5	7,4
Issoudun (Indre)	11.101	21,4	3,6	15,1	2,5
La Seyne (Var)	13.181	21,0	32,5	15,1	22,0
Mont-de-Marsan (Landes)	11.126	18,8	11,0	16,3	12,1
Firminy (Loire)	14.76[illegible]	26,2	13,7	16,3	9,3
Le Puy (Hte-Loire)	20.196	32,7	18,1	16,3	8,9
Montargis (Loiret)	11.3[illegible]	18,7	7,8	16,1	6,9
Saintes (Charente-Inf.)	18.638	31,1	9,7	16,8	5,2
Lons-le-Saunier (Jura)	12.284	20,9	19,8	17,0	16,1
Montluçon (Allier)	29.090	47,7	22,9	17,1	7,8
Orange (Vaucluse)	10.108	17,5	12,2	17,3	12,1
Clermont-Ferrand (Puy-de-Dôme)	48.785	84,0	25,3	17,1	6,0
Cahors (Lot)	13.312	27,1	10,6	17,2	6,9
Arles (Bouches-du-Rhône)	24.301	49,8	14,7	17,2	7,0
Rodez (Aveyron)	14.781	29,1	22,7	17,5	15,3
Châtellerault (Vienne)	19.975	36,1	51,1	18,0	10,1
Montceau-les-Mines (Saône-et-L.)	19.102	35,3	11,0	18,3	7,3
Nevers (Nièvre)	25.002	47,0	24,6	18,1	9,5
La Rochelle (Charente-Inf.)	25.571	50,0	10,5	18,5	3,9
Belfort (Haut-Rhin)	25.32[illegible]	45,7	6,5	17,2	2,6
Châteauroux (Indre)	23.000	43,9	29,5	18,5	8,8
Épinal (Vosges)	25.114	51,0	19,8	18,8	7,9
Rochefort (Charente-Inf.)	32.882	63,3	46,6	19,2	11,2
Évreux (Eure)	17.395	31,9	29,3	19,1	11,5
Toul (Meurthe-et-Moselle)	11.172	22,4	10,8	19,1	9,3
Verdun (Meuse)	19.452	37,9	12,1	19,1	6,2
Hautmont (Nord)	10.725	30,7	5,2	17,1	4,8
Le Creusot (Saône-et-Loire)	28.003	57,3	14,4	17,3	6,3
Commentry (Allier)	12.962	21,7	8,4	17,5	6,7
Castres (Tarn)	27.668	51,3	12,5	17,3	7,2
Chambéry (Savoie)	21.252	42,3	11,5	17,9	5,3
Romans (Drôme)	13.637	24,1	3,9	21,9	2,6
Périgueux (Dordogne)	30.196	61,3	40,6	21,2	13,3
Tarbes (Htes-Pyrénées)	25.861	52,2	31,1	20,0	12,7
Brive (Corrèze)	15.560	30,0	24,5	20,5	15,5
Bourges (Cher)	41.956	92,2	31,3	20,2	9,2
Agen (Lot-et-Garonne)	22.707	47,7	31,3	20,9	15,0

Tableau (partie gauche — pages 68) :

	PÉRIODE 1888 À 1890					PÉRIODE 1891 À 1895				
VILLES	POPULATION	Décès par tuberculose	Décès par bronchite chronique	Tuberculose (pour 10.000 hab.)	Bronchite chronique (pour 10.000 hab.)	POPULATION	Décès par tuberculose	Décès par bronchite chronique	Tuberculose (pour 10.000 hab.)	Bronchite chronique (pour 10.000 hab.)
Bègles (Gironde)						10.415	22,2	6,2	21,3	5,9
Voiron (Isère)	11.954	24,0	8,0	20,0	6,7	11.625	22,0	8,5	20,6	7,4
Montauban (Tarn-et-Garonne)	20.445	72,7	16,3	25,6	5,5	30.366	50,8	25,8	19,3	8,5
Lorient (Morbihan)	39.640	16,3	61,0	25,8	13,4	42.540	96,0	96,6	22,6	22,3
Roanne (Loire)						31.292	119,6	28,6	22,9	9,1
Biarritz (Basses-Pyrénées)						9.703	27,4	3,6	29,1	3,7
Fontenay-le-Comte (Vendée)	10.164	19,6	7,0	19,3	6,8	10.173	25,8	11,0	25,3	13,7
Vienne (Isère)	25.400	72,0	21,3	28,1	8,7	24.903	60,0	19,2	27,0	7,7
Givors (Rhône)	10.619	29,3	5,0	27,6	4,7	10.796	23,0	9,6	21,4	8,9
La Flèche (Sarthe)						10.322	23,2	5,0	22,4	4,8
Lens (Pas-de-Calais)	11.656	30,0	7,3	25,7	6,2	13.674	31,8	13,6	23,2	9,9
Bergerac (Dordogne)	11.353	34,0	13,3	25,4	9,2	14.753	36,6	13,0	21,8	8,8
Millau (Aveyron)	13.851	12,3	24,0	7,7	17,6	17.319	43,0	21,1	21,8	12,3
Tarare (Rhône)	12.285	29,0	21,3	23,5	19,7	12.218	31,8	52,6	26,0	25,7
Moulins (Allier)						22.851	51,2	21,0	22,4	9,2
Villeneuve-s.-Lot (Lot-et-G.)	14.693	34,7	0,0	23,6		13.804	33,6	3,0	21,3	2,2
Carcassonne (Aude)	26.383	57,0	21,5	24,6	8,1	28.565	73,8	22,8	25,9	7,0
Saint-Chamond (Loire)	14.351	37,0	31,7	25,7	22,1	14.503	34,2	30,1	23,5	20,3
Caluire-et-Cuire (Rhône)						9.448	27,6	9,2	28,6	9,2
Saint-Dié (Vosges)	17.024	38,0	12,3	22,3	7,2	18.023	43,8	21,0	25,3	11,6
Blois (Loir-et-Cher)	21.761	53,0	25,0	27,3	11,5	23.686	55,4	27,2	23,5	11,5
Anzin (Nord)	10.492	27,3	17,3	25,2	16,6	11.613	29,8	30,4	25,6	17,5
Aurillac (Cantal)	14.613	36,0	14,7	24,6	10,0	10.615	42,4	11,8	25,5	8,9
Marcq-en-Barœul (Nord)						9.737	25,1	4,2	25,9	4,3
Grasse (Alpes-Maritimes)	11.527	34,0	24,3	25,8	21,5	14.015	33,8	18,4	21,1	13,1
Autun (Saône-et-Loire)	14.375	32,3	13,0	22,4	10,4	15.157	36,4	9,4	21,0	6,2
Hénin-Liétard (Pas-de-C.)						9.848	22,6	18,2	25,8	19,2
Flers (Orne)	13.700	42,0	11,0	30,6	8,0	13.926	31,2	12,5	22,3	8,9
Dinan (Côtes-du-Nord)	10.111	15,3	6,0	15,1	5,9	10.175	23,2	8,0	25,7	7,8
Albi (Tarn)	21.164	56,7	7,7	26,7	3,6	21.078	50,2	11,0	28,1	5,2
La Ciotat (B.-du-Rhône)	10.682	29,0	12,7	27,1	11,8	12.228	35,0	20,2	21,5	16,5
Cognac (Charente)	13.200	24,0	19,3	15,8	12,7	17.423	54,8	19,6	31,6	11,2
Cholet (Maine-et-Loire)	16.804	44,0	1,3	25,1	0,8	17.515	45,4	5,4	25,0	2,5
Auch (Gers)	15.326	37,0	27,7	24,3	14,2	14.802	43,0	24,8	28,8	16,6
Hazebrouck (Nord)	10.773	24,7	9,3	25,6	8,6	11.672	22,0	6,6	21,8	6,6
Châlons-s/-Marne (Marne)	23.517	67,7	10,7	24,5	4,5	25.778	65,4	8,2	21,0	3,1
Gap (Hautes-Alpes)	11.542	35,0	9,0	30,3	7,8	10.690	25,4	5,6	22,8	5,2
Lunéville (Meurthe-et-M.)	20.603	59,7	10,3	24,9	7,9	21.831	59,8	16,3	22,8	7,3
Narbonne (Aude)	28.378	64,7	10,3	22,8	3,6	20.242	72,0	11,5	25,6	3,9
Tulle (Corrèze)						10.579	28,6	7,0	25,8	6,6
Vierzon (Cher)	10.544	13,0	30,3	12,5	19,3	38.829	115,4	62,4	29,7	17,8
Cherbourg (Manche)	37.013	68,0	109,0	18,3	29,4	11.751	42,6	13,2	24,8	8,0
Halluin (Nord)	11.654	34,0	31,0	24,2	21,1	18.747	57,4	17,5	30,6	9,4
Alençon (Orne)	17.556	33,3	35,7	19,0	29,4	11.092	36,6	12,5	31,3	11,4
Vichy (Allier)	10.351	25,7	8,3	25,7	8,1	22.029	55,4	11,8	25,1	5,3
Vannes (Morbihan)	20.633	34,0	7,7	28,9	3,8	10.412	54,8	7,2	31,0	3,9
Maubeuge (Nord)	17.912	42,0	8,7	25,8	4,8	11.825	36,2	15,0	25,4	10,1
Fontainebleau (Seine-et-M.)	14.495	43,7	7,0	19,1	4,8	27.122	42,4	3,8	30,4	1,4
Bayonne (Basses-Pyrénées)	26.563	80,0	3,7	31,1	1,4	12.391	25,2	13,2	28,3	11,4
Croix (Nord)						11.610	40,8	11,2	25,1	12,2
Béthune (Pas-de-Calais)	10.781	29,3	15,0	14,8	19,0	29.178	44,8	34,4	25,1	19,0
Ajaccio (Corse)	17.503	95,0	41,2	24,2	25,7	59.839	124,8	74,0	25,2	17,2
Avignon (Vaucluse)	41.003	130,0	74,3	20,2	13,1	12.780	30,8	15,4	25,7	12,4
Beaune (Côte-d'Or)	11.888	33,3	15,3	24,0	12,0	13.666	32,0	26,4	19,7	16,2
Lambezellec (Finistère)	15.603	42,0	50,0	25,8	19,1	12.417	42,2	7,0	23,9	5,6
Lévin (Pas-de-Calais)	10.713	25,6	7,0	25,0	6,5	12.415	72,6	13,2	25,4	6,1
Cambrai (Nord)	24.031	65,0	11,7	17,9	7,5	21.702	72,0	13,2	25,9	6,1
Wattrelos (Nord)	17.181	59,3	11,7	31,5	6,8	19.733	51,6	8,2	27,6	4,1

Tableau (partie droite — page 69) :

	PÉRIODE 1896 À 1897					MOYENNE DE 1888 À 1897					
	POPULATION	Décès par tuberculose	Décès par bronchite chronique	Tuberculose (pour 10.000 hab.)	Bronchite chronique (pour 10.000 hab.)	POPULATION moyenne	Décès par tuberculose	Décès par bronchite chronique	Tuberculose (pour 10.000 hab.)	Bronchite chronique (pour 10.000 hab.)	VILLES
Bègles (Gironde)	10.366	21,5	7,6	20,8	6,7	10.300	24,9	6,6	21,0	6,3	Bègles (Gironde).
Voiron (Isère)	11.815	27,0	9,3	22,8	8,0	11.708	25,0	8,7	21,1	7,4	Voiron (Isère).
Montauban (Tarn-et-G.)	29.507	56,5	19,4	19,1	6,4	29.742	63,0	23,0	21,2	7,7	Montauban (Tarn-et-G.).
Lorient (Morbihan)	41.321	69,0	82,0	11,8	19,8	41.134	87,1	72,2	21,1	19,2	Lorient (Morbihan).
Roanne (Loire)	33.625	69,0	11,5	20,5	3,4	32.498	93,3	20,1	21,7	6,2	Roanne (Loire).
Biarritz (Basses-Pyrénées)	13.028	21,5	6,0	16,5	3,0	11.363	25,4	3,8	22,3	3,3	Biarritz (Basses-Pyrénées)
Fontenay-le-Comte (Vendée)	9.828	22,0	7,5	22,4	7,6	10.005	22,8	9,5	27,7	9,4	Fontenay-le-Comte (Vendée)
Vienne (Isère)	25.981	42,5	15,5	17,0	6,2	25.123	54,2	19,0	27,0	7,6	Vienne (Isère).
Givors (Rhône)	11.005	22,0	7,5	19,0	6,7	10.800	24,8	7,4	24,0	6,8	Givors (Rhône).
La Flèche (Sarthe)	10.503	25,0	1,5	23,8	1,4	10.507	25,1	3,2	27,1	3,1	La Flèche (Sarthe).
Lens (Pas-de-Calais)	17.557	37,5	13,5	21,6	7,8	15.221	33,1	11,3	22,2	8,1	Lens (Pas-de-Calais).
Bergerac (Dordogne)	15.642	39,3	11,5	19,4	9,2	14.910	36,9	13,6	28,3	9,1	Bergerac (Dordogne).
Millau (Aveyron)	14.765	72,0	10,5	38,4	5,6	17.312	42,4	19,9	23,6	11,4	Millau (Aveyron).
Tarare (Rhône)	11.688	25,0	11,5	21,4	12,4	12.078	24,6	23,8	27,8	19,7	Tarare (Rhône).
Moulins (Allier)	22.517	56,5	11,6	25,0	6,2	22.080	53,8	17,5	23,5	7,7	Moulins (Allier).
Villeneuve-s.-Lot (Lot-et-G.)	12.601	24,0	2,5	22,1	1,9	13.720	32,9	1,8	22,9	1,3	Villeneuve-s.-Lot (Lot-et-G.)
Carcassonne (Aude)	29.031	70,0	20,0	24,1	6,9	27.967	65,9	21,1	23,9	7,6	Carcassonne (Aude).
Saint-Chamond (Loire)	14.480	29,5	19,5	20,5	13,5	14.520	31,0	27,2	22,9	18,7	Saint-Chamond (Loire).
Caluire-et-Cuire (Rhône)	10.600	24,5	12,5	24,4	12,4	10.019	24,1	10,8	21,0	10,7	Caluire-et-Cuire (Rhône).
Saint-Dié (Vosges)	21.729	52,9	13,0	24,7	6,1	18.779	45,1	13,5	21,7	8,2	Saint-Dié (Vosges).
Blois (Loir-et-Cher)	21.182	56,5	12,5	20,7	5,4	22.887	54,0	21,6	21,1	9,5	Blois (Loir-et-Cher).
Anzin (Nord)	12.673	29,5	18,4	31,0	14,2	11.593	27,9	18,6	21,2	16,1	Anzin (Nord).
Aurillac (Cantal)	16.860	34,5	15,0	22,9	8,3	16.012	34,0	11,5	21,3	8,4	Aurillac (Cantal).
Marcq-en-Barœul (Nord)	10.504	24,0	3,0	22,8	2,8	10.148	24,7	3,8	24,3	3,5	Marcq-en-Barœul (Nord).
Grasse (Alpes-Maritimes)	15.025	31,5	19,5	22,0	12,3	13.521	33,1	21,7	21,5	16,0	Grasse (Alpes-Maritimes).
Autun (Saône-et-Loire)	15.383	42,0	5,5	27,3	3,5	14.950	31,0	9,0	21,6	6,6	Autun (Saône-et-Loire).
Hénin-Liétard (Pas-de-C.)	11.935	30,5	21,0	25,5	17,6	10.712	31,5	19,6	21,6	14,3	Hénin-Liétard (Pas-de-C.).
Flers (Orne)	12.500	27,5	9,0	21,3	6,9	13.512	33,6	10,8	21,6	7,9	Flers (Orne).
Dinan (Côtes-du-Nord)	10.501	35,0	6,5	33,3	6,2	10.285	25,5	6,8	21,7	6,6	Dinan (Côtes-du-Nord).
Albi (Tarn)	21.275	62,5	23,5	19,9	12,4	21.170	52,8	15,1	21,9	7,0	Albi (Tarn).
La Ciotat (B.-du-Rhône)	12.731	29,5	11,0	21,9	10,9	11.802	29,5	13,4	21,8	13,1	La Ciotat (B.-du-Rhône).
Cognac (Charente)	19.656	51,5	9,5	27,7	4,8	17.723	41,5	10,1	21,9	9,2	Cognac (Charente).
Cholet (Maine-et-Loire)	17.800	41,0	2,5	21,9	1,4	17.406	43,5	2,1	21,9	1,6	Cholet (Maine-et-Loire).
Auch (Gers)	14.766	32,5	21,5	24,9	11,5	15.060	37,5	21,7	25,0	16,5	Auch (Gers).
Hazebrouck (Nord)	12.571	30,0	8,0	23,9	6,4	11.672	29,2	8,0	25,1	6,8	Hazebrouck (Nord).
Châlons-s/-Marne (Marne)	26.795	59,0	7,0	22,3	2,6	23.396	63,7	8,8	25,2	3,4	Châlons-s/-Marne (Marne)
Gap (Hautes-Alpes)	11.317	25,5	8,5	24,4	7,5	11.191	24,3	7,7	25,4	6,9	Gap (Hautes-Alpes).
Lunéville (Meurthe-et-M.)	22.650	56,0	9,0	25,7	3,9	21.684	55,2	13,8	25,4	6,3	Lunéville (Meurthe-et-M.).
Narbonne (Aude)	27.580	80,5	9,0	29,3	3,3	24.367	72,4	10,2	25,6	3,6	Narbonne (Aude).
Tulle (Corrèze)	17.020	41,0	8,0	25,8	4,7	17.020	44,0	8,0	25,8	4,7	Tulle (Corrèze).
Vierzon (Cher)	11.378	44,0	7,0	38,7	6,1	10.821	24,3	11,5	25,9	10,6	Vierzon (Cher).
Cherbourg (Manche)	40.998	125,5	30,0	30,6	9,5	38.936	102,9	72,5	26,2	14,6	Cherbourg (Manche).
Halluin (Nord)	15.772	41,5	3,5	24,2	2,2	13.068	40,3	15,0	26,7	10,5	Halluin (Nord).
Alençon (Orne)	17.708	54,5	9,5	30,8	5,4	17.996	68,6	20,9	26,8	11,6	Alençon (Orne).
Vichy (Allier)	12.409	20,0	13,0	21,1	10,8	11.119	31,1	11,3	27,0	10,1	Vichy (Allier).
Vannes (Morbihan)	22.308	60,5	13,5	27,1	8,0	21.455	57,8	11,0	26,0	5,1	Vannes (Morbihan).
Maubeuge (Nord)	19.574	52,5	7,0	26,8	3,6	18.642	61,1	7,6	26,3	1,1	Maubeuge (Nord).
Fontainebleau (Seine-et-M.)	11.521	40,0	9,5	27,9	6,6	11.519	30,0	10,5	26,2	7,2	Fontainebleau (Seine-et-M.)
Bayonne (Basses-Pyrénées)	25.571	65,5	4,5	22,5	1,7	24.832	71,3	5,1	26,2	1,5	Bayonne (Basses-Pyrénées)
Croix (Nord)	11.390	39,0	10,5	27,3	7,3	13.388	37,1	12,3	27,8	9,2	Croix (Nord).
Béthune (Pas-de-Calais)	12.375	36,5	12,5	29,5	10,1	11.680	32,5	13,6	27,8	11,7	Béthune (Pas-de-Calais).
Ajaccio (Corse)	20.225	68,0	43,0	41,6	21,2	19.301	57,2	41,6	27,0	21,3	Ajaccio (Corse).
Avignon (Vaucluse)	44.568	130,0	41,5	26,9	9,9	42.658	128,3	65,2	28,4	15,3	Avignon (Vaucluse).
Beaune (Côte-d'Or)	13.666	20,5	11,0	15,3	10,2	12.975	32,2	11,0	24,5	11,3	Beaune (Côte-d'Or).
Lambezellec (Finistère)	16.906	67,5	24,0	39,9	16,5	16.273	57,2	24,1	28,8	17,2	Lambezellec (Finistère).
Lévin (Pas-de-Calais)	13.966	51,5	9,6	40,6	6,8	12.372	36,1	7,8	28,8	6,3	Lévin (Pas-de-Calais).
Cambrai (Nord)	25.287	74,0	11,5	29,3	5,7	24.533	70,0	13,8	29,6	6,4	Cambrai (Nord).
Wattrelos (Nord)	22.571	57,0	6,0	24,9	2,6	19.929	56,9	8,6	29,0	4,3	Wattrelos (Nord).

The following is a single table spanning the two facing pages. It is given here split by period group; the row-label column (VILLES) is repeated in each part. The scan is heavily degraded and most numeric values are low-confidence.

PÉRIODE 1888 A 1890

VILLES	POPULATION	Décès par tuberculose	Décès par bronchite chronique	Proportion pour 10.000 hab. Tuberculose	Proportion pour 10.000 hab. Bronchite chronique
Fécamp (Seine-Inférieure)	12.698	33.3	4.6	35.0	3.1
Saint-Quentin (Aisne)	47.002	157.7	27.3	33.5	5.8
Riom (Puy-de-Dôme)	10.030	35.7	30.3	35.2	30.2
Bar-le-Duc (Meuse)	18.838	54.7	17.3	31.7	9.3
Saumur (Maine-et-Loire)	11.186	46.0	7.7	32.4	2.3
Vincennes (Seine)	21.680	78.0	27.6	35.9	12.4
Saint-Brieuc (Côtes-du-Nord)	19.250	54.7	31.3	28.4	16.2
Dôle (Jura)	13.120	31.7	30.0	25.8	23.0
Petit-Quevilly (Seine-Inf.)	10.311	24.6	0.7	24.3	0.6
Annonay (Ardèche)	16.857	47.0	45.0	27.8	26.7
Saint-Amand (Nord)	12.105	36.7	12.6	30.2	10.4
Perpignan (Pyrénées-Or.)	31.143	93.0	34.3	27.2	11.2
Melun (Seine-et-Marne)	12.935	43.3	13.0	33.8	10.3
Elbeuf (Seine-Inférieure)	21.665	42.3	27.4	19.6	12.5
Cette (Hérault)	36.502	130.0	3.3	35.3	0.9
Dieppe (Seine-Inférieure)	22.762	67.0	26.6	29.1	11.3
Aix (Bouches-du-Rhône)	29.091	92.0	15.3	31.6	5.2
Compiègne (Oise)	12.313	16.0	3.7	12.1	2.6
Abbeville (Somme)	19.061	50.7	11.0	25.7	7.1
Villeurbanne (Rhône)	13.177	43.0	11.0	9.3	9.8
Béziers (Hérault)	42.815	132.0	88.0	30.8	20.5
Neuilly-s/-Seine (Seine)	25.059	76.0	40.3	29.1	15.5
Beauvais (Oise)	18.961	56.3	13.0	29.7	7.1
Mâcon (Saône-et-Loire)	19.068	55.0	41.4	21.9	20.8
Meaux (Seine-et-Marne)	12.350	45.0	14.0	36.5	11.3
Caudebec (Seine-Inf.)	11.068	28.7	12.2	25.9	11.1
Pamiers (Ariège)	10.300	32.7	11.4	31.5	11.2
Troyes (Aube)	46.272	110.3	56.7	30.3	12.3
Sens (Yonne)	11.005	23.1	4.0	27.8	2.8
Saint-Lô (Manche)	10.580	35.0	4.3	33.0	1.0
Cannes (Alpes-Maritimes)	19.99	91.3	22.7	19.1	11.7
Rive-de-Gier (Loire)	13.120	46.0	25.0	32.5	17.7
Sedan (Ardennes)	19.015	71.0	17.4	37.3	8.9
Denain (Nord)	18.153	67.3	12.3	17.8	6.7
Annecy (Haute-Savoie)	11.719	48.0	21.3	40.9	18.2
Fourmies (Nord)	15.101	54.0	12.0	36.1	7.9
Épernay (Marne)	17.324	52.0	8.6	30.3	4.6
Angoulême (Charente)	34.967	145.3	17.3	29.1	5.1
Dunkerque (Nord)	38.200	130.7	25.0	34.1	6.7
Soissons (Aisne)	11.780	37.7	6.3	31.9	5.3
Alais (Gard)	22.513	94.0	12.0	41.3	5.3
Saint-Nazaire (Loire-Inf.)	24.330	91.3	40.6	37.5	16.4
Bruay (Pas-de-Calais)					
Pau (Basses-Pyrénées)	30.162	127.0	17.3	42.1	5.6
Bois-Colombes (Seine)					
Saint-Omer (Pas-de-Calais)	21.149	71.3	19.3	35.1	8.6
Chartres (Eure-et-Loir)	21.900	83.3	16.0	39.0	7.3
Montrouge (Seine)	19.117	36.0	19.3	33.1	10.0
Bourg (Ain)	17.471	63.0	13.3	37.0	8.2
Boulogne-sur-mer (Pas-de-Calais)	45.051	141.0	23.0	30.1	6.1
Saint-Servan (Ille-et-Vil.)	12.371	17.6	7.7	14.3	6.2
Morlaix (Finistère)	15.671	72.3	15.0	43.3	9.5
Sotteville-lès-Rouen (Seine-Inf.)	15.192	19.3	3.7	12.5	2.5
Charleville (Ardennes)	16.030	75.3	19.0	35.1	11.1
Niort (Deux-Sèvres)	22.509	92.3	5.3	41.0	2.3

PÉRIODE 1891 A 1895

VILLES	POPULATION	Décès par tuberculose	Décès par bronchite chronique	Proportion pour 10.000 hab. Tuberculose	Proportion pour 10.000 hab. Bronchite chronique
Fécamp (Seine-Inférieure)	13.131	41.0	5.6	33.5	4.2
Saint-Quentin (Aisne)	47.837	130.6	26.6	27.3	7.6
Riom (Puy-de-Dôme)	11.100	34.1	13.2	30.1	11.7
Bar-le-Duc (Meuse)	18.542	52.1	11.8	28.2	6.3
Saumur (Maine-et-Loire)	15.151	68.0	3.0	31.6	2.3
Vincennes (Seine)	21.533	69.0	25.0	28.1	10.4
Saint-Brieuc (Côtes-du-Nord)	20.372	63.2	36.0	31.2	18.1
Dôle (Jura)	11.583	67.0	29.8	30.5	25.7
Petit-Quevilly (Seine-Inf.)	10.030	36.1	3.5	31.3	3.3
Annonay (Ardèche)	17.207	61.2	45.1	35.6	26.2
Saint-Amand (Nord)	12.010	35.2	12.6	29.2	10.5
Perpignan (Pyrénées-Or.)	33.878	109.2	24.8	31.8	7.0
Melun (Seine-et-Marne)	[illegible]	34.1	[illegible]	[illegible]	[illegible]
Elbeuf (Seine-Inférieure)	[illegible]	[illegible]	[illegible]	[illegible]	[illegible]
Cette (Hérault)	30.147	93.0	8.3	35.3	2.7
Dieppe (Seine-Inférieure)	22.650	67.4	28.8	29.1	11.8
Aix (Bouches-du-Rhône)	24.190	90.6	43.3	31.1	15.6
Compiègne (Oise)	12.450	42.0	3.0	29.8	2.5
Abbeville (Somme)	21.350	50.2	8.0	23.0	3.9
Villeurbanne (Rhône)	19.120	40.3	19.2	41.6	4.3
Béziers (Hérault)	41.710	142.0	19.0	31.6	4.3
Neuilly-s/-Seine (Seine)	29.127	91.2	27.3	32.3	9.4
Beauvais (Oise)	19.311	29.6	13.5	34.5	4.9
Mâcon (Saône-et-Loire)	19.574	70.4	21.5	35.9	12.6
Meaux (Seine-et-Marne)	12.930	41.6	10.3	32.2	8.2
Caudebec (Seine-Inf.)	10.240	35.0	10.5	33.0	10.5
Pamiers (Ariège)	11.145	21.8	5.5	19.5	5.8
Troyes (Aube)	50.234	101.1	76.7	32.1	15.2
Sens (Yonne)	13.949	45.2	8.4	32.4	5.7
Saint-Lô (Manche)	11.484	37.1	12.1	32.5	10.8
Cannes (Alpes-Maritimes)	27.760	77.6	21.5	27.0	7.6
Rive-de-Gier (Loire)	13.081	45.1	14.0	34.8	13.7
Sedan (Ardennes)	20.306	65.8	22.2	31.5	10.9
Denain (Nord)	18.674	55.2	7.8	29.5	4.2
Annecy (Haute-Savoie)	12.544	52.8	20.1	23.2	16.2
Fourmies (Nord)	15.422	52.8	11.8	34.1	7.5
Épernay (Marne)	18.510	67.0	9.1	36.2	5.8
Angoulême (Charente)	34.907	128.2	25.5	43.2	7.1
Dunkerque (Nord)	40.512	191.0	29.2	43.7	6.4
Soissons (Aisne)	12.124	91.0	8.0	37.9	6.6
Alais (Gard)	21.256	85.4	14.0	45.0	6.3
Saint-Nazaire (Loire-Inf.)	30.761	112.6	41.0	36.6	11.3
Bruay (Pas-de-Calais)	9.67	49.6	3.4	14.8	3.6
Pau (Basses-Pyrénées)	32.541	115.0	19.6	35.3	5.7
Bois-Colombes (Seine)					
Saint-Omer (Pas-de-Calais)	21.310	77.1	17.8	33.9	8.3
Chartres (Eure-et-Loir)	21.168	82.0	17.4	45.5	7.6
Montrouge (Seine)	11.927	42.2	16.3	41.2	11.8
Bourg (Ain)	14.888	65.8	21.8	31.8	13.1
Boulogne-sur-mer (Pas-de-Calais)	45.183	171.0	28.4	37.8	6.2
Saint-Servan (Ille-et-Vil.)	11.508	50.2	22.0	31.2	18.9
Morlaix (Finistère)	16.067	64.2	23.2	39.9	11.4
Sotteville-lès-Rouen (Seine-Inf.)	16.340	62.2	5.0	32.5	3.1
Charleville (Ardennes)	17.348	63.6	16.9	31.0	9.3
Niort (Deux-Sèvres)	21.256	80.6	11.8	34.5	6.3

PÉRIODE 1896 A 1897

VILLES	POPULATION	Décès par tuberculose	Décès par bronchite chronique	Proportion pour 10.000 hab. Tuberculose	Proportion pour 10.000 hab. Bronchite chronique
Fécamp (Seine-Inférieure)	11.123	30.3	3.0	27.0	2.1
Saint-Quentin (Aisne)	48.680	131.5	43.5	27.1	8.9
Riom (Puy-de-Dôme)	11.010	25.5	8.0	22.2	7.2
Bar-le-Duc (Meuse)	18.200	51.0	13.0	27.9	7.1
Saumur (Maine-et-Loire)	16.715	40.5	6.0	21.2	3.5
Vincennes (Seine)	27.120	65.5	25.0	21.5	9.2
Saint-Brieuc (Côtes-du-Nord)	21.576	63.0	53.0	22.3	21.7
Dôle (Jura)	15.437	33.5	16.5	23.2	11.5
Petit-Quevilly (Seine-Inf.)	11.816	31.0	5.5	27.2	5.5
Annonay (Ardèche)	17.033	44.0	46.0	23.8	27.0
Saint-Amand (Nord)	13.039	45.3	7.0	29.6	4.6
Perpignan (Pyrénées-Or.)	19.762	73.3	7.0	37.2	3.5
Melun (Seine-et-Marne)	21.701	61.0	16.0	28.1	7.1
Elbeuf (Seine-Inférieure)	47.821	148.0	9.6	30.9	1.9
Cette (Hérault)	32.012	103.5	13.5	32.3	5.8
Dieppe (Seine-Inférieure)	19.561	63.5	5.1	32.4	2.5
Aix (Bouches-du-Rhône)	18.628	64.5	12.0	35.7	6.3
Compiègne (Oise)	13.384	32.0	8.0	25.8	5.9
Abbeville (Somme)	19.589	61.1	9.6	26.6	4.7
Villeurbanne (Rhône)	17.509	51.7	16.5	29.7	9.5
Béziers (Hérault)	45.138	130.7	38.7	31.1	8.6
Neuilly-s/-Seine (Seine)	29.006	91.2	27.7	31.2	9.5
Beauvais (Oise)	19.144	60.5	10.6	31.1	5.5
Mâcon (Saône-et-Loire)	19.260	60.6	25.9	31.5	13.4
Meaux (Seine-et-Marne)	13.860	30.3	10.9	31.5	8.4
Caudebec (Seine-Inf.)	10.123	32.9	9.8	31.2	9.3
Pamiers (Ariège)	10.721	24.0	8.0	31.2	7.4
Troyes (Aube)	49.712	157.1	67.0	31.7	13.6
Sens (Yonne)	11.319	40.3	8.0	31.5	5.8
Saint-Lô (Manche)	11.039	34.1	8.9	32.6	3.0
Cannes (Alpes-Maritimes)	23.341	83.3	17.8	32.9	7.0
Rive-de-Gier (Loire)	13.721	45.4	22.3	41.6	16.2
Sedan (Ardennes)	19.751	65.8	29.3	33.3	10.2
Denain (Nord)	14.511	63.0	11.2	32.6	5.9
Annecy (Haute-Savoie)	12.364	41.4	21.2	44.6	17.1
Fourmies (Nord)	15.900	51.4	9.9	31.2	6.4
Épernay (Marne)	18.570	61.3	8.6	31.3	4.6
Angoulême (Charente)	36.228	127.8	22.0	31.2	6.1
Dunkerque (Nord)	39.032	148.7	27.6	31.3	6.9
Soissons (Aisne)	12.150	52.7	6.8	43.7	5.6
Alais (Gard)	23.647	82.6	13.0	45.0	3.3
Saint-Nazaire (Loire-Inf.)	24.508	103.4	43.3	36.4	15.2
Bruay (Pas-de-Calais)	10.958	37.1	3.3	26.3	3.0
Pau (Basses-Pyrénées)	31.912	115.3	17.7	36.3	5.5
Bois-Colombes (Seine)	10.156	37.0	2.5	36.5	2.5
Saint-Omer (Pas-de-Calais)	21.290	78.1	19.7	36.5	9.2
Chartres (Eure-et-Loir)	22.707	82.7	16.3	36.4	7.2
Montrouge (Seine)	12.082	41.7	17.5	41.2	11.1
Bourg (Ain)	14.32	68.5	30.4	41.2	11.4
Boulogne-sur-mer (Pas-de-Calais)	45.303	171.5	28.5	36.5	5.4
Saint-Servan (Ille-et-Vil.)	12.302	45.2	19.3	31.3	15.9
Morlaix (Finistère)	15.902	57.7	19.2	36.4	12.8
Sotteville-lès-Rouen (Seine-Inf.)	16.319	43.0	4.7	36.4	2.9
Charleville (Ardennes)	17.22	67.4	11.7	39.7	8.5
Niort (Deux-Sèvres)	24.134	91.0	10.7	39.7	4.6

MOYENNE DE 1888 A 1897

VILLES	POPULATION moyenne	Décès par tuberculose	Décès par bronchite chronique	Proportion pour 10.000 hab. Tuberculose	Proportion pour 10.000 hab. Bronchite chronique	VILLES
Fécamp (Seine-Inférieure)	10.980	34.0	4.0	33.3	3.1	Fécamp (Seine-Inférieure).
Saint-Quentin (Aisne)	47.815	139.9	33.5	33.3	7.5	Saint-Quentin (Aisne).
Riom (Puy-de-Dôme)	10.71	31.1	13.2	33.3	13.2	Riom (Puy-de-Dôme).
Bar-le-Duc (Meuse)	18.122	53.0	14.0	33.3	7.6	Bar-le-Duc (Meuse).
Saumur (Maine-et-Loire)	15.354	65.5	6.5	33.3	4.2	Saumur (Maine-et-Loire).
Vincennes (Seine)	23.33	71.2	25.3	33.3	10.6	Vincennes (Seine).
Saint-Brieuc (Côtes-du-Nord)	20.300	60.3	40.5	33.3	19.8	Saint-Brieuc (Côtes-du-Nord).
Dôle (Jura)	13.312	34.5	25.5	33.3	21.6	Dôle (Jura).
Petit-Quevilly (Seine-Inf.)	10.911	32.1	3.3	33.3	3.0	Petit-Quevilly (Seine-Inf.).
Annonay (Ardèche)	17.032	50.7	45.5	33.3	26.7	Annonay (Ardèche).
Saint-Amand (Nord)	12.361	37.3	13.2	30.6	10.6	Saint-Amand (Nord).
Perpignan (Pyrénées-Or.)	31.561	92.5	15.5	29.3	7.1	Perpignan (Pyr.-Or.).
Melun (Seine-et-Marne)	12.900	39.5	13.3	29.6	11.9	Melun (Seine-et-Marne).
Elbeuf (Seine-Inférieure)	21.272	63.5	12.0	31.7	10.7	Elbeuf (Seine-Inférieure).
Cette (Hérault)	35.181	108.3	8.0	31.1	1.7	Cette (Hérault).
Dieppe (Seine-Inférieure)	22.572	68.1	23.5	30.2	10.6	Dieppe (Seine-Inférieure).
Aix (Bouches-du-Rhône)	24.781	81.3	30.2	31.1	10.5	Aix (Bouches-du-Rhône).
Compiègne (Oise)	11.740	45.1	4.6	29.1	3.2	Compiègne (Oise).
Abbeville (Somme)	19.589	51.7	9.6	29.7	4.7	Abbeville (Somme).
Villeurbanne (Rhône)	17.509	51.7	16.5	29.7	9.1	Villeurbanne (Rhône).
Béziers (Hérault)	45.138	130.7	38.7	31.1	8.6	Béziers (Hérault).
Neuilly-s/-Seine (Seine)	29.006	91.2	27.7	31.2	9.5	Neuilly-s-Seine (Seine).
Beauvais (Oise)	19.144	60.5	10.6	31.1	5.5	Beauvais (Oise).
Mâcon (Saône-et-Loire)	19.260	60.6	25.9	31.5	13.4	Mâcon (Saône-et-Loire).
Meaux (Seine-et-Marne)	12.860	40.3	10.9	31.5	8.4	Meaux (Seine-et-Marne).
Caudebec (Seine-Inf.)	10.483	32.9	9.8	31.2	9.3	Caudebec (Seine-Inf.).
Pamiers (Ariège)	10.721	31.0	8.0	31.2	7.4	Pamiers (Ariège).
Troyes (Aube)	49.712	157.1	67.0	31.7	13.6	Troyes (Aube).
Sens (Yonne)	11.319	40.3	8.3	31.5	5.8	Sens (Yonne).
Saint-Lô (Manche)	11.039	34.1	8.9	32.6	3.0	Saint-Lô (Manche).
Cannes (Alpes-Maritimes)	23.341	83.3	17.8	32.9	7.0	Cannes (Alpes-Maritimes).
Rive-de-Gier (Loire)	13.721	45.4	22.3	41.6	16.2	Rive-de-Gier (Loire).
Sedan (Ardennes)	19.751	65.8	29.3	33.3	10.2	Sedan (Ardennes).
Denain (Nord)	14.911	63.0	11.2	32.6	5.9	Denain (Nord).
Annecy (Haute-Savoie)	12.364	41.4	21.2	44.6	17.1	Annecy (Haute-Savoie).
Fourmies (Nord)	15.900	51.4	9.9	31.2	6.4	Fourmies (Nord).
Épernay (Marne)	18.570	61.3	8.6	31.3	4.6	Épernay (Marne).
Angoulême (Charente)	36.228	127.8	22.0	31.2	6.1	Angoulême (Charente).
Dunkerque (Nord)	39.032	148.7	27.6	31.3	6.9	Dunkerque (Nord).
Soissons (Aisne)	12.150	52.7	6.8	43.7	5.6	Soissons (Aisne).
Alais (Gard)	23.647	82.6	13.0	45.0	3.3	Alais (Gard).
Saint-Nazaire (Loire-Inf.)	24.508	103.4	43.3	36.4	15.2	Saint-Nazaire (Loire-Inf.).
Bruay (Pas-de-Calais)	10.958	37.1	3.3	26.3	3.0	Bruay (Pas-de-Calais).
Pau (Basses-Pyrénées)	31.912	115.3	17.7	36.3	5.5	Pau (Basses-Pyrénées).
Bois-Colombes (Seine)	10.156	37.0	2.5	36.5	2.5	Bois-Colombes (Seine).
Saint-Omer (Pas-de-Calais)	21.290	78.1	19.7	36.5	9.2	Saint-Omer (Pas-de-Calais).
Chartres (Eure-et-Loir)	22.707	82.7	16.3	36.4	7.2	Chartres (Eure-et-Loir).
Montrouge (Seine)	12.082	41.7	17.5	41.2	11.1	Montrouge (Seine).
Bourg (Ain)	14.32	68.5	30.4	41.2	11.4	Bourg (Ain).
Boulogne-sur-mer (Pas-de-Calais)	45.303	171.5	28.5	37.8	5.4	Boulogne-sur-mer (Pas-de-Calais).
Saint-Servan (Ille-et-Vil.)	12.302	45.2	19.3	31.3	15.9	Saint-Servan (Ille-et-Vil.).
Morlaix (Finistère)	15.902	57.7	19.2	36.4	12.8	Morlaix (Finistère).
Sotteville-lès-Rouen (Seine-Inf.)	16.319	63.0	4.7	36.4	2.9	Sotteville-lès-Rouen (Seine-Inf.).
Charleville (Ardennes)	17.22	67.4	11.7	39.7	8.5	Charleville (Ardennes).
Niort (Deux-Sèvres)	24.134	91.0	10.7	39.7	4.6	Niort (Deux-Sèvres).

VILLES	PÉRIODE 1888 A 1890					PÉRIODE 1891 A 1895					PÉRIODE 1896 A 1897					MOYENNE DE 1888 A 1897					VILLES
	POPULATION	DÉCÈS par tuberculose	DÉCÈS par bronchite chronique	PROPORTION pour 10.000 hab. Tuberculose	PROPORTION pour 10.000 hab. Bronchite chronique	POPULATION	tuberculose	bronchite chronique	Tuberculose	Bronchite chronique	POPULATION	tuberculose	bronchite chronique	Tuberculose	Bronchite chronique	POPULATION moyenne	tuberculose	bronchite chronique	Tuberculose	Bronchite chronique	
Valenciennes (Nord)	27.327	101,6	34,3	37,2	15,0	28.897	116,3	34,0	40,2	10,7	29.501	122,5	32,6	41,4	10,6	24.066	113,5	31,8	32,6	11,8	Valenciennes (Nord).
Saint-Maur (Seine)	16.060	56,3	11,7	35,1	7,3	17.325	72,8	8,4	42,2	4,8	20.282	86,0	13,5	42,4	6,7	17.879	71,7	11,2	39,9	6,2	Saint-Maur (Seine).
Armentières (Nord)	27.985	93,0	27,7	33,2	9,9	28.707	130,6	37,0	42,0	12,9	29.705	136,0	19,5	45,8	6,5	28.790	116,5	24,1	40,3	9,7	Armentières (Nord).
Arras (Pas-de-Calais)	26.490	106,7	12,3	40,2	4,6	23.612	99,2	17,4	40,3	7,7	26.197	108,5	22,0	41,4	8,4	23.706	101,8	17,2	40,6	6,7	Arras (Pas-de-Calais).
Valence (Drôme)	24.661	99,7	46,3	40,4	18,8	25.279	110,2	25,2	43,5	9,9	25.212	105,5	9,0	39,9	3,4	25.384	104,8	24,8	41,3	10,5	Valence (Drôme).
Saint-Mandé (Seine)	10.422	58,7	6,3	56,3	6,0	11.522	47,0	6,8	40,7	5,0	13.130	49,0	6,0	37,3	4,5	11.716	48,2	6,4	41,1	5,4	Saint-Mandé (Seine).
St-Malo (Ille-et-Vilaine)	10.615	46,3	9,7	41,7	9,1	11.917	45,2	15,6	37,9	12,2	11.475	52,0	10,5	45,3	9,1	11.339	47,8	11,0	41,6	10,2	Saint-Malo (Ille-et-Vil.).
Douarnenez (Finistère)	10.923	29,7	6,0	26,2	5,4	8.908	49,2	9,6	54,0	10,7	11.085	49,0	13,5	44,2	12,1	10.326	42,3	9,7	41,8	9,4	Douarnenez (Finistère).
Lisieux (Calvados)	16.665	57,0	8,0	35,3	4,9	16.165	61,8	6,4	38,2	3,9	16.230	86,0	9,0	52,9	5,5	16.149	68,3	7,8	42,1	4,8	Lisieux (Calvados).
La Roche-s.-Yon (Vendée)	11.773	45,3	15,3	38,5	12,9	12.557	55,8	13,8	44,5	10,9	12.675	59,5	11,0	39,8	8,7	12.331	52,2	13,4	42,7	11,6	La Roche-s.-Yon (Vendée).
Colombes (Seine)	13.971	61,3	13,3	43,8	9,5	14.636	77,4	18,0	41,5	9,6	16.835	72,0	9,3	42,8	5,6	16.488	70,2	13,5	42,7	8,2	Colombes (Seine).
Charenton (Seine)	12.432	54,3	13,7	46,8	11,0	15.065	61,8	19,0	40,9	9,5	16.639	67,0	11,0	40,3	6,6	14.722	62,4	13,0	42,7	8,8	Charenton (Seine).
Asnières (Seine)	14.963	74,0	6,7	49,4	4,3	19.357	80,0	11,5	41,4	5,9	20.016	90,0	11,0	47,3	4,7	19.425	81,3	9,4	42,5	5,1	Asnières (Seine).
Bailleul (Nord)	13.365	60,0	24,0	44,9	17,9	13.276	54,6	17,8	41,1	13,4	13.549	61,5	15,5	45,7	11,5	13.357	58,7	19,1	43,9	14,3	Bailleul (Nord).
Issy (Seine)	11.802	64,7	21,0	54,5	17,7	12.693	49,4	11,4	38,9	8,9	13.859	53,0	10,0	38,2	7,2	12.805	55,7	14,1	43,9	11,0	Issy (Seine).
Villefranche (Rhône)	12.306	64,6	30,7	53,7	24,7	12.802	51,0	42,2	39,6	32,8	13.684	55,5	35,4	40,6	25,6	12.946	57,7	36,0	44,6	27,6	Villefranche (Rhône).
Laval (Mayenne)	30.162	122,3	37,0	40,5	12,3	30.687	135,8	50,8	41,2	16,5	29.094	193,5	49,5	49,5	16,7	30.151	135,0	45,8	44,7	13,1	Laval (Mayenne).
Menton (Alpes-Maritimes)						11.882	57,6	5,6	48,5	4,7	13.161	54,5	3,0	41,4	2,3	12.522	56,1	4,5	44,8	3,4	Menton (Alpes-Maritimes).
Puteaux (Seine)	15.028	71,3	16,7	43,7	10,7	17.506	71,4	15,0	40,8	8,6	19.055	96,0	9,5	48,2	4,7	17.609	79,6	13,7	44,9	7,7	Puteaux (Seine).
Ploemeur (Morbihan)	11.845	46,7	3,3	39,4	2,8	12.321	76,6	10,2	42,2	8,2	13.193	47,0	8,0	35,0	6,1	12.423	56,8	7,3	45,8	5,8	Ploemeur (Morbihan).
Douai (Nord)	29.577	118,0	17,0	39,9	5,7	30.270	163,5	15,4	53,1	5,1	31.011	153,5	11,6	44,9	3,4	30.586	119,8	11,5	45,9	4,7	Douai (Nord).
Montreuil-sous-Bois (Seine)	21.127	100,3	28,7	47,4	13,5	23.706	102,0	29,2	43,0	12,3	26.522	131,0	30,5	49,0	11,5	23.785	110,8	29,3	46,3	12,4	Montreuil-sous-Bois (Seine).
Chantenay (Loire-Inf.)	12.641	51,0	5,3	40,3	4,2	13.876	76,2	6,4	54,9	4,6	16.138	76,5	2,0	47,4	1,2	15.216	67,9	4,6	47,5	3,2	Chantenay (Loire-Inf.).
Levallois-Perret (Seine)	34.385	171,6	3,7	49,9	1,1	30.563	191,4	31,8	42,2	8,0	46.542	228,0	21,5	48,9	4,8	40.157	194,0	19,3	49,7	4,8	Levallois-Perret (Seine).
St-Germain-en-Laye (Seine-et-O.)	16.312	71,3	6,7	45,5	4,1	14.202	79,0	10,6	43,3	7,4	16.469	81,0	11,5	50,9	8,8	15.698	78,1	10,6	49,9	6,7	St-Germain-en-Laye (Seine-et-O.).
Courbevoie (Seine)	15.538	81,7	18,7	31,5	12,0	17.523	83,2	13,4	48,6	8,8	19.822	94,5	10,5	47,7	5,2	17.628	88,1	11,9	49,2	8,4	Courbevoie (Seine).
Clichy (Seine)	25.092	138,3	45,3	33,2	17,1	30.392	129,0	70,4	32,3	12,9	33.419	167,5	33,5	50,1	10,0	29.939	154,9	42,4	51,7	13,1	Clichy (Seine).
Pantin (Seine)	19.197	110,3	8,0	57,5	4,1	21.680	115,2	6,0	52,6	2,7	25.290	135,0	5,3	49,9	2,1	22.628	116,8	6,3	52,3	2,9	Pantin (Seine).
Aubervilliers (Seine)	21.892	137,3	27,6	62,9	12,6	21.889	121,6	14,6	54,8	7,4	27.283	133,0	28,5	48,7	10,4	24.683	130,8	27,0	53,5	10,4	Aubervilliers (Seine).
Ivry (Seine)	29.756	133,3	42,6	44,3	22,2	22.006	122,0	62,0	55,4	19,2	24.393	104,5	29,0	42,8	11,8	22.383	119,9	37,8	51,7	16,9	Ivry (Seine).
Gentilly (Seine)	13.913	78,3	23,6	56,3	16,5	11.814	81,8	24,2	55,2	16,3	6.102	37,0		60,6		11.699	65,7	15,7	57,1	13,5	Gentilly (Seine).
Fougères (Ille-et-Vilaine)	15.575	73,0	30,3	46,8	19,5	18.375	132,0	50,8	71,8	22,2	20.829	129,0	13,0	61,9	6,2	18.257	111,2	24,0	60,2	15,3	Fougères (Ille-et-Vilaine).
Boulogne-s.-Seine (Seine)	20.006	167,7	19,0	57,0	6,4	32.214	246,8	12,8	63,0	3,9	37.098	227,0	17,3	61,2	3,9	32.904	209,2	15,4	60,5	4,6	Boulogne-s.-Seine (Seine).
Saint-Ouen (Seine)	20.812	135,7	27,3	65,1	13,1	25.831	181,0	62,2	70,0	24,0	30.502	205,0	65,5	67,2	21,4	25.722	123,9	51,7	67,1	20,1	Saint-Ouen (Seine).
Le Kremlin-Bicêtre (Seine)											10.716	73,0	10,0	68,1	9,3	10.716	73,0	10,0	68,1	9,3	Le Kremlin-Bicêtre (Seine).
Nanterre (Seine)						10.358	167,2	43,8	81,5	42,3	11.990	142,0	15,5	48,8	12,9	11.199	154,6	29,6	40,1	26,5	Nanterre (Seine).
TOTAL (197 villes)	3.377.625	10.296,2	3.565,7	30,2	10,5	3.723.543	11.558,6	3.092,8	30,5	10,5	978.976	11.655,3	3.313,0	29,2	8,3	3.303.478	11.157,6	3.701,7	33,7	9,7	TOTAL (197 villes).

TABLEAU III. — *(c)* VILLES AYANT DE 5.000 À 10.000 HABITANTS. (1891-1897).

VILLES	PÉRIODE 1886 À 1890	PÉRIODE 1891 À 1895					PÉRIODE 1896 À 1897					MOYENNE DE 1891 À 1897				
		POPULATION	Décès tuberculose	Décès bronchite chronique	Prop. Tuberculose /10.000	Prop. Bronchite chronique /10.000	POPULATION	Décès tuberculose	Décès bronchite chronique	Prop. Tuberculose /10.000	Prop. Bronchite chronique /10.000	POPULATION moyenne	Décès tuberculose	Décès bronchite chronique	Prop. Tuberculose /10.000	Prop. Bronchite chronique /10.000
Cours (Rhône)	»	5.937	0,6	37,5	1,0	63,4	5.680	0,0	21,5	0,0	38,5	5.771	0,3	29,7	0,5	51,5
Saint-Remy-Durolles (Puy-de-Dôme)	»						5.349	1,0	12,0	1,9	22,4	5.349	1,0	12,0	1,9	22,5
Pontivy (Morbihan)	»	9.046	3,8	16,0	4,2	17,8	9.202	1,0	18,5	1,7	29,9	9.102	2,4	17,2	2,7	18,7
Saint-Pierre-Quilbignon (Finistère)	»	8.443	0,5	31,0	0,6	34,5	7.803	6,5	24,5	8,3	30,4	8.153	3,3	29,7	4,4	36,4
Guingamp (Côtes-du-Nord)	»	9.331	8,7	42,3	5,3	45,3	9.119	5,0	25,0	5,5	27,4	9.225	6,8	33,7	5,5	26,5
Lodève (Hérault)	»	9.031	6,2	10,2	6,8	11,3	8.557	4,9	7,0	4,7	8,2	8.715	5,1	8,6	5,8	9,8
Caudan (Morbihan)	»	7.648	7,0	5,8	9,1	7,5	7.990	2,5	9,5	3,1	10,8	7.853	4,7	7,6	6,7	9,7
Castelsarrasin (Tarn-et-Garonne)	»	7.722	5,1	5,2	6,9	6,7	7.923	5,0	7,5	6,3	9,4	7.823	5,2	6,3	6,6	8,0
Aubin (Aveyron)	»	8.101	3,4	3,8	3,8	4,2	9.419	9,5	10,5	10,1	11,1	9.164	6,5	7,1	6,9	7,7
Avallon (Yonne)	»	6.010	5,1	1,8	8,9	2,9	5.796	3,0	0,0	5,2	0,0	5.992	4,2	0,9	7,1	1,5
Decazeville (Aveyron)	»	8.809	11,0	13,0	12,1	16,9	9.620	2,5	6,0	2,6	6,2	9.296	6,7	10,5	7,5	11,3
Languidic (Morbihan)	»	7.122	8,6	5,8	12,1	8,1	7.898	2,5	11,0	3,3	11,0	7.300	5,5	8,3	7,7	11,4
Digne (Basses-Alpes)	»						7.265	6,0	3,0	8,2	4,1	7.265	6,0	3,0	8,2	4,0
Moëlan (Finistère)	»	5.472	4,5	0,5	8,2	0,9	5.792	5,0	1,0	8,7	1,7	5.092	4,7	0,7	8,1	0,9
La Teste-de-Buch (Gironde)	»	5.029	6,8	6,8	11,4	1,3	6.157	5,0	0,5	6,4	0,8	6.094	5,4	0,7	8,9	1,1
Apt (Vaucluse)	»	5.725	6,0	7,6	10,4	13,2	5.810	4,5	5,5	7,7	6,0	5.767	5,3	5,5	9,1	9,5
Plérin (Côtes-du-Nord)	»	5.191	8,6	7,0	16,5	11,4	5.088	1,0	8,0	1,9	15,8	5.122	4,8	7,5	9,2	11,6
Cosne (Nièvre)	»	9.231	10,8	7,2	11,7	7,8	8.615	6,0	3,5	6,0	4,0	8.943	8,4	5,3	9,3	5,9
Fougerolles (Haute-Saône)	»	5.362	6,6	8,2	11,1	13,7	5.831	5,0	6,5	8,6	11,1	5.891	5,8	7,3	9,9	12,4
Saint-Maixent (Deux-Sèvres)	»						5.334	7,5	3,5	10,2	6,5	5.334	7,5	3,5	10,2	6,5
Issoire (Puy-de-Dôme)	»	6.600	6,0	7,0	2,8	11,4	5.999	8,5	8,0	10,8	13,3	6.043	6,2	7,5	10,3	12,5
Joigny (Yonne)	»	6.251	10,8	3,1	17,2	5,1	6.331	2,5	1,5	3,9	7,1	6.297	6,7	3,9	10,5	6,2
Quesnoy-sur-Deule (Nord)	»	5.500	7,8	15,8	11,1	27,3	5.392	4,0	11,0	7,5	26,4	5.304	5,9	11,4	10,9	26,0
Vesoul (Haute-Saône)	»	9.731	13,6	12,6	13,7	13,9	10.063	10,9	11,0	9,9	10,8	9.107	11,8	6,1	11,8	11,8
Clermont-l'Hérault (Hérault)	»	5.079	4,8	6,6	9,4	12,9	5.076	8,0	5,5	15,7	10,8	5.077	6,1	5,6	12,5	12,0
Combourg (Ille-et-Vilaine)	»	5.588	10,4	2,9	14,6	3,5	5.555	11,0	2,9	19,9	3,6	5.561	10,7	2,0	12,7	3,6
Bourgoin (Isère)	»	7.118	8,6	15,2	12,1	21,3	6.081	9,0	12,5	13,5	14,7	6.890	8,8	13,9	12,8	20,1
Cornimont (Vosges)	»						5.331	7,0	5,0	13,1	9,3	5.331	7,0	5,0	13,1	9,3
Vallauris (Alpes-Maritimes)	»	6.243	8,8	5,7	14,0	9,1	6.026	8,5	3,5	12,7	5,2	6.023	8,6	3,5	13,3	7,8
Aubagne (Bouches-du-Rhône)	»	8.154	12,2	9,6	15,9	11,7	8.381	9,0	9,5	11,7	11,3	8.957	10,6	9,5	13,3	11,4
Rambouillet (Seine-et-Oise)	»	5.842	6,5	5,4	10,9	7,6	6.039	9,5	2,5	11,0	4,1	5.990	7,9	3,3	13,3	5,9
La Ferté-Bernard (Sarthe)	»	5.316	7,5	10,6	14,2	12,9	5.372	7,0	13,5	13,3	25,6	5.291	7,2	11,0	13,5	22,8
Pontarlier (Doubs)	»	7.081	10,0	9,4	15,1	13,2	7.620	10,0	4,5	13,5	6,0	7.270	10,9	6,9	13,5	9,1
Redon (Ille-et-Vilaine)	»	6.931	7,0	9,6	10,1	13,8	7.175	12,5	9,5	17,1	13,2	7.064	9,7	9,5	17,1	11,4
Aix-les-Bains (Savoie)	»	6.651	10,0	5,6	15,3	8,6	8.291	10,5	11,5	12,8	13,8	7.573	10,2	8,6	13,9	11,5
Bannalec (Finistère)	»	5.860	9,5	3,5	16,3	6,0	5.795	7,0	3,5	12,1	6,0	5.800	8,3	3,5	11,2	6,0
Pithiviers (Loiret)	»	5.522	7,8	3,8	14,1	17,7	5.801	8,5	6,5	11,8	11,1	5.020	8,2	8,1	11,6	13,2
Saint-Mihiel (Meuse)	»	8.034	11,2	11,8	13,9	13,4	9.299	11,0	10,5	13,2	11,1	8.026	12,6	11,1	11,5	12,8
Lourdes (Hautes-Pyrénées)	»	6.931	12,2	3,8	17,6	5,4	7.650	9,0	0,5	11,8	0,8	7.285	10,6	2,2	11,7	3,0
Sartène (Corse)	»	5.535	11,1	10,6	21,6	19,1	6.079	5,5	10,5	9,0	27,9	5.814	8,5	13,5	11,8	23,2
Belley (Ain)	»	6.396	9,6	7,4	15,1	11,7	6.087	9,0	10,0	13,8	10,4	6.301	9,3	8,7	11,9	13,0
Auxonne (Côte-d'Or)	»	6.658	8,1	7,6	12,6	11,5	6.128	11,5	3,5	17,2	5,4	6.081	9,9	5,5	11,9	8,2
Briançon (Hautes-Alpes)	»	6.551	7,8	5,1	11,9	8,3	7.161	14,0	3,5	14,1	8,8	6.843	10,5	7,5	13,2	6,5
La Madeleine (Nord)	»	9.569	17,5	24,6	17,9	25,3	10.101	12,5	20,3	12,5	26,3	9.820	11,9	9,5	13,3	21,8
Rambervillers (Vosges)	»	5.717	8,6	1,9	15,9	6,9	5.732	9,0	4,0	13,6	6,9	5.712	8,4	4,0	13,2	6,9
Avion (Pas-de-Calais)	»						5.875	9,0	8,5	13,3	11,5	5.874	9,0	8,5	13,8	13,5
Audincourt (Doubs)	»	5.252	7,5	6,2	11,2	11,8	5.412	9,5	8,5	17,3	13,5	5.397	8,5	7,3	13,2	13,6
Loinord (Pas-de-Calais)	»						5.113	8,0	6,0	15,7	11,7	5.113	8,0	6,0	13,7	11,7
Anglet (Basses-Pyrénées)	»	5.092	7,0	0,5	13,8	0,9	5.317	9,5	0,5	17,7	0,9	5.203	8,3	6,5	13,7	0,9

VILLES	Période 1886 à 1890	1891-1895 Population	1891-1895 Décès tuberculose	1891-1895 Décès bronchite chronique	1891-1895 Proportion Tuberculose	1891-1895 Proportion Bronchite chronique	1897-1899 Population	1897-1899 Décès tuberculose	1897-1899 Décès bronchite chronique	1897-1899 Proportion Tuberculose	1897-1899 Proportion Bronchite chronique	Moyenne 1891-1897 Population	Moyenne Décès tuberculose	Moyenne Décès bronchite chronique	Moyenne Proportion Tuberculose	Moyenne Proportion Bronchite chronique
Saint-Gaudens (Haute-Garonne)	»	7.065	11,2	2,0	15,8	2,8	6.739	11,0	1,0	16,3	1,5	6.912	11,1	1,5	16,0	2,2
Concarneau (Finistère)	»	6.121	8,2	1,2	13,4	1,9	6.431	12,0	0,5	18,7	0,7	6.276	10,1	0,8	16,1	1,1
Loches (Indre-et-Loire)	»	5.108	12,0	0,0	23,5	[illegible]	5.223	4,5	1,0	8,6	1,9	5.165	8,2	0,5	16,1	0,9
Chauny (Aisne)	»	9.007	13,6	25,0	13,6	26,0	10.310	17,5	25,0	16,9	24,3	9.958	16,2	25,0	16,3	25,1
Hennebont (Morbihan)	»	7.033	10,6	2,6	13,1	3,7	7.061	11,0	5,5	17,7	8,0	7.497	12,3	4,1	16,4	5,6
Mirecourt (Vosges)	»	5.053	5,8	8,3	9,4	16,6	5.013	12,0	4,0	23,8	7,9	5.051	8,4	6,2	16,6	12,2
Saint-Affrique (Aveyron)	»	7.396	13,0	3,0	19,2	4,1	6.983	10,0	2,5	14,3	3,5	7.121	12,0	2,7	16,8	3,7
Mèze (Hérault)	»	6.35	9,4	0,6	15,6	0,9	6.215	11,5	2,0	18,3	3,2	6.230	10,5	1,3	16,8	2,1
Izieux (Loire)	»	6.141	13,8	6,8	21,1	11,1	6.743	6,5	7,5	9,8	11,0	6.943	10,7	7,1	16,8	11,4
Châteaudun (Eure-et-Loir)	»	7.155	13,0	7,4	18,1	10,3	7.195	11,5	4,0	15,9	5,5	7.173	12,2	5,7	17,0	7,9
Equeurdreville (Manche)	»	5.421	13,5	6,8	25,4	12,5	5.718	5,0	13,5	8,7	23,6	5.569	9,4	10,1	17,1	13,1
Oloron-Sainte-Marie (Basses-Pyrénées)	»	8.641	11,6	8,6	15,9	7,9	8.979	13,5	5,0	17,3	5,5	8.810	13,1	6,8	17,1	7,7
Saint-Pourçain-sur-Sioule (Allier)	»	5.016	6,5	3,7	12,0	7,3	5.004	11,0	5,5	21,9	10,9	5.098	8,7	4,6	17,3	9,2
Vieux-Condé (Nord)	»	7.006	12,2	1,4	17,3	1,9	7.181	12,5	0,5	17,4	0,7	7.108	12,4	0,9	17,1	1,1
Château-Renard (Bouches-du-Rhône)	»	5.960	11,0	4,6	18,4	7,7	6.240	10,5	2,0	16,9	3,2	6.083	10,7	3,3	17,6	5,4
Plouguerneau (Finistère)	»	5.723	16,2	3,3	24,4	5,5	5.994	4,0	3,0	7,1	5,3	5.974	10,1	3,1	17,8	5,4
Revel (Haute-Garonne)	»	5.429	9,6	1,2	17,4	2,2	5.344	10,0	1,0	18,5	1,8	5.413	9,8	1,1	17,9	2,0
Antibes (Alpes-Maritimes)	»	7.301	16,2	9,6	21,9	12,0	9.508	11,5	9,5	15,2	9,9	8.455	13,4	9,5	18,2	11,2
Royan (Charente-Inférieure)	»	7.253	13,6	8,2	18,7	11,3	8.392	13,5	1,0	17,7	1,2	7.727	14,1	4,6	18,2	5,9
Longwy (Meurthe-et-Moselle)	»	6.935	11,4	6,4	16,4	9,2	8.267	16,5	6,0	19,9	7,2	7.596	13,9	6,2	18,2	8,1
Val-d'Ajol (Vosges)	»	7.405	12,4	0,4	16,7	0,5	7.342	11,5	0,0	19,7	0,3	7.383	13,5	0,2	18,2	0,3
Vendôme (Loir-et-Cher)	»	9.617	21,2	6,8	25,2	7,1	9.883	11,5	4,5	11,6	4,5	9.748	17,8	5,6	18,1	5,7
Saint-Nicolas-du-Port (Meurthe-et-Moselle)	»	5.653	12,2	1,0	21,6	1,7	5.973	9,0	2,5	13,1	4,2	5.813	10,6	1,7	18,1	2,9
Sainte-Menehould (Marne)	»	5.141	10,2	0,8	19,8	1,5	5.062	8,5	0,0	17,1	0,4	5.052	9,4	0,4	18,5	0,8
Crozon (Finistère)	»	8.292	17,6	10,8	21,3	13,0	8.310	13,5	7,3	16,2	8,9	8.311	13,5	9,3	18,7	11,1
Mourmelon (Marne)	»	5.334	10,0	1,0	18,7	1,8	7.109	13,5	0	14,9	0,5	6.223	11,7	0,5	18,8	0,8
Saint-Léonard (Haute-Vienne)	»	5.981	11,2	4,2	18,7	7,0	5.537	10,5	11,0	18,9	19,8	5.759	10,8	7,6	18,8	13,2
Agde (Hérault)	»	7.288	16,8	11,5	23,0	19,7	8.478	12,5	7,0	14,7	8,2	7.883	11,6	10,7	18,9	13,5
Yvetot (Seine-Inférieure)	»	7.411	16,0	4,2	21,5	5,6	7.307	12,0	1,5	16,4	2,0	7.373	11,0	2,8	18,2	3,8
Hasparren (Basses-Pyrénées)	»	5.702	12,0	11,0	20,8	19,1	5.511	9,5	12,0	17,2	21,7	5.638	10,7	11,5	19,0	20,4
Clamecy (Nièvre)	»	5.449	11,6	4,8	21,2	8,8	5.490	9,5	3,0	17,3	5,1	5.469	10,5	3,9	19,2	7,1
Decize (Nièvre)	»	5.102	7,2	6,6	13,8	13,1	5.072	12,5	3,0	21,6	5,9	5.037	9,9	4,8	19,3	8,1
Montmorillon (Vienne)	»	5.204	9,2	4,6	17,0	8,7	5.209	11,5	4,0	21,7	7,5	5.292	10,4	4,3	19,2	8,1
Mamers (Sarthe)	»	6.308	10,8	9,4	17,1	14,9	6.125	13,5	5,0	22,4	8,2	6.107	12,2	7,2	19,7	11,6
Roncq (Nord)	»	6.722	11,6	11,0	21,7	20,8	6.700	12,0	17,0	17,9	25,3	6.715	13,3	13,5	19,8	23,1
Mouveaux (Nord)	»						5.802	11,5	5,0	19,8	8,6	5.842	11,5	5,0	19,8	8,6
Plessé (Loire-Inférieure)	»	5.594	9,8	2,0	17,7	3,6	5.419	12,0	2,5	22,1	4,6	5.492	10,9	2,2	19,9	4,0
Guise (Aisne)	»	8.128	16,2	20,0	19,9	24,6	7.803	16,0	14,5	21,3	18,4	8.011	16,1	17,2	20,1	21,4
Commercy (Meuse)	»	7.549	13,4	6,8	20,4	9,9	8.114	10,0	7,0	19,7	8,6	7.841	15,7	6,9	20,1	8,8
Villeneuve-sur-Yonne (Yonne)	»	5.664	10,2	8,2	21,3	16,2						5.058	10,2	8,2	20,2	16,2
Albertville (Savoie)	»	5.851	11,2	3,4	19,1	5,8	6.539	13,5	1,0	21,3	1,5	6.097	12,3	2,2	20,2	3,6
Villeneuve-Saint-Georges (Seine-et-Oise)	»	5.064	10,7	3,7	21,2	7,3	6.300	12,5	3,5	19,5	5,1	5.724	11,6	3,6	20,2	6,3
Bohain (Aisne)	»	6.922	11,3	7,0	16,3	10,1	7.574	17,5	11,5	23,7	11,5	7.118	14,5	9,7	20,2	13,7
Noyon (Oise)	»	6.272	13,4	4,6	25,6	7,4	7.575	12,0	2,0	16,0	2,6	6.860	13,7	3,3	20,7	4,8
Chambon-Feugerolles (Loire)	»	9.096	16,2	5,2	17,9	4,6	9.841	22,5	9,5	22,9	9,8	9.508	19,4	6,8	20,7	7,2
Bédarieux (Hérault)	»	6.352	13,5	12,5	20,6	19,1	9.865	12,0	5,5	20,5	7,7	6.298	12,7	8,5	20,7	13,6
Saint-Jean-d'Angély (Charente-Inférieure)	»	7.119	14,5	5,0	25,8	7,2	7.118	11,5	3,0	16,1	4,2	7.119	11,9	3,9	20,9	4,2
Sarlat (Dordogne)	»	6.592	12,2	3,0	14,5	4,2	7.225	17,0	0,5	23,5	0,6	6.504	11,6	0,7	21,0	1,0
Carmaux (Tarn)	»	9.548	19,4	1,6	20,2	1,6	9.903	22,0	6,0	22,0	6,0	9.700	20,7	3,8	21,1	3,9
Vitry-le-François (Marne)	»	8.119	15,5	7,6	18,9	9,3	8.305	20,0	9,5	23,8	11,2	8.207	17,7	8,5	21,3	10,2
Vierzon-Village (Cher)	»	7.811	16,2	6,2	20,7	7,0	8.362	18,5	4,5	22,0	5,3	8.097	17,5	5,1	21,1	6,7
Fourchambault (Nièvre)	»	6.079	8,6	2,5	11,1	3,0	6.665	17,5	0,5	29,0	0,8	6.406	13,1	1,1	21,3	2,3
Bollène (Vaucluse)	»	5.075	11,2	5,5	22,1	10,8	5.422	11,5	7,0	20,9	12,7	5.283	11,5	6,2	21,5	11,7
Lure (Haute-Saône)	»	4.831	11,0	1,7	22,7	3,3	5.813	12,0	6,5	20,6	11,1	5.322	11,5	4,1	21,7	7,7
Vertou (Loire-Inférieure)	»	5.311	12,2	9,0	21,0	16,0	5.313	11,0	4,0	20,6	7,5	5.312	11,6	6,5	21,8	12,2

| VILLES | PÉRIODE 1888 À 1890 | PÉRIODE 1891 À 1895 | | | | | PÉRIODE 1896 À 1897 | | | | | MOYENNE DE 1891 À 1897 | | | | |
		POPULATION	DÉCÈS par tuberculose	DÉCÈS par bronchite chronique	PROPORTION pour 10.000 hab. Tuberculose	PROPORTION pour 10.000 hab. Bronchite chronique	POPULATION	DÉCÈS par tuberculose	DÉCÈS par bronchite chronique	PROPORTION pour 10.000 hab. Tuberculose	PROPORTION pour 10.000 hab. Bronchite chronique	POPULATION moyenne	DÉCÈS par tuberculose	DÉCÈS par bronchite chronique	PROPORTION pour 10.000 hab. Tuberculose	PROPORTION pour 10.000 hab. Bronchite chronique
Coutances (Manche)	»	8.186	14,9	4,4	18,1	5,3	7.393	19,0	7,0	25,1	9,4	7.391	19,9	5,1	21,3	7,3
Saint-Flour (Cantal)	»	5.308	12,8	6,6	24,1	12,4	5.695	11,0	7,0	19,6	12,4	5.456	11,9	6,8	21,9	13,4
Draguignan (Var)	»	9.582	13,6	22,0	16,3	22,9	9.819	27,0	11,5	27,3	11,7	9.701	21,3	16,7	21,9	17,2
Cavaillon (Vaucluse)	»	9.111	17,4	10,9	19,1	10,9	9.454	23,5	4,0	24,8	4,2	9.264	20,5	7,0	21,9	7,5
Bruay (Nord)	»						6.123	13,5	1,5	22,0	2,4	6.125	14,5	1,5	22,9	2,4
Doulon (Loire-Inférieure)	»	5.593	14,0	2,5	10,1	4,5	6.005	20,5	2,5	21,1	4,1	5.702	17,3	2,5	22,1	4,3
Coulommiers (Seine-et-Marne)	»	6.219	15,4	1,8	24,7	2,8	6.108	12,5	2,5	19,5	3,9	6.313	13,9	2,1	22,1	3,3
Graulhet (Tarn)	»	7.415	10,4	4,2	13,9	5,6	7.854	21,6	11,0	31,2	11,0	7.619	17,5	7,6	22,1	9,9
Rivesaltes (Pyrénées-Orientales)	»	5.879	13,8	0,2	23,5	0,3	5.761	12,0	0,5	20,8	0,8	5.829	12,9	0,3	22,2	0,5
Saint-Vallier (Saône-et-Loire)	»						6.515	11,5	3,5	22,2	5,3	6.515	11,5	3,5	22,2	5,3
Guipavas (Finistère)	»	8.378	21,8	15,0	26,0	26,0	8.698	16,0	11,0	14,1	12,6	8.534	18,9	13,0	22,2	15,2
Bergues (Nord)	»	5.399	13,8	7,2	25,6	13,3	5.248	10,0	5,0	14,8	9,4	5.347	11,9	6,1	22,2	11,3
Luçon (Vendée)	»	6.435	15,8	11,0	22,9	17,0	6.724	11,5	2,0	21,5	2,9	6.591	14,7	6,5	22,7	9,8
Manosque (Basses-Alpes)	»	5.487	13,2	12,2	24,0	22,2	5.155	10,5	14,0	29,1	17,1	5.321	11,9	13,1	22,7	21,6
Guémené (Loire-Inférieure)	»	6.812	16,4	2,8	24,0	4,1	6.705	11,5	1,0	21,1	1,5	6.758	13,5	1,9	22,8	2,8
Blanzy (Saône-et-Loire)	»						5.995	11,5	5,0	22,8	9,9	5.045	11,5	5,0	22,8	9,9
Le Blanc (Indre)	»	7.363	16,8	11,0	22,8	14,9	6.705	15,6	10,5	22,6	13,2	7.069	16,1	11,6	22,9	12,7
Amplepuis (Rhône)	»	7.113	16,6	12,6	23,3	17,7	6.890	13,0	5,5	22,9	4,0	7.001	16,1	2,9	22,9	16,5
Chinon (Indre-et-Loire)	»	6.699	15,6	3,4	25,7	5,6	6.216	12,5	1,9	19,4	1,3	6.138	11,1	11,0	22,7	26,7
Ernée (Mayenne)	»						5.311	13,0	3,0	22,9	5,1	5.235	12,0	11,0	22,9	5,0
Lillebonne (Loire-Inférieure)	»	6.392	10,2	9,2	13,9	11,4	6.399	19,5	3,5	30,1	5,1	6.403	11,9	6,3	23,1	9,8
L'Isle (Vaucluse)	»	6.015	10,2	15,8	16,8	26,1	6.290	18,5	17,0	29,4	27,0	6.167	11,3	16,4	23,2	26,5
Ay (Marne)	»	6.714	13,6	2,8	24,1	4,1	7.053	18,5	3,5	25,2	4,9	6.000	16,1	3,1	23,2	5,3
Thonon-les-Bains (Haute-Savoie)	»	5.739	12,2	12,8	21,2	22,2	5.757	11,5	5,0	25,2	8,7	5.758	13,3	8,9	23,2	15,4
Parthenay (Deux-Sèvres)	»	7.297	16,2	3,8	22,2	5,2	7.002	17,0	4,9	21,3	5,7	7.119	16,5	3,9	23,2	4,4
Gérardmer (Vosges)	»	7.343	13,4	12,9	19,1	16,6	8.509	21,0	0,5	27,1	0,6	7.589	18,7	0,2	23,5	7,7
Lavaur (Tarn)	»	6.532	18,0	1,6	27,5	2,4	6.408	12,5	0,0	19,5	0,0	6.470	15,2	0,8	23,6	1,2
Cusset (Allier)	»	6.394	15,2	6,8	23,8	10,6	6.344	15,0	6,5	23,5	11,1	6.384	15,1	6,6	23,6	10,3
Nérac (Lot-et-Garonne)	»	6.831	19,0	1,4	27,8	2,0	6.556	12,5	1,9	19,4	1,5	6.613	15,7	1,2	23,7	1,8
Marmande (Lot-et-Garonne)	»	9.390	23,6	2,0	25,3	2,1	9.232	21,5	2,0	22,4	2,1	9.275	22,1	2,9	23,7	2,1
Fresnes (Nord)	»	6.392	13,4	8,2	21,0	12,8	6.863	16,5	3,0	25,3	4,4	6.636	15,7	5,6	23,9	8,4
Rosendaël (Nord)	»	9.007	20,4	6,4	29,3	7,1	8.872	16,5	9,0	18,6	10,1	8.039	21,5	7,7	23,9	8,6
Dombasle (Meurthe-et-Moselle)	»						5.211	12,5	3,5	23,9	6,7	5.211	12,5	3,5	24,0	6,7
Gravelines (Nord)	»	5.032	14,0	1,4	23,5	2,3	5.997	11,5	0,0	20,5		5.920	11,2	0,7	24,0	1,3
Condé (Calvados)	»	6.827	13,8	2,4	26,4	3,5	6.591	14,5	3,0	21,9	4,5	6.799	16,2	2,7	24,0	5,0
Figeac (Lot)	»	6.715	12,0	12,8	17,8	19,1	6.290	19,0	10,0	30,2	15,9	6.562	15,5	11,5	24,1	17,5
Palais (Morbihan)	»	5.871	14,2	3,0	24,1	5,1						5.874	11,2	3,0	24,2	5,0
Aire (Pas-de-Calais)	»	8.479	20,4	15,6	24,1	18,4	8.104	12,0	6,5	14,3	7,7	8.439	16,2	11,0	24,2	13,0
Les Andelys (Eure)	»	6.007	15,0	1,4	24,9	2,3	5.923	11,0	1,0	21,6	1,7	5.965	11,5	1,2	24,2	2,0
Nogent-le-Rotrou (Eure-et-Loir)	»	8.391	22,4	9,4	25,7	10,5	8.532	19,5	7,0	22,4	8,3	8.616	20,9	8,0	24,2	9,2
Hirson (Aisne)	»	6.353	10,2	4,0	16,1	2,3	6.713	21,5	3,5	31,9	5,2	6.533	15,9	3,7	24,3	5,6
Montbrison (Loire)	»	7.405	17,2	21,4	24,4	10,5	7.290	14,0	9,0	21,7	12,3	7.157	17,6	13,2	24,3	21,3
Ancenis (Loire-Inférieure)	»	5.021	11,6	5,8	20,6	10,3	5.668	11,5	2,0	24,6	3,0	5.339	13,1	3,9	24,3	7,3
Remiremont (Vosges)	»	9.396	25,6	8,4	27,7	9,1	10.535	22,5	11,0	21,3	10,5	9.885	20,1	9,7	24,5	9,8
Joinville-le-Pont (Seine)	»						5.096	12,5	1,0	24,7	1,9	5.096	12,5	1,0	24,7	1,9
Romilly (Aube)	»	7.342	20,4	4,8	24,3	6,6	7.908	17,0	5,5	21,4	6,9	7.570	18,7	5,1	24,9	6,7
Castelnaudary (Aude)	»	10.096	20,6	4,4	20,5	4,3	9.783	22,0	4,5	20,6	4,6	9.941	25,8	4,5	25,0	4,5
Romorantin (Loir-et-Cher)	»	7.690	17,0	4,6	22,1	5,9	7.716	21,5	2,5	27,9	3,2	7.028	19,2	3,5	25,6	6,5
Carvin (Pas-de-Calais)	»	7.998	22,2	10,8	30,4	13,6	8.611	17,0	13,3	19,7	13,6	8.291	20,6	12,1	25,7	11,6
La Fère (Aisne)	»						5.089	14,0	4,5	25,5	4,8	5.089	13,0	4,5	25,5	8,8
Mézières (Ardennes)	»	6.732	17,8	12,4	24,3	14,3	7.477	19,0	4,9	25,1	5,3	7.111	18,4	8,2	25,4	11,5
Nort (Loire-Inférieure)	»	5.312	13,0	1,6	24,5	3,0	5.164	11,0	1,0	27,1	1,9	5.238	13,5	1,3	25,4	2,4
Vernon (Eure)	»	8.376	19,6	4,0	23,4	4,7	8.412	21,0	0,5	28,4	0,5	8.409	21,8	2,2	25,9	2,6
Plougastel-Daoulas (Finistère)	»	6.628	17,0	4,5	25,4	6,7	7.189	19,0	1,0	25,9	5,6	6.509	14,0	1,2	25,9	6,0
Somain (Nord)	»	6.012	14,2	11,8	24,6	19,6	6.031	17,0	12,0	28,2	19,8	6.047	15,6	11,9	25,9	19,7
Provins (Seine-et-Marne)	»	8.358	23,4	5,8	29,5	7,0	8.681	19,5	2,5	22,4	2,9	8.479	21,9	4,1	25,9	4,8
Limoux (Aude)	»	6.371	17,6	1,2	27,6	1,0	6.685	16,5	1,5	21,7	2,2	6.527	17,0	1,5	26,1	2,1
Landerneau (Finistère)	»	8.413	20,4	31,4	31,4	37,3	7.885	16,5	10,0	20,9	50,7	8.119	21,4	35,7	26,1	43,8

Page 80 — PÉRIODE 1891 À 1895

VILLES	PÉRIODE 1886 À 1890 (population)	POPULATION (1891-1895)	DÉCÈS par tuberculose	DÉCÈS par bronchite chronique	PROPORTION pour 10.000 hab. Tuberculose	PROPORTION pour 10.000 hab. Bronchite chronique
Falaise (Calvados)	»	8 351	22,8	8,2	27,3	9,8
Guérande (Loire-Inférieure)	»	7 151	15,6	3,1	21,9	7,5
La Charité (Nièvre)	»	5 411	8,8	5,4	16,2	9,9
Digoin (Saône-et-Loire)	»					
Valréas (Vaucluse)	»	5 192	11,7	30,2	26,9	39,6
Merville (Nord)	»	7 519	20,8	8,0	27,6	19,6
Rethel (Ardennes)	»	7 023	17,6	5,2	25,0	7,4
Fontenay-sous-Bois (Seine)	»	5 671	17,8	3,3	30,3	5,6
Valognes (Manche)	»	5 791	16,6	12,2	24,6	21,6
Beaucaire (Gard)	»	8 850	23,1	25,8	36,1	29,1
Quimperlé (Finistère)	»	7 193	17,8	13,6	24,7	14,1
Wignehies (Nord)	»	6 311	13,8	1,1	25,0	2,2
Cancale (Ille-et-Vilaine)	»	5 919	14,8	9,2	31,7	15,5
Mérignac (Gironde)	»	6 204	11,3	1,5	22,3	2,5
Lunel (Hérault)	»	6 733	20,8	16,6	31,6	24,5
Charlieu (Loire)	»	5 194	16,8	13,8	32,3	24,5
Auchel (Pas-de-Calais)	»	7 315	24,1	1,2	31,9	1,6
Solesmes (Nord)	»	6 257	16,8	2,3	19,2	3,8
Estaires (Nord)	»	6 683	23,0	11,4	23,9	17,0
Yzeure (Allier)	»	5 251	17,5	2,2	33,1	7,1
Sarzeau (Morbihan)	»	5 907	13,0	5,8	27,7	8,8
Gray (Haute-Saône)	»	6 090	18,0	5,2	31,0	7,5
Bagnères-de-Bigorre (Hautes-Pyrénées)	»	8 503	21,1	7,6	25,1	8,9
Oullins (Rhône)	»	8 327	21,2	7,8	27,9	9,3
Héricourt (Haute-Saône)	»	6 541	17,2	6,8	26,5	10,1
Sin-le-Noble (Nord)	»	5 501	13,8	1,8	27,5	3,3
Saint-Girons (Ariège)	»	5 672	19,3	2,0	31,3	3,5
Pleyben (Finistère)	»	5 772	17,2	7,8	29,8	13,5
Auray (Morbihan)	»	6 474	21,2	2,3	32,5	3,7
Avesnes (Nord)	»	8 711	20,6	13,4	37,9	11,1
Saint-Yrieix (Haute-Vienne)	»	5 008	17,7	9,2	35,1	14,3
Lagny (Seine-et-Marne)	»	6 475	20,2	7,2	31,2	11,1
Raismes (Nord)	»	9 633	24,8	6,2	30,9	6,4
Dreux (Eure-et-Loir)	»	8 188	24,2	1,6	30,3	1,9
Le Bouscat (Gironde)	»					
Blain (Loire-Inférieure)	»	6 787	25,0	3,0	36,8	4,4
Sablé (Sarthe)	»	5 839	16,6	4,0	27,9	6,7
Noisy-le-Sec (Seine)	»	5 908	14,5	6,2	24,6	10,4
Aubusson (Creuse)	»	6 251	27,2	3,0	36,0	4,8
Creil (Oise)	»	8 193	23,0	8,4	29,3	10,2
Caudéran (Gironde)	»	8 620	25,2	1,8	36,4	2,4
Saint-Pol-de-Léon (Finistère)	»	7 455	32,1	4,6	33,5	6,4
Privas (Ardèche)	»	8 046	21,6	14,6	26,7	18,1
Montoir-de-Bret (Loire-Inférieure)	»	7 636	21,9	7,2	31,1	10,2
Saint-Pol-sur-mer (Nord)	»	6 251	19,2	0,0	30,7	
Essonnes (Seine-et-Oise)	»	7 330	22,8	2,0	31,1	2,7
Aniche (Nord)	»	6 703	22,2	3,2	32,7	4,1
Sainte-Savine (Aube)	»	5 253	16,0	5,2	30,1	9,9
Le Raincy (Seine-et-Oise)	»	5 767	18,0	0,8	31,6	1,4
Plainfaing (Vosges)	»					
Scaër (Finistère)	»	5 682	17,1	1,4	30,6	2,1
Noeux-les-mines (Pas-de-Calais)	»					
Péronne (Somme)	»	5 131	11,6	6,8	28,1	13,2
Hellemmes-Lille (Nord)	»	5 398	17,5	5,5	32,1	10,1
Mantes (Seine-et-Oise)	»	6 853	21,8	3,1	31,8	4,9
Vanves (Seine)	»	6 812	25,1	3,1	37,2	5,6

Page 81 — MOYENNE DE 1891 À 1897

VILLES	POPULATION	DÉCÈS par tuberculose	DÉCÈS par bronchite chronique	PROP. pour 10.000 hab. Bronchite chronique	PROP. pour 10.000 hab. Tuberculose	POPULATION moyenne	DÉCÈS par tuberculose	DÉCÈS par bronchite chronique	PROP. pour 10.000 hab. Tuberculose	PROP. pour 10.000 hab. Bronchite chronique
Falaise (Calvados)	8 351	20,5	7,5	24,0	9,1	8 352	21,6	7,8	27,2	9,1
Guérande (Loire-Inférieure)	6 705	21,0	4,0	31,0	5,2	6 977	18,4	4,7	26,1	6,7
La Charité (Nièvre)	5 330	12,5	2,0	25,5	3,7	5 364	13,2	3,7	24,1	6,8
Digoin (Saône-et-Loire)	5 829	15,5	1,5	25,1	2,5	5 829	13,5	1,5	24,1	2,5
Valréas (Vaucluse)	5 360	13,0	5,0	25,9	9,2	5 251	11,9	12,6	27,1	28,0
Merville (Nord)	7 611	19,5	5,3	27,3	9,2	7 540	24,1	7,7	29,6	10,1
Rethel (Ardennes)	6 715	19,0	4,3	22,3	6,7	6 439	18,5	4,9	25,9	7,1
Fontenay-sous-Bois (Seine)	7 199	16,5	3,0	22,9	5,5	6 536	17,6	3,5	29,6	5,5
Valognes (Manche)	6 015	15,0	7,0	27,5	10,2	5 918	15,8	9,6	25,2	16,2
Beaucaire (Gard)	8 401	22,5	21,5	27,5	24,1	8 851	23,9	21,7	29,6	24,7
Quimperlé (Finistère)	8 001	21,5	11,0	30,4	13,6	7 730	21,2	12,4	25,9	15,8
Wignehies (Nord)	5 811	17,0	1,0	24,1	1,7	6 076	16,1	1,2	24,9	1,9
Cancale (Ille-et-Vilaine)	6 009	13,5	6,5	22,5	15,4	5 919	16,1	7,8	29,5	13,1
Mérignac (Gironde)	6 714	21,0	3,0	31,3	4,5	6 428	17,5	2,3	22,3	3,5
Lunel (Hérault)	7 294	17,5	12,5	25,3	17,3	6 968	19,1	15,5	29,4	24,7
Charlieu (Loire)	5 312	12,0	8,5	22,3	15,8	5 275	11,3	11,0	31,3	21,9
Auchel (Pas-de-Calais)	7 631	17,5	0,9	22,9		7 171	20,5	0,6	24,6	0,8
Solesmes (Nord)	6 286	17,5	1,5	25,1	2,1	6 241	17,2	1,9	17,6	3,0
Estaires (Nord)	6 525	16,5	12,0	25,4	18,4	6 095	19,4	11,7	22,8	17,7
Yzeure (Allier)	5 704	11,0	2,0	22,8	3,5	5 502	15,2	2,1	33,4	3,8
Sarzeau (Morbihan)						5 907	13,0	4,3	27,4	8,8
Gray (Haute-Saône)	6 884	14,0	7,0	29,1	10,2	6 589	15,0	6,1	29,5	9,5
Bagnères-de-Bigorre (Hautes-Pyrénées)	8 864	22,0	9,0	20,7	10,2	8 634	21,2	8,3	24,5	9,6
Oullins (Rhône)	8 185	26,0	10,0	24,6	11,0	8 290	24,6	8,9	27,9	10,3
Héricourt (Haute-Saône)	5 810	15,5	5,5	25,2	10,0	5 790	15,5	5,5	26,5	10,0
Sin-le-Noble (Nord)	6 091	21,0	13,0	30,2	18,7	5 719	19,4	1,9	26,4	11,1
Saint-Girons (Ariège)	5 893	17,5	2,0	19,3	3,1	5 654	16,4	1,3	22,4	3,3
Pleyben (Finistère)	5 693	14,0	3,5	23,2	5,7	5 619	11,2	5,4	29,1	9,6
Auray (Morbihan)	6 692	17,0	3,5	25,0	5,3	6 515	17,8	1,7	29,4	2,6
Avesnes (Nord)	6 341	16,5	4,0	25,0	1,5	6 301	15,8	1,3	26,5	10,5
Saint-Yrieix (Haute-Vienne)	8 372	21,0	11,0	24,8	11,2	8 390	25,4	11,2	27,7	19,2
Lagny (Seine-et-Marne)	5 511	11,0	11,0	26,0	19,9	5 294	19,1	10,1	29,5	19,2
Raismes (Nord)	6 099	18,5	5,5	28,0	2,2	6 537	19,3	6,1	29,6	9,7
Dreux (Eure-et-Loir)	9 735	28,0	11,5	25,7	11,8	9 089	28,9	8,8	29,7	9,1
Le Bouscat (Gironde)	9 315	28,0	3,0	30,1	3,2	8 751	29,1	2,3	27,8	2,6
Blain (Loire-Inférieure)	6 601	15,5	1,0	21,5	1,5	6 674	20,2	2,0	30,2	2,9
Sablé (Sarthe)	6 118	20,0	0,5	32,7	0,8	6 025	18,4	2,2	30,4	3,6
Noisy-le-Sec (Seine)	8 021	22,0	2,0	25,1	2,5	6 963	21,7	1,1	29,4	5,0
Aubusson (Creuse)	6 228	15,0	3,0	21,0	4,8	6 222	21,1	3,0	30,4	4,8
Creil (Oise)	8 621	27,0	5,0	31,7	5,6	8 797	26,5	6,2	30,4	7,3
Caudéran (Gironde)	10 940	31,0	4,5	31,7	5,6	9 311	22,1	3,2	30,1	3,5
Saint-Pol-de-Léon (Finistère)	7 651	14,5	14,5	17,6	12,0	7 564	22,9	9,1	30,5	12,0
Privas (Ardèche)	7 541	25,5	6,0	30,5	15,1	7 551	23,0	10,3	30,6	15,1
Montoir-de-Bret (Loire-Inférieure)	8 231	21,5	2,0	30,7		7 650	21,1	4,6	30,2	6,0
Saint-Pol-sur-mer (Nord)	7 547	24,0	1,5	30,7	2,5	6 840	21,1	0,7	30,1	1,0
Essonnes (Seine-et-Oise)	9 035	21,5	2,0	30,5	2,2	8 192	25,2	2,0	30,8	2,9
Aniche (Nord)	6 901	20,5	4,5	27,5	6,5	6 588	21,1	3,6	31,7	6,5
Sainte-Savine (Aube)	5 791	19,5	2,0	30,0	3,5	5 521	17,1	3,6	30,4	6,5
Le Raincy (Seine-et-Oise)	5 990	16,5	2,5	27,9	4,2	5 299	17,6	1,5	30,0	3,0
Plainfaing (Vosges)	5 295	16,0	2,0	30,1	0,8	5 299	16,5	2,0	31,1	3,2
Scaër (Finistère)	5 921	19,0	0,5	30,1	0,8	5 957	18,2	0,9	31,1	1,5
Noeux-les-mines (Pas-de-Calais)	5 945	15,0	5,0	31,4	3,0	5 833	14,5	3,0	31,4	9,3
Péronne (Somme)	5 241	17,0	1,5	30,6	3,0	5 025	15,8	5,2	31,4	8,4
Hellemmes-Lille (Nord)	5 590	21,5	2,0	30,9	3,4	6 169	19,5	3,7	30,4	5,9
Mantes (Seine-et-Oise)	7 949	25,0	3,0	31,6	3,7	7 596	23,1	3,2	30,5	4,3
Vanves (Seine)	8 729	23,0	11,0	30,4	12,6	7 520	21,2	7,1	31,8	9,5

Table (split by column group for legibility; the *Villes* column is repeated).

Villes — Période 1888 à 1890 — Période 1891 à 1895

VILLES	PÉRIODE 1888 À 1890	POPULATION	DÉCÈS tuberculose	DÉCÈS bronchite chronique	PROPORTION pour 10 000 hab. Tuberculose	PROPORTION pour 10 000 hab. Bronchite chronique
Guéret (Creuse)	»	7 088	21,8	4,4	27,6	5,1
Caudry (Nord)	»	8 464	20,2	3,8	37,5	4,7
Foix (Ariège)	»	7 518	31,6	2,6	35,8	3,3
Comines (Nord)	»	7 427	21,6	5,0	33,1	5,3
Haubourdin (Nord)	»	7 525	29,6	4,0	35,3	5,3
Villefranche (Aveyron)	»	9 750	43,7	5,0	35,3	4,4
Albert (Somme)	»	6 442	18,2	5,4	29,4	8,7
Montataire (Oise)	»	5 423	16,0	4,4	31,2	8,6
Le Perreux (Seine)	»	6 813	24,8	4,0	31,9	5,9
Vitry-sur-Seine (Seine)	»	7 679	29,2	1,8	37,0	2,5
Talence (Gironde)	»	7 673	25,4	2,4	33,1	3,1
Houplines (Nord)	»	7 499	29,6	8,2	36,1	10,9
Choisy-le-Roi (Seine)	»	8 397	29,2	9,4	35,0	11,2
Mouzon (Ardennes)	»	6 757	21,6	1,6	30,6	2,3
Pont-l'Abbé (Finistère)	»	5 434	17,0	0,5	31,2	0,9
Deville-lès-Rouen (Seine-Inférieure)	»	5 342	18,0	5,6	33,6	10,4
Villers-Bretonneux (Somme)	»	5 616	17,0	1,2	33,8	2,1
Baccarat (Meurthe-et-Moselle)	»	5 723	21,2	5,1	37,0	9,4
Rueil (Seine-et-Oise)	»	10 021	33,6	3,0	33,5	2,9
Béré (Loire-Inférieure)	»	7 257	25,8	10,2	39,5	13,9
Couëron (Loire-Inférieure)	»	5 363	21,5	1,5	40,1	2,8
Nogent-sur-Marne (Seine)	»	8 316	25,0	1,4	30,0	5,3
Tourlaville (Manche)	»	7 327	21,2	10,8	32,8	14,6
Lannion (Côtes-du-Nord)	»	5 777	18,0	17,2	31,0	29,7
Trouville (Calvados)	»	6 157	18,5	3,6	29,9	5,8
Pontoise (Seine-et-Oise)	»	7 571	31,4	1,6	37,9	2,1
Loos (Nord)	»	7 912	32,2	8,8	40,7	11,1
Senlis (Oise)	»	7 162	21,6	2,8	34,9	3,9
Château-Gontier (Mayenne)	»	7 290	25,8	13,0	35,5	17,0
Château-Thierry (Aisne)	»	6 842	21,2	9,4	33,9	13,1
Châteaubriant (Loire-Inférieure)	»	6 531	25,8	9,4	37,0	11,3
Saint-Amand-Mont-Rond (Cher)	»	8 029	31,5	0	47,0	
Saint-Cloud (Seine-et-Oise)	»	5 621	22,8	5,0	40,5	7,1
Graville-Sainte-Honorine (Loire-Inférieure)	»	7 435	26,4	3,4	39,6	4,5
Montivilliers (Seine-Inférieure)	»	5 190	20,2	3,0	34,8	5,7
Tournon (Ardèche)	»	5 127	19,2	8,4	37,4	16,3
Briare (Loiret)	»	6 621	21,0	0,6	31,7	0,9
Lomme (Nord)	»	5 905	21,5	2,5	41,8	4,5
Meudon (Seine-et-Oise)	»	7 102	31,4	2,2	39,7	2,7
Barentin (Seine-Inférieure)	»	7 449	31,8	10,8	44,5	14,2
Lillers (Pas-de-Calais)	»	7 950	31,4	4,6	46,5	6,2
Condom (Gers)	»	9 520	40,4	7,0	43,5	7,5
Saint-Julien (Haute-Vienne)	»	4 572	18,4	1,0	37,8	3,3
Domfront (Orne)	»	8 654	30,8	10,2	38,2	12,6
Pré-Saint-Gervais (Seine)	»	8 585	35,8	23,2	41,7	27,0
Étampes (Seine-et-Oise)	»	6 957	27,2	5,0	39,0	5,7
Sèvres (Seine-et-Oise)	»	6 126	23,2	7,8	37,8	12,7
Lys-lès-Lannoy (Nord)	»	6 098	27,2	2,2	45,3	3,6
Pont-Audemer (Eure)	»	7 853	26,8	2,8	39,2	3,5
Salins (Jura)	»	9 599	26,0	4,5	36,5	4,6
Maisons-Alfort (Seine)	»	7 094	26,4	7,3	47,9	9,7
Honfleur (Calvados)	»	6 658	21,0	2,6	36,0	3,9
Aubenas (Ardèche)	»	9 535	43,6	4,4	46,2	4,6
Mehun-sur-Yèvre (Cher)	»	5 070	21,2	16,6	41,8	32,7

Villes — Période 1896 à 1897 — Moyenne de 1891 à 1897

VILLES	POPULATION	DÉCÈS tuberculose	DÉCÈS bronchite chronique	PROPORTION pour 10 000 hab. Tuberculose	PROPORTION pour 10 000 hab. Bronchite chronique	POPULATION moyenne	DÉCÈS tuberculose	DÉCÈS bronchite chronique	PROPORTION pour 10 000 hab. Tuberculose	PROPORTION pour 10 000 hab. Bronchite chronique
Guéret (Creuse)	7 131	27,0	0,0	35,2	7,0	7 571	25,1	5,2	31,9	6,8
Caudry (Nord)	9 179	25,0	2,0	35,4	2,4	8 733	27,6	2,9	37,9	3,3
Foix (Ariège)	6 730	19,0	1,0	25,4	1,4	7 641	22,8	1,8	32,1	2,3
Comines (Nord)	7 519	24,5	1,0	31,1	3,3	7 488	23,1	4,9	32,4	5,3
Haubourdin (Nord)	7 875	24,0	9,0	29,2	11,4	7 590	25,8	6,5	37,4	8,4
Villefranche (Aveyron)	8 454	25,0	1,5	29,6	5,3	9 095	23,7	4,2	42,4	4,6
Albert (Somme)	6 730	25,0	3,5	33,6	5,2	6 561	21,1	3,4	32,5	6,8
Montataire (Oise)	5 402	20,5	2,5	35,7	4,2	5 342	18,2	3,4	32,9	6,1
Le Perreux (Seine)	8 335	25,0	0,5	31,2	0,6	7 374	23,9	2,2	31,1	3,1
Vitry-sur-Seine (Seine)	8 143	24,0	1,5	29,5	1,8	7 660	25,1	1,7	31,2	2,3
Talence (Gironde)	9 171	31,0	2,0	33,7	2,1	8 422	24,2	2,2	31,1	2,6
Houplines (Nord)	7 758	21,5	1,5	27,7	[illegible]	7 611	25,5	6,3	31,5	8,2
Choisy-le-Roi (Seine)	9 651	32,5	7,5	31,6	[illegible]	9 115	30,8	8,1	31,8	9,1
Mouzon (Ardennes)	6 747	21,0	3,0	31,2	[illegible]	6 722	22,8	2,3	30,9	3,1
Pont-l'Abbé (Finistère)	5 768	21,0	3,0	35,7	[illegible]	5 571	19,0	1,7	30,9	3,0
Deville-lès-Rouen (Seine-Inférieure)	5 028	19,5	4,5	31,4	[illegible]	5 321	18,7	5,0	30,9	9,0
Villers-Bretonneux (Somme)	5 143	17,5	3,6	35,1	[illegible]	5 375	18,2	2,1	37,9	3,9
Baccarat (Meurthe-et-Moselle)	6 772	21,0	1,5	31,0	[illegible]	6 217	20,1	4,9	31,9	7,8
Rueil (Seine-et-Oise)	9 613	31,5	5,3	31,7	5,7	9 892	33,5	4,2	31,0	4,2
Béré (Loire-Inférieure)	7 719	21,5	5,0	29,2	[illegible]	7 501	25,6	7,6	31,1	10,1
Couëron (Loire-Inférieure)	5 947	17,5	2,5	29,1	[illegible]	5 646	19,5	2,0	31,7	3,5
Nogent-sur-Marne (Seine)	9 990	37,5	2,5	39,6	2,6	8 885	31,3	3,4	31,8	3,8
Tourlaville (Manche)	8 220	31,0	11,5	37,5	17,5	7 817	27,6	12,6	43,7	16,1
Lannion (Côtes-du-Nord)	5 901	23,5	7,0	37,5	11,7	5 865	20,7	13,1	31,5	20,6
Trouville (Calvados)	6 281	25,0	2,0	41,1	3,2	6 219	21,2	2,8	33,4	4,5
Pontoise (Seine-et-Oise)	8 028	27,0	3,0	34,4	3,7	7 701	30,7	2,3	43,2	2,9
Loos (Nord)	8 732	27,0	14,0	50,9	16,0	8 322	29,6	11,5	35,5	13,6
Senlis (Oise)	7 216	28,0	1,5	38,8	2,1	7 189	25,8	2,2	43,9	3,0
Château-Gontier (Mayenne)	7 135	25,0	5,5	36,1	7,7	7 197	25,9	9,2	45,9	12,8
Château-Thierry (Aisne)	7 024	27,0	7,0	38,1	9,9	6 988	25,1	8,0	37,2	11,3
Châteaubriant (Loire-Inférieure)	7 679	24,5	9,5	31,8	11,5	6 783	25,6	9,5	36,3	11,0
Saint-Amand-Mont-Rond (Cher)	8 476	21,0	0,0	25,4		8 572	31,2	0,0	36,1	
Saint-Cloud (Seine-et-Oise)	6 315	20,5	1,5	32,2	2,3	5 990	21,7	2,7	36,1	1,5
Graville-Sainte-Honorine (Loire-Inférieure)	9 287	31,0	2,9	31,4	2,1	8 360	30,2	2,7	36,3	3,2
Montivilliers (Seine-Inférieure)	5 561	18,5	9,5	35,5	0,9	5 280	19,4	1,7	36,9	3,2
Tournon (Ardèche)	5 311	19,5	14,0	36,5	14,7	5 265	19,3	9,1	36,9	17,5
Briare (Loiret)	5 870	21,5	0,0	32,2		6 216	21,7	0,3	36,9	0,8
Lomme (Nord)	5 550	18,5	1,0	33,3	1,8	5 907	20,0	1,7	35,3	3,1
Meudon (Seine-et-Oise)	8 787	31,0	0,5	35,3	0,5	8 355	31,2	1,5	35,3	1,5
Barentin (Seine-Inférieure)	5 011	19,0	6,5	37,8	12,7	5 011	19,0	6,5	35,3	12,7
Lillers (Pas-de-Calais)	7 796	27,0	6,0	31,7	7,1	7 097	27,9	8,4	35,1	10,9
Condom (Gers)	7 095	21,5	1,5	39,5	6,3	7 225	27,9	1,5	35,4	6,2
Saint-Julien (Haute-Vienne)	9 675	31,5	7,0	34,6	7,2	9 586	30,3	7,0	35,3	3,5
Domfront (Orne)	5 156	20,5	2,0	39,7	3,8	5 060	19,1	1,8	38,2	4,5
Pré-Saint-Gervais (Seine)	9 304	37,0	11,0	39,7	11,8	8 681	37,9	19,6	39,9	13,2
Étampes (Seine-et-Oise)	8 671	31,0	7,5	35,9	8,6	8 028	34,9	15,3	39,3	13,6
Sèvres (Seine-et-Oise)	7 317	29,0	1,5	39,6	2,0	7 112	28,1	2,7	39,3	3,8
Lys-lès-Lannoy (Nord)	5 580	22,0	21,0	39,5	37,6	5 580	22,0	21,0	39,1	37,6
Pont-Audemer (Eure)	6 063	25,0	6,0	41,3	9,9	6 190	24,1	6,0	39,3	11,3
Salins (Jura)	5 021	19,0	3,5	31,5	6,2	5 846	24,1	4,1	37,3	4,8
Maisons-Alfort (Seine)	9 516	37,5	9,5	39,1	10,2	9 586	36,2	7,0	39,3	8,4
Honfleur (Calvados)	8 323	27,5	20,5	34,6	25,2	7 841	31,9	11,0	39,6	17,4
Aubenas (Ardèche)	6 392	29,5	2,0	36,9	3,2	6 975	26,8	2,3	41,1	3,5
Mehun-sur-Yèvre (Cher)	9 857	30,5	4,5	37,0	4,5	9 696	39,1	4,1	41,8	4,5
Tournus (Saône-et-Loire)	5 070	21,2	16,6	41,8	32,7	5 070	21,2	16,6	41,8	32,7

PÉRIODE 1891 À 1895

VILLES	PÉRIODE 1889 à 1890	POPULATION	DÉCÈS par tuberculose	DÉCÈS bronchite chronique	PROPORTION (par 10 000 hab.) tuberculose	PROPORTION bronchite chronique
Bessèges (Gard)	»	8 644	29,8	2,8	46,0	3,2
Fumay (Ardennes)	»	5 759	24,3	7,8	41,4	11,9
Arcueil-Cachan (Seine)	»	6 035	25,8	1,6	42,8	2,6
Saint-Claude (Jura)	»	9 746	50,4	29,4	51,8	29,9
Annœullin (Nord)	»	[illegible]	[illegible]	[illegible]	[illegible]	[illegible]
Montereau (Seine-et-Marne)	»	7 302	31,0	5,8	43,6	7,4
Ambert (Puy-de-Dôme)	»	7 962	27,0	6,5	33,9	8,2
Darnétal (Seine-Inférieure)	»	6 397	22,0	1,8	35,4	2,8
Sedan (Ardennes)	»	6 071	30,0	3,4	49,4	5,6
Saint-Maurice (Seine)	»	6 648	29,0	8,0	44,6	12,0
Ligny-en-Barrois (Meuse)	»	5 195	25,3	8,0	55,3	15,6
Maisons-Laffitte (Seine-et-Oise)	»					
Sanvic (Seine-Inférieure)	»	6 850	22,8	3,6	33,4	5,2
Malakoff (Seine)	»	9 108	49,8	9,4	46,4	10,4
Corbeil (Seine-et-Oise)	»	8 233	42,4	4,8	24,5	5,8
Suresnes (Seine)	»	8 375	31,4	9,2	37,5	10,9
Alfortville (Seine)	»	7 488	20,0	3,4	43,3	4,8
St-Etienne-du-Rouvray (Seine-Inférieure)	»					
Clamart (Seine)	»	5 190	21,6	2,8	41,8	5,1
Nieppe (Nord)	»	5 276	24,4	3,0	41,3	5,6
Champigny (Seine)	»					
Bagnolet (Seine)	»	6 424	32,2	4,4	52,5	7,1
Villejuif (Seine)	»					
Ploërmel (Morbihan)	»	5 922	56,3	4,0	57,1	6,7
Poissy (Seine-et-Oise)	»	6 582	34,2	5,2	52,0	8,4
Les Lilas (Seine)	»	6 425	30,8	6,4	54,4	9,9
Gennevilliers (Seine)	»	5 576	54,2	1,3	61,4	2,7
Avranches (Manche)	»	7 722	44,0	0,8	55,6	1,0
Pézenas (Hérault)	»	6 744	35,7	14,2	54,0	19,5
Berck-sur-mer (Pas-de-Calais)	»	5 783	38,0	7,0	65,6	3,4
Clermont (Oise)	»	5 573	45,0	5,8	80,7	10,4
Total (295 villes)	»	1 914 659	5 150,0	1911,1	26,8	9,0

PÉRIODE 1896 À 1897 | **MOYENNE DE 1891 À 1897**

VILLES	POPULATION	DÉCÈS tuberculose	DÉCÈS bronchite chronique	PROPORTION (par 10 000 hab.) tuberculose	PROPORTION bronchite chronique	POPULATION moyenne	DÉCÈS tuberculose	DÉCÈS bronchite chronique	PROPORTION tuberculose	PROPORTION bronchite chronique
Bessèges (Gard)	8 044	31,0	1,0	38,7	1,2	8 324	35,4	1,9	42,3	2,2
Fumay (Ardennes)	5 258	24,0	6,5	44,2	12,3	5 229	22,3	7,2	42,9	14,7
Arcueil-Cachan (Seine)	7 040	30,0	2,0	42,5	2,4	6 501	27,2	1,8	42,4	2,7
Saint-Claude (Jura)	10 125	30,5	29,5	30,1	29,1	9 954	42,4	21,9	49,2	24,1
Annœullin (Nord)	5 044	21,5	5,0	42,9	9,3	5 044	20,5	5,0	45,2	9,7
Montereau (Seine-et-Marne)	8 642	31,0	6,0	42,4	7,4	7 912	35,0	5,9	45,0	7,4
Ambert (Puy-de-Dôme)	7 067	41,5	19,0	54,4	13,6	7 349	34,4	8,3	44,0	10,4
Darnétal (Seine-Inférieure)	6 463	35,0	1,5	54,4	2,2	6 395	23,0	1,7	41,2	2,4
Sedan (Ardennes)	6 232	21,5	6,5	34,2	0,8	6 136	27,2	1,3	44,2	3,1
Saint-Maurice (Seine)	7 354	34,5	7,5	74,6	10,2	7 001	34,2	7,7	47,6	10,9
Ligny-en-Barrois (Meuse)	5 324	18,9	8,0	34,4	11,9	5 224	30,4	8,0	48,4	13,4
Maisons-Laffitte (Seine-et-Oise)	5 702	25,5	4,5	41,7	7,4	5 502	26,5	4,5	41,4	7,4
Sanvic (Seine-Inférieure)	7 580	26,0	3,3	41,1	4,2	7 229	34,1	4,5	44,8	6,2
Malakoff (Seine)	10 548	42,5	13,0	34,4	11,9	9 952	41,7	11,2	[illegible]	[illegible]
Corbeil (Seine-et-Oise)	9 592	37,0	5,5	39,8	5,9	8 592	39,7	5,2	[illegible]	[illegible]
Suresnes (Seine)	9 019	40,0	7,0	43,3	7,7	8 697	40,9	8,1	[illegible]	[illegible]
Alfortville (Seine)	11 449	49,5	7,5	44,2	6,7	9 675	44,2	5,4	[illegible]	[illegible]
St-Etienne-du-Rouvray (Seine-Inférieure)	5 132	21,0	3,0	42,6	5,4	5 142	21,0	3,0	[illegible]	[illegible]
Clamart (Seine)	6 270	31,0	1,5	49,3	2,3	5 884	27,8	4,4	[illegible]	[illegible]
Nieppe (Nord)	6 426	29,5	0,5	42,1	0,8	5 794	26,4	1,7	[illegible]	[illegible]
Champigny (Seine)	5 828	37,0	2,5	45,8	7,6	5 328	25,0	2,5	[illegible]	[illegible]
Bagnolet (Seine)	7 116	32,5	5,5	45,6	7,7	6 659	32,3	4,3	[illegible]	[illegible]
Villejuif (Seine)	5 082	25,0	2,0	44,2	3,9	5 082	25,0	2,0	[illegible]	[illegible]
Ploërmel (Morbihan)	6 047	25,5	6,0	42,0	9,4	5 900	40,9	5,0	[illegible]	[illegible]
Poissy (Seine-et-Oise)	6 590	31,5	0,5	44,5	0,7	6 671	33,8	4,8	[illegible]	[illegible]
Les Lilas (Seine)	7 375	37,0	2,0	50,2	2,7	6 940	35,9	5,2	[illegible]	[illegible]
Gennevilliers (Seine)	7 398	33,0	1,0	44,8	1,3	6 452	34,6	1,2	[illegible]	[illegible]
Avranches (Manche)	7 430	44,0	0,0	54,4	—	7 046	44,0	0,4	[illegible]	[illegible]
Pézenas (Hérault)	6 549	55,0	17,0	84,9	25,9	6 696	45,3	15,1	68,4	21,7
Berck-sur-mer (Pas-de-Calais)	7 039	58,0	1,0	82,4	1,4	6 411	48,0	1,5	74,0	2,3
Clermont (Oise)	5 708	59,5	4,5	104,2	7,8	5 630	51,2	5,2	92,4	9,0
Total (295 villes)	2 105 670	5 624,6	1730,0	26,7	8,3	2 106 306	5 604,7	1 807,1	26,7	9,0

TABLEAU III. — (d) VILLES AYANT DE 4.000 A 5.000 HABITANTS (1891-1897).

Pour chaque période, les colonnes « Décès par » donnent la tuberculose et la bronchite chronique ; les colonnes « Proportion pour 10.000 hab. » donnent la Tuberculose et la Bronchite chronique.

VILLES	PÉRIODE 1888 À 1890	PÉRIODE 1891 À 1895 POPULATION	Décès tuberculose	Décès bronchite chronique	Prop. Tuberculose	Prop. Bronchite chronique	PÉRIODE 1896 À 1897 POPULATION	Décès tuberculose	Décès bronchite chronique	Prop. Tuberculose	Prop. Bronchite chronique	MOYENNE 1891 À 1897 POPULATION moyenne	Décès tuberculose	Décès bronchite chronique	Prop. Tuberculose	Prop. Bronchite chronique
Muret (Haute-Garonne)	»	4.136	5,6	1,6	13,5	3,8	4.074	3,0	0,5	7,4	1,2	4.100	4,5	1,1	10,4	2,7
La Réole (Gironde)	»	4.102	4,2	6,6	10,8	16,1	4.226	5,1	6,0	12,0	14,2	4.163	4,6	6,3	11,4	15,4
Blaye (Gironde)	»	5.069	6,5	1,5	12,9	2,9	4.402	5,5	10,0	11,2	23,4	4.970	6,0	5,7	12,1	11,4
Mortagne (Orne)	»	4.239	7,4	10,8	17,4	25,4	4.041	3,0	5,0	7,4	12,3	4.196	5,2	7,9	12,4	19,0
Tonnerre (Yonne)	»	4.791	6,0	8,0	12,5	16,7	4.796	6,0	5,0	12,5	10,4	4.794	6,0	6,5	12,5	13,5
Bressuire (Deux-Sèvres)	»	4.711	6,6	2,2	14,0	4,6	4.410	7,0	4,0	15,9	9,0	4.550	6,8	3,1	11,9	6,8
Saint-Sever (Landes)	»	4.590	6,4	7,8	13,4	16,3	4.635	8,0	4,0	17,4	8,6	4.607	7,2	5,9	15,4	12,5
Marvejols (Lozère)	»	4.505	3,2	5,8	7,1	12,6	4.215	10,0	3,0	23,7	7,1	4.296	6,6	4,5	15,4	9,9
Gourdon (Lot)	»	4.564	10,0	0,2	21,0	0,4	4.450	5,5	1,0	12,3	2,2	4.615	7,7	0,4	16,5	1,3
Rochechouart (Haute-Vienne)	»	4.596	8,0	4,0	17,3	8,9	4.510	8,5	1,5	18,8	3,3	4.797	8,2	2,7	16,4	6,0
Châtillon-sur-Seine (Côte-d'Or)	»	5.120	9,8	3,3	19,1	6,4	4.852	9,0	2,5	18,5	5,1	4.586	9,4	2,9	18,8	5,8
Bellac (Haute-Vienne)	»	4.865	9,4	5,6	19,3	11,5	4.748	9,0	6,5	18,9	13,6	4.803	9,2	6,1	19,1	12,6
Neufchâteau (Vosges)	»	4.004	5,6	1,2	17,1	2,9	4.277	9,0	2,0	21,0	4,6	4.185	7,4	1,6	19,1	3,8
Barbezieux (Charente)	»	4.104	9,5	2,0	21,1	4,8	4.229	7,5	2,9	17,8	4,7	4.164	8,5	2,0	20,5	4,7
Uzès (Gard)	»	4.996	6,6	5,0	25,2	10,0	4.819	6,5	10,5	13,5	21,7	4.902	10,5	7,7	21,4	15,7
Bazas (Gironde)	»	4.902	11,8	2,8	21,8	5,6	4.786	10,5	1,5	21,9	3,1	4.879	11,2	2,1	22,8	4,3
La Châtre (Indre)	»	5.060	13,4	1,6	28,4	3,1	4.884	10,0	0,0	21,5	1,6	4.984	12,2	0,8	24,4	1,6
Bar-sur-Aube (Aube)	»	4.342	9,6	4,0	22,1	9,2	4.021	13,0	2,0	28,1	4,3	4.181	11,3	3,0	25,4	6,7
Montdidier (Somme)	»	4.631	9,6	2,6	20,7	5,6	4.650	11,5	2,0	31,2	4,3	4.640	12,1	2,3	27,9	4,9
Corte (Corse)	»	4.807	10,4	9,4	21,2	19,2	4.886	17,5	10,5	35,7	21,4	4.896	14,9	9,9	25,4	20,2
Loudun (Vienne)	»	4.682	14,0	1,8	30,1	3,8	4.611	13,0	0,5	28,0	1,1	4.693	13,5	1,2	29,4	2,5
Ussel (Corrèze)	»	4.890	14,0	8,8	28,9	14,2	4.029	13,5	6,0	35,1	12,8	4.773	15,3	7,4	37,0	15,5
Lectoure (Gers)	»	4.942	13,0	3,5	26,4	7,1	4.606	17,5	7,5	37,7	16,1	4.782	15,2	5,5	37,0	11,5
Brignoles (Var)	»	4.704	13,6	7,4	29,3	15,7	4.804	28,5	1,5	29,1	3,1	4.762	21,1	4,5	44,2	9,3
Doullens (Somme)	»	4.054	19,0	3,6	40,8	7,7	4.502	22,0	3,0	47,9	6,5	4.628	21,5	3,3	44,1	7,1
Louhans (Saône-et-Loire)	»	4.528	24,0	7,2	50,3	15,7	4.519	19,5	5,5	42,9	12,1	4.539	21,2	6,4	47,6	14,8
TOTAL (26 villes)	»	121.184	294,2	114,3	24,9	9,7	118.902	285,1	103,5	24,9	8,6	120.020	275,0	114,8	22,8	9,2

TABLEAU III. — (c) VILLES AYANT DE 3.000 A 4.000 HABITANTS (1891-1897).

VILLES	PÉRIODE 1886 À 1890	POPULATION 1891 À 1895	DÉCÈS par tuberculose	DÉCÈS par bronchite chronique	PROPORTION pour 10.000 hab. Tuberculose	PROPORTION pour 10.000 hab. Bronchite chronique	POPULATION 1896 À 1897	DÉCÈS par tuberculose	DÉCÈS par bronchite chronique	PROPORTION pour 10.000 hab. Tuberculose	PROPORTION pour 10.000 hab. Bronchite chronique	POPULATION moyenne	DÉCÈS par tuberculose	DÉCÈS par bronchite chronique	PROPORTION pour 10.000 hab. Tuberculose	PROPORTION pour 10.000 hab. Bronchite chronique
Saint-Marcellin (Isère)	»	3.380	1,5	8,0	4,4	23,6	3.354	1,0	3,5	3,0	10,6	3.375	1,3	5,7	3,7	17,0
Murat (Cantal)	»	3.168	3,8	2,5	11,9	7,5	3.591	3,0	0,5	8,8	1,4	3.279	3,4	1,5	10,4	4,5
Nogent-sur-Seine (Aube)	»	3.711	7,0	1,0	18,8	2,6	3.783	3,5	1,0	9,3	2,6	3.747	5,2	1,0	11,1	2,6
Nontron (Dordogne)	»	3.641	2,7	0,2	7,6	0,5	3.647	8,0	0,0	21,9	0,2	3.644	5,3	0,1	11,2	0,2
Prades (Pyrénées-Orientales)	»	3.790	5,4	7,4	15,5	19,8	3.564	5,0	7,0	14,4	20,2	3.672	5,4	7,2	11,9	19,3
Jonzac (Charente-Inférieure)	»	3.390	5,0	1,5	13,9	4,2	3.355	5,5	1,5	16,4	4,4	3.372	5,2	1,5	13,7	4,3
Pont-l'Évêque (Calvados)	»	3.668	3,5	0,0	11,5	[illegible]	3.121	6,5	0,5	20,8	1,6	3.421	5,0	0,2	16,1	0,6
Céret (Pyrénées-Orientales)	»	3.828	3,7	1,2	21,9	3,1	3.726	4,0	0,0	10,6	0,0	3.797	6,2	0,6	16,4	1,5
Mauriac (Cantal)	»	3.542	3,5	8,2	9,4	23,1	3.101	8,0	2,5	23,5	7,3	3.371	5,9	5,4	17,4	15,5
Sancerre (Cher)	»	3.837	7,8	3,5	20,3	8,8	3.413	5,0	1,5	11,5	4,3	3.629	6,4	2,4	17,4	6,6
Semur (Côte-d'Or)	»	3.917	6,6	2,4	16,5	6,1	3.884	8,0	0,0	20,6	0,0	3.901	7,3	1,2	18,7	3,1
Nyons (Drôme)	»	3.353	7,5	6,4	21,0	21,9	3.604	6,0	4,5	16,6	12,4	3.487	6,7	5,9	17,2	16,8
Vassy (Haute-Marne)	»	3.966	6,8	6,2	17,0	15,5	3.563	8,0	3,0	22,2	8,3	3.796	7,1	4,6	19,6	12,1
Lesparre (Gironde)	»	3.949	10,0	0,5	25,5	1,2	4.036	6,0	0,0	14,8	0,0	3.977	8,0	0,2	20,1	0,5
Bourganeuf (Creuse)	»	3.368	11,2	4,5	31,5	17,3	3.369	4,0	6,5	8,9	19,4	3.396	7,1	5,5	20,2	15,6
Mirande (Gers)	»	4.186	6,0	5,0	14,3	11,9	3.771	11,0	6,0	29,2	15,9	3.943	8,5	5,3	21,7	13,8
Sisteron (Basses-Alpes)	»	3.979	11,0	6,5	24,2	16,3	3.792	6,5	6,5	17,4	17,4	3.831	8,8	6,5	22,8	16,8
Baugé (Maine-et-Loire)	»	3.621	9,8	3,4	27,0	14,3	3.564	6,5	3,0	19,1	8,9	3.583	8,2	3,9	21,5	11,0
Embrun (Hautes-Alpes)	»	4.017	8,0	3,5	19,9	8,7	3.490	10,0	6,0	25,4	17,1	3.734	9,0	4,7	24,3	12,6
Saint-Calais (Sarthe)	»	3.585	8,5	0,5	24,5	1,4	3.689	9,0	3,0	24,9	8,3	3.692	9,2	1,4	24,3	4,7
Ribérac (Dordogne)	»	3.702	11,2	1,5	30,2	3,7	3.707	7,5	1,0	20,2	2,7	3.703	9,3	1,3	26,6	3,2
Ruffec (Charente)	»	3.451	7,0	7,5	19,8	19,2	3.499	11,5	1,0	33,5	2,9	3.489	9,3	3,9	26,6	12,3
Charolles (Saône-et-Loire)	»	3.196	10,0	3,8	31,3	11,8	3.516	8,0	4,0	22,7	11,3	3.555	9,0	4,5	25,9	11,8
Saint-Pons (Hérault)	»	3.290	8,5	2,4	21,8	8,7	3.064	9,0	0,0	29,3	[illegible]	3.431	8,7	1,4	25,8	4,4
La Tour-du-Pin (Isère)	»	3.305	7,5	4,5	22,5	11,5	3.524	12,0	5,0	41,0	14,2	3.415	9,7	4,4	28,2	13,9
Saint-Pol (Pas-de-Calais)	»	3.306	12,0	6,2	59,4	16,7	3.585	9,0	2,5	25,1	6,9	3.610	10,5	3,1	24,4	11,4
Montreuil-sur-mer (Pas-de-Calais)	»	3.620	12,6	2,2	35,8	6,1	3.617	8,5	2,0	24,5	5,5	3.614	10,5	2,1	29,2	5,5
Confolens (Charente)	»	3.092	12,5	5,0	40,5	16,1	3.107	6,5	2,5	24,9	8,0	3.109	9,5	3,7	30,1	11,9
Bar-sur-Aube (Aube)	»	3.386	12,6	2,6	37,1	7,6	3.177	8,0	1,0	25,2	3,1	3.298	10,3	1,8	31,2	5,5
Segré (Maine-et-Loire)	»	3.564	10,4	0,0	29,3	[illegible]	3.744	13,5	0,0	36,2	0,0	3.672	11,9	0,0	32,7	0,0
Nantua (Ain)	»	2.962	10,5	1,8	35,5	6,1	3.644	9,5	1,5	31,0	4,9	3.642	10,0	1,7	31,2	5,2
Saint-Jean-de-Maurienne (Savoie)	»	3.115	8,5	6,5	27,2	20,8	3.114	6,0	5,5	15,9	17,6	3.117	11,4	6,0	26,0	19,2
Vervins (Aisne)	»	3.162	8,5	5,6	26,6	17,6	3.272	13,0	7,0	43,8	20,5	3.217	11,7	6,3	26,1	19,2
Sceaux (Seine)	»	3.528	12,0	2,7	34,1	6,8	3.840	13,0	1,5	34,9	3,8	3.690	11,5	1,9	29,5	5,1
Vouziers (Ardennes)	»	3.885	16,2	7,0	42,3	14,3	3.730	13,5	5,5	31,7	4,7	3.773	15,9	6,2	42,1	16,4
Châteaulin (Finistère)	»	3.028	17,2	0,5	46,9	1,4	3.820	15,0	0,5	39,2	1,3	3.757	16,1	0,5	11,0	1,3
Total.. 36 villes	»	127.929	311,6	135,2	24,1	10,5	125.318	54,0	97,0	21,0	7,7	127.030	364,1	115,3	21,1	9,0

TABLEAU III. -- (f) VILLES DE 2.000 A 3.000 HABITANTS (1891-1897).

VILLES	PÉRIODE 1889 À 1890	PÉRIODE 1891 À 1895					PÉRIODE 1896 À 1897					MOYENNE DE 1891 À 1897				
		POPULATION	DÉCÈS par tuberculose	DÉCÈS par bronchite chronique	PROPORTION (pour 10.000 hab) Tuberculose	PROPORTION (pour 10.000 hab) Bronchite chronique	POPULATION	DÉCÈS par tuberculose	DÉCÈS par bronchite chronique	PROPORTION (pour 10.000 hab) Tuberculose	PROPORTION (pour 10.000 hab) Bronchite chronique	POPULATION moyenne	DÉCÈS par tuberculose	DÉCÈS par bronchite chronique	PROPORTION (pour 10.000 hab) Tuberculose	PROPORTION (pour 10.000 hab) Bronchite chronique
Villefranche (Haute-Garonne)	»	2.556	1,4	0,2	17,2	0,7	2.246	3,5	1,0	15,8	4,5	2.580	3,9	0,6	16,3	2,5
Rocroi (Ardennes)	»	2.251	5,6	3,5	21,8	15,5	2.235	2,0	0,0	8,9		2.243	3,8	1,7	16,9	7,5
Largentière (Ardèche)	»	2.823	5,4	2,6	19,1	9,2	2.390	5,0	1,0	16,4	4,1	2.627	4,7	1,8	17,9	6,8
Baume-les-Dames (Doubs)	»	2.491	4,6	2,6	18,4	10,4	3.107	5,5	2,0	18,3	6,6	2.739	5,1	2,3	18,7	8,4
Melle (Deux-Sèvres)	»	2.824	3,8	0,4	13,4	1,4	2.641	7,0	1,0	26,5	3,8	2.732	5,4	0,7	18,9	2,5
Moûtiers (Savoie)	»	2.414	3,8	3,6	15,7	14,8	2.507	7,0	0,5	27,9	1,9	2.460	5,4	2,1	21,8	8,5
Briey (Meurthe-et-Moselle)	»	2.054	3,4	0,2	16,5	0,9	2.015	5,5	0,5	27,3	2,4	2.034	4,5	0,3	21,9	1,4
Montmédy (Meuse)	»	2.794	7,0	0,5	25,4	1,8	2.732	6,0	2,5	21,9	9,1	2.761	6,5	1,5	21,3	5,4
Barcelonnette (Basses-Alpes)	»	2.140	5,2	1,3	24,5	6,1	2.290	6,0	0,0	26,2		2.215	5,6	0,7	25,3	3,1
Mauléon (Basses-Pyrénées)	»	2.573	6,5	0,4	24,9	1,5	2.651	7,0	0,5	26,4	1,8	2.612	6,7	0,5	25,7	1,8
Arcis-sur-Aube (Aube)	»	2.872	6,2	1,2	21,6	4,1	2.833	8,5	2,5	30,0	8,8	2.852	7,4	1,8	25,8	6,3
Mortain (Manche)	»	2.186	3,4	0,6	15,5	2,7	2.371	9,0	1,5	38,4	6,3	2.279	6,2	1,1	26,9	4,8
Gex (Ain)	»	2.572	9,6	1,0	37,3	3,9	2.910	7,0	1,0	24,0	3,4	2.741	8,3	1,0	30,3	3,6
Paimbœuf (Loire-Inférieure)	»	2.188	10,4	3,0	47,5	13,7	2.448	3,5	0,0	16,3		2.168	6,9	1,5	31,9	6,9
Forcalquier (Basses-Alpes)	»	2.799	6,2	1,8	22,1	6,4	2.783	12,5	3,0	44,8	10,7	2.793	9,4	2,4	33,7	8,6
Bonneville (Haute-Savoie)	»	2.299	7,6	0,2	7,8	0,8	2.165	8,5	0,5	39,2	2,3	2.197	8,1	0,3	36,6	1,3
Montfort (Ille-et-Vilaine)	»	2.484	8,0	3,5	32,3	14,1	2.430	10,0	3,5	41,1	14,4	2.455	9,0	3,5	39,3	14,3
Trévoux (Ain)	»	2.622	8,6	4,6	32,8	17,5	2.642	12,5	6,0	47,3	21,7	2.632	10,5	5,3	39,9	20,1
La Palisse (Allier)	»	2.904	12,7	3,0	43,9	10,3	2.907	12,5	2,0	42,5	6,7	2.929	12,6	2,5	43,4	8,5
Château-Chinon (Nièvre)	»	2.679	12,0	1,8	44,8	6,7	2.554	12,0	0,0	46,9		2.647	12,0	0,9	45,9	3,4
Total (20 villes)	»	50.449	134,3	36,0	25,6	7,1	50.704	149,5	29,0	29,5	5,7	59.473	142,0	32,5	24,1	6,4

Tableau III. — (g) villes ayant moins de 2.000 habitants (1891-1897).

VILLES	PÉRIODE 1888 A 1890	PÉRIODE 1891 A 1895					PÉRIODE 1896 A 1897					MOYENNE DE 1891 A 1897				
		POPULATION	DÉCÈS par tuberculose	DÉCÈS par bronchite chronique	PROPORTION pour 10 000 hab. Tuberculose	PROPORTION pour 10 000 hab. Bronchite chronique	POPULATION	DÉCÈS par tuberculose	DÉCÈS par bronchite chronique	PROPORTION pour 10 000 hab. Tuberculose	PROPORTION pour 10 000 hab. Bronchite chronique	POPULATION moyenne	DÉCÈS par tuberculose	DÉCÈS par bronchite chronique	PROPORTION pour 10 000 hab. Tuberculose	PROPORTION pour 10 000 hab. Bronchite chronique
Puget-Théniers (Alpes-Maritimes)	»	1.571	1,5	1,5	9,5	9,5	1.224	0,5	3,0	7,1	21,5	1.398	1,0	2,3	7,1	16,4
Lombez (Gers)	»	1.642	1,3	1,8	8,6	11,1	1.529	1,8	1,0	6,5	6,5	1.571	1,2	1,1	7,3	8,9
Castellane (Basses-Alpes)	»	1.781	3,0	0,0	16,8		1.782	5,5	0,0	30,8		1.781	4,2	0,0	24,5	
Florac (Lozère)	»	1.978	4,2	4,2	21,5	21,5	1.938	6,5	5,1	33,5	26,3	1.968	5,4	4,6	27,3	23,5
Boussac (Creuse)	»	1.322	3,5	0,0	26,4		1.317	4,5	0,0	34,6		1.329	4,0	0,0	30,0	
Saint-Julien (Haute-Savoie)	»	1.423	5,4	1,8	37,9	12,6	1.411	8,0	2,0	56,7	14,1	1.417	6,7	1,9	47,3	13,4
Argelès (Hautes-Pyrénées)	»	1.729	5,8	1,0	32,8	5,6	1.948	15,5	2,0	79,5	10,2	1.858	10,6	1,5	56,1	8,0
Total (7 villes)	»	11.446	24,8	10,3	21,6	8,0	11.199	44,5	13,1	37,1	11,7	11.312	33,4	11,7	29,9	10,2

TABLEAU IV

RECHERCHE

DE

L'INFLUENCE DE L'ALTITUDE DE LA LOCALITÉ

SUR LA MORTALITÉ TUBERCULEUSE,

D'APRÈS LES DONNÉES FOURNIES AU POINT DE VUE DE L'ALTITUDE

PAR L'ANNUAIRE DU BUREAU DES LONGITUDES POUR 1900

Altitude.	Population.	Proportion des décès tuberculeux pour 10.000 habitants.	Nombre des villes de chaque groupe.
1.200 à 400	451.252	36,1	43
400 à 200	1.465.945	41,2	72
200 à 100	1.248.068	38,2	78
100 à 50	3.883.972	49,6 (1)	61
50 à »	1.931.685	41,9	62

(1) Moins Paris. (Population 1.550.976. — Proportion 39.1).

TABLEAU IV. — INFLUENCE DE L'ALTITUDE SUR LA MORTALITÉ TUBERCULEUSE.

VILLES	POPULATION	ALTITUDE	PROPORTION DES DÉCÈS pour 10 000 hab.	VILLES	POPULATION	ALTITUDE	PROPORTION DES DÉCÈS pour 10 000 hab.
Briançon	6.843	1.321	21,7	Puget-Théniers	1.358	399	23,5
Barcelonnette	2.215	1.133	24,4	Issoire	6.013	399	22,7
Murat	3.279	937	11,8	Montbrison	7.157	394	45,8
Embrun	3.723	919	34,8	Rocroi	2.243	390	21,4
Castellane	1.781	983	23,5	Saint-Girons	5.620	389	31,8
Saint-Flour	5.436	883	34,3	Boussac	1.329	380	30,0
Pontarlier	7.270	838	23,1	Autun	14.968	379	31,2
Gap	11.194	782	32,2	Millau	17.312	368	35,0
Mauriac	3.471	688	32,6	Riom	10.718	358	42,4
Le Puy	20.196	665	25,2	Saint-Yrieix	8.591	357	45,8
Digne	7.354	652	12,3	Prades	3.692	348	34,8
Gex	2.711	617	33,9	Saint-Dié	18.779	343	32,3
Ussel	4.764	640	47,5	Épinal	25.114	341	34,6
Marvejols	4.405	640	25,3	Semur	3.901	340	21,8
Rodez	14.784	633	33,1	Sartène	5.818	339	54,0
Florac	1.968	628	54,0	Chambéry	21.996	325	27,2
Aurillac	16.012	622	32,7	Sainte-Affrique	7.124	325	39,5
Sisteron	3.820	578	39,6	Grasse	14.521	325	40,5
St-Jean-de-Maurienne	3.117	573	35,2	Chaumont	13.181	324	15,2
Château-Chinon	2.617	552	49,3	Montbéliard	9.616	322	46,1
Bagnères-de-Bigorre	8.653	550	37,5	Privas	7.883	322	43,7
Forcalquier	2.793	550	42,3	La Tour-du-Pin	3.435	319	42,1
Saint-Étienne	124.764	540	43,4	Saint-Pons	5.131	316	32,2
Baume-les-Dames	2.749	532	26,7	Tarbes	21.806	312	34,1
Ambert	7.840	531	54,6	Besançon	55.940	312	41,9
Corte	4.896	496	44,6	Sancerre	3.629	306	24,0
Nantua	3.012	491	38,8	Neufchâteau	4.185	306	22,9
Langres	10.711	475	21,6	Charolles	3.355	302	34,6
Argelès	1.858	466	64,1	Lyon	452.739	295	49,1
Saint-Julien	1.417	465	64,7	Lure	5.322	295	29,4
Aubusson	6.229	457	35,1	Montmédy	2.761	294	28,9
Foix	7.085	455	33,6	Saint-Marcellin	3.315	287	30,7
Annecy	12.390	451	50,7	Limoges	73.179	287	35,6
Thonon	5.738	451	34,6	Roanne	32.198	286	27,9
Bonneville	2.197	450	37,9	Pamiers	10.722	286	39,1
Bourganeuf	3.446	449	35,8	La Palisse	2.951	280	51,6
Guéret	7.573	445	34,7	Mirecourt	5.054	279	24,8
Saint-Claude	9.931	437	68,0	Belley	6.204	274	24,9
Alberville	6.097	422	23,8	Nyons	3.447	277	35,0
Belfort	25.392	419	21,3	Mortain	2.379	277	31,7
Clermont Ferrand	44.786	407	23,4	Oloron	8.840	272	24,8
Saint Gaudens	6.502	404	18,2	Villefranche	2.386	267	19,0
Remiremont	9.885	406	34,3	Avallon	5.092	263	8,6
				Mortagne	4.196	260	31,4
				Lons-le-Saunier	12.284	258	33,1
				Trevoux	2.682	258	60,0
				Briey	2.604	257	24,3
				Gourdon	4.615	256	18,0
				Dijon	64.580	246	33,0
				Commercy	7.831	243	24,9
	431.252		36,1				

VILLES	POPULATION	ALTITUDE	PROPORTION DES DÉCÈS pour 10.000 hab.
Bellac	4.806	242	31,7
Rochechouart	4.497	242	24,1
Bar-le-Duc	15.424	230	36,9
Verdun	19.456	237	25,6
Vesoul	9.907	235	23,6
Lunéville	21.688	235	31,8
Châtillon-sur-Seine	4.946	232	24,6
Brignoles	4.702	240	53,6
Montluçon	29.046	228	24,9
La Châtre	4.949	227	26,0
Bourg	14.358	227	14,4
Moulins	22.040	227	31,4
Dôle	13.147	225	51,2
Figeac	6.502	225	41,5
Largentière	2.627	224	24,7
Apt	5.767	223	18,6
Gray	6.855	220	36,6
Beaune	12.976	220	49,0
Draguignan	9.701	216	39,1
Toul	11.472	216	24,9
Domfront	5.040	215	42,2
Mauléon	2.612	214	27,5
Tulle	17.040	214	34,5
Grenoble	54.506	213	38,5
Nontron	3.629	208	14,9
Pau	31.912	207	41,8
Aix	29.781	206	49,9
Nevers	25.906	201	27,9
Nancy	87.379	200	44,3
	1.465.945		41,2
Bressuire	4.599	187	24,7
Castelnaudary	9.914	186	29,4
Mâcon	19.290	184	44,9
Confolens	3.069	183	42,3
Villefranche (Rhône)	12.996	183	72,2
Louhans	4.559	181	60,4
Wassy	3.796	180	31,7
Lectoure	4.782	180	43,5
Tonnerre	4.791	179	25,0
Chalon-sur-Saône	24.682	178	43,2
Vervins	3.217	175	35,9
Lodève	8.745	175	15,4
Villefranche (Hte-G.)	2.386	175	19,0
Parthenay	7.149	172	28,6
Avesnes	6.404	172	31,8
Castres	27.358	171	27,0
Mézières	7.114	171	37,3
Céret	3.797	171	17,8
Rambouillet	5.940	170	19,2
Albi	21.473	169	32,0
Alais	23.617	168	40,5
Auch	11.928	167	44,5
Lombez	1.571	167	16,7
Mirande	3.963	167	35,5
Bar-sur-Aube	4.484	166	31,8
Muret	5.100	165	13,1
Saint-Amand	8.572	165	36,4
Limoux	6.527	164	28,2

VILLES	POPULATION	ALTITUDE	PROPORTION DES DÉCÈS pour 10.000 hab.
Châteauroux	23.693	158	27,6
Sedan	19.781	159	23,5
Clamecy	5.469	157	46,3
Bourges	43.976	156	28,7
Cosne	8.943	153	15,4
Yvetot	7.375	152	22,7
Issoudun	11.141	150	17,6
Vienne	25.123	150	30,6
Châteaudun	7.175	143	24,9
Brest	73.174	142	66,5
Melle	2.732	139	21,4
Toulouse	147.314	139	33,1
Sainte-Menehould	5.052	138	19,3
Lavaur	6.470	138	24,7
Uzès	4.402	138	37,0
Fougères	18.257	137	75,5
Sarlat	6.958	137	22,0
Provins	8.479	136	30,7
Alençon	17.929	136	38,4
Dreux	9.694	134	33,9
Falaise	8.242	134	35,6
Mamers	6.167	129	31,3
Valence	25.347	128	51,8
Montmorillon	5.222	127	27,6
Étampes	8.628	127	57,1
Cahors	15.342	124	24,4
Versailles	52.328	123	42,0
Barbezieux	4.105	121	25,2
Pithiviers	5.639	120	28,6
Clermont (Oise)	5.640	119	101,4
Joigny	6.247	117	16,7
Brive	16.033	116	35,1
Orléans	63.770	116	33,9
Montargis	11.336	116	23,3
Nîmes	71.975	114	41,9
Loudun	4.695	110	31,6
Le Blanc	7.070	110	35,5
Ruffec	3.449	110	38,9
Vouziers	3.774	110	54,5
Troyes	49.712	110	45,3
Chartres	22.796	108	44,0
Saint-Quentin	47.843	105	36,7
Nogent-le-Rotrou	8.616	105	33,4
Carcassonne	27.973	104	31,5
Avranches	7.606	103	55,0
Ribérac	3.701	103	24,4
Saint-Calais	3.092	103	29,0
Carpentras	10.215	102	25,4
Blois	22.843	102	33,6
Vitry-le-François	8.257	101	31,5
	1.248.068		33,2
Périgueux	30.405	99	33,6
Sceaux	3.020	98	41,6
Montdidier	4.640	96	39,8
Montélimar	13.799	97	15,7
Angoulême	36.228	95	40,9
Montauban	29.749	95	29,9

VILLES	POPULATION	ALTITUDE	PROPORTION DES DÉCÈS pour 10.000 hab.
Arcis-sur-Aube	2.852	95	32,1
Coutances	7.794	92	29,2
Loches	5.165	90	17,0
St-Pol (Pas-de-Calais)	3.645	90	40,5
Rethel	6.849	90	33,7
Saint-Brieuc	20.396	89	49,4
Romorantin	7.658	88	29,5
Reims	104.703	85	43,8
Vendôme	9.748	85	24,1
Condom	7.225	84	44,6
Chinon	6.138	82	27,6
Castelsarrazin	7.823	82	14,6
Châlons-sur-Marne	23.305	82	24,6
Épernay	18.379	81	38,9
Bazas	4.879	79	27,1
Fontainebleau	11.519	78	31,7
Château-Thierry	6.933	77	47,7
Le Mans	54.513	77	41,4
Sens	14.319	76	37,6
Ploërmel	5.604	76	57,8
Laval	30.151	75	59,8
Marseille	410.135	75	34,8
Senlis	7.189	75	35,8
La Roche-sur-Yon	12.331	73	53,8
Dinan	10.266	73	31,3
Nogent-sur-Seine	3.737	72	16,7
Bastia	21.920	71	35,7
Beauvais	19.188	71	39,9
Béziers	45.138	70	39,7
Melun	12.981	70	41,9
Coulommiers	6.313	70	25,4
Arras	25.793	67	47,3
Evreux	17.395	67	31,1
Châteaubriant	6.785	62	59,3
Paris	2.332.426	60	57,7
Doullens	4.628	60	51,5
Nérac	6.643	59	25,4
Baugé	3.483	59	31,7
Nantes	7.395	59	36,0
Boulogne-sur-mer	45.564	58	43,4
Meaux	12.860	58	39,9
Jonzac	3.242	58	29,0
Château-Gontier	7.197	58	44,7
Morlaix	14.962	56	51,1
Pontivy	9.169	56	21,4
Tours	61.462	55	55,3
Villeneuve-sur-Lot	13.729	55	25,2
Avignon	42.618	55	43,7
Châtellerault	19.979	55	24,1
Rennes	67.946	54	59,5
Péronne	5.025	54	35,4
Nice	92.301	54	41,2
Cambrai	23.586	53	35,3
Dieppe	22.579	51	49,8
	3.883.472		49,6
Soissons	12.150	49	49,7
Lisieux	16.179	49	45,9
Pontoise	7.701	49	38,6

VILLES	POPULATION	ALTITUDE	PROPORTION DES DÉCÈS pour 10.000 hab.
Compiègne	14.705	48	33,6
Montreuil (Pas-de-C.)	3.618	48	35,0
Orange	10.039	46	29,4
Segré	3.612	45	32,7
La Réole	4.165	44	29,2
Montpellier	65.739	44	40,2
Montfort	2.455	44	51,0
Guingamp	9.225	44	42,0
Agen	22.767	43	35,9
Mont-de-Marsan	11.791	43	24,4
Brest	73.178	41	65,5
Dax	10.398	40	21,9
Ajaccio	19.304	38	49,4
Corbeil	8.767	37	51,6
Amiens	83.889	36	41,2
Saint-Lo	11.059	34	40,6
La Flèche	10.407	33	29,2
Saint-Denis	50.496	33	65,3
Bergerac	11.910	32	32,6
Béthune	11.661	32	39,5
Valognes	5.918	31	42,9
Cognac	17.425	31	34,1
Perpignan	31.291	31	37,1
Quimperlé	7.793	30	42,8
Niort	23.123	29	44,0
Saintes	14.638	27	22,0
Valenciennes	28.095	26	51,4
Marmande	9.275	26	25,8
Saint-Jean-d'Angely	7.119	26	25,1
Lille	200.682	26	51,3
Douai	30.585	26	50,7
Fontenay-le-Comte	10.055	24	32,1
Lannion	5.851	23	55,9
Saint-Omer	21.399	23	45,8
Abbeville	19.069	22	35,3
Rouen	111.646	22	53,4
Lorient	41.131	20	40,6
Nantes	121.161	19	44,7
Ancenis	5.350	19	31,4
Hazebrouck	11.672	18	31,9
Vannes	21.455	18	32,4
Redon	7.064	18	27,2
Arles	24.894	17	25,3
Blaye	4.970	17	24,5
Les Andelys	5.065	16	26,2
Rochefort	32.860	15	33,4
Saint-Malo	11.204	14	51,8
Narbonne	28.367	13	39,2
Pont-l'Évêque	3.664	13	15,7
Bayonne	27.852	11	49,2
Paimbœuf	2.468	8	38,4
Dunkerque	39.026	8	41,8
Pont-Audemer	6.089	7	39,8
Bordeaux	248.668	6	44,6
Le Havre	116.069	5	62,9
Lesparre	3.977	5	29,6
Toulon	82.947	5	41,7
Saint-Nazaire	24.301	4	51,5
La Rochelle	25.576	2	22,5
	1.931.685		44,9

TABLEAU V

RECHERCHE

DE

L'INFLUENCE DE LA DENSITÉ DE LA POPULATION SUR LA MORTALITÉ TUBERCULEUSE.

DENSITÉ OU NOMBRE D'HABITANTS PAR KILOMÈTRE CARRE

D'APRÈS L'ANNUAIRE DU BUREAU DES LONGITUDES POUR 1900

Densité.	Population.	Proportion des décès tuberculeux pour 10.000 habitants.	Nombre des villes de chaque groupe.
Plus de 100	2.386.572	57,6	3
De 200 à 100	1.517.070	42,7	11
— 100 à 200	1.909.768	43,1	30
— 70 à 100	1.310.892	40,5	50
— 50 à 70	1.281.269	31,1	107
— 30 à 50	726.113	30,8	89
— 10 à 30	129.093	32,1	25

Tableau V. — Recherche de l'influence de la densité de la population sur la mortalité tuberculeuse

VILLES	POPULATION	DENSITÉ	PROPORTION DES DÉCÈS pour 10.000 hab.
Paris	2.332.426	32.461	57,7
Saint-Denis	50.456	2.174	65,3
Sceaux	3.690	1.797	41,6
	2.386.572		57,6
Lille	200.682	884	51,4
Marseille	410.135	725	51,8
Lyon	432.779	697	49,1
Valenciennes	28.665	353	51,4
Saint-Étienne	123.764	306	43,4
Versailles	...328	292	42,0
Douai	...	289	50,7
Béthune	11.501	287	39,5
Le Havre	116.029	272	62,9
Rouen	111.076	223	53,4
Cambrai	24.531	220	35,3
	1.547.040		42,7
Dunkerque	39.090	188	41,8
Boulogne-sur-mer	45.561	187	43,4
Avignon	42.648	171	44,7
Nantes	127.161	163	44,7
Hazebrouck	11.672	162	31,9
Corbeil	8.767	158	51,6
Brest	73.178	157	65,5
Nancy	87.379	157	41,3
Avesnes	6.404	149	31,8
Cherbourg	34.905	147	44,8
Nice	92.394	146	41,2
Belfort	25.395	145	21,3
Toulouse	147.314	137	33,1
Toulon	80.997	137	41,7
Saint-Quentin	47.843	137	36,7
Pontoise	7.701	131	38,6
Arras	25.769	130	47,3
Lorient	41.134	125	49,6
Rennes	67.940	120	50,5
Reims	103.703	119	43,8
Saint-Malo	11.536	118	51,8
Amiens	83.889	111	41,2
Villefranche (Rhône)	12.086	110	72,2
Saint-Brieuc	20.396	109	49,4
Bordeaux	249.600	108	41,6

VILLES	POPULATION	DENSITÉ	PROPORTION DES DÉCÈS pour 10.000 hab.
Saint-Omer	21.390	106	45,8
Bayonne	25.852	102	29,2
Béziers	45.138	101	39,7
Lannion	5.864	100	55,9
Morlaix	14.962	100	51,1
	1.609.768		43,4
Montpellier	65.739	99	40,2
Nîmes	71.975	99	41,9
Saint-Dié	18.779	98	32,3
Clermont-Ferrand	48.786	98	23,4
Alais	23.617	97	39,5
Mézières	7.114	96	37,3
Remiremont	9.885	94	34,3
Le Mans	58.513	92	41,4
Chalon-sur-Saône	21.682	92	43,2
La Tour-du-Pin	3.435	92	42,1
Cognac	17.429	92	34,1
Limoges	73.179	91	56,6
Roanne	32.498	91	27,9
Domfront	5.069	89	42,2
Fougères	18.267	89	75,5
Sedan	19.781	89	43,5
Mâcon	19.290	88	44,9
Rochefort	32.800	88	33,4
La Rochelle	25.576	87	22,5
Dieppe	22.579	87	40,8
Yvetot	7.375	86	22,7
Chambéry	21.290	85	27,2
Valence	25.344	85	51,8
Péronne	5.025	83	39,8
Avranches	7.906	82	55,0
Dinan	10.255	82	31,3
Saint-Nazaire	28.504	81	51,5
Saint-Julien	1.417	80	60,7
Meaux	12.890	80	39,9
Perpignan	34.261	80	37,1
Vienne	25.123	80	39,6
Besançon	56.940	80	41,9
Montbéliard	9.646	80	46,1
Albertville	6.607	79	23,8
Tarbes	24.891	79	34,1
Pau	31.912	79	41,8
Quimperlé	7.793	79	42,8
Tournon	5.235	79	54,4
Villefranche (Aveyron)	9.086	78	37,0

VILLES	POPULATION	DENSITÉ	PROPORTION DES DÉCÈS pour 10.000 hab.
Épinal	25.114	77	26,7
Brive	16.033	77	35,1
Vervins	3.217	76	55,9
Senlis	7.189	76	38,8
Niort	23.123	76	44,0
Pont-l'Évêque	3.091	75	16,7
Grasse	13.521	74	40,5
Compiègne	14.705	74	33,6
Doullens	4.628	74	51,5
Tours	61.402	73	55,3
Montbrison	7.157	73	45,8
Cholet	17.406	73	26,5
Guingamp	9.225	73	42,0
Bourg	18.393	72	48,4
Agen	22.767	72	35,9
Saint-Marcellin	3.315	71	20,7
Rochechouart	4.497	71	21,1
Saint-Lô	11.059	71	40,6
Troyes	49.712	71	45,3
Orléans	63.770	71	33,9
	1.310.892		40,5
Privas	7.883	69	43,7
Angoulême	36.228	69	40,8
Redon	7.054	69	27,2
Autun	14.968	69	31,2
Narbonne	28.367	68	29,2
Blaye	4.970	68	23,5
Mortain	2.279	68	31,7
Thonon	5.758	68	34,6
Albi	21.173	68	32,0
Montluçon	29.046	67	24,9
Lisieux	16.149	67	46,9
Vannes	21.455	67	32,1
Lure	5.322	67	29,4
Montfort	2.455	66	51,0
Le Puy	20.196	66	25,2
Coutances	7.794	66	29,2
Montreuil (Pas-de-C.)	3.618	66	35,0
Saint-Pol (Pas-de-C.)	3.645	66	40,5
Montdidier	4.640	66	30,8
La Roche-sur-Yon	12.331	66	53,8
Fontenay-le-Comte	10.065	66	32,1
Saintes	18.639	65	22,0
Semur	3.901	65	21,8
Lunéville	21.688	65	31,8
Pontivy	9.169	65	21,4
Nantes	7.386	65	36,0
Châteaulin	3.747	64	44,3
Valognes	5.918	64	42,9
Beauvais	19.188	64	36,9
Ancenis	5.339	63	31,8
Briey	2.034	63	23,3
Clermont (Oise)	5.640	63	101,4

VILLES	POPULATION	DENSITÉ	PROPORTION DES DÉCÈS pour 10.000 hab.
Annecy	12.390	63	50,7
Melun	12.984	63	41,9
Pont-Audemer	6.089	62	50,8
Laval	30.151	62	59,8
Fontainebleau	14.549	62	34,7
Orange	10.069	62	29,4
Rocroi	2.243	61	21,4
Bourges	43.976	61	24,7
Périgueux	30.406	61	33,6
Ambert	7.869	61	54,6
Riom	10.718	61	42,4
Castres	27.358	61	27,0
La Palisse	2.620	60	48,6
Bastia	21.950	60	35,7
La Réole	4.164	60	26,2
Paimbeuf	2.168	60	34,8
Mamers	6.167	60	31,3
Montauban	29.749	59	29,9
Ploërmel	5.994	59	57,8
Marmande	9.275	59	25,8
Belley	6.291	59	29,9
Alençon	17.909	58	34,4
Châteaubriant	6.785	58	50,3
Guéret	7.573	58	34,7
Châtellerault	19.979	57	38,1
Lavaur	6.470	57	24,7
Toul	11.472	57	29,9
Lons-le-Saunier	12.284	57	33,1
Dol	13.147	57	51,2
Soissons	12.150	57	40,7
La Flèche	10.407	56	26,2
Saint-Calais	3.692	56	29,0
Château-Gontier	7.197	56	48,7
Nevers	25.966	56	27,9
Grenoble	58.506	56	38,5
Montélimar	13.799	56	15,7
Verdun	19.456	55	25,6
Les Andelys	5.565	55	26,2
Trévoux	2.632	55	60,0
Saint-Yrieix	8.591	54	45,8
Coulommiers	6.313	54	25,4
Charolles	3.355	54	38,6
Blois	22.884	54	33,6
Dijon	64.582	54	33,0
Falaise	8.252	54	35,6
Tulle	17.000	54	30,5
Pamiers	10.722	54	39,1
Étampes	8.628	53	57,1
Rambouillet	5.940	53	19,2
Bar-le-Duc	18.424	53	36,9
Chartres	22.736	53	44,0
Saint-Gaudens	6.902	53	18,2
Gex	2.741	53	33,9
Beaune	12.976	52	40,0
Nantua	3.012	52	34,8
Carpentras	10.215	52	25,4
Mirecourt	5.054	52	24,8
Bressuire	4.560	52	21,7
Parthenay	7.149	52	28,6

VILLES	POPULATION	DENSITÉ	PROPORTION DES DÉCÈS pour 10.000 hab.
Évreux	17.395	52	31,1
Cosne	8.943	51	15,2
Segré	3.642	51	32,7
Saint-Girons	5.650	51	31,8
Sens	14.319	50	37,6
Melle	2.732	50	21,4
Castelsarrazin	7.823	50	14,6
Céret	3.797	50	17,8
Issoire	6.043	50	22,7
Figeac	6.502	50	41,5
Villeneuve-sur-Lot	13.729	50	25,2
Baugé	3.483	50	34,7
Villefranche (Hte-G.)	2.386	50	19,0
Nontron	3.629	50	14,9
Sarlat	6.908	50	22,0
Ruffec	3.480	50	38,9
	1.281.270		34,1
Saint-Claude	9.931	49	68,0
Nogent-le-Rotrou	8.616	49	33,4
Saint-Jean-d'Angely	7.119	49	25,1
Carcassonne	27.973	49	31,5
Rodez	14.781	49	33,1
Largentière	2.627	49	24,7
Montargis	11.336	48	23,3
Chinon	6.138	48	27,6
La Châtre	4.980	48	26,0
Aubusson	6.229	48	35,1
Bellac	4.896	47	31,7
Pithiviers	5.690	47	28,6
Dax	10.308	47	21,9
Vendôme	9.718	47	23,1
Uzès	4.902	47	37,0
Muret	4.100	47	13,1
Bergerac	14.910	47	32,6
Aurillac	16.012	47	32,7
Confolens	3.099	47	42,3
Castelnaudary	9.915	47	29,4
Château-Thierry	6.933	47	47,7
Moulins	22.699	47	31,4
Albertville	6.057	46	23,8
Gourdon	4.615	46	18,0
Bourganeuf	3.446	46	35,8
Mauriac	3.471	46	32,6
Aix	28.781	46	40,9
Mortagne	4.146	45	31,4
Épernay	18.379	45	38,9
Wassy	3.795	45	31,7
Chateauroux	23.093	45	27,6
Jonzac	3.342	45	20,0
Vesoul	9.907	44	23,6
Ribérac	3.704	44	28,4
Barbezieux	4.704	44	25,2

VILLES	POPULATION	DENSITÉ	PROPORTION DES DÉCÈS pour 10.000 hab.
Joigny	6.287	43	16,7
Clamecy	5.460	43	26,3
Cahors	15.342	43	24,4
Châteaudun	7.175	43	24,9
Provins	8.479	42	30,7
Château-Chinon	-2.617	42	49,3
Condom	7.225	42	44,6
Issoudun	14.141	42	17,6
Dreux	9.691	42	38,9
Boussac	1.329	42	30,0
Saint-Amand	8.572	42	36,4
Rethel	6.869	42	33,7
Neufchâteau	4.185	41	22,9
Commercy	7.831	41	28,9
Auch	14.906	41	41,5
Lombez	1.571	41	16,4
Lodève	8.745	41	15,6
Avallon	5.902	40	8,6
Bonneville	2.197	40	37,9
Pontarlier	7.270	40	23,1
Nogent-sur-Seine	3.737	40	16,7
Bagnères-de-Bigorre	8.653	39	37,5
Gray	6.855	39	36,6
Châlons-sur-Marne	25.305	39	28,6
Montmédy	2.761	39	28,9
Murat	3.279	39	14,8
Sancerre	3.629	39	24,0
Loudun	4.666	38	31,6
Langres	10.711	38	21,6
Nérac	6.643	38	25,4
Lectoure	4.782	38	43,5
Mirande	3.983	38	35,5
Ussel	4.764	37	47,5
Apt	5.767	36	18,6
Baume-les-Dames	2.799	36	26,7
Ajaccio	19.301	36	49,4
Arles	24.391	36	25,3
Loches	5.165	35	17,0
Vouziers	3.773	35	58,5
Foix	7.085	35	34,6
Bar-sur-Aube	4.681	35	31,8
Montmorillon	5.292	34	27,6
Bazas	4.879	34	27,1
Saint-Pons	3.121	34	32,2
Millau	17.312	34	35,0
Limoux	6.527	34	29,2
Le Blanc	7.079	33	35,5
Oloron	8.810	32	24,8
Argelès	1.858	31	64,1
Chaumont	13.181	31	15,2
Saint-Affrique	7.124	31	20,5
Tonnerre	4.794	30	26,9
Mauléon	2.612	30	27,5
Saint-Flour	5.456	30	34,3
	726.143		30,8

VILLES	POPULATION	DENSITÉ	PROPORTION DES DÉCÈS pour 10 000 hab.	VILLES	POPULATION	DENSITÉ	PROPORTION DES DÉCÈS pour 10 000 hab.
Romorantin	7.693	29	29,5	Arcis-sur-Aube	2.852	22	32,1
Marvejols	4.405	29	25,3	Châtillon-sur-Seine	4.986	20	24,6
Vitry-le-François	8.257	29	31,5	Mont-de-Marsan	11.494	20	28,4
Draguignan	9.701	29	39,1				
				Florac	1.954	19	51,0
Forcalquier	2.793	27	42,3	Moûtiers	2.460	19	30,3
Lesparre	3.977	26	29,6	Sisteron	3.800	18	39,6
Saint-Jean-de-Maurienne	3.117	26	55,2	Embrun	3.723	18	36,8
Sartène	5.818	25	38,0	Digne	7.254	17	12,3
Sainte-Menehould	5.052	25	19,3	Briançon	6.843	16	21,7
Brignoles	4.762	25	53,6	Puget-Théniers	1.398	14	23,5
Gap	11.194	24	32,2	Barcelonnette	2.215	12	28,4
Corte	4.893	24	48,6	Castellane	1.781	12	23,5
Nyons	3.487	24	36,0				
Prades	3.602	24	34,8				
					129.603		32.1

QUESTIONNAIRE

A. — Documents statistiques.

Commune de   *arrondissement d*

département d

Population { recensement de 1891 :

{ recensement de 1896 :

ALTITUDE :

PÉRIODES	MORTALITÉ TOTALE ANNUELLE	MORTALITÉ par PHTISIE PULMONAIRE et bronchite chronique.	AUTRES TUBERCULOSES, méningite tuberculeuse, tuberculeuse des os.
1895			
1896			
1897			
1898			
1899			

DÉCÈS PAR TUBERCULOSE :

AGE	SEXE MASCULIN	SEXE FÉMININ
0 à 5 ans.		
5 à 10 —		
10 à 20 —		
20 à 30 —		
30 à 40 —		
40 à 50 —		
50 à 60 —		
60 ans et au-dessus.		

B. Documents étiologiques.

1° EXTENSION

La tuberculose semble-t-elle *en extension* dans le rayon de votre pratique?
Pouvez-vous fournir quelques renseignements positifs à cet égard ?

2° FOYERS

Existe-t-il dans le pays où vous exercez des *foyers de tuberculose* tels que :

Rues — maisons — agglomérations particulières (ateliers, écoles, prisons, couvents, usines, asiles d'aliénés, etc.)?
Indiquer avec détails l'intensité de ces foyers et la marche de la tuberculose dans chacun d'eux.
La commission attire particulièrement l'attention sur les points suivants :

Villes — maisons insalubres,
        maisons surhabitées,
        ateliers industriels,
        ateliers familiaux,
        ateliers en cave ou en sous-sol.

Campagne — surpopulation des habitations,
        sol en terre (absence de carrelage, de planches, etc.),
        lits en alcôve,
        lits en armoire.

Aérage — éclairage de ces habitations.

3° TUBERCULOSE FAMILIALE

Avez-vous des observations de tuberculose familiale ?
Rôle de l'hérédité.
Rôle de contagion.
Dans quelles conditions matérielles se trouvent ces familles?

4° IMPORTATION

Avez-vous observé des cas de création de tuberculose par importation?
Cette importation avait-elle pour origine un ou des habitants des grandes villes voisines, des individus de la localité ayant contracté la tuberculose ailleurs, des soldats réformés, etc.

PROFESSIONS

Leur rôle? Certains faits vous permettent-ils de penser que certaines professions créent une immunité pour la tuberculose?
D'autres créent-elles une prédisposition spéciale?
Blanchisseuses;
Infirmiers et employés de l'hôpital;
Mineurs;

Tailleurs;
Cordonniers;
Marbriers;
Tailleurs de pierre;
Taillandiers;
Couteliers;
Fabricants de limes;
Serruriers;
Maçons;
Drapiers;
Boulangers;
Garçons de café ou des estaminets ouverts ou fermés;
Garçons de bureau;
Professions sédentaires.

6° TRANSMISSION DE LA TUBERCULOSE PAR LE LAIT ET LA VIANDE

Avez-vous des observations de cette transmission?

Comment dans votre région est organisée l'inspection sanitaire des animaux vivants et des viandes de boucherie?

Pouvez-vous donner quelques renseignements sur la fréquence de la tuberculose bovine dans votre région?

Citez les exemples probants qui seraient à votre connaissance sur la contagion par le lait, la viande et les produits du laitage.

7° TRANSMISSION PAR L'EAU

Comment les communes de votre ressort sont-elles alimentées en eau potable?

Semble-t-il exister un rapport entre l'alimentation en eau et la propagation de la tuberculose?

8° INFLUENCES MÉTÉOROLOGIQUES

Influence des phénomènes météorologiques, pluie, vents, humidité, changements brusques de température.

9° TUBERCULOSE ET MALADIES AIGUES

Avez-vous des faits prouvant la prédisposition ou le développement de la tuberculose à la suite de maladies aiguës (grippe, rougeole, coqueluche, variole, fièvre typhoïde, etc.)?

10° TUBERCULOSE ET INTOXICATIONS

Alcoolisme. — Pouvez-vous préciser les relations de la tuberculose avec l'alcoolisme?

Notamment chez les marchands de vin, les personnes fréquentant les foires, etc.?

D'une façon générale y a-t-il une relation entre la progression de l'alcoolisme et celle de la tuberculose dans votre région?

11° En dehors des questions indiquées, la commission vous serait reconnaissante de signaler tout fait qui vous paraîtrait intéressant au point de vue étiologique.

II

MORTALITÉ PAR TUBERCULOSE

DANS LE IIIᴱ ARRONDISSEMENT DE PARIS

Par le Dʳ A.-J. MARTIN

MORTALITÉ PAR TUBERCULOSE

DANS LE IIIᵉ ARRONDISSEMENT DE PARIS

RUES dont les maisons ont une hauteur moyenne de	SURFACE TOTALE comprenant les rues, places, etc. (mètre à carré)	SURFACE BÂTIE (mètre à carré)	SURFACE DES COURS (mètre à carré)	NOMBRE DE MAISONS pourvues du tout-à-l'égout	NOMBRE DE MAISONS pourvues de fosses et autres	NOMBRE DE MAISONS Totaux	NOMBRE de logements	CABINETS D'AISANCES particuliers	CABINETS D'AISANCES communs	CABINETS D'AISANCES Totaux
8 étages.	1.958	1.016	121	»	8	8	209	10	18	88
7 —	130.706	43.225	7.890	39	146	185	3.927	1.273	575	1.848
6 —	406.489	200.618	62.804	180	757	937	18.471	3.423	3.261	6.684
5 —	464.564	244.130	94.942	149	731	880	17.256	3.709	3.083	6.792
4 —	68.729	34.410	16.953	19	83	102	1.686	434	383	817
3 —	34.723	16.885	7.533	9	28	37	719	199	155	354
Totaux.	1.107.169	537.284	190.243	396	1.753	2.149	41.968	9.078	7.505	16.583

RUES dont les maisons ont une hauteur moyenne de	NOMBRE D'HABITANTS	NOMBRE D'HABITANTS par mètre carré de construction	NOMBRE D'HABITANTS par logement	NOMBRE TOTAL de décès par maladies transmissibles	NOMBRE TOTAL de décès par tuberculose	PROPORTION p. 100 habitants des décès par maladies contagieuses	PROPORTION pour 100 habitants des décès par tuberculose	NOMBRE de désinfections	NOMBRE DE MAISONS qui ont été désinfectées	NOMBRE DE MAISONS non pourvues d'eau de source	OBSERVATIONS
8 étages.	100	0,3937	1,9139	2	2	0,50	0,50	1	1	»	
7 —	6.815	0,1577	1,7354	116	93	1,7021	1,3646	253	120	»	
6 —	37.916	0,1890	2,0866	1.169	929	3,0834	2,4502	2.092	763	6	Dans tous les chiffres ci-contre, le rez-de-chaussée est compté pour un étage.
5 —	36.593	0,1518	2,1206	1.029	785	2,8420	2,1452	2.121	716	5	
4 —	3.591	0,1044	2,1209	86	67	2,3949	1,8658	192	79	3	
3 —	1.429	0,0846	1,9905	37	23	2,6032	1,6095	76	31	1	
Totaux.	86.744	0,1644	2,0669	2.439	1.899	2,8417	2,1892	4.735	1.710	15	

Toutes les maisons de cet arrondissement, sauf . . . . . sont pourvues d'eau de source.

III

DÉSINFECTION

DES

LOGEMENTS DES TUBERCULEUX

Par M. le D' A.-J. MARTIN

Il n'est pas assurément un seul logement de phtisique dans lequel un examen quelque peu approfondi ne puisse permettre de recueillir des germes ou, tout au moins, des poussières bacillifères. Il n'en n'est qu'un bien petit nombre dans lesquels des précautions suffisantes soient prises pour que ni les poussières, ni les objets mobiliers, ni les effets ou autres tissus à l'usage du malade ne renferment aucun germe tuberculeux.

Plus encore que tant d'autres, dont l'histoire épidémiologique évoque le souvenir pour la plupart des pandémies, les locaux occupés par des phtisiques pourraient être considérés comme des *lieux maudits*, si la prophylaxie n'y pouvait intervenir avec efficacité.

Les observations abondent, et, de tous côtés à la fois, l'accord est aujourd'hui unanime que le séjour d'un tuberculeux dans une habitation, soit collective, soit privée, expose ceux qui l'occupent avec lui ou qui l'occuperont après lui. D'où ces manifestations pathologiques répétées dans les familles, les bureaux, les ateliers, les casernes, les magasins, les écoles, les hôpitaux, etc., dont le casier sanitaire nous offre tant d'exemples.

Qu'on envisage les recherches, anciennes ou récentes, de Cornil, sur la transmission de la tuberculose par les poussières bacillifères des locaux habités par des phtisiques, ou même qu'on adopte les conclusions, en apparence contradictoires, de Flügge, sur la limitation de la contagion tuberculeuse, la même conclusion s'impose, au point de vue prophylactique : le logement du tuberculeux doit être débarrassé des germes qu'il recèle ; contenant et contenu doivent être désinfectés aussi soigneusement qu'il est pratiquement possible de le faire.

Il est heureusement peu de maladies transmissibles, il n'en est peut-être pas même une seule dans la pathogénie humaine, pour laquelle la conception pathogénique et l'étiologie, base nécessaire de sa prophylaxie, soient aujourd'hui plus certaines et mieux assurées.

Tandis que, pour la plupart des affections, la cause essentielle de la contagion nous échappe encore ou reste indécise et trop souvent contestée, il n'en saurait être de même pour la tuberculose. Empêcher la dessiccation des crachats, y supprimer les bacilles avant dessiccation, les détruire, enfin, dans les crachats desséchés et réduits à l'état de poussières flottantes, imprégnant les objets avec lesquels ils se trouvent en contact ou sur lesquels ils sont déposés, telles sont les mesures de prophylaxie les plus communément adoptées aujourd'hui. Elles se résument, au point de vue pratique, dans l'adoption des propositions suivantes :

1° Donner des crachoirs de poche ou d'appartement aux tuberculeux ;

2° Remplacement, dans le but d'éviter les poussières, du balayage par le lavage au linge humide ;

3° Désinfection du domicile, après la mort et même après le court séjour d'un tuberculeux, et aussi désinfection de ses linges, de sa literie, etc.

Cette lutte contre la tuberculose, dans les conditions que je viens de rappeler sommairement, conditions qui, avec l'ébullition du lait, constituent les bases primordiales, nécessaires et presque suffisantes de sa prophylaxie, tous les peuples civilisés la poursuivent aujourd'hui. Partout où les pouvoirs publics et l'initiative privée se montrent soucieux de diminuer les ravages d'un fléau qui compte pour le quart de la totalité des décès, ces principes sont admis et leur application tout au moins essayée.

Bien peu de logements sont disposés de telle sorte que la prophylaxie de la tuberculose puisse y être aisée et complète. Il faudrait, en effet, que les poussières bacillifères n'y trouvassent aucune occasion d'un séjour prolongé ni facilement accessible. Les parois (plafond, murailles, sol) présentent-elles quelque solution de continuité, sont-elles insuffisamment lisses et imperméables, sans rainures ni crevasses ni autres vices pour le raccordement des surfaces, le mobilier a-t-il le même inconvénient..., tout aussitôt la prophylaxie voit surgir des obstacles à la pratique de la désinfection, obstacles, je me hâte de le dire, que celle-ci est aujourd'hui à même de vaincre dans une large mesure.

Seuls, les sanatoriums bien installés, les services hospitaliers récemment aménagés et depuis peu en France en vue du traitement et de la prophylaxie de la tuberculose, facilitent par les dispositions spéciales de leur construction, par le choix judicieux des matériaux et des meubles et objets à usage, la pratique régulière et méthodique des mesures de lavage et de désinfection. Mais combien sont rares ces établissements et quelles différences lorsqu'on parcourt les habitations où vivent et meurent les tuberculeux! La réforme du logement s'impose ici plus encore, et, quand bien même des législations plus favorables à l'hygiène viendraient remplacer notre loi insuffisante de 1850 sur les logements insalubres et les prescriptions aléatoires de nos décrets sur la matière, il faut bien plutôt attendre d'heureuses modifications à cet état de choses des progrès incontestables de nos mœurs au point de vue de l'hygiène publique et privée et de l'heureuse émulation de nos constructeurs.

De trop rares hôtels, et non des moins grandioses, et même dans les stations spéciales, commencent à témoigner de la déférence de leurs propriétaires pour les conseils que l'opinion publique leur imposera bientôt. Mais les habitations collectives, même parmi celles où la tuberculose est comme à demeure, ne sont que bien difficilement modifiables; celles que l'on construit maintenant ne satisfont pas même à toutes ces règles de prophylaxie.

Que dire des habitations privées? en est-il quelques-unes, même parmi les plus luxueuses, dans lesquelles l'infection tuberculeuse ne trouve aucune excuse de propagation, du fait seul de la construction et de l'habitation en elles-mêmes? Et si nous visitons les logis où s'entassent, dans nos grandes villes comme dans nos campagnes, tous ceux qui ne peuvent affecter à leur loyer qu'une part mesurée de ressources déjà trop restreintes, combien ce danger devient permanent et combien il se multiplie ! Les solutions de continuité par lesquelles filtrent les poussières et dans lesquelles elles s'emmagasinent deviennent innombrables. La saleté est partout, le désordre règne en maître. Ici c'est une unique chambre dans laquelle doit vivre toute une famille ; la cuisine s'y prépare, on y mange, plusieurs personnes y couchent dans des lits communs, quelquefois à trois ou quatre être vivants, dont quelques-uns sont manifestement tuberculeux. Là, c'est une mansarde où un malheureux infirme partage un coin du sol, garni d'une unique et misérable paillasse, avec son fils arrivé au dernier stade de la phtisie, lorsque la voiture d'ambulances vient les recueillir l'un et l'autre pour les diriger à la fois sur l'hôpital et sur l'hospice.

Que de spectacles du même genre ne voyons-nous pas tous les jours et que nous enregistrons dans ce casier sanitaire des habitations parisiennes qui vient d'être achevé ! A Paris, les logements de moins de 300 francs de valeur locative, ceux où l'on est le plus sûr de faire des constatations aussi affligeantes, sont en proportion de 48 p. 100, soit 413.450 sur l'ensemble de 856.873 locaux loués !

Tels sont les tableaux qu'à des degrés divers et suivant les conditions sociales nous présentent les logements où toussent, crachent, végètent, maigrissent, s'étiolent et meurent des tuberculeux, semant en quantités innombrables les germes de leur maladie. C'est dans de tels milieux qu'il faut cependant lutter contre la propagation de la tuberculose avec les armes que les conseils techniques compétents recommandent aux pouvoirs publics et aux familles.

La désinfection joue, on le conçoit, l'un des principaux rôles dans cette lutte contre la tuberculose. Elle est en quelque sorte de tous les instants ; elle doit assurer l'innocuité du crachat ; elle doit rendre indemne de tout contage tout ce qui a été souillé par le malade ou les personnes qui le soignent ou l'approchent ; elle doit débarrasser de tous germes infectieux les locaux que son séjour a contaminés.

Si l'on a pu obtenir que les tuberculeux ne crachent que dans un crachoir, il importe surtout d'empêcher que les crachats se dessèchent avant leur expulsion au dehors de l'habitation. Il suffit donc d'y mettre de l'eau sur une hauteur d'environ deux à trois travers de doigt et de ne jamais le garnir de sable, de sciure de bois, de cendre ou de n'importe quelle matière susceptible de transformer les crachats en poussières dangereuses.

Il serait assurément préférable de plonger les crachats tuberculeux, dès leur émission, dans un liquide bactéricide et d'en garnir les crachoirs; mais les antiseptiques non toxiques sont odorants, et ceux qui sont sans odeur sont éminemment toxiques. Or, il peut ne pas être sans de graves inconvénients de laisser dans une chambre de tuberculeux des antiseptiques de l'une ou de l'autre de ces catégories : dans le premier cas, le malade en est incommodé, et des vomissements, des hémoptysies peuvent s'ensuivre; dans le second cas, et surtout dans les habitations populaires, des accidents sont à craindre pour l'entourage.

Il nous a été donné de constater ce double inconvénient. Quoi qu'il en soit, chaque fois que le médecin le jugera possible, il pourra faire garnir le crachoir de l'une des solutions suivantes :

Sublimé salé à raison de 2 grammes de sublimé et 20 grammes de chlorure de sodium par litre d'eau;

Acide phénique à 5 p. 100;

Eau de javelle commerciale au 1 10, soit 100 grammes par litre;

5 grammes de solution de formol commercial par litre d'eau.

Que les crachats baignent dans de l'eau ou dans un liquide désinfectant, il n'en faut pas moins l'éloigner de l'habitation. A l'égal des autres matières usées, le contenu des crachoirs sera jeté dans les appareils destinés à l'évacuation de ces matières et l'on s'efforcera de les expulser par les mêmes moyens, variables suivant les localités. En tout état de cause, le crachoir sera chaque jour vidé et rincé à grande eau.

Tout linge dans lequel on aura craché (mouchoir, serviette, etc.) ou sur lequel des crachats auront été projetés, soit directement, soit indirectement, sera, *à la maison*, plongé pendant cinq minutes dans l'eau bouillante ou dans de l'eau de javelle étendue de vingt fois son volume d'eau tiède ou chaude. A défaut de ces précautions, qu'il n'est pas toujours facile ni même possible de prendre, le linge ainsi souillé sera mis soigneusement à part en paquet fermé, pour être remis au service public de désinfection, s'il en existe un à proximité, et qui le rapportera désinfecté.

Dans l'état actuel de nos connaissances scientifiques, il n'existe pas d'autres moyens efficaces et pratiques d'assurer la destruction des bacilles tuberculeux qui imprègnent un tissu que de l'exposer pendant un nombre considérable de jours au soleil, ou bien de le plonger dans l'eau bien bouillante pendant au moins cinq minutes ou dans des solutions antiseptiques, ou, enfin, de lui faire subir l'action de la vapeur d'eau sous pression, pendant un temps plus ou moins prolongé, suivant le mode de circulation de la vapeur et les conditions du chargement dans l'étuve. De tous ces moyens, le plus rapide et le plus sûr est, à n'en pas douter dans l'état actuel de l'industrie sanitaire spéciale, le dernier, surtout lorsque les objets à désinfecter ont une certaine épaisseur.

Plus difficile est, à coup sûr, la désinfection du local qui a été occupé par un tuberculeux. Tout y est suspect : crachats non encore desséchés, comme il nous est arrivé maintes fois d'en constater et surtout poussières sèches qui recouvrent toutes les surfaces et tous les meubles, qui se sont infiltrées profondément dans les rainures et les fentes qui pullulent dans les logements, si l'on n'y prend pas garde, et combien il est exceptionnel que l'on y porte quelque attention!

Désinfecter un logement, c'est vouloir y faire pénétrer, dans toutes ses parties, un agent capable d'y détruire en surface et en profondeur les germes nocifs qui y peuvent être partout déposés. Or, les qualités à rechercher dans un agent désinfectant sont : 1° la destruction rapide, sûre, définitive des principes virulents; 2° l'innocuité relative ou absolue pour les personnes (habitants du local ou agents de la désinfection), pour les objets à désinfecter, pour les appareils; 3° le bon marché et la facilité de l'emploi ; 4° autant que possible, l'absence d'odeur désagréable. Possède-t-on aujourd'hui, pour la pratique de la désinfection, un agent qui présente toutes ces garanties? Est-on plutôt obligé de faire choix de procédés qui se rapprochent le plus possible de cet idéal? Ce sont là des questions agitées dans tous les pays avec l'attention la plus soutenue, par tous ceux qui accordent une importance légitime à la pratique de la désinfection, l'une des bases essentielles de toute la prophylaxie sanitaire moderne.

Deux méthodes de désinfection sont applicables aux logements : l'emploi de gaz antiseptiques ou le lavage des surfaces à l'aide de désinfectants appropriés. *A priori*, la première de ces méthodes paraît supérieure et d'une facilité d'application incomparablement plus grande. Il est à craindre, toutefois, que longtemps encore la seconde ne doive lui être préférée, si l'on en juge par les résultats des très nombreuses expériences de contrôle déjà faites à ce sujet, et si l'on consulte, comme il est du devoir d'un hygiéniste de le faire, les mémoires publiés en si grand nombre (plus d'une centaine) sur ce même sujet.

Parmi les gaz microbicides, il en est deux seulement que pourrait actuellement utiliser la pratique de la désinfection : l'acide sulfureux et l'aldéhyde formique gazeuse. L'un et l'autre peuvent donner des résultats efficaces, pourvu que leur action soit prolongée assez longtemps et à une dose assez élevée pour qu'ils aient pu pénétrer toutes les parties du logement à désinfecter. L'acide sulfureux ne peut approcher de tels résultats qu'à la dose de 40 grammes de soufre brûlé par mètre cube de l'espace à désinfecter, avec fermeture pendant douze heures et au moins vingt-quatre heures d'aération consécutive, sans compter de multiples précautions contre le danger d'incendie, contre la détérioration des surfaces, etc., etc.; aussi ce procédé ne saurait-il être employé que dans des conditions exceptionnelles.

L'aldéhyde formique gazeuse promettait mieux ; sa puissance antiseptique incontestable, son innocuité relative justifient la faveur qui l'a accueillie tout d'abord. Il reste à déterminer sa puissance de pénétration. Aussi s'est-on ingénié à faciliter son mode d'action : aux lampes formogènes abandonnées, et non sans risques, dans les appartements, on a substitué peu à peu des appareils séduisants qui, du dehors des pièces, font pénétrer des vapeurs désinfectantes par une ouverture étroite. La polymérisation des produits déposés, on a cherché à l'éviter par des modes perfectionnés de dégagement du gaz ou par l'incorporation de certaines substances absorbantes. La nécessité d'assurer la pénétration du gaz bactéricide, on s'efforce encore de l'obtenir par des moyens mécaniques (ventilateurs spéciaux, dispositifs ingénieux propres à porter au loin et profondément les vapeurs simples ou associées). On a, enfin, trouvé dans l'ammoniaque un adjuvant nécessaire pour rendre plus rapidement habitables les pièces désinfectées par l'aldéhyde formique, sous quelque nom qu'on ait modifié la dénomination de l'antiseptique ou de la méthode.

Malgré tout, l'aldéhyde formique est restée jusqu'ici, au point de vue de la désinfection, un désinfectant de surface, et de surface seulement. Mais ici, il importe de délimiter l'épaisseur de la surface, la quantité de gaz à déverser et la durée de l'opération.

Or, les expériences les plus récentes tendent à démontrer que, pour permettre la stérilisation des crachats tuberculeux, comme pour permettre la désinfection des poussières sèches dans des profondeurs de 20 millimètres, la durée de vingt-quatre heures de contact des vapeurs désinfectantes est des plus faibles qu'on puisse employer, à la dose d'au moins 4 grammes par mètre cube, et en assurant l'humidité de l'atmosphère du local. L'opinion, en général, défavorable à l'emploi de l'aldéhyde formique pour la pratique courante de la désinfection, concorde avec les appréciations émises par tous ceux qui ont expérimenté avec soin les gaz antiseptiques et dont les expériences si curieuses, faites à Manchester par Shereidan Delépine et Arthur Ransome, précisément dans les maisons infectées par des tuberculeux, montrent la supériorité du lavage des surfaces sur l'emploi des gaz. Je ne désespère pas, toutefois, que la désinfection publique ne puisse utiliser quelque jour, pratiquement et dans tous les cas, l'aldéhyde formique gazeuse, à l'aide de procédés de pénétration encore à créer. Aujourd'hui, les meilleurs de ces procédés ne constituent, en quelque sorte, que des procédés de luxe, efficaces dans des habitations et seulement pour les surfaces et les meubles, sous la condition que le contact des vapeurs avec les locaux soit d'au moins vingt-quatre heures, et que la réoccupation n'en ait lieu que quelques jours après.

De telles conditions sont extrêmement rares à rencontrer, et il faut pouvoir compter avec de tout autres réalités. On est ainsi forcément conduit à choisir d'autres méthodes pour débarrasser rapidement les logements des germes nocifs qu'ils recèlent dans toutes leurs parties. Le lavage et le nettoyage, pratiqués avec énergie et de façon à ce qu'ils pénètrent partout, tel est le procédé qui aura d'autant plus de succès qu'il aura réussi à porter le désinfectant sur tous les points où les microbes pathogènes auront pénétré et qu'il l'y aura laissé un temps suffisant pour que son action microbicide ait pu s'exercer. Pratiquée avec soin, une telle désinfection dépassera à coup sûr cette épaisseur de 20 millimètres de poussières que les gaz les plus antiseptiques n'atteignent, toutes les expériences concordent pour le prouver, qu'aux prix de difficultés pratiques considérables, sinon tout à fait insurmontables pour la désinfection des locaux.

Le lait de chaux fraîchement préparé, la solution de chlorure de chaux suivant la formule de Chamberland et Fernbach (100 grammes de chlorure de chaux du commerce, mélangés à 1.200 grammes d'eau, puis dilués après filtration au dixième), l'eau de javelle commerciale au dixième, la solution de formol commercial à 5 grammes par litre d'eau, l'acide phénique à 5 p. 100, les crésyls à la même dose, le vinaigre de bois, les solutions savonneuses, et surtout la solution de sublimé, additionnée de chlorure de sodium, qui, d'après les récentes recherches faites par Miquel pour le service de désinfection de la ville de Paris, assure presque immédiatement et indéfiniment la stérilisation des crachats tuberculeux, grâce à la propriété du sel marin de dissoudre les albuminates de mercure insolubles, ce sont les principaux antiseptiques dont il y a lieu de faire usage en pareil cas.

Laver, frotter énergiquement toutes les surfaces à désinfecter, les imprégner aussi profondément que possible de l'antiseptique, tel est, ai-je dit, le but de la désinfection des locaux contaminés ou suspects. Il va de soi que cette pratique variera forcément avec la nature des surfaces et des locaux, de même qu'il faudra bien faire choix d'un antiseptique différent suivant les conditions de l'habitation, sous peine de voir la désinfection elle-même redoutée ou refusée, en raison des dégâts et des frais qu'elle occasionnerait.

Lors donc qu'il s'agit de surfaces revêtues de matériaux sans valeur, le lavage avec la brosse, le balai, l'éponge, etc., pratiqué au seau ou à la lance, doit être sans crainte mis en usage. Les murs blanchis à la chaux seront badigeonnés de nouveau ; les sols carrelés ou même planchéiés sur lesquels, comme l'a montré Mareuge, se déposent surtout les germes pathogènes, les murs garnis de papiers de tenture ou de peintures qui ne craignent pas un lavage vigoureux, seront ainsi désinfectés. Mais il n'en saurait être de même dans la plupart des habitations, surtout dans les agglomérations; la désinfection doit user de procédés plus délicats, et c'est ici que la pulvérisation méthodiquement faite de liquides antiseptiques s'impose. On l'a beaucoup critiquée, car de nombreuses recherches de laboratoire ont justement montré ce que, dans des conditions insuffisantes et avec des antiseptiques dont la valeur bactéricide n'était pas suffisamment contrôlée, elle peut présenter de lacunes. Mais il faut aussi reconnaitre que, faite méthodiquement, de manière à désinfecter de très près les surfaces et à les mouiller très également, renouvelée au moins deux fois à quelques minutes d'intervalle, elle permet de couvrir ces surfaces d'une couche continue de liquide, les imprégnant assez profondément pour que l'action microbicide se prolonge, en raison de la puissance antiseptique du désinfectant choisi et de la lenteur calculée de son évaporation. Les expériences de contrôle auxquelles on s'est livré à Paris à ce sujet ont précisément montré qu'avec des pulvérisations de sublimé salé, ainsi pratiquées, on pouvait parvenir à stériliser sur les surfaces une proportion de poussières sensiblement et pratiquement équivalente à celle dont on obtient la destruction après un contact bien autrement prolongé des gaz antiseptiques.

Il me parait inutile de faire remarquer que le lavage, comme la pulvérisation, qui ne doit être pratiquée que comme un lavage plus attentivement et plus délicatement effectué par des mains exercées, offrent, en outre, ce double avantage d'assurer la propreté du local à désinfecter et de rendre habitables les locaux dans un délai relativement court. Ajouterai-je que le dérangement des objets mobiliers, qu'un tel mode de désinfection exige pour être sérieusement pratiqué, oblige à nettoyer, après l'opération, les parties des pièces habitées, qui, trop souvent, restent dans un état flagrant et habituel de malpropreté et de saleté; tout ici concourt à nettoyer le local, à en assurer la propreté. Sans doute, ces pratiques peuvent encore être considérées comme insuffisantes pour tout esprit absolu; mais elles sont pratiques; et, à moins d'exiger, comme à New-York, la remise à neuf du logement dans lequel est mort un tuberculeux, elles tiennent compte de nos conditions sociales dans une large mesure. Encore, ce procédé américain, quelque restreint qu'il puisse être, devrait-il être précédé de la désinfection du local, dans l'intérêt des ouvriers appelés à y travailler.

La technique de la désinfection publique, dont je viens d'esquisser les principes et les règles principales d'application, est celle que les instructions émanant des conseils techniques compétents prescrivent. Elle est mise en pratique à Paris et dans presque toutes les villes de France et de l'étranger où fonctionnent des services publics de désinfection.

Il ne m'appartient pas de dire quel accueil lui fait l'opinion publique. Il me suffit de rappeler que le nombre des opérations pratiquées ainsi à Paris a dépassé 60.000 l'année dernière et que la mortalité par les maladies épidémiques n'y compte plus, au lieu d'un dixième, que pour un vingt-cinquième de la mortalité totale, descendue à moins de 20 pour 1000.

Au point de vue de la prophylaxie de la tuberculose, le nombre des désinfections demandées ou acceptées a suivi la marche suivante :

4.511 en 1892, et les décès ont été de :			
8.077	1893	11.701 en 1893	
7.389	1894	11.778	1894
8.130	1895	12.553	1895
8.330	1896	12.006	1896
9.506	1897	11.605	1897
10.504	1898	12.010	1898
11.002	1899	12.053	1899

Dans ces chiffres sont comprises les désinfections pratiquées dans des logements vides, avant leur habitation par leurs nouveaux locataires, et la désinfection des logements occupés par des indigents tuberculeux. Les premières, quoiqu'en augmentation progressive, sont en très petit nombre encore. Les secondes ne sont pas encore multipliées comme il conviendrait de l'obtenir.

Il y aura bientôt quatre ans, la Commission de la tuberculose, instituée auprès de la direction générale de l'Assistance publique de Paris et de la Seine, avait recommandé un certain nombre de mesures prophylactiques concernant les indigents soignés à domicile. Un essai fut aussitôt décidé par le conseil municipal.

Tout d'abord, je crus devoir m'enquérir auprès des médecins des bureaux de bienfaisance, qui ont prêté à ces tentatives le concours le plus bienveillant et le plus empressé, du nombre de tuberculeux indigents qu'ils considéraient comme devant être l'objet de ces mesures. Une enquête immédiatement faite permit d'évaluer approximativement à 2.500 le nombre de ces indigents. Aussi, en raison de ce nombre si considérable, fut-il décidé qu'un essai serait préalablement tenté dans cinq quartiers différents, au domicile de tuberculeux désignés par les médecins eux-mêmes. Cet essai, qui dura une année, porta sur 100 malades, dont 49 sont morts dans l'année, 12 ont été transportés à la campagne, 4 sont partis à la campagne. Sur ces 100 malades, on n'a compté que 10 refus.

Chez ces divers tuberculeux, le service de désinfection s'est rendu 843 fois. La moyenne de ses opérations a donc été de 8 fois pour chacun d'eux. Il en est chez lesquels il est intervenu en un an plus de 50 fois, à raison d'au moins une opération régulière chaque semaine.

En voici les résultats, en suivant pas à pas les instructions de la Commission de la tuberculose :

1° Deux crachoirs ont été remis au domicile de chacun des malades. Après divers essais, nous nous sommes prononcé en faveur d'un crachoir en verre coloré, à fond plat et formé de deux cônes de sens opposé : il est établi de telle sorte qu'il garantit les doigts contre toute souillure par les crachats, ceux-ci tombant facilement dans le liquide, et il est assez stable pour rester à proximité de l'indigent tuberculeux laissé souvent seul à son domicile. Nous pensons que ce crachoir sera plus aisément accepté que les modèles antérieurs, trop lourds, et que les malades remplaçaient par la cuvette ou des crachoirs émaillés n'offrant pas les mêmes avantages.

2° Le crachoir devait être pourvu d'une certaine quantité de liquide. Cette prescription a été régulièrement respectée ; mais on a, dans beaucoup de cas, rejeté l'emploi de l'acide phénique comme dégageant une odeur pénible pour les malades et leur entourage. C'est d'eau seulement que le crachoir a été pourvu d'ordinaire.

3° Le crachoir devait être nettoyé chaque jour en le mettant dans de l'eau froide portée ensuite à l'ébullition. Les médecins ont été unanimes pour faire vider le crachoir dans les cabinets d'aisances, seul endroit du logement suffisamment aménagé pour l'éloignement rapide, immédiat et complet des liquides et des objets impurs. On n'a pas tardé à se convaincre, d'autre part, que, dans de tels logements, il est impossible d'obtenir le nettoyage du crachoir à l'eau bouillante ; la plupart du temps, tous les ustensiles nécessaires font défaut et, pendant la plus grande partie de l'année, il est même impossible d'y avoir du feu.

4° Les linges salis devaient être, à la maison, plongés et maintenus pendant cinq minutes dans l'eau bouillante. Les mêmes motifs que ci-dessus ne permettent pas, dans les neuf dixièmes des cas, de prendre une telle précaution.

5° A défaut de celle-ci, il était recommandé de mettre soigneusement à part les linges salis pour éviter de les porter au blanchissage sans désinfection préalable, et afin de pouvoir les livrer au service municipal de désinfection. Il a été ainsi fait, sans trop de difficulté et avec assez de régularité, sauf dans un des quartiers de Paris où le linge lui-même manquait aux indigents tuberculeux. Une entente interviendra assurément avec l'Assistance publique pour éviter pareil dénûment.

6° Après décès, départ ou guérison, le service de désinfection a pu pratiquer ses opérations habituelles sans trop de difficultés.

Ce service s'est efforcé de se rendre, au moins une fois chaque semaine, au domicile des tuberculeux désignés. Il y faisait échange de linges désinfectés contre des linges souillés qu'il emportait pour les étuver, et il procédait au nettoyage antiseptique des water-closets et des vases et ustensiles ayant servi au malade. Certaines de ces désinfections ayant été faites au crésyl, on s'est plaint dans le voisinage de l'odeur qui persistait ; il sera facile d'y remédier.

Mais le plus grand obstacle à la pratique de la désinfection, ç'a été la désignation qui en résultait pour le malade. Il ne tardait pas quelquefois à être considéré « comme un pestiféré », et même il est arrivé qu'il a été expulsé de son domicile. Aussi, en fin de compte, les opérations de désinfection n'ont-elles pu être régulièrement et complètement appliquées que dans un peu plus de la moitié des cas. Il en a été également ainsi après décès. Il convient toutefois de reconnaître que ces difficultés ne se sont montrées que dans des quartiers limités. Tandis que le crachoir et la désinfection ont été acceptés et même sollicités dans trois arrondisse-

ments, dans deux autres il a suffi de quelques voisins ignorant
ou mal intentionnés pour faire échouer ces tentatives prophylactiques. « Le crachoir est ici le grand triomphateur, écrit l'un des
médecins qui les ont facilités avec le plus grand dévouement, car
il recueille tous les déchets contagieux qui, autrefois, allaient au
gré du malade, la plupart du temps, sur le sol de la chambre..
Nos tuberculeux acceptent très bien et le crachoir et la désinfection
hebdomadaire des lieux d'aisances. Le service fonctionne très
régulièrement. »

En ce qui concerne la désinfection régulière des salles de
consultation, des maisons de secours, des locaux, des mairies,
où fréquentent les tuberculeux indigents, elle est faite sans
difficultés.

De même, chaque fois qu'un tuberculeux est admis dans un
établissement hospitalier, le service de désinfection, prévenu
téléphoniquement de son domicile par l'administration de l'Assistance publique, s'y rend aussitôt. S'il n'y est pas plus souvent
accepté, c'est pour l'unique raison, aux dires unanimes des agents,
et ils sont à cet égard d'excellents juges, que la notion de la transmission de la tuberculose est encore bien loin d'être entrée dans
l'éducation populaire parisienne.

Telles sont les mesures qu'il est possible d'appliquer systématiquement pour assurer la prophylaxie de la tuberculose. Appliquées
avec précision et fermeté, avec prudence et modération, elles sont
de nature à être de plus en plus adoptées par l'opinion publique :
elles justifient toutes prescriptions administratives et légales qui
permettront d'en généraliser l'usage.

IV

RAPPORT

DE

LA COMMISSION DE LA TUBERCULOSE

Par MM. J. GRANCHER et THOINOT

MESSIEURS [1],

En vous réunissant en commission, M. le Directeur de l'Assistance publique a voulu provoquer la réforme de l'hospitalisation des tuberculeux, et, par voie de conséquence, la réforme de beaucoup de pratiques hospitalières aujourd'hui reconnues défectueuses.

L'importance même de ces réformes exigeait une étude approfondie de leur degré d'urgence, de la méthode à suivre pour les

[1]. La Commission était composée de :

MM.

Le professeur BROUARDEL, doyen de la Faculté de médecine, président du Comité consultatif d'hygiène publique de France, *président*;

BOMPARD, vice-président du Conseil municipal;

CLAIRIN, membre du Conseil municipal;

Le professeur DEBOVE, médecin chef de service à l'hôpital Beaujon;

Le docteur DUBRISAY, membre du Conseil de surveillance de l'Assistance publique;

Le docteur DUGUET, médecin chef de service à l'hôpital Lariboisière;

Le docteur GIBERT, médecin du traitement à domicile;

Le professeur GRANCHER, professeur de clinique à l'hôpital des Enfants-Malades;

Le docteur HANOT, médecin chef de service à l'hôpital Saint-Antoine;

Le professeur LANDOUZY, médecin chef de service à l'hôpital Laënnec;

Le docteur LETULLE, médecin chef de service à l'hôpital Saint-Antoine;

Le docteur LEVRAUD, membre du Conseil municipal et membre du Conseil d'hygiène publique et de salubrité du département de la Seine;

réaliser, de l'ordre de leur réalisation, etc. Tel a été l'objet de vo
travaux qu'on peut condenser en quatre formules qui feront l'obje
des quatre parties distinctes de ce rapport.

a) Isolement des tuberculeux. — Il faut entendre par là que le
tuberculeux, tant dans leur intérêt que dans celui des autre
malades, doivent être soignés à part, dans des hôpitaux spéciaux
ou dans des pavillons spéciaux d'un hôpital général.

b) Antisepsie médicale. — La réforme de l'hospitalisation de
tuberculeux tendant à supprimer la contagion de la tuberculos
doit être complétée par la mise en pratique des règles de l'anti
sepsie médicale dans nos hôpitaux, en vue de supprimer toutes le
contagions.

c) Le *personnel hospitalier* chargé d'appliquer ces méthode
doit être mis à l'abri de la contagion, mieux choisi, mieux logé
mieux payé, plus instruit.

d) Le *traitement des tuberculeux à domicile* devra être complété
autant que possible, par la désinfection de ce domicile, qui devien
trop souvent un foyer de contagion pour toute la famille.

Le docteur   A.-J. MARTIN, inspecteur général de l'assainissement et de l
salubrité de l'habitation de la ville de Paris ;
Le docteur   NAVARRE, membre du Conseil municipal et du Conseil de sur
veillance de l'Assistance publique ;
Le docteur   PÉRIER, chirurgien, chef de service à l'hôpital Lariboisière
membre du Conseil de surveillance de l'Assistance publique
Le professeur POTAIN, professeur de Clinique médicale à l'hôpital de la Cha
rité, membre du Conseil de surveillance de l'Assistanc
publique ;
             RISLER, maire du VIIe arrondissement, membre du Conseil d
surveillance de l'Assistance publique :
Le docteur   ROUX, sous-directeur de l'Institut Pasteur :
             STRAUSS, président de la 3e commission du Conseil municipa
et membre du Conseil de surveillance de l'Assistance publique
Le docteur   THOINOT, médecin des hôpitaux ;
             FÉLIX-VOISIN, membre de la Cour de cassation, vice-présiden
du Conseil de surveillance de l'Assistance publique.

MM. PEYRON, directeur de l'Assistance publique ; DEMOURS, secrétaire général
NIELLY, chef de la division des hôpitaux et hospices, ont pris part aux tra
vaux de la Commission.

M. THOINOT, a rempli les fonctions de secrétaire, assisté de M. GUILLAUME
chef du bureau des hôpitaux et hospices.

PREMIÈRE PARTIE

Isolement des tuberculeux

La tuberculose est de toutes les maladies la plus commune et la plus meurtrière. Elle frappe, dans les villes surtout, sous des formes diverses, bénignes ou graves, peut-être un tiers de la population et en tue un sixième, au cours d'une génération. Chaque jour son domaine semble s'étendre sous nos yeux, peut-être parce que nous connaissons mieux qu'autrefois ses variétés, mais aussi parce que sa contagiosité, certaine, nous trouve sans défense.

Elle n'épargne personne, pauvre ou riche, mais frappe plus souvent et plus cruellement les pauvres qui, ne pouvant entamer contre elle une lutte longue et coûteuse, sont presque sûrs de la défaite. Ainsi, le sort de ces tuberculeux, hospitalisés ou non, est digne de pitié.

Le tuberculeux qui a eu la bonne fortune d'être admis à l'hôpital est placé, quels que soient la forme et le degré de sa maladie, dans la salle commune. Il y trouve, avec le traitement médical, un asile contre la faim et le froid, mais rarement la guérison, et il y apporte, en retour, le germe de son mal. En conséquence, telle qu'elle est aujourd'hui, l'hospitalisation de nos salles communes ne convient plus aux tuberculeux depuis que nous savons, de science certaine, que la tuberculose est *contagieuse* et qu'elle est *curable*.

C'est en 1865 que Villemin démontra la contagiosité de la tuberculose et le mode habituel de la contagion par la poussière des crachats, et c'est en 1882 que Koch découvrit le bacille tuberculeux. Les faits annoncés par Villemin et par Koch ont été contrôlés et vérifiés dans les laboratoires du monde entier. A la science expérimentale si précise est venue s'ajouter l'observation, qui démontre la contagion, non seulement d'animal à animal, mais de l'animal à l'homme et d'homme à homme, dans la famille, la caserne et l'hôpital. En ce qui concerne l'hôpital, comment en serait-il autrement? Les tuberculeux, et ils sont nombreux, — un sur trois malades, — crachent dans leur crachoir, mais aussi sur le parquet. Or, celui-ci est ciré et frotté deux fois par jour et la poussière contient le bacille spécifique qui pénètre dans les voies respiratoires et engendre la tuberculose. Ce bacille a été vu sur les murs de l'hôpital et sur le parquet (Cornet), dans les fosses nasales (Straus), dans la gorge (Lermoyez, Dieulafoy). Rien n'est donc plus certain que la contagion, et si ce fait a été longtemps méconnu, c'est que, avant 1882, nous soupçonnions la présence du bacille, mais nous ne le connaissions pas; c'est aussi que la durée d'incubation est variable et très longue, de sorte que la filiation de la cause à l'effet est difficile à saisir.

La contagiosité de la tuberculose n'est donc pas une doctrine, c'est un fait certain. Partout où il y a des bacilles tuberculeux il y a danger de contagion. Or, le bacille de Koch est de tous les germes pathogènes le plus résistant. La dessiccation réitérée ne le tue pas, ni l'humidité, ni la putréfaction, ni la chaleur sèche à 70 degrés centigrades et même à 100 degrés. Il faut, pour le détruire, la chaleur humide à 100 degrés pendant deux minutes, ou l'action prolongée d'une solution caustique d'acide phénique. Il vit donc pendant des mois là où il est déposé, ne perd que lentement sa virulence, et, même mort, provoque encore des lésions de tuberculose localisée.

Or, ce bacille si redoutable fourmille par milliards dans les crachats des tuberculeux. C'est assez dire le péril d'un séjour assez prolongé dans une salle d'hôpital où la désinfection rigoureuse des crachoirs n'est pas assurée et où les malades souillent les murs et le parquet. C'est le cas de nos salles d'hôpitaux. Le tuberculeux est donc un danger pour ses camarades de salle, et, en conséquence, il doit être éloigné des services ordinaires et soigné à part.

Mais il est une autre raison, non moins impérieuse, qui milite en faveur de l'isolement des tuberculeux: c'est l'intérêt bien compris du tuberculeux lui-même.

En même temps que la notion de contagiosité, les progrès de la science nous ont, en effet, apporté, sur la fréquence et la curabilité de la tuberculose, des clartés nouvelles. La présence du bacille spécifique et l'inoculation expérimentale nous ont appris que ce vaste domaine de la scrofule, qui contient tant de lésions facilement curables: adénites, ostéites, etc., appartient à la tuberculose. D'autre part, des autopsies mieux faites nous ont révélé la présence très fréquente au sein de nos organes : poumons, ganglions, etc., de tubercules cicatrisés. Le même fait se rencontre chez les enfants, chez les vieillards, et même chez les adultes vigoureux morts de violences, autopsiés à la Morgue (Brouardel). Enfin, l'étude plus précise des symptômes et du diagnostic a fait voir que la tuberculose pulmonaire guérissait très souvent par les seules forces de la nature. Si bien que l'un de nous a pu dire justement que la tuberculose est la plus curable des maladies chroniques (Grancher).

Que faut-il donc donner aux tuberculeux pour les guérir quand la guérison est encore possible ? Il faut leur donner des forces nouvelles, relever leur organisme. Et comment ? Par une aération continue et réglée de jour et de nuit, par une alimentation vigoureuse, par le repos prolongé et le sommeil. Or, rien de cela n'est possible dans la salle commune. L'aération ? Elle est empêchée par le pneumonique ou le rhumatisant, dont la maladie exige que la fenêtre soit close. L'alimentation est rendue difficile par le défaut d'aération et le manque d'appétit qui en est la conséquence ; quant au repos ou au sommeil, ils sont troublés par le malade endolori ou délirant.

Dans une salle réservée aux tuberculeux, surtout avec des chambres contenant peu de lits, on pourra combattre utilement la phtisie, surtout au début, et, comme dans les sanatoria, guérir beaucoup de malades.

En conséquence, dans l'intérêt général et dans l'intérêt du tuberculeux lui-même, celui-ci doit-être soigné à part et isolé. Tel a été, Messieurs, le sens de vos délibérations, que la formule suivante, proposée par M. Roux, et adoptée à l'unanimité, résume fidèlement :

La meilleure manière de combattre et de traiter la tuberculose, c'est d'isoler le tuberculeux, parce qu'ainsi on évitera la contagion et parce que, dans les hôpitaux spéciaux, les tuberculeux seront dans de meilleures conditions thérapeutiques.

Nous ne doutons pas que l'Assistance publique, pénétrée de ses devoirs et aidée par le Conseil municipal, n'applique le plus tôt et le plus largement possible cette formule à l'hospitalisation des tuberculeux, car elle n'est pas ici devant une hypothèse ou même devant une doctrine, mais devant un fait scientifique absolument démontré. Du reste, cette hospitalisation séparée des tuberculeux est réalisée déjà depuis longtemps en Angleterre et aussi en Allemagne, notamment à Leipsïg, et dans plusieurs villes de l'Italie.

Il est évident que le nouveau mode d'hospitalisation que vous demandez, tout en assurant la prophylaxie de la tuberculose et son traitement hygiénique, ne gênera en rien les nouvelles méthodes thérapeutiques. Au contraire, le sanatorium ou le pavillon spécial, en assurant *a priori* le traitement hygiénique, qui sera toujours nécessaire, multipliera les chances de guérison par tout autre moyen curateur issu de la pharmacopée ou du laboratoire.

Le principe de l'isolement admis, comment le réaliser?

Le « sanatorium » tel qu'il existe depuis déjà longtemps pour les riches et, depuis peu, pour les pauvres, à Falkenstein, Davos, Hohenhohe, etc., est l'idéal du genre pour la cure hygiénique; et c'est aussi un sanatorium modèle que l'Assistance publique a commencé à Angicourt. Malheureusement les 700.000 francs du pari mutuel affectés à Angicourt ne permettent, après la création des services généraux, que l'édification d'un pavillon de 50 lits, ce qui est tout à fait insuffisant. Aussi avez-vous pensé à demander au pari mutuel, ou au Conseil municipal, une nouvelle somme de 7 0.000 francs pour doter Angicourt de 200 lits,

Il va de soi qu'on recevra surtout à Angicourt les tuberculeux légèrement atteints et curables, que le choix de ces malades devra être fait par une commission *ad hoc* semblable à celle qui désigne les enfants à envoyer à Berck-sur-Mer ou à Forges. Quant aux tuberculeux arrivés à une période avancée de leur maladie et réputés incurables, le Conseil municipal a déjà affecté une somme de 1.600.000 francs pour la fondation d'un hôpital-hospice de 400 lits destiné à les recueillir. C'est sur les terrains de Brévannes que cet hospice doit être édifié.

Vous avez pensé, Messieurs, que la création de pavillons spéciaux dans nos hôpitaux aurait sur l'hospice projeté à Brévannes de grands avantages et qu'il y avait lieu de demander au Conseil municipal de vouloir bien attribuer à ces pavillons spéciaux les sommes destinées à cet hôpital-hospice. En effet, le désencombrement des salles ordinaires, objet légitime des préoccupations du

Conseil, sera tout aussi bien, mieux même, réalisé par les pavillons spéciaux, qui nous donneront plus de 600 lits. En outre, les soins dus aux malades seront mieux assurés à Paris et dans un hôpital général. Enfin, et surtout, le mauvais renom que ne tarderait pas à acquérir cet hospice de tuberculeux, à peu près sûrement voués à la mort, en éloignerait nos malades. Gardons-nous, ont dit avec raison MM. Peyron, Hanot, Grancher, etc., de créer des léproseries où nos malheureux phtisiques seraient comme exilés et condamnés, si nous ne voulons susciter dans la population un sentiment de profonde terreur. Il faut que nos malades conservent, jusqu'à leur dernier jour, au moins l'illusion d'un traitement et l'espoir de la guérison. Quant à la contagion, elle sera tout aussi facile à combattre à Paris qu'à la campagne.

Pour tous ces motifs, Messieurs, votre première sous-commission a chargé MM. Duguet, Hanot et Letulle de visiter avec M. Nielly tous nos hôpitaux pour en étudier l'adaptation partielle aux services de tuberculeux.

Ces Messieurs ont, tout d'abord, éliminé trois de nos hôpitaux qui ne se prêtent à aucun aménagement possible en vue de recevoir des tuberculeux. Ce sont Necker, Beaujon, la Charité. Au contraire, Laënnec, Tenon et Lariboisière peuvent, dès aujourd'hui, donner des pavillons faciles à isoler et faciles à adapter à la cure de la tuberculose. On peut trouver dans chacun d'eux un pavillon d'hommes et de femmes contenant : à Laënnec 240 lits, à Tenon 240 également, et à Lariboisière 162. Au total, 642 lits. Nous sommes loin, même avec les 200 lits d'Angicourt, des 2.000 lits nécessaires, d'après les calculs de la sous-commission, à une hospitalisation convenable des tuberculeux de Paris. On trouverait le complément dans les constructions neuves que recevraient Saint-Antoine, la Pitié, Cochin, Broussais, Bichat et Boucicaut.

Tous ces hôpitaux enclosent de vastes jardins dont une partie pourrait être, et sans aucun dommage pour les malades ordinaires, consacrée aux phtisiques : 1.112 lits y trouveraient place.

Quant au type architectural que devront réaliser ces bâtiments nouveaux, MM. Roux et Thoinot, aidés de M. Vibert, architecte de l'Administration, en ont dressé un schéma avec plans que vous trouverez annexé à ce rapport. Tracé pour Saint-Antoine et pour un hôpital de 300 lits. ce schéma est, naturellement, modifiable selon les lieux où il doit s'adapter.

Tous ces points résolus, vous vous êtes trouvés, Messieurs, devant la question la plus embarrassante : la question d'argent. Il est, peut-être. impossible de tout faire à la fois. Par où doit-on commencer?

Interrogés par M. le Directeur de l'Assistance publique sur le degré d'urgence de ces diverses créations : sanatorium, adaptation ou création de pavillons spéciaux. vous avez répondu qu'il y avait urgence d'achever Angicourt. Il n'est que temps, en effet, de faire pour les pauvres tuberculeux de Paris ce qui se fait déjà un peu partout. notamment en Allemagne et en Suisse, et de leur donner des soins conformes à l'état actuel de la science. C'est en voyant le sort réservé aux tuberculeux de nos hôpitaux, même s'ils viennent demander des secours au début de leur maladie, que les médecins des générations précédentes ont acquis et répandu cette conviction que la tuberculose est incurable. Erreur grave et décourageante. qui a paralysé longtemps tout effort thérapeutique et contre laquelle on ne saurait trop réagir. Il faut traiter nos tuberculeux, et le plus tôt possible, dans des sanatoria : et les pavillons spéciaux de nos hôpitaux. s'ils sont bien tenus. réaliseront les conditions essentielles du sanatorium : on pourra y soigner et y guérir, comme à Angicourt. beaucoup de malades.

Les 200 lits d'Angicourt, en effet, seront si insuffisants. même si on les réserve à la tuberculose la plus curable. que nous devons nous efforcer de réaliser la cure par l'hygiène partout où nous mettrons des tuberculeux. Il est, au surplus, très difficile, impossible même, de dire *a priori* que tel tuberculeux guérira et tel autre succombera. On voit souvent des malades résister à de graves lésions et d'autres fléchir sous la première atteinte du mal, et rien n'est plus difficile que de formuler un pronostic certain en matière de tuberculose. Pour cette raison. il convient que tous nos malades trouvent à l'hôpital les éléments principaux de leur guérison. L'organisation des pavillons spéciaux comportera donc un personnel hospitalier de choix. instruit et discipliné, capable de comprendre. d'appliquer et de faire respecter les règlements de l'hygiène appropriés à la tuberculose. Et cela, outre la création et l'adaptation des pavillons. coûtera beaucoup d'argent.

Mais cet effort est nécessaire, et nous avons la conviction profonde que l'Assistance publique et le Conseil municipal voudront mener de front l'achèvement d'Angicourt et l'organisation des pavillons de tuberculeux, au moins dans les hôpitaux où ces pavillons existent déjà. Nous ne croyons donc pas trahir la pensée de la Commission en répondant à M. le Directeur de l'Assistance publique : achevez Angicourt et organisez parallèlement nos pavillons spéciaux.

DEUXIÈME PARTIE

Antisepsie médicale des salles d'hôpitaux.

Si l'antisepsie obstétricale et chirurgicale sont aujourd'hui une réalité bienfaisante dans toutes ou presque toutes nos salles de blessés ou d'accouchées, on n'en saurait dire autant de l'antisepsie médicale, qui semble ne pas exister ou être impossible à pratiquer, tant on s'en occupe peu. La contagion des maladies obéit cependant aux mêmes lois que la contagion des plaies; elle se fait, comme pour celle-ci, le plus souvent par le contact d'objets souillés par le malade ou par la poussière de l'atmosphère, ou par des ingesta virulents. Elle est un peu plus complexe parce que les voies de pénétration dans le corps humain sont ici plus nombreuses, mais c'est toute la différence et, si on le veut, on peut la combattre aussi efficacement. L'un de nous, M. Grancher, en a fait la démonstration en organisant dans son service de l'hôpital des Enfants un système de défense contre la contagion médicale, système qui a donné, depuis bientôt dix ans, les plus heureux résultats. Cette méthode fort simple, composée de quelques précautions, toujours les mêmes, faciles à prendre par les surveillantes, les infirmières et les élèves, a fourni la preuve qu'il est possible, dans un vieil hôpital, dans une salle commune, et sans grands frais, de soigner toutes les maladies, même les plus contagieuses, en évitant la contagion. Voici la coqueluche, par exemple, si facilement transmise. Comme, dans nos hôpitaux d'enfants, il n'existe pas encore de pavillon d'isolement pour cette maladie, les médecins gardent les coquelucheux dans leurs salles et la contagion y sévit parfois bien durement.

Or, dans la salle Parrot de l'hôpital de la rue de Sèvres, 20 enfants en 1892, 16 en 1893, 13 en 1894 et 23 en 1895 sont entrés avec la coqueluche et ont été soignés dans la salle commune pendant toute la durée de leur maladie. Pendant ces quatre ans, il n'y eut aucun cas de contagion, sauf 2 en 1895, par suite d'une erreur de diagnostic, une coqueluche ayant été méconnue et non entourée des précautions ordinaires, ce qui démontre encore l'excellence de ces précautions puisque, dès qu'elles cessent, la contagion sévit.

Mêmes résultats pour la varicelle, les oreillons, la broncho-pneumonie, et aussi la diphtérie et la scarlatine, quand elles entrent par erreur dans nos salles. La rougeole elle-même, si précocement contagieuse que le diagnostic utile en est presque toujours trop tardif, a vu sa transmissibilité diminuée de plus de moitié.

Certes, vous ne demandez pas que l'Assistance publique impose, par *voie administrative*, l'application de toutes ces mesures de prophylaxie, d'autant que quelques-unes, et non les moins importantes, exigent avant tout, de la part du chef de service, la conviction scientifique. Comment obliger, par exemple, un médecin à se laver les mains après avoir touché un malade contagieux, s'il ne croit pas à l'utilité de ce lavage? Et si le chef ne donne pas l'exemple, que feront les élèves et les infirmiers, naturellement enclins à la négligence? En médecine, comme en clinique et en obstétrique, tant vaut l'homme, tant vaut l'antisepsie. L'Assistance publique peut y aider puissamment et la rendre plus facile et plus sûre par le perfectionnement de l'installation et de l'outillage, mais le dernier mot restera toujours au médecin, au chirurgien ou à l'accoucheur.

Nous ne doutons pas que l'Assistance publique ne trouve dans les médecins des collaborateurs très empressés, très ardents même à appliquer les méthodes antiseptiques à mesure que l'excellence des résultats apparaîtra plus évidente. Mais elle ne doit pas attendre davantage pour mettre en œuvre les moyens qui dépendent d'elle seule et qu'elle peut, *proprio motu*, réaliser immédiatement. Le reste viendra par surcroît. De même que, dans la plupart des hôpitaux, elle fait passer à l'étuve à vapeur le linge et la literie de ses malades, — et cela se fait pour tous les malades, contagieux ou non. à l'hôpital des Enfants, — de même elle doit, au nom de l'intérêt général, user de son autorité pour appliquer les moyens prophylactiques qui sont de son domaine et qui, s'ils ne constituent pas toute l'antisepsie médicale, en représentent une bonne part.

De ce nombre sont les mesures suivantes que votre première sous-commission[1] vous a proposées et que vous avez adoptées.

1° Substitution du lavage des parquets au balayage à sec et au cirage qui souillent l'atmosphère de germes pathogènes et font ainsi la contagion.

Cette pratique, déjà réalisée dans quelques services, devra être uniformément imposée partout. Elle nécessite, il est vrai, une grosse dépense : la réfection des parquets dont les joints doivent être lutés, de façon à assurer l'étanchéité absolue des surfaces ; mais cela est facile, en somme, et de plusieurs manières. Il va de soi que le même lavage à la serviette humide remplacera partout l'époussetage, etc., et qu'en somme toutes les précautions seront prises pour éviter la poussière dans l'atmosphère des salles.

2° Recueil et désinfection de tous les crachats.

On sait, de reste, que le crachat des tuberculeux contient les germes de la contagion, mais il en est de même de tous les crachats qui sont tous plus ou moins virulents. Tels ceux de la pneumonie, de certaines bronchites, des angines, etc. La virulence de tous les crachats doit donc être anéantie.

Aucun crachat ne doit tomber sur le sol.

Les malades ne doivent expectorer que dans leur crachoir.

Tout crachoir avec son contenu doit être désinfecté.

Telle est la triple formule à réaliser pour atteindre le but.

Le crachoir en étain ou en porcelaine, en usage dans nos salles à l'heure actuelle, est impropre à tous égards, difficile à désinfecter, etc. Vous l'avez condamné et vous avez adopté à titre d'essai le crachoir en verre teinté, à large base et à large goulot, très résistant, même à l'eau bouillante. M. Duguet, depuis huit ans,

---

1. Cette sous-commission est composée de MM. Duguet, Hanot, A.-J. Martin, Letulle, Roux, Thoinot et Grancher.

s'en sert avec beaucoup d'avantages pour ses malades. Il eût fallu trouver un crachoir commode, résistant et muni d'un couvercle, mais la présence du couvercle rend le crachoir incommode ou difficile à désinfecter et, en tout cas, très fragile et coûteux. Il a donc fallu y renoncer. On y suppléera par une propreté plus rigoureuse et une désinfection plus fréquente.

Celle-ci sera confiée à des *infirmiers sanitaires*, sorte d'escouade qui, dans un office approprié à un petit groupe de salles, office de désinfection, procédera au nettoyage des crachats par l'eau bouillante. Quel que soit l'appareil définitivement adopté, les crachoirs et leur contenu seront soumis pendant cinq minutes à l'ébullition dans un bain chargé de dix grammes de carbonate de soude par litre d'eau. Ainsi lessivés, les crachoirs seront parfaitement propres et les crachats dissous et détruits.

Les mêmes infirmiers seront chargés de veiller sur les crachoirs communs placés dans les couloirs, cours, escaliers, etc., et d'assurer leur désinfection par les mêmes moyens. Votre première Commission vous a proposé, pour ce crachoir *commun*, un petit seau en tôle émaillée qui serait fixé à un mètre de hauteur au-dessus du sol, le long des murs. Ce crachoir, comme le crachoir *personnel*, recevrait une solution phéniquée qui opérera une première désinfection et s'opposera à la dessiccation si dangereuse des crachats.

Vous ne vous êtes pas dissimulé, Messieurs, que toute cette organisation, que toutes ces précautions, en ce qui concerne crachoirs et crachats, seraient vaines si les malades persistaient, comme il arrive si souvent aujourd'hui, à cracher à côté du crachoir, un peu partout, sur le sol et les murs. Que ces souillures soient tolérées de la part d'un malade alité, délirant, irresponsable, rien de plus naturel ; mais vous avez pensé qu'elles étaient intolérables quand, au mépris de l'intérêt général, elles semblaient être un acte de gaminerie ou d'indiscipline, et vous avez demandé que des avis fussent placardés invitant les malades à se conformer à la règle et les prévenant, en cas de désobéissance, qu'ils s'exposeraient non seulement à la réprimande mais à l'expulsion.

3° *Désinfection de tous les objets à l'usage des malades.*

Vous avez entendu viser, sous cette rubrique, les objets supposés souillés par le malade, notamment les cuillers, assiettes, verres, fourchettes, couteaux, serviettes en usage pendant le repas. Actuellement, ces objets sont lavés à l'eau tiède ou froide, ce qui est tout à fait insuffisant pour détruire les germes de contagion. Vous demandez qu'ils soient lavés à l'eau bouillante, ou mieux, soumis à une ébullition de cinq minutes en présence du carbonate de soude. Cette simple pratique supprimera un grand nombre de maladies transmissibles ; quant au linge de corps du malade et à ses draps de lit, couvertures, etc., ils seront portés à l'étuve à vapeur. Enfin, des lavabos munis de savon, de brosses, de cure-ongles et pourvus de liquide désinfectant (liqueur de Van Swieten colorée, par exemple), seront mis à la disposition des malades qui peuvent quitter leur lit et qui devront se laver les mains après chaque repas. Les mains des malades qui ne peuvent se déplacer seront lavées par les infirmiers de la salle.

Objets de tous ces soins hygiéniques, les malades hospitalisés en profiteront d'abord, apprendront ensuite ce qu'ils ignorent, le prix de la propreté, et quelques-uns au moins garderont ces habitudes et en feront bénéficier leurs familles. Ainsi l'hôpital sera ce qu'il doit être, non seulement un lieu de secours et de soins médicaux, mais un foyer et une école de salubrité.

4° *Réforme du mobilier des salles.*

Le mobilier actuellement en usage dans les hôpitaux se prête mal à la désinfection et même au lavage, et devient ainsi trop souvent un nid de germes dangereux.

Par exemple, le *lit* en fer plein est lourd, peu mobile — quand il n'est même pas fixé au plancher — indémontable. Il sera léger, en fer creux, démontable et mobile, avec sommier à lames parallèles, afin que toutes ses parties soient faciles à laver ou à étuver. Les *rideaux* de lit seront supprimés et remplacés, au besoin, par des paravents. Les *grands meubles*, massifs, sortes de comptoirs immobiles et impossibles à laver, seront remplacés par des meubles plus légers, démontables et faciles à désinfecter. La *table* de nuit en bois et à tiroir sera remplacée par un modèle déjà employé dans quelques services, notamment dans celui de M. Duguet, table en fer, sans tiroir, à jour, avec deux tablettes, la tablette supérieure munie d'une galerie basse ouverte d'un seul côté.

Quant au *matelas*, toujours si difficile à tenir propre et dont l'étuve à vapeur abîme la laine, vous invitez l'Assistance publique à le remplacer par le matelas à fibre de bois, qu'il conviendrait cependant de rendre incombustible.

La division du matelas en trois parties, usitée dans le service de M. Duguet, paraît avoir aussi des avantages qui méritent au moins un essai plus étendu.

5° *Habillement des malades.*

Le vêtement à donner aux malades est encore digne d'attention. Actuellement, sauf la capote et la chemise, le malade garde ses habits, chaussures, bas ou chaussettes, jupe ou pantalon, gilet de flanelle, et, comme il ne sait où les mettre, n'ayant à sa disposition ni armoire, ni porte-manteaux, il les glisse dans sa table de nuit, sous son traversin, sous son lit. Il est inutile d'insister sur la malpropreté habituelle de ces vêtements, qui n'ont pas été désinfectés à l'entrée, et sur l'inconvénient de cette habitude qui transforme en armoire le lit du malade quand ce dernier ne se couche pas avec une partie de ses vêtements. Vous désirez que le malade, entrant dans une salle d'hôpital, laisse à l'entrée *tous ses vêtements*, qui passeront à l'étuve et lui seront remis à sa sortie, et que l'Assistance publique lui fournisse tous les vêtements dont il a besoin pendant son séjour à l'hôpital. Une petite armoire à porte-manteaux serait mise, près du lit, à sa disposition.

Telles sont, Messieurs, les mesures d'*hygiène administrative* dont l'adoption nous a paru urgente et sans lesquelles nos hôpitaux resteront des foyers de contagion, connue ou méconnue, au lieu d'être des foyers de santé, d'assainissement, d'antisepsie — ce qu'ils devraient être.

Ces réformes n'iront pas sans de grandes dépenses: vous le savez et vous l'avez dit hautement; mais, quel que soit le sacrifice pécuniaire, il restera toujours inférieur à la grandeur des services rendus. En outre, les maladies *évitables*, et presque toutes les maladies infectieuses sont évitables, diminueront, et, par là, l'Assistance publique verra s'alléger ses charges, récupérant ainsi, partiellement du moins, ce qu'elle aura dépensé.

En terminant ce chapitre, nous insistons de nouveau sur la nécessité de créer, par hôpital, une *escouade d'infirmiers sanitaires* choisis parmi les agents les plus instruits et les plus sûrs, chargés de maintenir partout la bonne règle, de veiller à l'exécution des mesures prescrites, et ayant sur le personnel des infirmiers et sur les malades une autorité suffisante pour se faire respecter. Ainsi, mais ainsi seulement, nous obtiendrons que les pratiques d'hygiène ne tombent pas à peu près dans l'oubli, car leur maintien est subordonné au concours et à la bonne volonté de tous — médecins, directeur, infirmiers — et non seulement au concours passif mais au concours actif, fruit de la conviction scientifique et de l'éducation professionnelle.

TROISIÈME PARTIE

Réforme et protection du personnel hospitalisé.

Non seulement vous demandez à l'Assistance publique la création d'*infirmiers sanitaires*, mais vous désirez que le corps des infirmiers, dans l'intérêt des malades, et dans l'intérêt des infirmiers, soit mieux recruté, mieux payé, plus instruit, enfin mieux protégé contre les dangers de la profession.

La deuxième sous-commission vous a lu son rapport par la bouche de M. Landouzy, et vous avez adopté les projets de réforme qu'il contenait.

C'est surtout les infirmiers que vous visez quand vous demandez leur réforme. Les infirmières, en effet, sont presque partout à la hauteur de leur tâche, et cela tient à plusieurs causes. Leur salaire est faible — 29, 31 et 33 francs par mois — mais il est suffisant si on le compare à celui d'une fille de la campagne arrivant à Paris dans une petite maison bourgeoise. L'école des infirmières et le diplôme nécessaire pour conquérir le titre de première infirmière, placés au seuil de la profession, en relèvent beaucoup le niveau et donnent à notre personnel féminin, avec le sentiment de sa valeur, le sentiment de la dignité. D'autre part, la hiérarchie ascendante, à peu près ouverte à toutes les méritantes, et la retraite qui couronne et récompense les longs services, en font une véritable carrière, très aimée en général de celles qui l'ont choisie. Nous en connaissons qui, simples infirmières, ont écarté des propositions de salaires beaucoup plus élevés que le leur et ont refusé de quitter l'hôpital.

Aussi les chefs de service sont, en général, très satisfaits de leurs infirmières. Il n'en va pas de même des infirmiers.

Ceux-ci se recrutent assez mal, il faut l'avouer, en partie parmi les anciens malades de l'hôpital, encore souffrants, légèrement tuberculeux, par exemple, que l'Assistance publique accepte un peu par pitié, un peu par nécessité.

Il est à peine besoin de faire remarquer que, sous aucun prétexte, on ne doit admettre dans le corps des infirmiers quelqu'un dont la santé ne soit excellente, et *a fortiori* quelqu'un entaché du soupçon de tuberculose. La première qualité d'un infirmier, c'est d'être sain et vigoureux. Parfois on prend des déclassés ou des gens sans ouvrage, ou des alcooliques, des paresseux qui viennent chercher un refuge temporaire contre la misère. Ceux-là sont, *a priori*, de mauvais serviteurs, qu'il faut écarter avec soin, et le premier moyen qui se présente, le plus efficace, c'est le relèvement des salaires à la base même de la profession. Un garçon de salle gagne, comme une fille de salle, 29 francs, puis, premier garçon, 31 francs, 33 francs par mois comme infirmier, et à ce prix on ne peut pas choisir. Nous reparlerons du logement : quant à la nourriture, il y a deux réfectoires, ou mieux deux services, et le second, le moins bon, est, naturellement, attribué aux garçons de salle et infirmiers qui font la plus rude besogne. Il conviendrait peut-être de faire cesser cette anomalie.

Le salaire, suffisant pour une femme, est tout à fait insuffisant pour un adulte homme. Un infirmier doit avoir au moins le salaire d'un domestique dans une maison bourgeoise. Sa tâche est autrement rude et délicate à la fois, sa responsabilité autrement grande, puisque tant de malades sont confiés à son bon vouloir et à son humanité. En payant mieux ses serviteurs, l'Assistance publique ne sera pas embarrassée pour en trouver de bons, surtout si elle ouvre plus largement ses cadres supérieurs. Les places de sous-surveillant et de surveillant sont très rares parmi les hommes, tandis que chez les infirmières, les sous-surveillantes et surveillantes de 1re et 2e classe sont très nombreuses, et l'accession à ces situations privilégiées relativement facile. Chez les hommes, au contraire, un infirmier a le plus souvent son bâton de maréchal. La création des infirmiers sanitaires permettrait à l'Assistance publique, si elle leur donne le grade et la paye des sous-surveillants et surveillants, d'ouvrir la carrière à l'ambition bien légitime des bons serviteurs.

Vous demandez donc, pour les infirmiers, un salaire plus élevé, une nourriture meilleure, un accès plus facile aux grades supérieurs.

Ce n'est pas tout, et il ne suffit pas de réformer dans ce sens le corps des infirmiers, il faut aussi le protéger contre la contagion. M. Landouzy vous a cité des chiffres qui ne témoignent que trop clairement du danger de la profession d'infirmier et du tribut très lourd que ce personnel paye, à la tuberculose notamment. Pour une période de dix années, de janvier 1886 à décembre 1895, la mortalité dans le corps des infirmiers a été de 599, dont 36 p. 100, soit plus du tiers, relevant de la tuberculose. Or, l'un de nous, M. Thoinot, n'a trouvé, pour Paris, qu'une mortalité de 20 p. 100 par tuberculose, dans la mortalité générale. Il semble même que, pour l'ensemble des villes qui ont une statistique, le rapport des deux mortalités soit plus faible en ce qui concerne la tuberculose. Celle-ci n'est estimée en moyenne que le 1/6 ou le 1/7 de la mortalité totale.

La tuberculose qui tue le 1/3 des infirmiers est donc pour eux une *maladie professionnelle*.

Cela est vrai surtout du garçon de salle et de l'infirmier qui font les plus durs travaux, sont moins bien nourris et couchent en dortoir. Au contraire, les sous-surveillants ou surveillants, employés à des services généraux, mieux nourris et logés en chambre, sont plus souvent épargnés.

La contagion a beau jeu contre le garçon de salle et l'infirmier. Ce que nous avons dit de la tenue des salles, où la poussière des planchers et des murs contient à profusion le bacille, s'applique plus exactement encore aux *dortoirs* des infirmiers. Presque tous ces dortoirs, a dit M. Landouzy, sont tenus d'une façon *inavouable*; *ils ne sont pas sales; ils sont dégoûtants.* Les crachoirs y sont inconnus; le balayage y soulève des nuages de poussière microbienne et tuberculisante, car la phtisie n'est pas rare, au contraire, chez nos infirmiers, même à leur entrée à l'hôpital. Et, pour éviter cette source nouvelle de contagion, vous avez pensé qu'une Commission médicale serait utilement consultée sur la santé des candidats à la profession d'infirmiers et d'infirmières. Cette

Commission prononcerait sur l'admission ou le refus, et donnerait ainsi une garantie nouvelle à la bonne hygiène de nos salles.

Quant aux dortoirs, ils devront disparaitre, et être remplacés partout par des chambres dont la propreté sera rigoureusement assurée.

Déjà, les sous-surveillants et surveillants ou surveillantes sont logés en chambre, mais si çà et là l'hygiène est sauvegardée, combien de ces chambres devraient être condamnées par la moins intransigeante des Commissious de logements insalubres! C'est que telle chambre ou tel logement composé de deux chambres, suffisant pour le surveillant ou la surveillante, devient insuffisant pour la famille. L'Administration, en effet, a réparti jusqu'ici les logements dont elle dispose, suivant le *grade* et non suivant le *nombre* des personnes qui doivent l'occuper avec le titulaire, et ce sont ces errements qui conduisent à faire, d'un logement professionnel enviable, un logement familial détestable.

Il convient donc, ou de n'accepter pour le service des malades que des célibataires, de leur donner la préférence au moins; ou de ne consentir à loger à l'hopital que le nombre de personnes qui peuvent y être convenablement installées. En tout cas, dans les bâtiments de construction nouvelle, les dortoirs seraient supprimés, et les chambres ou logements aménagés et distribués conformément aux besoins du personnel qu'ils doivent contenir.

Un dernier point a éveillé votre attention; c'est la nécessité de compléter l'instruction professionnelle que reçoivent nos infirmiers, par la connaissance plus approfondie des modes de contagion des maladies et des moyens que nous pouvons leur opposer. Muni de ces notions, un bon infirmier comprendra mieux la valeur de toutes les mesures de précaution qu'on exigera de lui et des malades, et se protégera lui-même beaucoup plus efficacement contre le péril des maladies transmissibles.

Insister sur le bénéfice que retireront nos malades de l'amélioration du sort des infirmiers est chose superflue: il est non moins sûr que la situation actuelle doit cesser si nous voulons sérieusement une réforme de notre hospitalisation, car il ne peut y avoir d'hôpitaux bien tenus sans bons infirmiers. Sans doute, la dépense sera considérable puisque, pour l'amélioration des salaires seulement, M. le secrétaire général estime qu'elle coûtera

1.200.000) francs par an. Vous n'avez pas hésité cependant à maintenir l'urgence de cette réforme et de toutes celles qui l'accompagnent, afin de donner à cette profession d'infirmier ce qui lui manque, la stabilité et l'honorabilité. Et le Conseil municipal, dont la sollicitude est si souvent éveillée et généreuse en faveur des petits et des faibles, ne voudra pas oublier d'humbles serviteurs qui sont un peu siens puisqu'il leur confie ses malades.

QUATRIÈME PARTIE

Assistance médicale des tuberculeux à domicile.

Ni les médecins chargés de ce service, ni l'Assistance publique ne se dissimulent combien il rend peu de services réels et combien il est dangereux. Dans sa famille, c'est-à-dire dans un logis étroit, insuffisant et mal tenu, le tuberculeux ne peut recevoir aucun des soins qu'exige la cure hygiénique de sa maladie. En revanche, et pour les mêmes raisons, il propage son mal autour de lui, d'autant plus sûrement que le salaire du chef étant supprimé, la misère frappe mère et enfants. La mère, si elle est vigoureuse, peut encore soigner son mari, en même temps qu'elle s'efforce de gagner quelque argent. Mais quelle écrasante besogne, et quelle santé y résisterait longtemps! Aussi n'est-il pas rare de voir, quand le père est mort, le malheureux ménage, atteint de tuberculose à son tour, demander les secours de l'hôpital.

En soignant le tuberculeux chez lui, l'Assistance publique fait donc une œuvre vaine et dangereuse, et dès que l'organisation nouvelle le permettra, en augmentant le nombre des lits réservés aux tuberculeux, elle devra supprimer ou tendre à supprimer ce service. Actuellement, ce mal est inévitable et il n'y a rien de mieux à faire que de le réduire à son minimum par quelques mesures de prophylaxie.

D'après la statistique officielle, 348 tuberculeux sont soignés à domicile: 38 seulement sont célibataires et 312 habitent avec leurs familles composées de 852 personnes. Autant de contagions possibles, pour ne pas dire probables, étant données la promiscuité étroite où vivent tous ces pauvres gens et l'absence de toute précaution antiseptique. Mais ces chiffres ne sont qu'une faible image du péril de la contagion dans une ville comme Paris. Si on veut bien se souvenir que l'Assistance publique, outre les tuberculeux hospitalisés et ceux qu'elle traite à domicile, secourt plus de 6.000 de ces malades, qu'elle ne les aide pas tous, tant s'en faut, et que plusieurs milliers de tuberculeux ont une aisance qui leur permet de se passer des secours publics ; si on veut bien ne pas oublier que nulle part, dans aucune ou presque dans aucune famille, les précautions nécessaires ne sont prises contre la contagion, on comprendra l'étendue du *mal social* qu'est la tuberculose.

Aussi vous demandez justement que les instructions rédigées pour l'usage des tuberculeux soignés par l'assistance à domicile soient répandues largement un peu partout. Cette instruction, en proclamant, ce qui est vrai, que si la tuberculose est contagieuse, elle est cependant facilement évitable et assez souvent curable, a pour but de concilier l'humanité, qui exige que le tuberculeux reçoive les soins nécessaires, avec la préservation familiale et sociale. L'*instruction*, que votre Commission a rédigée et que vous avez approuvée, vise uniquement le crachat tuberculeux et sa destruction ; là, en effet, est presque tout le danger, et si chaque médecin la préconisait et l'imposait, avec l'autorité morale dont il dispose, dans chaque famille où il soigne un tuberculeux, le service qu'il rendrait serait immense.

Pour les tuberculeux soignés à domicile, les mesures de défense que vous proposez sont les suivantes :

1° Chaque malade recevra, pour son usage, un ou mieux deux crachoirs, en verre teinté, du modèle que vous avez choisi. Il devra ne cracher que dans ce crachoir et se conformer chaque jour aux indications de l'*instruction* qui lui sera remise, expliquée et instamment recommandée ;

2° Ce sera le devoir des médecins de l'assistance à domicile de donner au malade et à son entourage tous les commentaires utiles à cette *instruction*. Il devra s'efforcer de convaincre malade et famille de la nécessité absolue de se conformer aux règles prescrites et tenir la main à leur exécution. Elles sont si faciles, du reste, que, pour peu que le médecin le veuille, il sera partout obéi.

Mais si le médecin traitant a le devoir d'éveiller l'attention de la famille sur le danger de la contagion, il doit aussi défendre au besoin le malade contre la peur excessive de la contagion. Cette peur, quand elle dépasse les mesures, fait le supplice des malades, qui sentent peser autour d'eux une suspicion de tous les instants. Il faut donc, avec tact et mesure, mettre chaque chose à sa place et tenir dans chaque milieu le langage qui convient, pour que l'*instruction* soit obéie, non dépassée;

3° Dans le cours de la maladie, et après, le service de désinfection de la ville de Paris devra, sur l'invitation du médecin, faire le nécessaire pour la purification aussi complète que possible des locaux habités par le malade et sa famille. Une circulaire annexée à ce rapport, ainsi que l'instruction ci-dessus visée, sera adressée à chacun des médecins de l'Assistance publique;

4° Vous avez pensé enfin que les bureaux de bienfaisance et les bureaux de mairie, où passent tant de malades, devaient, comme nos salles d'hôpital et de consultation, bénéficier de toutes les mesures de prophylaxie recommandées contre la tuberculose:

a Propreté rigoureuse du sol, des murs et des meubles;

b Crachoirs communs, contenant une solution phéniquée et désinfectés chaque jour par une lessive bouillante;

c Substitution du lavage antiseptique quotidien au balayage.

MESSIEURS,

En écrivant ce rapport général, nous nous sommes efforcés de résumer vos travaux et votre pensée aussi fidèlement que possible.

Les réformes que vous demandez sont nécessaires et urgentes. Elles sont conformes à l'état actuel de la science et aux droits de l'humanité.

(Conclusions adoptées à l'unanimité le 14 novembre 1896.)

V

MORTALITÉ PAR TUBERCULOSE

DANS LES ASILES D'ALIÉNÉS DE FRANCE (1891-1898)

Par P. BROUARDEL

NOMS DES ASILES	MOYENNE ANNUELLE		PROPOR-TION de décès pour 10 000 aliénés
	Population	Décès par tuberculose	
Asiles publics.			
Cadillac (Gironde), hommes	538,7	30,0	556,9
Morlaix (Finistère).	437,0	23,6	540,0
Saint-Brieuc (Côtes-du-Nord).	337,8	13,4	396,7
Nantes (Loire-Inférieure).	679,2	21,8	320,9
Naugeat	891,6	25,6	287,1
Quimper (Finistère	551,6	15,6	282,8
Pierrefeu (Var	417,0	10,0	239,8
Clermont (Oise	1.598,0	33,0	206,5
Lesvellec (Morbihan).	668,4	13,0	194,5
Armentières (Nord	891,2	17,2	192,9
Ville-Évrard (Seine-et-Marne)	1.348,8	25,0	185,3
Fains (Meuse	618,0	11,4	184,4
Aix (Bouches-du-Rhône).	742,4	12,6	169,7
Montpellier (Hérault	620,2	10,2	164,4
Quatre-Mares (Seine-Infér.), hommes . .	807,8	12,8	158,4
Marseille (Bouches-du-Rhône)	1.166,6	17,8	152,6
Saint-Georges, Bourg (Ain), hommes . .	528,0	8,0	151,5
Saint-Jean-de-Dieu, Lyon (Rhône) . . .	745,4	11,2	150,2
Saint-Gemmes-sur-Loir (Maine-et-Loire).	876,6	12,4	141,4
Rennes (Ille-et-Vilaine).	874,6	11,6	132,6
Bonneval (Eure-et-Loir).	522,2	6,8	130,2
Bordeaux (Gironde), femmes.	764,8	9,8	128,1
La Roche-sur-Yon (Vendée).	518,2	6,6	127,1
Auch (Gers.	489,6	6,2	126,6
Sainte-Anne (Seine).	1.047,0	13,2	126,0
Bassens (Savoie).	684,0	8,6	125,7
Rodez (Aveyron).	445,8	5,6	125,6
Saint-Lizier (Ariège).	431,0	5,2	120,6
Lafond (Charente-Inférieure).	433,4	5,0	115,3

NOMS DES ASILES	MOYENNE ANNUELLE		PROPORTION de décès pour 10.000 aliénés
	Population	Décès par tête	
Alençon (Orne)	541,0	6,0	110,9
Prémontré (Aisne)	1.092,4	12,0	109,8
Sainte-Catherine, Yzeure (Allier)	529,6	5,6	105,7
Poitiers (Vienne)	454,2	4,6	103,7
Pau (Basses-Pyrénées)	859,6	8,8	102,3
Quartier Saint-Jacques, Montauban . . .	528,6	5,2	98,4
Évreux (Eure)	866,4	8,4	96,9
Bon-Sauveur, Albi (Tarn)	705,0	6,8	96,4
Maréville (Meurthe-et-Moselle)	1.683,0	16,2	96,2
Bourges-Beauregard	354,8	3,4	95,8
Agen (Lot-et-Garonne)	376,8	3,6	95,5
Montredon, Le Puy (Haute-Loire)	808,8	7,6	93,9
Montdevergue (Vaucluse)	1.443,0	13,4	92,9
Saint-Dizier (Haute-Marne)	714,8	6,4	89,5
Saint-Pons, Nice (Alpes-Maritimes) . . .	645,2	5,6	86,8
Breuty-la-Couronne (Charente)	508,8	4,4	86,5
Dijon (Côte-d'Or)	569,0	4,8	84,3
La Charité (Nièvre)	534,5	4,4	82,3
Limoux (Aude)	632,6	5,2	82,2
Bailleul (Nord)	1.273,4	10,4	81,6
Vaucluse (Seine-et-Oise)	996,8	8,0	80,2
Braqueville, Toulouse (Haute-Garonne) .	923,8	7,4	80,1
Saint-Yon (Seine-Inférieure), femmes . .	1.157,6	9,2	79,5
Sainte-Madeleine, Bourg (Ain), femmes .	1.032,0	8,2	79,4
Bron, Lyon (Rhône)	1.544,0	11,6	75,1
Dury-lès-Amiens (Somme)	452,6	3,4	75,1
Clermont-Ferrand (Puy-de-Dôme) . . .	845,0	6,2	73,3
Villejuif (Seine)	1.446,4	10,0	70,6
Saint-Alban (Lozère)	402,6	2,8	69,5
La Roche-Gandon (Mayenne)	617,3	4,2	68,0
Saint-Robert (Isère)	950,4	6,2	65,2
Auxerre (Yonne)	619,0	3,8	61,4
Leyme (Lot)	596,4	3,6	60,3
Niort (Deux-Sèvres)	744,0	4,0	53,9
Chalons-sur-Marne (Marne)	560,5	3,0	53,5
Blois (Loir-et-Cher)	500,0	2,6	52,0
Bicêtre (Seine)	1.206,2	6,2	51,4
Saint-Venant (Pas-de-Calais)	819,0	4,2	51,3
Sainte-Marie, Privas (Ardèche)	744,0	3,8	51,1
Lommelet	680,0	3,4	50,0
Saint-Ylié	909,0	4,4	48,4
Charenton (Seine)	595,6	2,8	47,0

NOMS DES ASILES	MOYENNE ANNUELLE		PROPOR-TION de décès pour 10.000 aliénés
	Population	Décès par tuberculose	
Salpêtrière (Seine)	712,8	3,4	40,7
Tours (Indre-et-Loire).	534,4	2,4	44,9
Orléans (Loiret).	573,8	1,8	31,3
Pontorson (Manche).	424,0	1,2	28,3
Sceaux (Seine	87,2	0,2	22,9
Cellette (Corrèze)	470,0	1,0	21,3
Saint-Nicolas-du-Port (Meurthe-et-Mos.)	91,2	0,2	21,9
Dun-sur-Auron (Cher).	329,8	0,4	12,1
Aurillac (Cantal).	221,4	0	»
Vaugueray (Rhône	87,8	0	»
Mattaincourt (Vosges	23,2	0	»
Epinay-sur-Seine	23,0	0	»
Meyzieu (Isère	22,4	0	»
Malgrange (Meurthe-et-Moselle	17,4	0	»
Total.	57.424,0	672,6	117,1

Asiles privés.

NOMS DES ASILES	MOYENNE ANNUELLE		PROPOR-TION de décès pour 10.000 aliénés
	Population	Décès par tuberculose	
Saint-Vincent-de-Paul.	81,9	1,2	145,5
Saint-Remy (Bouches-du-Rhône). . . .	30,4	0,4	131,5
Bon-Sauveur de Saint-Lo	544,6	7,0	128,5
Pont-Saint-Côme (Montpellier	31,8	0,2	62,8
Bon-Sauveur de Bégard (Côtes-du-Nord)	800,4	3,8	47,5
Passy	87,4	0,4	45,7
Esquirol (Ivry-sur-Seine	72,2	0,2	27,7
Bon-Sauveur de Pont-l'Abbé (Manche) .	830,8	2,0	24,1
Bon-Sauveur (Caen).	1.393,2	1,8	12,9
Maison Parent (Toulouse	100,6	0	»
Maison rue de Charonne (Seine). . . .	75,2	0	»
Maison rue de Picpus (Seine).	69,4	0	»
Castel d'Andorte, Le Bouscat (Gironde .	46,4	0	»
Saint-Mandé (Seine).	37,8	0	»
Suresnes (Seine).	32,4	0	»
Verbe Incarné (Rhône	27,0	0	»
Total (Asiles privés	4.261,3	17,0	39,9
Total (Asiles publics	57.424,0	672,6	117,1
Total général.	61.685,3	689,6	111,7

VI

MORTALITÉ PAR TUBERCULOSE

DES ENFANTS ASSISTÉS

ET MORALEMENT ABANDONNÉS (1895-1899)

Par P. BROUARDEL

Effectif annuel d'après la statistique des années 1895-1899.

DÉPARTEMENTS	SEXE MASCULIN		SEXE FÉMININ		LES DEUX SEXES RÉUNIS		
	Effectif	Morta-lité	Effectif	Morta-lité	Effectif	Morta-lité	Prop. pour 10.000
Vaucluse . . .	289,6	4,8	218,4	6,8	508,0	11,6	228,3
Corse.	105,2	1,4	117,6	2,0	222,8	3,4	152,6
Pyrénées-Or. .	114,4	1,2	103,0	0,8	217,4	2,0	91,9
Var.	288,2	2,2	236,0	1,8	524,2	4,0	76,3
Alpes (Basses- .	73,0	0,6	74,6	0,4	147,6	1,0	67,7
Tarn-et-Garon.	209,4	1,4	123,8	0,8	333,2	2,2	66,0
Doubs.	539,0	2,6	408,0	3,6	947,0	6,2	65,5
Côtes-du-Nord.	803,4	3,0	731,8	4,8	1.535,2	7,8	50,8
Jura	293,6	1,0	227,0	1,6	520,6	2,6	49,9
Nord	994,4	5,2	1.012,0	4,4	2.006,4	9,6	47,8
Calvados . . .	910,2	3,4	829,8	4,8	1.740,0	8,2	47,1
Marne.	510,8	2,0	401,6	2,2	912,4	4,2	46,0
Manche. . . .	468,6	2,0	387,6	1,8	856,2	3,8	44,4
Lot-et-Garonne.	173,8	0,8	160,4	0,6	334,2	1,4	41,9
Vienne	345,2	1,4	339,6	1,2	684,8	2,6	37,9
M.-et-Moselle .	640,6	2,6	596,2	2,0	1.236,8	4,6	37,2
Gironde. . . .	1.804,4	7,0	1.699,8	6,0	3.504,2	13,0	37,1
Loiret.	459,0	1,2	331,4	1,6	790,4	2,8	35,4
Saône-et-Loire.	999,8	3,8	834,2	2,6	1.834,0	6,4	34,9
Indre-et-Loire.	331,8	1,0	304,4	1,2	636,2	2,2	34,6
Gers	154,0	0,4	141,8	0,6	295,8	1,0	33,8
Saône (Haute- .	232,0	0,8	243,6	0,8	475,6	1,6	33,6
Aude	302,2	0,8	295,6	1,2	597,8	2,0	33,4
Alpes-Maritim.	356,4	1,0	310,4	1,2	666,8	2,2	32,9
Pyrénées (H.- .	118,4	0,4	129,0	0,4	247,4	0,8	32,3
Marne (Haute- .	310,4	0,8	316,4	1,2	626,8	2,0	31,9
Sarthe	834,6	2,2	802,6	3,0	1.637,2	5,2	31,7
Cher	420,2	1,2	405,6	1,4	825,8	2,6	31,4

DÉPARTEMENTS	SEXE MASCULIN		SEXE FÉMININ		LES DEUX SEXES RÉUNIS		
	Effectif	Mortalité	Effectif	Mortalité	Effectif	Mortalité	Prop. pour 10.000
Finistère . . .	589.8	1.8	503.8	1.6	1.093,6	3,4	31.1
Cantal	133,4	0.2	130,6	0,6	264,0	0,8	30.3
Ariège	69.4	0.2	66.0	0.2	135.4	0,4	29.5
Aveyron. . . .	292.2	0.4	253.6	1.2	545.8	1,6	29.3
Yonne	353.0	0,6	326,2	1.4	679,2	2.0	29.0
Indre.	157.4	0.2	123,4	0,6	280,8	0,8	28.4
Landes	189.0	0,6	166,0	0,4	355.0	1,0	28.2
Savoie Haute-.	185.8	0,6	173,6	0,4	359,4	1,0	27.8
Côte-d'Or . .	779,8	2.4	716.0	1.6	1.495,8	4,0	26.7
Seine-Infér. .	2.466,0	6,4	2.345.0	6,4	4.811.0	12,8	26.6
Seine-et-Oise .	1.289,6	3,0	1.042.8	3,2	2.332,4	6,2	26.6
Eure	791,4	1,2	725,8	2.6	1.517,2	3,8	25.0
Oise	678,4	1.6	628,4	1.6	1.307,2	3,2	24.4
Sèvres Deux-.	414,2	1.0	405,8	1,0	820,0	2,0	24.4
Aisne	901,6	2,0	784,8	2,0	1.686,4	4,0	23.7
Allier.	332,2	0,6	263,4	0.8	595,6	1,4	23.5
Drôme . . .	400,4	1,0	376,6	0,8	777,0	1,8	23.1
Loir-et-Cher. .	329,8	0,6	282,0	0,8	611,8	1,4	22,8
Maine-et-Loire.	524,2	1,2	485,2	1.0	1.009,4	2,2	21,7
Loire-Infér. . .	885,0	1,4	687,6	2.0	1.572,6	3,4	21.6
Ardennes . . .	330,4	0.8	262,6	0,4	593,0	1,2	20.2
Morbihan . . .	567,0	0.8	448,6	1.2	1.015,6	2,0	19,7
Isère	487,8	0.8	424,2	1,0	912,0	1,8	19.7
Mayenne . . .	652,2	1,6	572.0	0,8	1.224,2	2,4	19.6
Meuse.	443,8	0.2	379.0	1.4	822,8	1,6	19.4
Nièvre	403.8	0,6	317.2	0.8	721.0	1,4	19.4
Garonne (H.- .	479,0	1.0	405,2	0.6	884,2	1,6	18.4
Ain.	458,8	0,4	368,2	1.0	827,0	1,4	16.9
Lozère	117,8	0	121,0	0,4	238.8	0,4	16.7
Savoie	182,2	0,4	184,2	0.2	366,4	0,6	16.4
Ardèche. . . .	130,6	0	115,4	0,4	246,0	0,4	16.2
Charente . . .	621,0	0,6	627,4	1,4	1.248,4	2.0	16.0
Aube	408,0	0,4	353,2	0,8	761,2	1,2	15.7
Rhône	2.635,2	4,0	2.295,2	3,6	4.930,4	7,6	15,4
Dordogne . . .	463,0	0,6	374,6	0,6	837,6	1,2	14.3
Pyrénées B.-.	367,4	0,4	352,4	0.6	719,8	1.0	13.9
Corrèze	141,2	0.2	145,2	0.2	286,4	0,4	13.9
Seine-et-Marne.	496,4	0,4	374,8	0.8	871.2	1,2	13.8
Ille-et-Vilaine.	654,4	0.8	533,8	0.8	1.188,2	1.6	13.5
Pas-de-Calais.	595,6	1.0	444,8	0,4	1.040,4	1,4	13.4
Vosges	598,4	0.8	485,6	0,6	1.084,0	1,4	12.9
Bouches-du-R.	2.132,4	2.8	2.001,8	2,4	4.134,2	5,2	12.5
Puy-de-Dôme.	618,4	0,6	510,8	0.8	1.129,2	1,4	12.4
Lot.	169,6	0,4	155,0	0	324,6	0,4	12.3
Alpes Hautes-.	88,4	0	82,6	0.2	171,0	0.2	11.6
Orne	447,0	0.8	414,4	0.2	861,4	1.0	11.6
Charente-Infér.	484,6	1.0	416,2	0	900,8	1.0	11.4

DÉPARTEMENTS	SEXE MASCULIN		SEXE FÉMININ		LES DEUX SEXES RÉUNIS		
	Effectif	Mortalité	Effectif	Mortalité	Effectif	Mortalité	Prop. pour 10.000
Eure-et-Loir .	501,6	0,6	468,0	0,4	969,6	1,0	10.3
Vienne (Haute-	763,6	0,2	758,2	1,0	1.521,8	1,2	7.9
Hérault	288,8	0,2	232,4	0,2	521,2	0.4	7.7
Gard	185,2	0,2	149,4	0	334,6	0.2	5.9
Somme	622,0	0,2	635,2	0,4	1.257,2	0.6	4.8
Creuse	206,0	0	208,4	0	414,4	0	»
Loire	757,2	0	618,0	0	1.375,2	0	»
Loire (Haute-) .	107,4	0	81,9	0	189.3	0	»
Rhin (Haut-) . .	169,2	0	130,2	0	299,4	0	»
Tarn	73,4	0	69,8	0	143,2	0	»
Total	43.694,0	106,0	38.786,1	114,6	82.480,1	220.6	26.7
Assistance publique de Paris	22.618,2	28,2	19.297,2	33,2	41.915,4	61,4	14.6
TOTAL GÉNÉRAL.	66.312,2	134,2	58.083,3	147.8	124.395,5	282,0	22.7

	Proportion pour 10.000	
	Garçons	Filles
Départements	24.2	29.5
Assistance publique de Paris .	12.8	17.2
Moyenne générale . . .	20.2	25.4

VII

LA TUBERCULOSE

DANS L'ARMÉE FRANÇAISE

Par M. le Dr Maurice LETULLE

L'armée française, la plus importante de nos collectivités sociales, en est peut-être en même temps la moins stable (de par ses effectifs chaque année partiellement renouvelés), et la mieux outillée pour la prophylaxie de la tuberculose. Ici, les statistiques sont formelles, comme le nombre de ses unités ; de plus, le corps de santé militaire est admirablement apte à surveiller et à combattre le fléau. On ne saurait trop remarquer que son dévouement et son zèle sont à la hauteur du rôle important de préservation qui lui incombe.

Plus d'un demi-million d'hommes jeunes, voués à une vie essentiellement musculaire, séjournant pour la plupart dans des villes où *l'hygiène antituberculeuse* est parfaitement inconnue, demandent à être protégés contre les maladies évitables : parmi celles-ci. la tuberculose pulmonaire est, certes, la plus répandue, la mieux connue et la moins combattue dans la population civile.

Quels sont les moyens employés par le service de santé pour prévenir et pour combattre la tuberculose dans l'armée française ?

Tout d'abord, il est bon de connaître la situation générale de la mortalité dans l'armée, puis les pertes que l'armée est appelée à subir chaque année par le fait de la tuberculose.

La mortalité générale de l'armée française, notée, par exemple, depuis 1872, c'est-à-dire depuis une longue période de paix, a décru dans une proportion remarquable.

L'observation plus méticuleuse des lois de l'hygiène, la surveillance attentive de la santé individuelle des hommes, l'autonomie relative et l'autorité plus effective du corps de santé militaire expliquent en grande partie cette décroissance de la mortalité tombant de 10.5 pour 1.000 hommes d'effectif, en 1875, à 4,11 en 1898.

A. — Mortalité de l'armée française, à l'intérieur, depuis 1872.

Courbe établie d'après le tableau publié par le ministre de la guerre, dans son rapport du 3 août 1898, adressé à M. le Président de la République. Rapport publié dans le *Journal officiel* du 9 août 1898.)

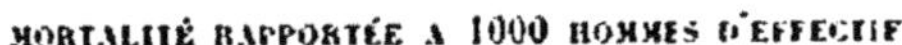

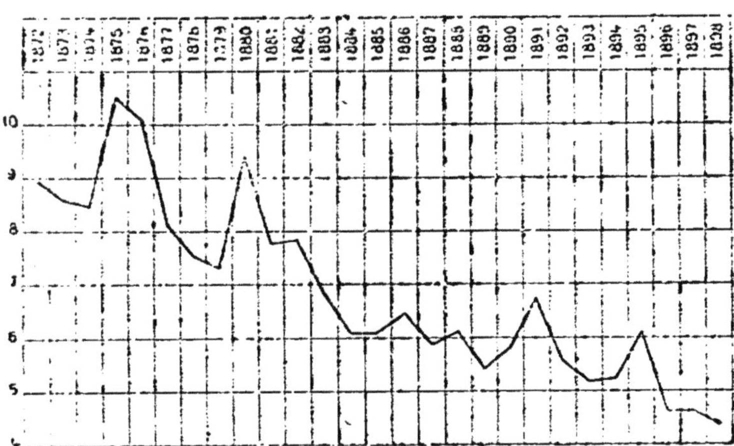

Si l'on étudie, par comparaison, la statistique de la tuberculose dans l'armée française, on constate que la mortalité par la tuberculose n'a pas bougé depuis dix ans : on meurt autant. Qu'on n'oublie pas que cette mortalité *a trait à toutes les tuberculoses ayant occasionné la mort*, et non pas à la seule tuberculose pulmonaire : autrement dit, les péritonites tuberculeuses, les pleurésies bacillaires, les cas de granulie n'ont pas changé et ne varient guère, autour de 0,80 pour 1.000, sur cette population flottante de cinq cent et quelques mille hommes.

De 1.4 en 1888, la mortalité tuberculeuse est descendue cependant à 0.88 pour 1.000 en 1898. Ce dernier chiffre est le plus bas qu'on ait encore observé dans l'armée.

On ne saurait trop insister sur ce point que cette mortalité par tuberculose comprend un certain nombre d'*éléments irréductibles* : des cas de tuberculose aiguë éclatent parmi la population militaire, comme on le voit dans la population civile ; une foule de tuberculoses méconnues, demeurées latentes pendant un nombre considérable d'années, se réchauffent tout à coup, soit spontanément, soit à l'occasion d'une maladie infectieuse accidentelle, telle que la grippe, la rougeole, ou la fièvre typhoïde, et tuent en quelques jours un individu considéré comme parfaitement sain jusque-là.

En outre, l'armée comprend un certain nombre d'unités moins solides, moins pures que la masse des recrues : tels sont les soldats rengagés, les sous-officiers, gardes républicains, et la masse des « embusqués » ou hommes hors du rang, tels que ordonnances des officiers, ouvriers techniques, musiciens, etc., dont la santé échappe trop souvent au contrôle du service de santé. La plupart d'entre eux, une fois atteints de tuberculose à évolution lente, viennent échouer dans les hôpitaux militaires, *faute de sanatoriums*, et y sont conservés en raison de l'ancienneté de leurs services. Enfin, les décès des officiers succombant à la tuberculose rentrent dans la masse globale précitée.

Les pertes de l'armée par tuberculose (qu'il ne faut pas confondre avec la *mortalité*) résultent de trois facteurs : la *mortalité*, les *réformes* et les *retraites*.

Le nombre des retraites dues à la tuberculose est extrêmement faible par comparaison avec celui des réformes, ce dernier moyen d'élimination ayant tout avantage à fonctionner le plus tôt possible après l'entrée au corps.

En vue de préserver ses effectifs sains, et afin de fournir à l'armée des unités résistantes, le service de santé élimine, dès qu'il le peut, toutes les recrues suspectes de tuberculose : « Candidats à la tuberculose », au thorax étroit, à la peau blafarde, aux sommets douteux, « tuberculeux latents, » à la respiration courte, saccadée, ou affaiblie, tout ce monde des « suspects » est sévèrement rejeté par les médecins militaires, soit au conseil de revision[1], soit à l'appel de la classe, soit à l'incorporation au régiment.

Ce travail de sélection s'opère d'autant mieux, aujourd'hui, que

1. Instruction du 13 mars 1891 sur l'aptitude physique au service militaire.

le service de santé a obtenu du gouvernement une loi sur la
« réforme temporaire »[1] qui permet d'éliminer pour un an, et itérativement, tout individu suspect de tuberculose.

B. — Statistique de la tuberculose dans l'armée. 1888-1898.

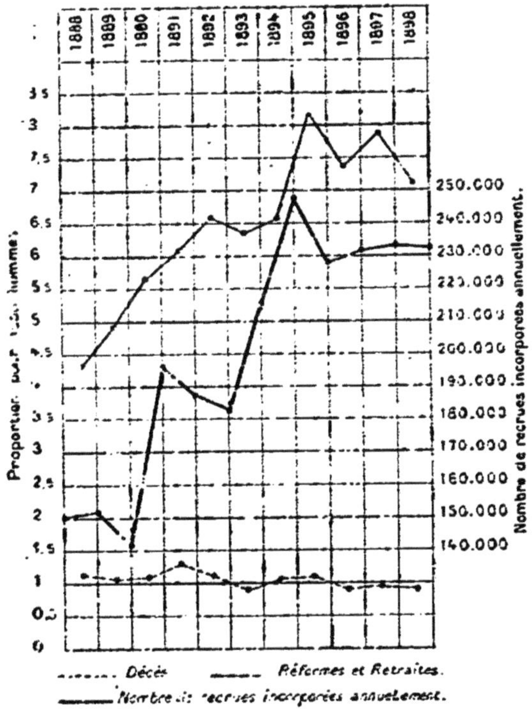

Pour le plus grand nombre des individus, la réforme temporaire
est prononcée dans les premières semaines, ou tout au plus dans
les deux ou trois premiers mois qui suivent leur incorporation.
Cette année même, pour la classe qui vient d'arriver sous les drapeaux, les médecins de régiment ont, du 15 novembre 1899 au
1er février 1900, rendu à la vie civile par réforme temporaire
1.800 recrues qui avaient échappé aux conseils de revision.

1. *Loi du 1er avril 1898.* Affections susceptibles de motiver la réforme temporaire. « Imminence tuberculeuse, » se révélant par les signes locaux et
généraux qui en sont les indices, etc.

Le tableau B (statistique de la tuberculose dans l'armée) permet de constater une ascension régulière de la *courbe des réformes*, parallèle à la *courbe du nombre des recrues* incorporées annuellement. On notera, par exemple, que l'année 1894-95, remarquable par le chiffre inattendu des recrues (près de 250.000 hommes), se signale également par le chiffre excessif de la proportion des réformes par tuberculose (8,34 pour 1.000).

C. — Pertes de l'armée dues à la tuberculose.

(DÉCÈS, RETRAITES ET RÉFORMES) DE 1888 A 1898

ANNÉES	RÉFORMES p. 1000.	DÉCÈS p. 1000.	TOTAL des pertes p. 1000.
1888.	4,30	1,18	5,48
1889.	4,94	1,05	5,99
1890.	5,70	1,08	6,78
1891.	6,10	1,33	7,43
1892.	6,55	1,04	7,59
1893.	6,33	0,94	7,27
1894.	6,55	1,01	7,56
1895.	8,34	1,14	9,48
1896.	7,34	0,94	8,28
1897.	7,84	0,95	8,79
1898.	7,13	0,88	8,01

Le tableau C donne les chiffres détaillés des pertes de l'armée par tuberculose depuis onze ans, avec quelques notes précises qu'il me paraît utile de transcrire en entier :

Les chiffres de 1893 marquent une amélioration notable portant sur les réformes et principalement sur les décès, dont le taux n'avait jamais été aussi bas.

Toutefois, l'atténuation, en ce qui concerne les réformes, est plus apparente que réelle, et tient sans doute pour une large part à l'institution de la réforme temporaire (Loi du 1er avril 1898), qui permet d'éliminer d'une façon plus précoce les hommes suspects, dès la moindre menace de tuberculose. Une partie de ces *réformes temporaires* (338) est imputée à la tuberculose et il en a été tenu compte dans les évaluations ci-dessus. Mais on relève, en outre, 163 réformes temporaires et 4 réformes définitives pour « *imminence de tuberculose* ».

NOTE DU MINISTÈRE DE LA GUERRE

Réformes n° 2 et réformes temporaires (armée active) prononcées pour tuberculose ou pour imminence tuberculeuse

PAR LES COMMISSIONS SPÉCIALES DE RÉFORME
QUI ONT SIÉGÉ DU 15 NOVEMBRE 1898 AU 15 NOVEMBRE 1899

CORPS D'ARMÉE	RÉFORMES n° 2 [1]			RÉFORMES temporaires [2]		
	à l'incorporation.	avant un an de service.	après un an de service.	à l'incorporation.	avant un an de service.	après un an de service.
Gouvern. milit. de Paris.	13	233	187	12	127	115
1er corps d'armée.	50	99	77	13	57	40
2e — —	31	68	45	18	40	35
3e — —	27	111	61	10	39	30
4e — —	22	87	59	10	64	44
5e — —	44	90	64	16	84	53
6e — —	64	199	107	21	115	100
7e — —	25	74	92	26	66	63
8e — —	37	74	58	12	74	46
9e — —	25	95	77	27	65	47
10e — —	25	72	69	32	47	50
11e — —	37	79	78	24	50	53
12e — —	21	78	54	13	47	39
13e — —	52	72	56	14	38	36
14e — —	47	147	119	18	96	55
15e — —	54	72	93	24	34	51
16e — —	23	53	56	25	27	32
17e — —	34	73	65	18	54	47
18e — —	46	102	89	31	76	78
19e — —	28	168	123	2	89	30
20e — —	32	116	76	39	156	73
Division de Tunisie.	3	27	27	0	40	5
	747	2.189	1.732	402	1.446	1.122
	4.668			2.970		

1. Tuberculose révélée par des signes certains 4.668
2. Suspects de tuberculose. 2.970

Total des réformes 7.638

D'autre part, le chiffre de radiations pour bronchite chronique est en augmentation notable, 304 (1896 : 141, 1897 : 213), sans compter 437 réformes temporaires pour le même motif; on signale, en outre, 7 décès sous la même rubrique (1896 : 5, 1897 : 6). Il convient de rapprocher encore de ces données 330 radiations définitives, chiffre normal, et 615 réformes temporaires pour faiblesse de constitution et anémie; enfin 37 radiations pour scrofulose. On peut affirmer que sous ces diverses rubriques se dissimulent un certain nombre de manifestations ressortissant à la tuberculose, sans qu'il soit possible d'en déterminer, même approximativement, la proportion.

« C'est toujours la tuberculose pulmonaire pleurale et laryngée qui fournit le maximum des décès : 313 (1896 : 315; 1897 : 333;) viennent ensuite la *tuberculose méningée et cérébrale*, 113 (1896 : 99; 1897 : 111); la tuberculose miliaire aiguë, 71 (1896 : 75; 1897 : 82); la tuberculose abdominale, 27 (1896 : 27; 1897 : 28), etc. La fréquence relative des différentes localisations ou manifestations tuberculeuses mortelles reste, pour ainsi dire, immuable d'une année à l'autre.

« Il en est à peu près de même de la répartition des retraites et réformes définitives dans leurs formes cliniques : tuberculose pulmonaire, pleurale et laryngée, 3.445 (1896 : 3.508; 1897 : 3.894); tuberculose osseuse et articulaire, 212 (1896 : 223; 1897 : 266); tuberculose des organes génito-urinaires, 142 (1896 : 135; 1897 : 161); tuberculose ganglionnaire, 109 (1896 : 176; 1897 : 152, etc.

« Le chiffre des réformes pour tuberculose prononcées à l'arrivée au corps, en progression croissante jusqu'ici, se trouve notablement diminué; en 1898 : 359 (1896 : 462; 1897 : 516). Cette anomalie tient sans doute aux éliminations par réforme temporaire. » (*Note du ministère de la guerre.*)

En résumé, l'accroissement des contingents (tout artificiel, puisqu'il résulte non de la natalité plus grande, mais des instructions ministérielles demandant un plus gros effectif) entraine de toute nécessité un accroissement des réformes pour tuberculose.

MESURES D'HYGIÈNE PROPHYLACTIQUE

Parmi les conditions hygiéniques propres à l'armée, quelles sont les *mesures prophylactiques* déjà réalisées ou simplement proposées par le service de santé, en vue de la lutte contre la tuberculose?

La sélection de plus en plus rigoureuse dans le choix des recrues permet de reconnaitre, à l'usage, les effets du service militaire sur le développement de la tuberculose. Étant admis que les précautions sont prises pour ne pas laisser éclore les foyers bacillaires, on constate sans peine que ce métier, nouveau pour la plupart des hommes, fatigant et dur, prédispose à la tuberculose les poumons peu solides : il faut une grande dépense de forces, une endurance aux intempéries des saisons, un entraînement rapide, autant de conditions bien propres à réveiller un vieux foyer bacillaire caché dans le parenchyme pulmonaire.

Différentes propositions ont été faites pour mettre les jeunes recrues à l'abri des dangers des premiers mois nécessaires à l'accoutumance.

Alimentation renforcée pour les jeunes recrues.

C'est ainsi que les chefs de corps ont établi que, pendant les quatre ou six premiers mois, les jeunes soldats incorporés reçoivent une *alimentation notoirement insuffisante* : ils ont faim.

Les enquêtes et les études faites sur ce point ont conduit le ministère de la guerre à demander pour les recrues une *alimentation renforcée*, pendant les quatre ou six premiers mois de leur présence au corps. On a fait valoir que le « travail au commandement » est beaucoup plus pénible que le travail individuel d'un ouvrier quelconque. On a noté que, dans la marine de l'État, il y a une *ration de boulimique* pour les jeunes marins en passe d'entraînement professionnel.

Une des propositions faites au sujet de la ration de renforcement comportait, si j'ai bonne mémoire : viande, 360 grammes par jour, avec 30 grammes de saindoux. Ce régime exceptionnel coûterait 4 francs environ par homme et par mois : 16 à 25 francs pour la période d'entraînement. Ce surcroît de dépense (1 million et demi à 2 millions) paraît vraiment utile.

Avancement de l'appel des classes.

Un autre moyen prophylactique consisterait en un avancement de l'appel des classes. Actuellement, c'est à l'entrée de l'hiver, en novembre, que les recrues arrivent. Il faut les préparer pour le printemps et les exercices énergiques, l'entrainement du corps, se font au dehors, par les mauvais temps. On demanderait au ministère de la guerre d'appeler au 1ᵉʳ *octobre* les classes ; de cette façon. bien des dangers seraient évités.

Coaltarisation des planchers et des soubassements dans les casernements.

Une des mesures les plus effectives, celle sur laquelle le service de santé compte, à juste titre, le plus, consiste en la *coaltarisation des planchers et des soubassements de tous les casernements de France et d'Algérie*. Ce travail considérable commence cette année même, et les Chambres ont accordé les fonds nécessaires pour parfaire le premier tiers de l'œuvre prophylactique. Partout où le sol est parqueté, la coaltarisation une fois faite (et en trois ans la totalité du travail sera accomplie), le *balayage à sec* sera interdit ; on ne pourra plus se servir que du faubert avec un torchon mouillé, qui enlèvera, en les humectant, toutes les poussières accumulées sur le plancher.

Cette réforme radicale aura, de plus, un avantage inestimable : celui d'apprendre à la masse populaire l'avantage et la technique d'un tel procédé de nettoyage ; si parfaitement méconnu encore aujourd'hui par la population civile.

L'exemple et l'habitude pris au régiment se propageront dans les collectivités où pénètre l'homme libéré du service, et ainsi s'accomplira une partie de l'*éducation antituberculeuse du peuple français*. qui, par la même occasion, *perdra l'habitude de cracher à terre*.

La circulaire du ministère de la guerre concernant cette réforme capitale de la coaltarisation des planchers est trop importante pour ne pas figurer dans le présent rapport. Je l'intercale ici. Elle offre en outre un intérêt pratique de premier ordre. grâce à la technique détaillée et claire qui l'accompagne.

MINISTÈRE DE LA GUERRE

—

DIRECTION DU SERVICE DE SANTÉ (BUREAU DU MATÉRIEL ET DE LA COMPTABILITÉ)
ET DIRECTION DU GÉNIE — N° 6

—

Circulaire et instruction relatives à la coaltarisation des planchers et des soubassements dans les casernements.

> DOCUMENTS ABROGÉS : Annexe n° 1, à la circulaire du 5 février 1894 sur la tenue et l'hygiène des casernements. *Bulletin officiel*, 1894, partie réglementaire, n° 7, page 93.
>
> Classement : Volume n° 83 du recueil du *Bulletin officiel* refondu, non publié.

Le ministre de la guerre à MM. les généraux commandant les corps d'armée.

Paris, le 2 février 1900.

Mon cher général, les nombreux travaux scientifiques auxquels a donné lieu la prophylaxie des maladies contagieuses et infectieuses établissent que les poussières doivent être considérées comme un agent important de la propagation des germes morbides. Par suite, il serait très utile, dans l'intérêt de l'hygiène et de la santé des troupes, d'imperméabiliser les planchers, après grattage et obturation de toutes les fissures, afin de pouvoir substituer au balayage à sec, qui déplace et répand partout les poussières nocives, l'emploi de linges humides au moyen desquels les poussières seraient facilement recueillies et détruites.

La question, depuis longtemps controversée, des avantages et des inconvénients résultant de l'emploi du coaltar pour l'imperméabilisation des planchers des casernements, a été, au cours des trois dernières années, étudiée dans tous ses détails, par une commission spéciale qui, après avoir examiné les résultats des nombreux essais faits antérieurement, a elle-même procédé à des expériences prolongées. L'ensemble de ces études et expériences a été soumis à une délégation des comités techniques des services du génie et de santé, et a donné lieu à un avis dont les conclusions peuvent se résumer ainsi qu'il suit :

Au point de vue de l'hygiène et de la santé des troupes, l'imperméabilisation des planchers des casernements constituerait un progrès indiscutable : elle éviterait l'accumulation des poussières nocives et des détritus de toute nature qui se glissent et s'entassent dans les entre-vous des planchers pour être répandus partout à chaque balayage; elle permettrait de supprimer dans les chambres l'usage du balai qui serait remplacé par celui du linge humide ou faubert, à l'aide duquel les poussières seraient recueillies pour être brûlées

La coaltarisation faite avec soin et renouvelée à des intervalles suffisants, imperméabilise les planchers neufs, surtout les planchers d.
chêne aujourd'hui adoptés. Même dans le cas de planchers de sapin
déjà détériorés par l'usage, si elle ne réussit pas à empêcher absolument toute communication entre la surface du plancher et l'entrevous,
elle a du moins l'avantage de s'opposer à l'imprégnation du bois par les
matières organiques journellement déposées à sa surface.

Si certaines différences se sont manifestées dans les résultats produits
par la coaltarisation, si, parfois, ses effets ont été peu favorables, c'est
que souvent elle a été pratiquée sans règle, sans précaution, sans les
soins nécessaires. En principe, c'est une excellente mesure : son succès
dépend entièrement de son mode d'application.

Conformément à cet avis, j'ai décidé l'application des dispositions
suivantes :

Les planchers des chambres d'habitation, réfectoires et corridors, des
casernes neuves, seront coaltarisés à deux couches, par les soins du
service du génie, avant d'être remis aux corps de troupe. Quant aux
coaltarisations des planchers par les soins des corps, elles n'auront lieu,
jusqu'à nouvel ordre, qu'autant que le ministre (direction du service
de santé), saisi à cet effet par une demande motivée du commandement, aura alloué les crédits nécessaires pour les exécuter, crédits qui
doivent être accordés progressivement par les Chambres.

En ce qui concerne les soubassements, la substitution du coaltar au
noir de fumée actuellement employé ne doit occasionner qu'un faible
supplément de dépense résultant surtout de la nécessité de se procurer
un outillage nouveau. Cette coaltarisation pourra, par suite, être faite
dès maintenant sur les fonds de la masse de casernement, par les corps
dont la masse aura une situation assez propice pour supporter cette
dépense; elle sera toujours précédée du badigeonnage des murs à la
chaux vive. Les dépenses faites au compte de la masse de casernement
pour la coaltarisation des soubassements ne devront pas dépasser, par
année, 0 fr. 06 par place d'homme figurant à l'assiette du casernement.

Dans tous les locaux à planchers coaltarisés, l'usage du balai est
interdit, et le nettoyage des planchers, aussi bien que des parois coal-
tarisées, se fera désormais exclusivement au moyen du faubert humide.

Les locaux dont les planchers et parois auront été coaltarisés seront,
tant de la part des corps que de celle du service de santé, l'objet d'une
attention constante, de telle sorte que le jour où les crédits budgétaires permettront d'étendre la mesure prise, je puisse être exactement
et promptement renseigné sur les résultats obtenus jusque-là. A cet
effet, vous m'adresserez chaque année, dans le courant de janvier, un
rapport indiquant la situation des casernements de votre corps d'armée
au point de vue de la coaltarisation, et contenant des propositions,
avec évaluations des dépenses, d'une part pour l'entretien des planchers déjà coaltarisés, et d'autre part pour les coaltarisations nouvelles à exécuter pendant l'année.

Les coaltarisations de planchers à exécuter par les soins des corps, dans les casernes déjà occupées, étant subordonnées à l'autorisation du ministre (direction du service de santé), ainsi qu'il est dit ci-dessus, je vous invite à m'adresser pour votre corps d'armée un état indiquant, par ordre d'urgence, les casernements dont les planchers doivent être coaltarisés. Cet état indiquera aussi exactement que possible la dépense à faire pour chaque casernement, en se basant sur les données de l'instruction ci-annexée. Je me réserve de vous faire connaitre, après examen des propositions d'ensemble qui me seront parvenues, dans quelle limite il conviendra d'entreprendre les travaux en 1900.

L'instruction ci-annexée contient toutes les indications techniques nécessaires pour permettre de procéder aux coaltarisations d'une manière satisfaisante ; ces indications, qui résultent d'études et d'expériences prolongées, devront être observées très exactement pour éviter tout mécompte et obtenir des résultats favorables. Vous vous assurerez de l'application de ces prescriptions qui présentent un sérieux intérêt au point de vue de l'hygiène des troupes.

GALLIFFET.

INSTRUCTION SUR LA MANIÈRE DE PROCÉDER A LA COALTARISATION DES PLANCHERS ET DES SOUBASSEMENTS DES MURS DANS LES CASERNES

BUT DE L'OPÉRATION

La coaltarisation a pour but de rendre les surfaces lisses et imperméables ; elle prévient le développement des insectes et permet de ne se servir, pour enlever les poussières, que de linges humides à l'exclusion des balais.

Mode d'exécution.

1° *Préparation des surfaces.*

La coaltarisation doit être faite après, et non avant le blanchissage des locaux. Les surfaces à enduire doivent être absolument sèches et débarrassées des poussières.

On doit donc : A. interdire tout lavage, brosser avec soin les soubassements sur la hauteur voulue, et faire un premier balayage du plancher ; B. débarrasser avec soin le parquet de toute souillure avec des raclettes en fer, passer légèrement une pointe de fer dans les joints, obstruer avec des languettes de bois clouées les interstices communiquant avec l'entrevous, et les vides qui existent souvent entre les plinthes en bois et le plancher ; C. brosser fortement le plancher, dans le sens des lames avec des brosses en soie métallique ; la brosse pénétrant dans les interstices des lames est préférable à la paille de fer. Les poussières doivent être ramassées de suite et brûlées ; on se sert pour cela d'une brosse en crin et d'une pelle à main.

2° *Coaltarisation des surfaces.*

Toutes les applications se font à froid, sur des planchers bien secs, et sans aucune addition d'eau au coaltar.

A. Pour les murs, on se sert d'un mélange composé, en poids, de coaltar deux tiers, et huile lourde de houille un tiers; agiter et mêler convenablement; le mélange doit être fluide et avoir la consistance d'un sirop clair faisant la goutte (pour obtenir cette consistance, on modifiera au besoin les proportions indiquées ci-dessus.) L'enduit est appliqué à l'aide de pinceaux: on trace la limite supérieure avec un petit pinceau, puis, avec un autre gros et court, on étale l'enduit aussi mince que possible, en allant de haut en bas. La coaltarisation des murs doit être faite avant celle des planchers.

B. Pour les planchers, l'enduit se compose, en poids, de coaltar trois quarts, huile lourde de houille un quart; il est légèrement plus consistant que pour les murs. Il s'applique à l'aide de brosses métalliques; un homme muni d'un seau contenant le mélange et d'un gros pinceau en fait des taches et des mouchetures sur le plancher; trois hommes, armés de brosses métalliques emmanchées, étendent l'enduit en frottant vigoureusement dans le sens des lames, pour bien pénétrer dans les interstices. Aussitôt après le brossage, la surface doit être d'un noir uniforme et mat; s'il y a des parties brillantes, c'est qu'il y a trop de coaltar, et le séchage se fera mal.

C. Pour la première application, il est bon, quand les surfaces paraissent sèches, d'appliquer dans les mêmes conditions une deuxième couche [1]. Puis on laisse sécher pendant quatre à cinq jours. Les locaux peuvent être occupés au bout de sept à huit jours en tout [2].

D. Pour les applications suivantes (annuelles), après avoir enlevé les poussières par un léger brossage à l'aide de la brosse métallique, on donne une seule couche comme il a été dit plus haut.

Observation. — On voit que tout le travail doit se faire à froid sans aucun mélange de pétrole, térébenthine ou autres ingrédients inflammables.

La coaltarisation ne doit être pratiquée que sur les soubassements des murs des locaux d'habitation, y compris les réfectoires, escaliers et corridors, sur une hauteur de 0^m,80, et sur les planchers, y compris les planchers sur bitume, mais jamais sur les carrelages ou dallages, asphaltes, ciments, etc., non plus que sur les planches de séparation, à bagages, à pain, etc., qui peuvent être nettoyées au linge humide sans autre préparation. Dans les cuisines, il conviendra que la couche de coaltar soit montée jusqu'à 30 centimètres au-dessus des tables porte-

---

1. L'application immédiate d'une deuxième couche est conseillée pour éviter un double dérangement; mais si les ressources du casernement le permettent, il vaudrait mieux ne mettre cette deuxième couche qu'au bout de six mois.

2. A condition de ne pas opérer par un temps exceptionnellement froid et humide, ce qu'il convient d'ailleurs d'éviter.

gamelles. Dans les latrines, elle devra s'étendre sur toutes les parties de murs ou de menuiserie susceptibles d'être souillées.

Matières nécessaires.

On doit, avec 1 kilogramme du mélange de deux tiers de coaltar pour un tiers d'huile lourde de houille, recouvrir au moins 5 mètres carrés de murs.

Pour la première couche à appliquer sur les planchers, il faut au maximum 1 kilogramme du mélange composé de trois quarts de coaltar et un quart d'huile lourde pour recouvrir 7 mètres carrés. Pour les applications suivantes (annuelles) une quantité de 600 grammes est largement suffisante pour la même surface.

Conduite du travail. Outillage.

L'opération se fait par ateliers de six hommes.

Première partie. — Préparation des surfaces, nettoyage et garniture des joints avec des lamelles de bois clouées. Il faut une raclette et des petits tasseaux de bois, petits clous et marteaux. Aucun lavage de surfaces ne doit être fait.

Deuxième partie. — Brossage à la brosse de soie métallique : trois brosses métalliques emmanchées, un balai de crin et une pelle à main. Trois des hommes brossent le plancher dans le sens des lames, travail fatigant; des trois autres, un réunit et enlève les poussières, et deux autres se reposent. Le remplacement doit se faire tous les quarts d'heure environ.

Troisième partie. Coaltarisation. — A. Pour les murs, il faut deux seaux, un petit pinceau et trois gros. Un homme trace la limite supérieure avec le petit pinceau, trois autres étendent l'enduit aussi mince que possible avec les gros pinceaux.

B. Pour les planchers, trois brosses en soie métallique emmanchées, un seau et un gros pinceau. Un homme fait des taches ou mouchetures d'enduit sur le plancher. Trois armés de brosses, l'étendent en frottant vigoureusement dans le sens des lames, deux se reposent. Les brosseurs sont remplacés toutes les vingt minutes environ par l'autre partie de l'escouade.

Temps nécessaire.

A. Pour les opérations préparatoires à la première application, il faut sept heures de travail, soit une journée pour une chambre de vingt-quatre hommes. Pour les applications suivantes (annuelles), l'équipe peut très bien préparer trois chambres par jour.

B. Pour l'application du mélange, on peut faire deux chambres de vingt-quatre hommes dans une journée de sept heures.

Entretien journalier.

On doit interdire absolument l'usage des balais, sans quoi le profit hygiénique de la coaltarisation disparaîtrait à peu près complètement.

Les taches de boue sont dissociées avec une brosse de chiendent, et les poussières enlevées sur le plancher à l'aide de toiles d'emballage humides, c'est-à-dire trempées dans l'eau, soit simple, soit mélangée d'antiseptiques, puis tordues énergiquement de façon à ne pas laisser couler l'eau. En aucun cas il ne doit être fait de nettoyage au pétrole; ce produit est dangereux et a, de plus, l'inconvénient de dissoudre et d'enlever rapidement tout le coaltar.

Les toiles sont enroulées autour d'un ustensile composé d'un morceau de bois arrondi de 1m,50 de long, à une extrémité duquel est fixée une traverse de 50 à 60 centimètres, clouée de façon à faire avec le manche des angles de 80 et 100 degrés. Il est bon de mettre à chaque extrémité de la traverse une petite pointe de fer, un clou, qui servira à fixer la toile d'emballage qu'on enroule autour. Lorsque la toile est chargée de poussières, on la trempe dans un seau d'eau laissé sur le palier, on la tord soigneusement, et on recommence à s'en servir.

On ne saurait trop recommander l'usage des gratte-pieds à l'extérieur des bâtiments, des paillassons sur les paliers et aux portes des chambres.

Époque des opérations.

La coaltarisation doit s'opérer dans la belle saison, et autant que possible quand le casernement est peu ou pas occupé (manœuvres pour l'infanterie et la cavalerie; écoles à feu pour l'artillerie). Le froid, surtout s'il est humide, rend l'application des enduits plus difficile et retarde beaucoup le séchage.

Prix de l'outillage.

Outils. — Il faut :	fr. c.	POUR 1 bataillon isolé, 1 rég. de cavalerie, 1 groupe de batteries isolé.			POUR 1 régiment d'inf., génie ou artillerie.		
				fr. c.			fr. c.
Seaux de 6 litres.	1 50	4	soit :	6 00	9	soit :	13 50
Pinceaux en crin nº 2	1 00	2	—	2 00	4	—	4 00
Pinceaux en crin nº 4	2 25	3	—	6 75	8	—	18 00
Brosses en crin emmanchées.	3 25	1	—	3 25	3	—	9 25
Grattoirs de peintre	2 00	2	—	4 00	6	—	12 00
Pelles à poussière	1 00	2	—	2 00	6	—	6 00
Brosses en soie métallique.	4 50	6	—	27 00	12	—	54 00
Totaux.				51 00			117.25

La plupart de ces ustensiles peuvent servir pour les opérations suivantes; les brosses en soie métallique seront à peu près usées, mais elles peuvent être remontées dans les ateliers du corps. Le travail et la fourniture de soie métallique ne doivent pas revenir à plus de 1 franc par brosse (les objets enduits de coaltar peuvent être nettoyés dans l'huile lourde chaude).

Prix des enduits.

L'huile lourde coûte 12 francs les 100 kilogrammes à Paris; le coaltar, 7 francs.

Le prix du mélange de deux tiers coaltar et un tiers huile lourde est de 8 fr. 70 les 100 kilogrammes.

Le prix du mélange de trois quarts coaltar et un quart huile lourde est de 8 fr. 25 les 100 kilogrammes.

Les prix qui précèdent sont indiqués à titre de simple renseignement et peuvent varier selon les localités.

Aération des chambres.

L'aération méthodique et énergique des chambrées, pendant le jour, est une mesure prophylactique fort importante.

Presque toutes les casernes, du reste, aujourd'hui, sont munies de carreaux ventilateurs Castaing et de cheminées Renard, très utiles pour le renouvellement de l'air.

L'air de la chambrée n'en est pas moins une atmosphère relativement confinée; aussi, dans le jour, toutes les fenêtres de la chambrée, qui se font face, pour le plus grand nombre, sont largement ouvertes et assurent la circulation de l'air.

Cubage d'air des chambrées.

Le cubage d'air pour les chambres des hommes de troupe (il varie de 12 à 17 mètres cubes par homme) et l'écartement des lits (il oscille entre 0,25 et 0,50 centimètres) sont des minimums contre lesquels l'hygiène prophylactique antituberculeuse devra s'élever, l'encombrement constituant l'une des sources les plus certaines de la mauvaise résistance du corps humain aux germes pathogènes qui le menacent.

Réfectoires.

Dans le même ordre d'idées, on ne saurait trop insister sur la nécessité antibacillaire de *réfectoires* pour les corps de troupe, réfectoires distincts des chambrées, et dans lesquels le balayage à sec et l'époussetage à sec seront, de même, formellement interdits.

Crachoirs communs.

La question, si capitale pour toutes les collectivités civiles, des crachoirs communs destinés à ne recevoir que les crachats et à permettre de réaliser l'interdiction formelle de-cracher à terre, ne semble pas encore parfaitement résolue dans l'armée française. L'instruction sur l'hygiène des corps de troupe comporte bien « qu'on ne placera dans les chambres que des crachoirs de grande dimension », et qu'ils seront garnis de « sable arrosé avec un liquide désinfectant ou antiseptique fourni par le service de santé ». Le problème paraît en suspens.

Ainsi une question soulevée par l'Intendance a trait à la forme, aux dimensions du *crachoir modèle*, que l'on attend.

L'Académie de médecine demande qu'il soit placé à hauteur d'homme, mais la place n'est point facile à trouver dans les dortoirs, où les lits sont parfois distants de *vingt-cinq centimètres* seulement.

Dans les couloirs, les escaliers, les réfectoires, les salles de cours, les cours, les cantines, les corps de garde, la floraison des crachoirs ne paraît pas encore arrivée, alors que les hôpitaux militaires se sont résolument mis en campagne.

Enfin, une des difficultés réelles, avec lesquelles il faut compter, est la dépense. Notre crachoir de l'Assistance publique coûte de 16 à 20 francs. Les caisses régimentaires n'ont pas une grande fortune et le nombre de crachoirs qu'il leur faut acquérir, à prix d'argent, est quelque peu terrifiant.

Tel est, il me semble, l'état de la question, et les moyens pratiques de la résoudre demandent à être recherchés. Ce n'est, certes, pas le service de santé qui manque de foi, mais il a peut-être quelque peine à la faire partager autour de lui et à trouver dans le commandement la foule des néophytes si désirable. Ici comme dans l'ensemble des autres corporations que nous solliciterons, l'éducation hygiénique antituberculeuse n'est pas encore faite, si même elle commence à naître. Non qu'on nie les dangers de la tuberculose et sa contagiosité possible! On a, sans difficulté aucune, prescrit la désinfection obligatoire et spéciale de tous les instruments de musique, lorsqu'ils changent de propriétaire. Mais l'idée de la contagion par le crachat bacillifère a besoin encore d'être répandue, expliquée, démontrée. aux chefs comme aux subalternes.

LUTTE ANTIALCOOLIQUE

Une preuve que l'ignorance de l'armée en matière de tuberculose est la seule cause de sa lente évolution prophylactique, réside dans l'active propagande contre l'alcoolisme que nous voyons s'y répandre depuis quelque temps : trois corps d'armée, si je ne m'abuse, en tous cas plusieurs chefs de corps d'armée ont prescrit la lutte antialcoolique parmi leurs troupes.

Un grand nombre d'officiers et de médecins militaires font à leurs hommes des conférences pour leur montrer les funestes effets des boissons alcooliques et des spiritueux. Cette campagne est, du même coup, un excellent appoint à la prophylaxie de la tuberculose, dont l'origine alcoolique est si fréquemment démontrée. même parmi les hommes de troupe.

On peut affirmer que le jour où sera devenue absolue et générale la prohibition de la vente à la cantine des alcools, absinthe, liqueurs et apéritifs quelconques, ce jour-là la propagation de la tuberculose sera en grande partie enrayée non seulement dans la collectivité militaire. mais même, et par répercussion. dans les populations civiles, rurales aussi bien que citadines : l'alcoolisme est, à lui seul, plus grand pourvoyeur de la tuberculose que la misère et toutes les autres causes de déchéance organique réunies.

Peut-être est-il bon. pour terminer. de résumer. sous forme de vœux. les quelques desiderata résultant des développements qui précèdent.

La Sous-Commission émet les vœux suivants :

En vue de la prophylaxie de la tuberculose dans l'armée :

1° Que le ministère de la guerre avance au 1er octobre l'appel des classes;

2° Qu'une alimentation renforcée soit accordée aux jeunes recrues pendant les six premiers mois;

3° Que l'*encombrement des chambrées* soit évité, et que des *réfectoires* pour tous les hommes de troupe soient obligatoires dans les casernements;

4° Que tous les hommes hors du rang soient tenus à une *visite mensuelle de santé*, puisqu'ils vivent en marge de l'armée et ne peuvent être observés d'une manière régulière:

5° Que les crachoirs communs, prescrits pour les chambrées, le soient de même pour les couloirs, escaliers, salles de cours, cours, cantines et corps de garde, partout en un mot où les hommes de troupe, vivant en commun, peuvent avoir besoin de cracher;

6° Que la *lutte antialcoolique* soit favorisée dans l'armée par tous les moyens pratiques en usage parmi les autres collectivités sociales.

En terminant, je ne saurais trop remercier M. le médecin inspecteur Dieu, directeur du service de santé, pour l'obligeance avec laquelle il a bien voulu se mettre à ma disposition et me fournir tous les documents qui m'ont servi à rédiger le présent rapport.

VIII

LA TUBERCULOSE

DANS LA MARINE DE L'ÉTAT

Par M. le D' L. VINCENT

Médecin en chef de la marine. Membre du conseil supérieur de santé.

La profession de marin est une de celles qui paient le plus lourd tribut à la tuberculose.

Ce fait, soutenu par Jules Rochard dès 1855, tient aux conditions inhérentes à la vie de bord ; peu de professions sont en effet plus pénibles que celle du marin, sans cesse exposé aux vicissitudes atmosphériques, à la rigueur des climats froids ou à l'ardeur du soleil des tropiques. Le marin passe aujourd'hui presque sans transition, avec la navigation à vapeur et la vitesse des traversées, de la zone tempérée dans la zone froide, ou se trouve transporté en quelques jours des régions chaudes dans la zone tempérée en plein hiver.

« La tuberculose marche vite sur les navires », a dit Jules Rochard, et les médecins de toutes les marines l'ont maintes fois observé ; mais il aurait pu ajouter qu'il n'y a pas de milieux collectifs où la promiscuité soit plus étroite qu'un navire, où les hommes vivent côte à côte, jour et nuit, pendant de longs mois. Nulle part ailleurs, dans les écoles, les ateliers et même les casernes, la promiscuité n'est telle, et, par suite, il n'y a pas de milieu où la contagion soit plus à redouter.

Aussi, depuis longtemps les Instructions ministérielles prescrivent-elles aux médecins de la marine de se montrer très sévères à l'égard des jeunes gens désireux de s'engager dans la flotte, de les examiner avec un soin scrupuleux et d'éliminer tous ceux qui ne présenteraient pas une intégrité parfaite des poumons ou qui n'offriraient pas tous les signes d'une bonne constitution ou d'une vigoureuse santé. Pour les inscrits maritimes, l'inaptitude au service est non seulement prononcée pour les sujets atteints de tuberculose confirmée, mais encore pour ceux qui sont *en imminence de tuberculisation pulmonaire.*

Lorsqu'il s'agit d'effectuer la formation d'un équipage pour un bâtiment entrant en armement, le médecin-major du dépôt des équipages procède à une visite minutieuse des hommes destinés à former l'effectif de cet équipage et déclare indisponible pour cette destination tout homme qui n'est pas, à ce moment, parfaitement portant ou qui présente quelque tare au point de vue de la constitution.

Pendant l'armement et avant de quitter le port, le médecin-major du bâtiment étudie son équipage, visite individuellement ses hommes, et il n'est pas rare, qu'avant le départ, il n'opère encore quelques éliminations parmi des sujets peu robustes paraissant devoir être impressionnés par les premières fatigues de la navigation, présentant des reliquats de campagnes antérieures leur permettant de faire leur service en France, mais qui peuvent se réveiller rapidement sous les plus légères influences. De sages dispositions réglementaires mettent d'ailleurs à l'abri d'une nouvelle campagne lointaine les hommes rentrés depuis moins d'un an en France.

Toutes ces précautions devraient avoir pour résultat l'absence complète de tuberculeux à bord de nos bâtiments de guerre ; cette heureuse situation n'existe, à vrai dire, qu'au départ ou au moment où l'équipage vient d'être constitué définitivement ; car il est des hommes qui, sous l'apparence d'une bonne santé et chez lesquels il est impossible de découvrir des traces de lésions pulmonaires, sont cependant des candidats à la maladie. Au bout de peu de temps, quelquefois sous l'influence du séjour dans les pays chauds, du paludisme ou de toute autre cause, la tuberculose se décèle chez un marin, bien portant au moment de son embarquement.

Malgré toutes les précautions dont nous venons de parler, malgré les réformes nombreuses, la tuberculose est une des maladies qui, à bord des navires, dans nos escadres, dans nos stations navales lointaines, sur les bâtiments faisant campagne, occasionne sinon le plus de décès, tout au moins le plus de rapatriements onéreux, d'invalidations longues, d'entrées dans nos hôpitaux maritimes, militaires et coloniaux et de traitements dispendieux dans les ports étrangers.

En ce qui concerne la *mortalité par tuberculose* chez nos marins, nous avons compulsé les registres de l'hôpital maritime de *Brest* pendant une période de dix années, de 1888 à 1897 inclus.

On sait que la zone bretonne fournit, à elle seule, plus des sept dixièmes de nos équipages et que la tuberculose fait, à Brest, de très nombreuses victimes. Aussi, avons-nous pensé qu'il n'était pas sans intérêt de rechercher tout d'abord à Brest quelle était la mortalité par tuberculose, avant de nous occuper des autres ports.

Nous donnons, dans le tableau suivant, le nombre de décès de causes diverses intéressant seulement le personnel de la flotte, le nombre de décès de tuberculose et la proportion de ces derniers décès par rapport aux décès généraux ou de causes diverses.

Hôpital de Brest. — Statistique décennale (1888-1897).

DÉCÈS POUR CAUSES DIVERSES ET DÉCÈS PAR TUBERCULOSE (FLOTTE)

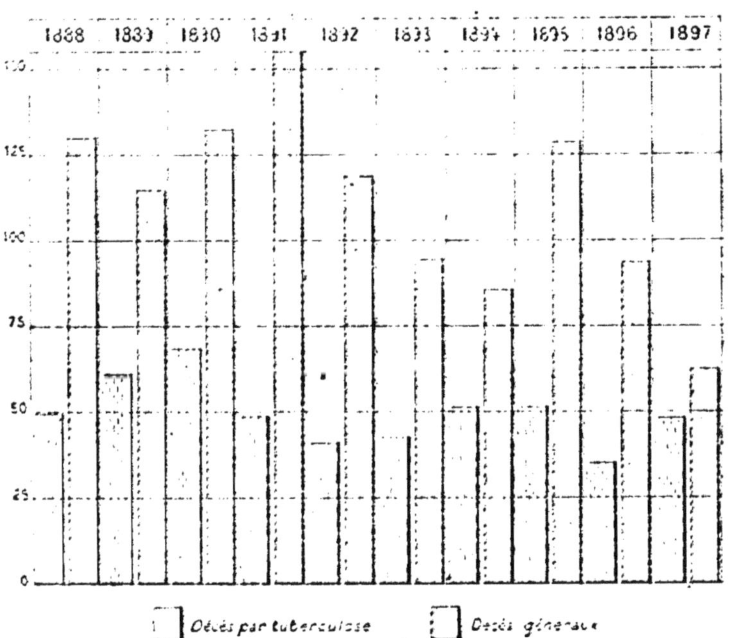

Décès par tuberculose, à l'hôpital maritime de Brest, de 1888 à 1897.

ANNÉES	DÉCÈS de causes diverses (Flotte)	DÉCÈS de tuberculose (Flotte)	PROPORTION des décès de tuberculose par rapport au nombre des décès généraux pour 100 décès.
1888.	130	50	38,4 p. 100.
1889.	115	61	53,0 —
1890.	133	69	51,8 —
1891.	155	49	31,6 —
1892.	119	42	35,2 —
1893.	95	43	45,2 —
1894.	86	52	60,0 —
1895.	129	52	40,3 —
1896.	94	35	37,2 —
1897.	63	48	76,1 —
	1,119	501	Moy. : 46,8 p. 100.

On voit, par ce tableau, qu'on relève pour cette période
1.119 décès généraux ou par causes diverses, sur lesquels
501 décès ont été causés par la tuberculose, soit **46.8 p. 100 décès**,
presque la moitié.

Nous n'avons pas pu nous livrer à un semblable travail pour les
autres ports, mais nous sommes en mesure de fournir ces renseignements pour les cinq hôpitaux maritimes de Brest, Cherbourg, Lorient, Rochefort et Toulon, pour l'année 1898.

Hôpitaux maritimes.

STATISTIQUE DES DÉCÈS DANS L'ANNÉE 1898

On voit que sur 100 décès il s'en produit à Brest et à Lorient
plus de **40** pour tuberculose, et que la proportion pour les
cinq hôpitaux est de **32,2**, le tiers environ des décès par causes
diverses.

C'est donc la tuberculose qui occasionne le plus de décès dans
le personnel de la flotte, indépendamment de toutes les autres
causes de maladies ou d'accidents.

Hôpitaux maritimes.

STATISTIQUE DE LA TUBERCULOSE EN 1898 EFFECTIFS : 44.344 MARINS				STATISTIQUE DE LA TUBERCULOSE EN 1899 EFFECTIFS : 46.754 MARINS			
HOPITAUX maritimes.	TUBERCULEUX traités.	DÉCÈS de tuberculose.	DÉCÈS de causes diverses.	HOPITAUX maritimes.	TUBERCULEUX traités.	DÉCÈS de tuberculose.	DÉCÈS de causes diverses.
Brest.	205	70	168	Brest.	405	70	180
Cherbourg	161	27	85	Cherbourg	178	25	83
Lorient.	166	46	67	Lorient.	685	43	77
Rochefort	70	8	35	Rochefort.	75	11	43
Toulon.	389	39	179	Toulon.	432	49	180
	1081	190	334		1775	198	563

35,5 décès de tuberculose pour **100** décès de causes diverses.   **35,4** décès de tuberculose pour **100** décès de causes diverses.

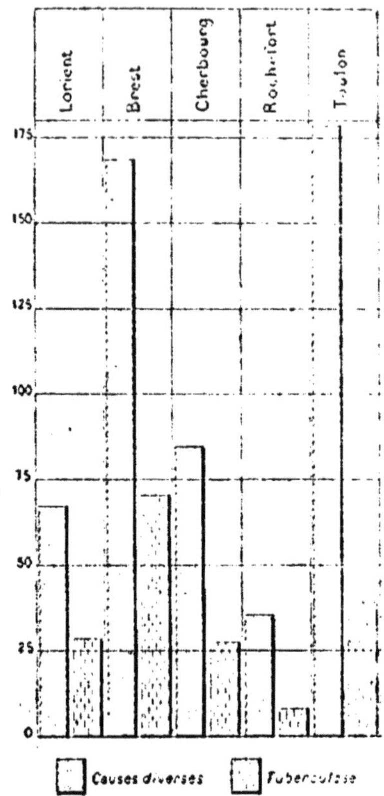

On trouve en effet que la mortalité pour toutes ces autres causes est la suivante par rapport au total des décès :

Maladies des pays chauds	21,4 p. 100.
Maladies diverses	24,7 —
Noyés	8,6 —
Accidents et traumatismes	12,1 —

Ces données fournies par l'année 1898, s'écartent peu des résultats que nous avions obtenus pour la période comprise entre 1891 et 1895, et où pour toute la flotte le nombre des décès de tuberculose s'élevait à 25,8 p. 100 par rapport aux décès généraux.

Pertes totales subies par la tuberculose en 1898,
dans le personnel de la flotte.

NATURE des pertes.	BREST	CHERBOURG	LORIENT	ROCHEFORT	TOULON	TOTAL
Par réforme n° 2. .	154	33	37	16	104	343
Par pension de retraite, réforme n° 1. Pension proportionnelle après quinze ans de service.	35	20	15	10	40	120
Par décès.	70	27	28	8	39	172
	258	80	80	34	183	**635**

Sur un total de 2.176 hommes qu'a perdus la flotte en 1898,
pour toutes sortes de causes, par suite de réformes, de pensions
pour infirmités ou décès, la tuberculose entre pour un chiffre
de 635 hommes, soit pour 29 p. 100 des pertes générales (plus du
quart de ces pertes).

Les pensions de retraite proportionnelles, après quinze ans de
service établies par la loi du 5 août 1879 pour les sous-officiers
de la flotte, et étendues par la loi du 26 janvier 1897 aux quartiers-maîtres et aux marins, ont réalisé un progrès incontestable,
en permettant d'éliminer du service de la flotte un grand nombre
de tuberculeux, tout en sauvegardant, dans une large mesure,
leurs intérêts matériels. Mais ces pensions sont difficilement
acceptées par les ayants droit qui ont tous pour objectif de parfaire leurs 25 années de service, et ne veulent pas de bon gré
renoncer aux avantages de leur carrière maritime, et aussi parce
qu'ils sentent que les veuves ou les orphelins qu'ils laisseront
après eux seront privés de tout secours ultérieur, la pension proportionnelle n'étant pas reversible sur ces derniers comme l'est
la pension de retraite.

Proportion de tuberculeux pour cent hommes réformés, retraités ou décédés de causes diverses.

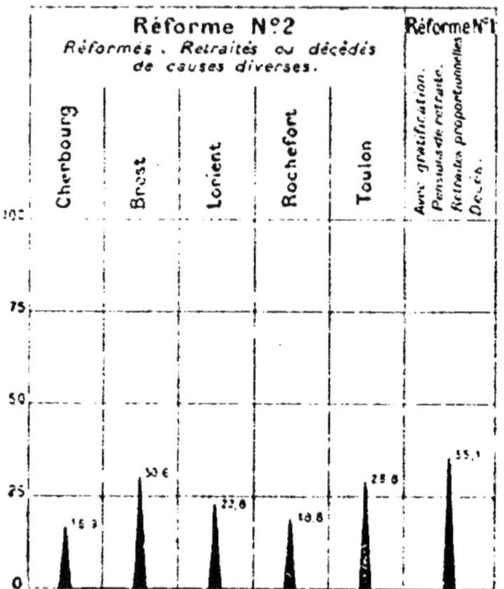

D'autre part, pour une foule de raisons qu'il serait trop long d'énumérer, et malgré toute l'insistance des médecins, l'autorité supérieure hésite tant qu'elle le peut à se séparer de serviteurs dévoués et instruits comme les officiers mariniers (1ᵉʳ et 2ᵉ maîtres) qui forment les cadres de notre admirable maistrance, l'un des auxiliaires les plus précieux du bon fonctionnement du service à bord de nos bâtiments de guerre. Elle ne se décide que bien difficilement à éliminer des hommes ayant 15, 18, 20 et 22 ans de service, même avec une pension proportionnelle qui les met, leur vie durant, à l'abri du besoin. C'est pour toutes ces raisons que nous voyons encore tant de tuberculeux dans le service actif, et trop souvent aussi malheureusement à bord de nos navires, où ils sont des agents actifs de contamination. C'est aussi pour tous ces motifs que la mortalité est si considérable, du fait de la tuberculose, à l'hôpital maritime de Brest, ce port étant la principale pépinière de nos équipages, celui qui possède les éléments maritimes les plus nombreux, et où la tuberculose est aussi si commune, en raison de la rigueur, de l'humidité et des irrégularités du climat, et des habitudes d'intempérance de nos marins. Car nous le mentionnons ici, sauf à y revenir plus tard, l'alcoolisme est une des plaies les plus terribles et une des principales causes de déchéance physique de nos populations maritimes si intéressantes et si vaillantes à tant d'autres points de vue.

Si l'on examine la mortalité suivant les grades, en faisant pour le moment abstraction des officiers dont nous parlerons plus tard, on voit combien est considérable la mortalité par « tuberculose » des premiers et seconds maîtres, qui figurent pour le cinquième environ de ces décès (18,5 p. 100), et aussi celle des quartiers-maîtres ou caporaux, dont l'avancement se borne souvent à ce modeste grade pendant une longue période de service. La mortalité par tuberculose de ces derniers comprend près du quart des décès de tuberculose (24, 1 p. 100).

Considérant les décès par tuberculose suivant les professions des marins, on voit que ce sont les gabiers et les mécaniciens et chauffeurs qui paient le plus fort tribut à la maladie.

Les gabiers vivent au grand air, mais la transformation de nos bâtiments de guerre où les mâtures et les voiles sont supprimées, n'a pas rendu moins pénible ni moins rude la profession du gabier. Il reste toujours sur les bâtiments actuels, exposé à toutes les intempéries, à toutes les inclémences de la mer et du mauvais temps, lorsque le navire est à la mer, dans les rades et dans les mouillages, il contribue, pour la plus large part, au dur service des embarcations. La mortalité par tuberculose des gabiers est de 11 p. 100 des décès de tuberculose.

Les mécaniciens et les chauffeurs offrent à peu près le même taux de mortalité par tuberculose (10 p. 100), quoique les conditions de leur existence à bord, toutes différentes de celles des gabiers, soient encore beaucoup plus défavorables à leur santé. Constamment soumis à l'action des hautes températures des machines et de chaufferies, les mécaniciens et les chauffeurs vivent dans des milieux à aération souvent imparfaite, où ils s'usent et s'anémient rapidement. Ils sont appelés à séjourner, par suite d'obligations de service, pendant plusieurs heures dans des compartiments mal aérés, à températures élevées (38°, 40°, 50°, 55° et même plus), véritables étuves où les organismes les plus robustes se détériorent vite, où les fonctions d'hématose ne peuvent s'effectuer que très péniblement, l'air étant peu riche en oxygène et saturé de vapeur d'eau.

Répartition des décès do tuberculose par professions.

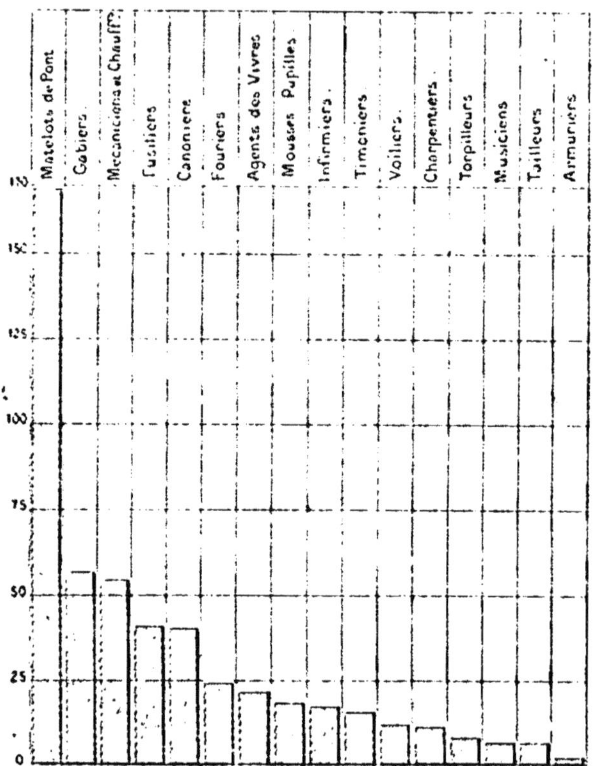

Aussi les mécaniciens et chauffeurs fournissent-ils un contingent toujours très élevé de malades et sont-ils également très éprouvés par la tuberculose.

Il paraît urgent de rechercher tous les moyens de diminuer les ravages que cause cette maladie dans un personnel dont le rôle est devenu aujourd'hui si important, sur nos bâtiments de combat, en raison du nombre de machines de toutes sortes qu'ils renferment et de la surveillance constante qu'exigent l'entretien et le fonctionnement de ces appareils.

On s'est préoccupé depuis déjà longtemps de fournir aux mécaniciens une alimentation plus abondante qu'aux autres catégories du bord, et, en dehors de la ration ordinaire du marin, qui est suffisante et bien conçue, comme qualité, comme quantité et comme variété, on distribue au personnel mécanicien de quart une ration supplémentaire de pain, de viande et de vin, dite « ration de chauffe ». C'est évidemment une excellente mesure à laquelle l'hygiène n'a pu qu'applaudir lorsqu'elle a été instituée, mais qui est loin d'être suffisante, au point de vue de la question qui nous occupe.

Il faut aussi diminuer, dans la mesure du possible, le temps de séjour des hommes dans les machines et dans les compartiments à hautes températures, comme ceux des appareils auxiliaires, et obliger tous les mécaniciens qui ne sont pas de quart et que les nécessités de leur service ne retiennent pas sous le pont cuirassé à monter sur le pont ou dans les étages supérieurs du navire.

Il faut apporter toutes les améliorations qu'il sera possible à la ventilation des parties profondes du navire, empêcher la stagnation de l'air chaud et vicié et assurer, au moyen des systèmes appropriés, un refoulement suffisant d'air neuf dans tous les compartiments.

Il est aussi indispensable d'atténuer les hautes températures des machines motrices ou auxiliaires, au moyen d'appareils réfrigérants analogues à ceux qui sont employés pour abaisser la température des soutes à projectiles ou à explosifs, et en substituant, autant que possible, pour beaucoup de machines auxiliaires, des moteurs électriques aux moteurs à vapeur.

Il nous semblerait enfin désirable que l'âge d'admission des mécaniciens dans la flotte, aujourd'hui fixé à dix-huit ans, fût reculé de deux ou de trois ans, nous voudrions tout au moins que, tout en perfectionnant leur instruction théorique et pratique, les mécaniciens ne fussent pas embarqués avant l'âge de vingt et un ou même de vingt-deux ans.

Plus développés, mieux préparés au service pénible qu'ils ont à remplir à bord, ils offriraient plus de résistance et pourraient lutter avec plus d'avantage contre l'anémie qui les guette et contre la tuberculose qui fauche actuellement, dans ce personnel intéressant, tant de jeunes existences utiles au pays et à la marine.

Avant de terminer ces quelques considérations sur la tuberculose dans le personnel de la flotte, nous ne pouvons omettre de dire combien nous avons été douloureusement frappé, en compulsant les rapports médicaux et les divers documents statistiques, de constater le chiffre élevé des tuberculoses parmi les *jeunes officiers* et *aspirants*.

Nous nous sommes demandé quelles pouvaient être les causes de cette grande proportion de tuberculose chez les jeunes officiers ne comptant que cinq à six ans de service, depuis leur admission à l'École navale.

Il faut tout d'abord considérer que les jeunes gens qui se destinent à l'École navale n'ont pas plus de quatorze ou quinze ans, sont surmenés par le travail que nécessite un programme très chargé, sont confinés, pendant trois ou quatre années dans des établissements en général très encombrés, et se trouvent placés dans des conditions défectueuses d'hygiène et d'alimentation. Quelques-uns restent sur la brèche, au seuil de l'École navale; nous pourrions en citer de nombreux exemples.

D'autres, plus heureux, franchissent ce seuil, mais leur constitution peu robuste, sans tares bien définies, ne peut faire les frais des exercices physiques qui viennent s'ajouter à la fatigue d'un travail intellectuel absorbant. Certains succombent au *Borda*, d'autres à l'École d'application; d'autres enfin sont obligés, comme aspirants ou jeunes enseignes, de renoncer à la carrière maritime, dans l'intérêt de leur santé. Certains persistent, mais ne peuvent résister aux exigences du métier de la mer, relativement aussi pénible pour l'officier de marine qu'il l'est pour le matelot.

Quel pourrait être le remède à cet état de choses, afin d'assurer, dans de bonnes conditions, le recrutement de nos officiers de marine?

1° Dans les lycées des ports et les établissements qui préparent à la marine, surveiller tout particulièrement l'alimentation, les conditions d'hygiène et proscrire l'encombrement;

2° Éliminer rigoureusement du concours tous les jeunes gens à poitrine délicate et de constitution peu robuste;

3° Reculer de deux ans l'âge d'admission à l'École navale, pour toutes les raisons invoquées précédemment.

MESURES PROPHYLACTIQUES A PRESCRIRE DANS LA MARINE

a. *A bord des navires.*

Interdiction de cracher sur les ponts. Crachoirs métalliques avec solutions antiseptiques. Désinfection des crachoirs.

Suppression du balayage et de l'époussetage à sec.

Isolement des tuberculeux; les débarquer le plus tôt possible; désinfecter tout leur matériel de couchage.

b. *Dans les hôpitaux maritimes.*

Mêmes prescriptions pour les crachoirs et le balayage.

Imperméabilisation des parquets.

Isolement absolu des tuberculeux, qui, dans aucun cas, ne doivent être traités dans des salles communes affectées aux fiévreux, mais dans les salles spéciales, ou dans des quartiers d'hôpital convenablement disposés, orientés et aérés, où ils pourront se trouver dans des conditions d'asepsie, de discipline, d'hygiène et de régime conformes aux règles adoptées pour les sanatoriums.

Quant aux marins éliminés du service de la flotte *pour tuberculose*, par réforme, pension proportionnelle ou pension de retraite, et qui sont rentrés dans la vie civile, la Commission émet également le vœu qu'ils soient admis dans des sanatoriums dont la création lui semble urgente, à échéance aussi prochaine que possible, en ce qui concerne la région bretonne et particulièrement le Finistère, le Morbihan, les Côtes-du-Nord, en raison de la fréquence de la tuberculose dans ces départements et des conditions si défectueuses d'hygiène et d'alimentation de ces populations qui forment le principal élément de recrutement de notre marine.

c) *Dans les casernes des troupes de la marine.*

Mêmes prescriptions pour les crachoirs, le balayage et la désinfection que pour l'armée de terre.

d) Dans les ateliers des arsenaux de la marine.

La marine emploie dans ses arsenaux plus de 27.000 ouvriers.

Surveiller la propreté des ateliers, leur aération et leur ventilation. Envoi immédiat au sanatorium ou à l'hôpital de tout ouvrier reconnu tuberculeux.

Mesures à étudier pour que l'élimination des tuberculeux des arsenaux sauvegarde leurs intérêts en tenant compte des services acquis.

MORTALITÉ PAR TUBERCULOSE

DANS LES ÉTABLISSEMENTS PÉNITENTIAIRES (1894-1898)

Par P. BROUARDEL

DÉPARTEMENTS	MOYENNE ANNUELLE				PROPORTION pour 10,000		MOYENNE dans les villes
	Prisonniers		Agents				
	Effectif	Décès par C.i.d.i	Effectif	Décès par C.i.d.i	Prisonniers	Agents	
Prisons.							
Alpes (Hautes-).	19,0	0,4	6,0	»	210,5	»	Gap, 0,4.
Ille-et-Vilaine.	244,8	3,6	27,6	0,2	147,0	72,4	Rennes, 3,2. Vitré, 0,4.
Lozère.	37,6	0,4	8,0	»	106,3	»	Mende, 0,4.
Charente. . . .	282,4	3,0	37,6	»	106,2	»	Angoulême, 3,0
Allier	167,0	1,6	17,0	»	95,8	»	Moulins, 1,6.
Meurthe-et-Mos.	379,4	3,6	28,8	»	94,9	»	Nancy, 3,2. Lunéville, 0,2. Briey, 0,2.
Marne (Haute-.	65,0	0,6	11,0	1,0	92,3	322,5	Chaumont, 0,6.
Gironde	409,0	3,6	41,4	0,2	88,0	48,3	Bordeaux, 3,4. Libourne, 0,2.
Eure-et-Loir . .	142,2	1,2	15,0	»	84,3	»	Chartres, 1. Châteaudun, 0,2.
Tarn-et-Garon.	53,8	0,4	9,2	»	74,3	»	Montauban, 0,4.
Puy-de-Dôme .	163,0	1,2	17,2	0,2	73,5	116,2	Clermont-Ferr., 0,8. Riom, 0,4.
Dordogne . . .	83,8	0,6	15,0	»	71,6	»	Ribérac, 0,2. Sarlat, 0,4.
Ardèche	58,2	0,4	10,6	»	68,7	»	Tournon, 0,4.
Marne	413,8	2,8	31,0	1,0	67,6	322,5	Châlons, 2,8.
Finistère. . . .	271,0	1,8	26,0	0,4	66,4	153,8	Brest, 1,8.
Vosges.	182,2	1,2	21,0	»	65,8	»	Épinal, 0,8. Saint-Dié, 0,4.
Saône (Haute-.	94,2	0,6	12,2	»	63,7	»	Vesoul, 0,6.
Côte-d'Or . . .	129,0	0,8	24,0	»	62,0	»	Dijon, 0,8.
Cher.	96,8	0,6	13,0	»	61,9	»	Bourges, 0,6.
Seine	4.010,2	24,6	430,6	0,4	59,7	10,7	Paris, 20,4.
Seine-Inférieure	1.188,4	6,6	87,0	»	55,5	»	Rouen, 5,2. Le Havre, 1,2. Neufchâtel, 0,2.
Pyrénées-Or.	72,8	0,4	13,0	»	55,0	»	Perpignan, 0,4.
Pas-de-Calais. .	372,2	1,8	32,2	»	48,8	»	Arras, 0,4. Béthune, 1,2. Saint-Omer, 0,2.

| DÉPARTEMENTS | MOYENNE ANNUELLE | | | | PROPORTION pour 10,000 | | MOYENNE dans les villes |
| | Prisonniers | | Agents | | | | |
	Effectif	Décès par 1,000	Effectif	Décès par 1,000	Prisonniers	Agents	
Seine-et-Oise. .	575,0	2,8	52,4	»	18,7	»	Versailles, 2,4. Corbeil, 0,2. Étampes, 0,2.
Loiret	164,2	0,8	19,6	»	18,7	»	Orléans, 0,8.
Loire-Inférieure	205,4	1,0	31,2	»	18,6	»	Nantes, 1,0.
Var	175,6	0,8	16,0	0,8	15,6	500,0	Draguignan, 0,2. Brignoles, 0,2. Toulon, 0,4.
Drôme.	89,2	0,4	16,4	»	14,8	»	Valence, 04.
Landes.	16,8	0,2	8,4	0,4	12,7	476,2	Mont-de-Marsan, 0,2.
Calvados. . . .	122,4	1,8	26,0	»	12,6	»	Caen, 1,2. Bayeux, 0,2. Lisieux, 0,2. Pont-l'Évêque, 0,2.
Vaucluse. . . .	96,4	0,4	18,8	0,2	11,4	106,3	Avignon, 0,4.
Seine-et-Marne .	150,0	0,6	20,8	»	10,0	»	Melun, 0,4. Fontainebleau, 0,2.
Eure	272,4	1,0	22,0	»	36,7	»	Évreux, 1,0.
Gard.	164,4	0,6	16,2	0,4	36,4	216,9	Nîmes, 0,2. Uzès, 0,4.
Rhône.	503,4	1,8	53,4	»	35,7	»	Lyon, 4,4. Villefranche, 0,4.
Sèvres (Deux-) .	57,8	0,2	9,6	»	34,6	»	Parthenay, 0,2.
Aisne	293,0	1,0	28,0	»	31,1	»	Laon, 0,6. Château-Thierry, 0,4
Nord.	1,152,4	3,8	63,2	»	32,9	»	Lille, 2,2. Avesnes, 0,2. Cambrai, 0,6. Dunkerque, 0,4. Valenciennes, 0,2. Saint-Bernard, 0,2.
Manche	190,0	0,6	21,0	»	31,6	»	Saint-Lô, 0,2. Cherbourg, 0,4.
Jura.	68,4	0,2	14,0	0,2	29,2	142,8	Arbois, 0,2.
Vienne.	69,0	0,2	14,0	»	28,9	»	Châtellerault, 0,2.
Saône-et-Loire .	138,4	0,4	19,0	»	28,9	»	Chalon-s.-Saône, 0,4
Isère	207,6	0,6	24,0	»	28,9	»	Saint-Marcellin, 0,6.
Orne.	110,4	0,4	16,0	»	28,5	»	Alençon, 0,4.
Indre-et-Loire .	144,4	0,4	19,0	0,2	27,7	105,3	Tours, 0,4.
Mayenne. . . .	144,8	0,4	14,6	»	27,6	»	Laval, 0,2. Château Gontier, 0,2.
Maine-et-Loire .	218,0	0,6	26,6	»	27,5	»	Angers, 0,6.
Doubs	219,0	0,6	25,2	0,2	27,4	79,3	Besançon, 0,6.
Savoie.	75,2	0,2	13,0	»	26,6	»	Chambéry, 0,2.
Ain	83,0	0,2	16,4	»	24,1	»	Bourg, 0,2.
Somme	264,8	0,6	22,0	»	22,9	»	Amiens, 0,6.
Bouches-du-Rh.	718,4	1,6	58,2	»	22,3	»	Marseille, 1,4. Tarascon, 0,2.

| DÉPARTEMENTS | MOYENNE ANNUELLE | | | | PROPORTION pour 10.000 | | MOYENNE dans les villes |
| | Prisonniers | | Agents | | | | |
	Effectif	Décès par libérd.	Effectif	Décès par libérd.	Prisonniers	Agents	
Loire	184,4	0,4	22,4	»	21,6	»	Saint-Étienne, 0,2. / Roanne, 0,2.
Hérault	278,6	0,6	23,8	»	21,4	»	Montpellier, 0,2. / Béziers, 0,1.
Loir-et-Cher . .	100,6	0,2	10,0	»	19,4	»	Blois, 0,2.
Yonne	109,4	0,2	17,6	z	18,2	»	Auxerre, 0,2.
Meuse	112,6	0,2	14,0	»	17,7	»	Bar-le-Duc, 0,2.
Charente-Infér.	117,6	0,2	21,0	.	17,0	»	La Rochelle, 0,2.
Côtes-du-Nord .	140,6	0,2	20,0	»	14,2	»	Saint-Brieuc, 0,2.
Alpes-Maritimes	203,0	0,2	20,2	0,4	9,8	198,0	Nice, 0,2.
Corse	225,6	0,2	24,0	»	8,9	»	Bastia, 0,2.
Oise.	272,4	0,2	22,4	.	7,3	»	Compiègne, 0,2.
Indre	53,4	0	10,6	0,2	0	188,6	
Sarthe.	180,6	0	16,0	0,2	0	125,0	
Pyrénées Bas.-	121,2	0	23,4	0,2	0	85,4	
Alpes Basses-.	21,8	0	11,0	0	»	»	
Ardennes . . .	119,0	»	17,6	,	»	,	
Ariège.	20,2	»	7,0	..	»	»	
Aube	110,0	»	17,0	»	»	»	
Aude	84,2	»	16,0	»	»	»	
Aveyron	72,6	»	17,6	»	»	»	
Cantal.	39,0	»	9,8	»	»	»	
Corrèze	35,6	»	9,0	»	»	»	
Creuse.	26,2	»	8,0	»	»	»	
Garonne Haut.-	120,8	»	25,0	»	»	»	
Gers.	48,2	»	12,0	»	»	»	
Loire (Haute- .	50,2	»	9,0	»	»	»	
Lot	37,2	»	8,0	»	»	.	
Lot-et-Garonne.	93,6	»	12,2	»	»	»	
Morbihan. . . .	129,8	»	17,0	»	»	»	
Nièvre.	78,8	»	13,8	»	»	»	
Pyrénées (H.-).	38,4	»	8,2	»	•	»	
Rhin (Haut-) . .	57,4	»	5,0	»	»	»	
Savoie (Haute-).	80,2	»	14,0	»	»	»	
Tarn.	56,4	»	12,0	»	»	»	
Vendée	81,8	»	11,0	»	»	»	
Vienne (Haute-).	84,4	»	12,2	»	»	»	
Total	19.598,4	85,6	2.177,2	6,8	43,7	31,2	

$$1^{er}\ quart \quad 8.563,6 + 57,0 = 922,2 + 3,4 = 66,5 - 36,8$$
$$2^e \quad — \quad 5.534,4 + 21,4 = 512,2 + 2,0 = 38,5 - 36,9$$
$$3^e \quad — \quad 3.964,6 + 7,2 = 410,4 + 1,4 = 18,1 = 31,7$$
$$4^e \quad — \quad 1.515,8 + 8 = 272,4 + 0$$

| DÉPARTEMENTS | MOYENNE ANNUELLE | | | | PROPORTION pour 10.000 | | MOYENNE dans les villes |
| | Prisonniers | | Agents | | | | |
	Effectif	Décès par tubercul.	Effectif	Décès par tubercul.	Prisonniers	Agents	
Maisons centrales.							
Melun (S.-et-M.).	566,0	9,6	62,4	»	169,6	»	
Montpellier (H.).	281,4	4,4	34,8	»	156,3	»	
Riom (P.-de-D).	570,8	8,6	56,4	»	150,7	»	
Fontevrault (Maine-et-L.).	954,0	14,2	67,8	»	148,8	»	
Rennes (Ille-V.)	446,0	6,6	47,2	»	147,9	»	
Beaulieu (Calv.).	730,6	10,6	62,0	0,6	145,1	96,7	
Gaillon (Eure).	620,0	7,6	65,0	»	122,6	»	
Thouars (D.-S.).	451,0	5,0	53,4	0,2	112,3	37,4	
Clermont (Oise).	446,2	4,6	47,3	»	111,0	»	
St-Bernard-de-Los (Nord). .	847,6	7,0	67,2	0,2	85,6	29,7	
Nimes (Gard). .	768,6	6,2	62,0	»	80,6	»	
Poissy (S.-et-O.).	1.056,4	8,4	68,2	0,2	79,3	29,3	
Clairvaux (Aube)	1.014,8	6,8	90,0	0,2	67,0	22,2	
Totaux	8.703,4	99,6	783,7	1,4	114,4	17,8	
Dépôt de forçats.							
St-Martin-de-Ré.	241,4	2,6	28,6	»	107,7	»	
Pénitenciers agricoles.							
Chiavari (Corse).	638,4	7,2	74,2	»	112,7	»	
Castellucio (C.).	297,2	4,6	28,8	0,4	154,8	138,8	
Totaux	935,6	11,8	103,0	0,4	126,4	38,8	
Tableaux d'ensemble.							
Prisons	19.598,4	85,6	2.177,2	6,8	43,7	31,2	
Dépôt de forçats.	241,4	2,6	28,6	»	107,7	»	
Pénitenciers agricoles. . .	935,6	11,8	103,0	0,4	126,4	38,8	
Maisons centrales	8.703,4	99,6	783,7	1,4	114,4	17,8	
Totaux.	29.478,5	199,6	3.094,5	8,6	67,7	27,8	

X

MORTALITÉ PAR TUBERCULOSE

chez les Transportés, les Relégués et les Surveillants militaires en Guyane et en Nouvelle-Calédonie.

Par M. KERMORGAND

Inspecteur général du service de santé des colonies

Tuberculose chez les transportés (Européens et Arabes réunis). 1868-1885.

ANNÉES	EFFECTIFS	TOTAL des décès	MALADES par tuberculose	DÉCÈS par tuberculose	
				Nombre	pour 1000
Guyane française.					
1868.	6.742	432	401	51	118
1869.	6.162	350	208	32	91,4
1870.	5.544	275	205	37	130
1871.	5.224	259	105	15	57
1872.	4.880	237	106	14	59
1873.	4.552	261	131	18	68
1874.	4.248	401	126	23	56
1875.	4.056	309	102	14	45
1876.	3.845	405	76	14	34
1877.	3.663	265	12	4	15
1878.	3.656	243	35	8	32
1879.	3.656	228	69	20	87
1880.	3.562	191	69	16	83
1881.	3.317	182	33	5	27
1882.	3.392	281	51	21	74
1883.	3.441	209	21	8	38
1884.	3.568	213	73	10	46,9
1885.	3.521	254	24	7	27
TOTAUX.		4.998		313	
Nouvelle-Calédonie.					
1868.	1.813	69	36	8	115
1869.	2.123	69	27	5	72
1870.	2.603	58	35	4	69
1871.	2.749	53	10	3	56
1872.	3.437	72	10	1	13
1873.	5.103	161	2	2	12
1874.	5.802	316	21	17	53
1875.	6.449	273	45	25	91
1876.	6.893	275	47	19	69
1877.	7.765	231	46	23	99
1878.	8.393	459	69	37	80
1879.	7.989	219	42	25	118
1880.	8.164	255	49	40	156
1881.	8.659	234	73	53	226
1882.	9.026	227	105	46	202
1883.	9.608	252	315	39	154
1884.	9.810	295	229	36	122
1885.	9.997	267	191	25	93
TOTAUX.		3.685		409	

Décès dus à la tuberculose en Guyane (1868-1885) . . 62,42 p. 1.000
— — Nouv.-Calédonie (1868-1885). 110 p. 1.000

Tuberculose chez les transportés (Européens et Arabes réunis). 1894-1899.

ANNÉES	EFFECTIF	TOTAL des décès pendant l'année	DÉCÈS dus à la tuberculose ou à la phtisie	OBSERVATIONS
Guyane française.				
1894.	5.450	178	5	A partir d'août.
1895.	5.570	341	20	
1896.	5.022	340	18	
1897.	5.185	257	8	
1898.	5.496	399	9	
1899.	5.775	287	19	Jusqu'à juillet inclus.
Totaux . . .		1.802	60	
Nouvelle-Calédonie.				
1894.	10.020	158	23	A partir d'août.
1895.	10.046	351	36	
1896.	9.950	332	32	
1897.	9.839	271	21	
1898.	9.376	276	30	
1899.	8.885	60	9	Jusqu'à juillet inclus.
Totaux . . .		1.118	151	

Décès dus à la tuberculose en Guyane (1894-1899) . . . 33 p. 1.000
— — Nouv.-Calédonie (1894-1899). 104 p. 1.000

(La transportation en Nouvelle-Calédonie n'est plus alimentée depuis courant 1897.)

Tuberculose chez les transportés (Arabes).

ANNÉES	TOTAL des décès	MALADES par tuberculose	DÉCÈS par tuberculose
Guyane française.			
1868	45	27	10
1869	65	16	9
1870	38	14	6
1871	35	»	»
1872	43	26	5
1873	90	26	4
1874	126	24	5
1875	100	22	4
1876	2	8	2
1877	92	3	1
1878	56	10	3
1879	11	32	6
1880	58	28	8
1881	51	18	2
1882	99	20	7
1883	98	15	5
1884	97	38	7
1885	100	6	»
Totaux.	1.010		84
Nouvelle-Calédonie.			
1868	»	»	»
1869	9	18	1
1870	2	9	1
1871	1	1	1
1872	»	»	»
1873	1	»	»
1874	3	2	»
1875	2	1	»
1876	5	2	1
1877	1	1	»
1878	3	3	»
1879	10	»	»
1880	1	»	»
1881	3	2	»
1882	3	21	3
1883	18	7	1
1884	32	2	2
1885	2	2	1
Totaux.	96		11

Décès dus à la tuberculose en Guyane (1868-1885) . . 83 p. 1.000
—   —   Nouv.-Calédonie (1868-1885). 114,5 p. 1.000

(Cette grande mortalité a fait renoncer, depuis plusieurs années, à l'envoi de cette catégorie de transportés dans cette colonie pénitentiaire.)

Tuberculose chez les relégués.

ANNÉES	EFFECTIFS		NOMBRE TOTAL des décès pendant l'année		DÉCÈS dus à la tuberculose	
	Hommes	Femmes	Hommes	Femmes	Hommes	Femmes
Guyane française.						
1889	1.023	90	209	7	6	»
1890	1.242	153	217	7	4	»
1891	1.489	175	276	20	4	»
1892	1.530	184	480	17	6	»
1893	1.497	167	220	8	8	»
1894	1.552	175	150	9	6	»
1895	1.604	186	89	7	11	2
1896	2.010	194	121	9	10	1
1897	2.382	225	156	6	16	»
1898	2.660	267	232	9	31	1
			2.250	99	99	4
TOTAUX. . .			2.349		103	
Nouvelle-Calédonie.						
1889	684	53	40	4	5	»
1890	1.139	179	27	4	6	»
1891	1.829	258	45	10	»	1
1892	2.009	267	79	9	3	1
1893	2.304	306	71	9	»	1
1894	2.722	322	42	8	2	»
1895	2.891	350	69	11	15	4
1896	2.897	363	90	11	12	2
1897	2.880	384	78	13	14	1
1898	2.784	368	90	10	8	»
			631	89	65	10
TOTAUX. . .			720		75	

Décès dus à la tuberculose en Guyane (1889-1898) . . . 43.4 p. 1.000
—   —   Nouv.-Calédonie (1889-1898). 104 p. 1.000

Tuberculose chez les Surveillants militaires des Établissements pénitentiaires (1890-1899).

ANNÉES	EFFECTIF	TOTAL des décès	DÉCÈS par tuberculose
Guyane française.			
1890	246	4	»
1891	264	6	1
1892	270	12	»
1893	300	4	1
1894	300	6	2
1895	300	5	»
1896	300	3	»
1897	300	2	1
1898	330	2	3
1899	310	6	»
	2.950	47	8
Nouvelle-Calédonie.			
1890	458	3	3
1891	472	8	3
1892	400	5	2
1893	400	5	»
1894	400	5	»
1895	400	2	»
1896	400	5	1
1897	400	2	3
1898	370	4	1
1899	340	5	»
	4.040	44	13

Décès dus à la tuberculose en Guyane (1890-1899) . . . 170 p. 1.000
—   —   Nouv.-Calédonie (1890-1899). 295 p. 1.000

Nota. — Il est bon de remarquer que ces surveillants militaires sont recrutés parmi les anciens sous-officiers, souvent rengagés de la Guerre ou de la Marine, ce sont par suite des hommes faits chez lesquels une sélection s'est déjà produite.

D'autre part, ce n'est guère que sur cette catégorie du personnel colonial, qu'on peut établir une statistique sérieuse, attendu que leur carrière se fait en grande partie aux colonies, tandis que les soldats de l'armée coloniale ne font en général qu'un séjour limité dans nos possessions d'outre-mer, la plupart abandonnant le service dès qu'ils ont accompli la période réglementaire.

XI

MORTALITÉ PAR TUBERCULOSE

DES

GARDIENS DE LA PAIX DE PARIS

Par M. le professeur L. LANDOUZY

Ayant eu, depuis vingt ans, à soigner dans les hôpitaux nombre de sergents de ville, en activité ou fraîchement retirés du service, ayant été, souvent, consulté par des employés des commissariats de police, j'avais trouvé les uns et les autres ordinairement atteints de phtisie. La tuberculose des voies respiratoires était de beaucoup la plus commune des maladies pour lesquelles gardiens de la paix et employés de commissariats (ceux-là, naturellement, autrement nombreux que ceux-ci) réclamaient soins et conseils : j'appelais sur ce fait l'attention de l'Académie de médecine en 1898 [1].

La fréquence de la tuberculose chez les gardiens de la paix n'était point faite pour me surprendre, les sergents de ville exposés à maintes causes occasionnelles (quelques-unes seulement professionnelles, représentées par les rhumes, les angines, les bronchites, contractés pendant les factions des rues) de contagion, ayant à vivre, durant les heures de repos passées dans les postes de police, au milieu des poussières bacillifères apportées et piétinées par le public. C'est que les allants et venants crachent dans les postes de police, comme ils le font en tous lieux publics : comme ils le font dans les escaliers et les couloirs des ministères,

---

1. Landouzy. Discussion sur la prophylaxie de la tuberculose, 7 juin. p. 672 du *Bulletin de l'Académie.*

des grandes administrations; comme ils le font dans les bureaux des postes et télégraphes, dont le personnel paie à la tuberculose un tribut d'autant plus lourd qu'il réside plus longuement dans les bureaux : les agents des postes travaillant exclusivement à l'intérieur fournissent, pour une année, 15,45 pour 100 des malades soignés pour affections tuberculeuses. alors que les sous-agents, travaillant plus au dehors qu'à l'intérieur (facteurs, etc.), donnent 10 pour 100 seulement des malades soignés pour tuberculose.

Instruit par ce que nous savons. à Paris, de la facile contamination bacillaire dans toute collectivité où les manquements à l'hygiène réalisent l'*homo homini lupus*, j'ai cherché à savoir rigoureusement ce que, en matière de morbidité et de mortalité tuberculeuses des gardiens de la paix, pouvaient bien valoir mes remarques et mes impressions.

J'ai voulu savoir si l'enquête personnelle, pour partielle qu'elle fût, qui m'avait amené à considérer la collectivité des gardiens de la paix comme une des plus exposées à la tuberculose, m'avait conduit à une juste vision des choses.

J'ai voulu savoir s'il n'y avait pas, pour les agents de la police municipale. étant donnés leurs contacts médiats avec le public par l'intermédiaire des postes de police (dans lesquels ils séjournent dans l'intervalle de leurs tours de service de *plantons* et d'*îlotiers*), une de ces manières de tuberculoses professionnelles, semblables à tant d'autres déjà signalées pour nombre de collectivités séjournant momentanément ou longuement dans des milieux confinés, incessamment contaminés par les va-et-vient du public?

Ce que je tenais comme vraisemblable m'est, par la statistique, démontré certain : les gardiens de la paix apparaissent comme l'une des collectivités urbaines dont le taux de morbidité et de mortalité tuberculeuses est le plus élevé.

Cette constatation est d'autant plus à retenir qu'il s'agit d'une des collectivités parisiennes les plus intéressantes, tant par son importance numérique — la police municipale, en 1891, comptait 8.154 agents, en 1899, 7.943 — que par sa valeur professionnelle.

Grâce à l'obligeant empressement du Directeur de la police municipale, M. Touny, et de mes amis MM. Carpentier-Méricourt, médecin en chef. et Dieudonné, médecin de la police municipale, ont pu, dans le corps des gardiens de la paix, être rigoureusement relevées les *réformes* et les *morts* par tuberculose pendant les dix dernières années.

Nous sommes aujourd'hui fixés :

1° Sur le tribut que, par *réformes* et *décès* seulement (on remarquera que la statistique vise ces deux catégories de faits uniquement et n'enregistre pas les gardiens de la paix ayant été simplement malades par tuberculose), paie annuellement à la phtisie cette armée d'élite que représentent les gardiens de la paix ;

2° Sur les changements qu'apportera à pareille situation le programme des mesures d'hygiène édicté par la prévoyance de M. Lépine.

La lecture du ci annexé tableau dispense de longs commentaires : la tuberculose professionnelle des gardiens de la paix y est inscrite en chiffres énormes, puisque la moyenne annuelle de *réformes* pour tuberculose, sur un effectif annuel moyen de 7.678 gardiens de la paix, a été de 28 p. 100 pour dix années consécutives ; puisque la moyenne annuelle du taux de *mortalité* tuberculeuse a été de 19 p. 100 ; puisque, en dix ans, par réformes et décès totalisés, les gardiens de la paix, pourtant soumis à une double sélection (sélection lors de leur entrée au service militaire, sélection lors de leur acceptation par le service de santé de la police municipale), ont perdu 474 hommes: 230 par réforme, 244 par décès ; chiffre important si on réfléchit à l'âge moyen des gardiens de la paix ; chiffre important encore si l'on songe à certaines garanties de validité et de moralité exigées pour toute incorporation dans la police municipale.

Une manière encore d'apprécier le taux énorme de la morbidité-réforme et de la mortalité tuberculeuses des sergents de ville, c'est de comparer les décès uniquement tuberculeux au déficit global (pour toutes causes de réformes et de mort) que subit l'effectif.

Le pourcentage de l'effectif tout entier est, pour la réforme tuberculeuse, de 0,30 p. 100, soit entre le tiers et le quart de la réforme globale, puisque celle-ci est de 1,09 p. 100 ; est, pour la mortalité tuberculeuse, de 0,31 ; soit la moitié de la mortalité globale, celle-ci équivalant à 0,63 p. 100 ; est, enfin, pour le déchet tuberculeux total (réformes et morts) de 0,61, c'est-à-dire de plus

ANNÉES	EFFECTIFS	MORBIDITÉ entraînant la réforme			MORTALITÉ			RÉFORME ET MORTALITÉ réunies		
		par maladies totalisées.	par tuberculose.	pourcentage de la tuberculose.	par toutes maladies réunies.	par tuberculo…	pourcentage de la tuberculose.	par toutes maladies.	par tuberculose.	pourcentage de la tuberculose.
1890	6.737	79	25	31,6	48	37	77,0	127	62	48,8
1891	7.058	88	27	31,8	49	31	63,2	137	58	43,0
1892	7.057	63	18	28,6	48	33	68,7	111	51	45,9
1893	7.716	47	12	27,6	53	28	52,8	100	40	40,0
1894	8.133	72	22	30,5	49	16	32,6	121	38	31,4
1895	8.040	89	28	31,4	61	27	44,2	150	55	36,6
1896	8.005	59	15	25,4	46	20	43,4	105	35	33,3
1897	8.065	94	21	22,3	45	22	48,8	139	43	30,9
1898	8.013	117	32	27,3	45	14	31,1	162	46	28,4
1899	7.943	47	30	25,6	47	16	34,0	164	46	28,0
10 ans. moyenne par année.	7.678	825	230	28 0/0	491	244	49 0/0	1.316	474	37 0/0

du tiers des réformes et des décès réunis, lesquels s'élèvent à 1.72 p. 100 de l'effectif.

Si l'on songe qu'en regard des 474 hommes sortis des rangs de la police municipale, en dix années, du fait seul de la tuberculose, les blessures ont supprimé 60 agents (39 réformés, 21 morts), en dix années, on se convainc de la justesse de mon affirmation, quand, appelant l'attention de l'Académie sur le péril occulte qui guette les sergents de ville, je disais que la contagion tuberculeuse « fait parmi eux plus de victimes que les coups des escarpes ». C'est que, pour les gardiens de la paix, comme pour tout le monde, la contagion tuberculeuse est l'ennemie.

Les chiffres que nous publions aujourd'hui gagneraient, dans un travail de phtisiologie générale, à être rapprochés de beaucoup d'autres chiffres publiés à propos du taux variable de morbidité et de mortalité tuberculeuses relevé dans chacune des diverses collectivités parisiennes. La comparaison révélerait apparemment que les gardiens de la paix, jusqu'à hier, payaient l'un des plus lourds tributs à la tuberculose, puisque (pour ne prendre que deux autres parmi les grandes collectivités parisiennes frayant particulièrement avec le public), nous avons montré le corps des infirmiers[1] de nos hôpitaux civils atteindre une mortalité de 36 p. 100, et l'effectif des agents des postes et télégraphes[2] déclarer 25 p. 100 de maladies tuberculeuses.

La constatation de ce qu'a été, dans la dernière décade, la contamination tuberculeuse des sergents de ville, ne servira pas seulement à nous fixer une fois de plus sur le rôle et la puissance de la contagion tuberculeuse dans toutes les collectivités, qui, par l'hygiène, ne se prémunissent pas contre les dangers inhérents à leur milieu. Cette constatation servira au mieux les intérêts des gardiens de la paix, pour lesquels bien des *desiderata* relevés dans l'hygiène qui leur était faite jusqu'à hier sont ou vont être comblés.

La comparaison entre les chiffres qui représenteront, ces années prochaines, la morbidité-réforme et la mortalité tuberculeuses, et les taux de morbidité et de mortalité de la dernière décade, mon-

---

1. Landouzy. Rapport à la Commission spéciale de la tuberculose, instituée, en 1896, par le Directeur de l'administration de l'Assistance publique.

2. Landouzy. *Académie de médecine*, juin 1893.

trera, nous en avons le ferme espoir, la puissance du remède à côté de ce que fut l'intensité du mal.

Les mesures d'hygiène déjà édictées par M. Lépine (crachoirs à contenu liquide dans les postes de police; lavages *humides* du sol deux fois par jour; lavage à grande eau une fois par semaine, etc.), d'autres projetées (aménagement hygiénique des postes de police, etc.), ne sauraient ne pas aboutir, nul n'ayant mieux pris à cœur de porter remède à une situation grave, nul plus que M. Lépine n'ayant marqué qu'il entend, pour le bien et l'exemple de tous, que l'Hygiène règne et gouverne dans les services de la police municipale.

NOTE SUR
LA MORTALITÉ PAR TUBERCULOSE

DANS LE PERSONNEL OUVRIER DES MINES DE CHARBON
(RÉGION DU NORD ET DU PAS-DE-CALAIS)

Par M. P. DISLERE
Président de section au Conseil d'État.

La Commission ayant exprimé le désir de se rendre compte de
l'action de la tuberculose sur le personnel ouvrier des houillères,
nous avons demandé à un certain nombre de directeurs des mines
des renseignements sur la mortalité par tuberculose dans le personnel qu'ils emploient.

Quatorze compagnies minières ont bien voulu répondre à notre
demande; les renseignements recueillis portent sur un chiffre de
plus de 54.000 ouvriers employés dans les bassins du Nord et du
Pas-de-Calais depuis Anzin jusqu'à Ligny.

Les résultats de cette enquête officieuse sont résumés dans deux
tableaux annexés à cette note : nous avons cru devoir inscrire à
côté des chiffres relatifs à la tuberculose ceux relatifs à l'anthracose. Nous sommes tout à fait incompétent pour émettre un avis
sur le caractère de cette maladie, pour rechercher si c'est une
forme particulière de la tuberculose. ou si, comme le pensent en
général les médecins des centres miniers, c'est une maladie spéciale, distincte de la tuberculose par ses manifestations comme
par ses conséquences. Nous avons jugé par suite devoir placer
simplement sous les yeux de nos collègues. sans les discuter, les
chiffres qui nous ont été fournis. Nous ferons toutefois remarquer
que dans le bassin houiller même, les avis des médecins doivent
être différents sur cette question. car on comprendrait difficile-

ment qu'à Anzin aucun décès par anthracose ne soit signalé, alors qu'à Douchy l'anthracose et la tuberculose paraissent être presque également meurtrières.

Avant de résumer les chiffres fournis par notre enquête, nous devons rappeler à la Commission combien est relativement faible la mortalité générale des ouvriers mineurs. Sur une population de 54.328 ouvriers, le nombre total des décès en 1898 et 1899 est de 795, soit 73/10.000 par an, c'est-à-dire à peu près le tiers de la mortalité comptée sur l'ensemble de la France. Sans doute, il s'agit d'hommes de 13 à 60 ans, offrant par suite des conditions de résistance toutes différentes des enfants ou des vieillards; mais il est probable que cette faible mortalité doit être attribuée en partie aux habitudes de propreté inhérentes à la profession, à l'habitation dans des logements sains et bien éclairés, aux soins médicaux qui sont donnés gratuitement.

Si nous examinons maintenant le tableau nᵒ 4, nous constatons une mortalité moyenne par tuberculose de 21/10.000, alors que dans le département du Nord elle est en moyenne de 42/10.000 (Rapport de M. le professeur Brouardel, pages 12 et 13). Les chiffres sont d'ailleurs très variables : entre 49 pour Ferfay et 5 pour Anzin. Nous pouvons laisser de côté Ferfay qui compte seulement un peu plus de 1.000 ouvriers et où une augmentation d'un décès se traduit par un accroissement de 10 dans le rapport à l'effectif. Nous devons également, il nous semble, ne pas tenir compte d'Anzin; si le faible chiffre relatif à cette Compagnie nous est donné comme exact nous ne pouvons oublier que la proportion de 5/10.000 doit être placée à côté d'un chiffre de 20,9/10.000 pour l'ensemble de la population de la commune, sans compter 14.2/10.000 décès dus à la bronchite chronique. Quoique, comme nous le verrons plus loin, il y ait une sensible différence entre la mortalité des mineurs et celle du reste de la population, il nous paraît difficile qu'elle soit aussi considérable. Si donc nous laissons de côté les deux chiffres extrêmes, nous pouvons estimer la mortalité par tuberculose pour les ouvriers mineurs du Nord et du Pas-de-Calais à 25/10.000 (variant entre 34 et 15). La proportion des décès dus à la tuberculose, au chiffre total des décès, est, dans les mêmes conditions, de 33/10.000.

Il nous a paru utile de rapprocher des chiffres relatifs aux ouvriers mineurs, ceux relevés dans les statistiques du ministère de l'intérieur pour les villes de plus de 5.000 âmes, et là encore nous constatons la faible action relative de la tuberculose sur ces ouvriers. Nous avons parlé d'Anzin. A Douai et à Sin, sur le territoire desquels habite une partie des ouvriers de l'Escarpelle, la mortalité par tuberculose est beaucoup plus élevée; il en est de même à Liévin.

Nous avons réuni dans un second tableau les renseignements que nous avons pu recueillir sur l'action de la tuberculose au milieu des familles des ouvriers mineurs, familles qui vivent en général d'une manière un peu différente du reste de la population.

Ces renseignements ne s'appliquent qu'à 8 Compagnies et ne visent qu'un chiffre de 17.606 ouvriers et de 24.837 personnes non ouvrières. La conséquence à en tirer est très remarquable : alors que pour les ouvriers de ces Compagnies la proportion des décès dus à la tuberculose n'est que de 24/10.000, chiffre peu différent de la moyenne que nous avons relevée plus haut, elle s'élève à 58/10.000 pour les femmes et les enfants, plus du double. Nous signalons d'ailleurs — peut-être n'est-ce qu'une coïncidence — la corrélation entre le chiffre de 48 applicable aux familles des ouvriers de l'Escarpelle et ceux de 48,3 et de 48,9 relevés pour l'ensemble de la population à Douai et à Sin (tuberculose et bronchite chronique réunies).

La statistique que nous venons d'analyser indique une situation grave, car elle est en contradiction — malgré le faible nombre des décès constatés — avec l'ancienne opinion de l'immunité relative des mineurs vis-à-vis de la tuberculose. Il est incontestable que les conditions matérielles de l'existence sont de nature à préserver ces ouvriers; il est probable que la manière même dont s'exécute le travail par très petits chantiers, les crachats étant absorbés par la poussière du charbon, empêche en partie la propagation. Mais il y a le mal général, l'alcoolisme qui se développe chaque année avec une rapidité effrayante et qui a amené parallèlement la marche ascendante de la tuberculose. Dans la région, et pour le personnel que nous venons d'étudier, c'est là la cause dominante du mal, car les conditions d'habitation, de nourriture, sont relativement satisfaisantes; c'est là qu'il faut agir si on veut arrêter le développement du fléau.

**Résumé statistique des renseignements recueillis sur la mortalité
dans les mines à charbon du Nord et du Pas-de-Calais.**

Moyenne des années 1898 et 1899.

1er Tableau. — OUVRIERS.

COMPAGNIE	EFFECTIF	NOMBRE DE DÉCÈS			RAPPORT A L'EFFECTIF du nombre de décès p. 10.000 ouvriers			RAPPORT P. 100 des décès du chiffre des décès au nombre total	
		total.	par tuberculose.	par anthracose.	total.	par tuberculose.	par anthracose.	par tuberculose.	par anthracose.
(A) Anzin	11865	70	6	»	59	5	»	9	»
(B) Bruay	3442	28	11	4	82	32	12	39	14
(C) Carvin . . .	1172	10	4	0,5	85	34	4	40	5
Courrières . .	6750	46	15,5	1,5	68	23	2	34	3
Crespin . . .	1568	2	1,5	»	35	26	»	75	»
Douchy . . .	1915	17	5	4	88	25	21	29	24
Dourges . . .	4134	35	9	8	85	22	19	26	23
Drocourt . .	2564	39	5	2	152	19	8	13	5
(D) Escarpelle . .	3619	23	5,5	2	64	15	5	24	9
Ferfay . . .	1043	12	5	1	115	49	10	42	8
(E) Lens	10677	78,5	32,5	4	74	30	4	41	5
(F) Liévin	4464	24	9,5	»	54	21	»	40	»
Ligny . . .	425	4	1,5	»	94	33	»	37	»
Meurchin . .	1702	9	5,5	1	53	32	6	61	11
Totaux . . .	54328	397,5	116,5	28	73	21	5	29	7

COMPARAISON AVEC LA MORTALITÉ GÉNÉRALE

PÉRIODE 1897 A 1899

OBSERVATION

Les chiffres soulignés sont ceux relatifs à la mortalité par bronchite chronique.

Compagnie	Effectif				
(A) Anzin	12673	26,5	164	20,9	9
		+ 18		+ 14,2	+ 5
(A) Denain	19916	66,5	149	33,4	8
		+ 13,5		+ 6,8	+ 4
(A) Raismes	6600	18,5	135	28,0	8
		+ 5,5		+ 8,3	+ 2
(B) Bruay	14265	27,5	188	24,5	8
		+ 3		+ 2,6	+ 1
(C) Carvin	8614	17	198	19,7	6
		+ 13,5		+ 15,6	+ 10
(D) Douai	31911	143,5	176	44,9	19
		+ 11		+ 3,6	+ 1
(D) Sin-le-Noble	6949	21	197	30,2	7
		+ 13		+ 18,7	+ 8
(E) Lens	17647	30,3	185	19,4	3
		+ 14,5		+ 9,2	+ 4
(E) Hénin-Liétard	11935	30,5	173	25,5	10
		+ 21		17,6	+ 9
(F) Liévin	13986	41,5	179	29,6	6
		+ 9,5		+ 6,8	+ 5

Résumé statistique

des renseignements recueillis sur la mortalité dans les mines de charbon du Nord et du Pas-de-Calais.

Moyennes des années 1898 à 1899.

2º Tableau. — FAMILLES DES OUVRIERS.

COMPAGNIES	POPULATION		DÉCÈS PAR TUBERCULOSE		PROPORTION DES DÉCÈS PAR 1000 TÊTES		
	Ouvriers.	Familles d'ouvriers.	Ouvriers.	Familles d'ouvriers.	Ouvriers.	Familles d'ouvriers.	Ensemble de la population [1] de la commune.
Bruay	3412	4808	11	33	32	69	24,4 ┼ 2,6
Carvin.	1172	1652	4	5	34	30	19,7 ┼ 15,6
Crespin	568	800	1,5	11,5	26	144	
Dourges	4134	5848	9	29	22	50	
Drocourt.	2564	3616	5	33	19	91	
Escarpelle	3619	5102	3,5	24,5	15	48	44,9 ┼ 3,4
Ligny-les-Aires. .	425	597	1,5	2,5	33	42	30,2 ┼ 18,7 [2]
Meurchin.	1712	2414	3,5	4,5	32	19	
Totaux. . .	17600	24837	43	13	24	58	

1. Pour l'ensemble de la population le second chiffre est celui applicable aux décès par bronchite chronique.
2. Douai. Sin-le-Noble.

XIII

PROPHYLAXIE DE LA TUBERCULOSE

DANS

LES CHEMINS DE FER

PAR

MM. les Drs GALIPPE et M. LETULLE

En France, dans la lutte contre la tuberculose, les vœux étaient naguère encore limités :

1° A l'isolement des tuberculeux pauvres dans les services hospitaliers ;

2° A la désinfection des wagons de chemins de fer.

La question de la prophylaxie de la tuberculose hospitalière est aussi mûre, aussi nettement posée, grâce aux travaux des diverses commissions qui se sont succédé, que l'est peu celle de la prophylaxie de la tuberculose dans les Compagnies de chemins de fer. Il ne faut pas se dissimuler, cependant, que les chemins de fer français, par le nombre de leur personnel, par l'énorme quantité de leurs voyageurs, par la diffusion rapide des innovations qu'ils peuvent encourager, représentent, après l'armée, l'une des collectivités sociales les plus puissantes.

Au point de vue de l'éducation hygiénique antituberculeuse du peuple, leur conquête serait donc grandement désirable.....

Étudions *ce que l'on fait* dans les Compagnies de chemins de fer pour lutter contre la tuberculose, et *ce que l'on devrait y faire.*

Tout d'abord, il est important de noter que le personnel médical des Compagnies de chemins de fer, aussi bien les médecins en chef que la foule des médecins traitants, est plein de bonne volonté, aussi prêt à proposer les réformes hygiéniques reconnues nécessaires qu'à les faire exécuter.

Mais là, comme dans un grand nombre des autres collectivités que les enquêtes de la Sous-Commission ont eu à envisager, les difficultés matérielles sont énormes, et les lenteurs administratives, même involontaires, foncièrement décourageantes : par-dessus tout, le scepticisme d'un bon nombre des hauts fonctionnaires, aussi peu déguisé que tenace, les a condamnés longtemps à un *statu quo* déplorable, mais que justifiait, à leurs yeux, l'énormité des dépenses.

Pour rendre aussi complète que possible l'impression que nous rapportons de notre enquête, ajoutons que la plupart des réformes ou des innovations qui semblent le plus nécessaires, au point de vue de l'hygiène prophylactique, sont difficiles à réaliser dans l'état actuel des choses, tant à cause de l'espace exigu dont disposent les gares que de l'insuffisance du matériel roulant et de la proportion trop restreinte du personnel chargé de son entretien. On sait, par exemple, à quelles difficultés se heurte le problème de la *désinfection* effective des wagons de voyageurs, à propos duquel une solution pratique et technique n'a pas encore pu être proposée aux Compagnies.

I

LES VOYAGEURS

Dans la campagne prophylactique antituberculeuse qui pourrait être si féconde en résultats, que font les Compagnies à l'égard des voyageurs ?

Défense de cracher à terre.

Comme la tuberculose ouverte des poumons n'est pas inscrite parmi les maladies infectieuses comportant une déclaration obligatoire, les voyageurs poitrinaires ne sont pas tenus à s'isoler dans des compartiments spéciaux. D'ailleurs, la seule source de contagion pour les autres voyageurs réside dans les crachats, et, grâce à la dernière circulaire ministérielle, il sera dorénavant interdit à tout voyageur de cracher à terre.

Toutes ou presque toutes les Compagnies des réseaux français, so conformant aux instructions pressantes du ministre des travaux publics, ont fait afficher dans les wagons, dans les compartiments de toutes les classes, ainsi que dans toutes les gares et stations' de leurs réseaux, cette interdiction de cracher à terre. Malheureusement (ainsi que le faisait remarquer le D' Vallin dans son rapport substantiel, origine de cette première réforme dans les mœurs des voyageurs et du personnel des chemins de fer), malheureusement, une telle interdiction ne comporte, en ce moment du moins, aucune sanction, aucune pénalité! Si bien que, malgré les protestations de leurs compagnons de route, les « incorrigibles du crachat » continuent à cracher sur le parquet des wagons, comme sur le sol des gares et des salles d'attente.

Auquel d'entre nous n'est-il pas arrivé de voir, avant le départ d'un train, nombre de voyageurs (fumeurs ou non) lancer par la portière, sur le quai d'embarquement, le « crachat d'adieu », que les semelles et les robes des voyageurs, en passant, vont recueillir tout frais et transporter dans les compartiments prochains...

Pour remédier à un tel danger de contamination notoire et permanente, que devraient faire les Compagnies?

En premier lieu, veiller strictement à l'interdiction de cracher, et donner, s'il est possible, aux chefs de train le droit [2] de faire descendre du compartiment tout voyageur assez malpropre pour avoir craché à terre. Les agents de la Compagnie, chefs de trains et chefs de gare, ont bien le devoir d'expulser du train ou de la gare tout individu en état d'ivresse : ils peuvent, de même, verbaliser contre un fumeur...

Le jet de crachats sur le parquet d'un compartiment devrait être

1. Depuis janvier 1898, la Compagnie des chemins de fer de l'Ouest algérien a fait afficher « l'interdiction de cracher sur le parquet » imprimée en trois langues : *français, espagnol et arabe.*

2. L'ordonnance de 1846 sur la police des chemins de fer est en voie de revision. Il suffirait, à propos des art. 63 et 65, d'obtenir que la défense de fumer qui y existe déjà soit accompagnée de celle de cracher à terre. Un simple décret, délibéré en Conseil d'État, suffirait alors pour donner aux agents de la Compagnie du chemin de fer le droit de faire descendre les contrevenants et, au besoin, de les faire traduire devant le tribunal de simple police. Quelques condamnations, bien motivées, feraient en faveur de l'hygiène prophylactique antituberculeuse plus que les plus éloquentes conférences des hygiénistes.

assimilé au *jet d'immondices sur la voie publique* et impliquer la possibilité d'une contravention. La détérioration du matériel, qui résultera de l'obligation pour la Compagnie de désinfecter son wagon contaminé, devrait lui donner le droit d'imposer à des agents commissionnés une sorte de responsabilité professionnelle, leur permettant, soit de verbaliser contre les voyageurs dangereux de par leur expectoration, soit d'expulser hors du compartiment ces gens devenus un objet de dégoût pour leurs compagnons de route.

Crachoirs communs dans les wagons.

La question subsidiaire de *crachoirs communs* à placer dans les compartiments des voyageurs est, pour le moment, d'une solution très difficile.

L'expérience faite, du moins en France, de crachoirs plats, en métal, placés dans les compartiments de la Compagnie internationale des wagons-lits, est jugée : ces crachoirs, remplis la plupart du temps de sable humide, que l'on jette n'importe où sans le désinfecter, sont trop près du sol, cachés, peu accessibles, défectueux à tous égards : on crache autour ou le long d'eux, et les draps et couvertures, la nuit, se maculent à proximité de ces réceptacles. Ainsi, tout crachoir bas placé est définitivement condamné.

Dans un compartiment ordinaire, où fixer un crachoir large, bien en vue, à hauteur suffisante et ne gênant ni les mouvements, ni le passage des voyageurs ? La forme et l'aménagement actuel de nos wagons, y compris les grands wagons nouveaux à long couloir latéral, ne se prêtent pas à la mise en bonne place de crachoirs communs. Quelques coins du couloir, tout au plus, pourraient peut-être en être munis ; encore exigeraient-ils, au préalable, une étude attentive des points morts où les secousses sont minimes, et où le va-et-vient des voyageurs paraît le moins entravé pendant la marche des trains.

En résumé, dans les wagons, les crachoirs communs de compartiments et de couloirs ne paraissent pas encore pratiquement réalisables.

En attendant, et comme il est toujours possible à un voyageur qui tousse de se munir d'un crachoir de poche, aussi élégant au besoin que discret, c'est d'un autre côté que doivent se porter les efforts de la prophylaxie antituberculeuse.

Crachoirs dans les gares et bureaux du personnel.

Pour ce qui est des crachoirs communs hygiéniques (c'est-à-dire placés à un mètre du sol et contenant un liquide antiseptique) à installer dans l'intérieur des gares, salles d'attente, salles des pas perdus, galeries, quais d'embarquement, water-closets, etc..., en un mot, partout où le public est appelé à passer ou à séjourner, la difficulté est, au contraire, minime et sera vite vaincue : une fois munis d'un modèle élégant et facile à nettoyer (lavage antiseptique, sinon désinfection quotidienne), il suffira aux ingénieurs de la Compagnie de vouloir appliquer sérieusement cette réforme si nécessaire[1]. En même temps, le même aménagement sera réalisé pour les bureaux et ateliers de chaque Compagnie, où un nombreux personnel se trouve réuni pendant de longues heures et prend, d'ordinaire, au moins un repas quotidien.

Il serait même désirable, malgré les dépenses et l'entretien comportés par une telle innovation, que, dans les bureaux, chaque employé ait à sa disposition auprès de lui un crachoir individuel, facile à désinfecter et suffisamment dissimulé pour ne causer aucune gêne. Un pareil exemple de prophylaxie et l'habitude de propreté qui en résulterait compenseraient largement les frais de cette installation.

Balayage humide des wagons.

Une réforme, nécessaire et même urgente, réclamée non seulement par l'unanimité des hygiénistes, mais même par une immense quantité de voyageurs victimes des errements anciens, consiste en l'*interdiction* absolue au personnel subalterne de balayer et d'épousseter à sec les wagons de voyageurs. Tout le monde déplore cette pratique désastreuse qui se perpétue par-

1. La Compagnie des chemins de fer de l'Etat a commencé à placer des crachoirs dans ses gares de province.

tout, quoi qu'en disent les administrations intéressées; car ce n'est pas en versant sur le plancher des compartiments quelques gouttes d'eau avant de le balayer qu'on supprime les tourbillons de poussière que chacun de nous voit s'élever sur les quais d'embarquement, sitôt qu'un train y a déversé ses flots de voyageurs.

L'hygiène la plus élémentaire exige que le plancher d'un compartiment soit balayé, chaque jour, à l'aide d'un faubert recouvert d'un torchon mouillé, et, de même, que les vitres et les murailles soient lavées ou passées au linge humide; en outre, il est nécessaire que cette série d'opérations se fasse à l'avancée des gares [1], au delà des quais d'embarquement des voyageurs. La propreté méticuleuse de ces quais doit, en effet, être posée en principe et strictement entretenue; il est irrationnel autant qu'ignoble de déposer précisément aux endroits où vont passer les voyageurs toutes les immondices, même humides, qui résultent d'un séjour en commun plus ou moins prolongé dans les wagons arrivant à leur point terminus. En un mot, la toilette du wagon, aussi bien l'extérieur [2] que l'intérieur, doit être faite *hors de la gare des voyageurs,* et être renouvelée aussitôt après chaque voyage.

Lavage des quais d'embarquement, salles d'attente, salles des pas perdus, et de tous les locaux affectés au service des voyageurs.

Quant aux salles d'attente, salle des pas perdus, halls, salles des bagages, water-closets et, d'une façon générale, tous locaux affectés au service des voyageurs, il faut demander avec une insistance inlassable aux administrations *que le balayage à sec y soit définitivement interdit,* les poussières pathogènes, et, en particulier, les bacilles tuberculeux y foisonnant en merveilleuses colonies. Une seule pratique sera autorisée : celle qui consiste à laver tous les jours, aussi largement que le comporte la nature du sol,

1. Sur le Nord, cette toilette quotidienne a lieu aux ateliers du Landit, près Saint-Denis.

2. Au Nord, un procédé ingénieux d'arrosage mécanique permet de laver extérieurement à grande eau en quelques minutes un train entier avant un nouveau départ.

et à ne nettoyer qu'à l'aide de linges humides[1] toutes les aspérités du sol et des soubassements.

Les quais d'embarquement, dallés ou bitumés à l'ordinaire, seront quotidiennement lavés, à l'heure (soit matinale, soit nocturne) jugée la plus commode par l'administration. Bref, balais et plumeaux sont irrémédiablement condamnés dans les gares, aussi bien du reste que dans les bureaux des compagnies de chemins de fer. Le jour où une réforme aussi radicale sera bien et dûment entrée dans les mœurs, l'éducation antibacillaire du peuple sera en bonne voie et la mortalité par tuberculose diminuera.

Suppression des tapis et capitonnages dans les wagons.

La lutte contre la tuberculose ne connaît pas de petits détails: tout changement est important, qui peut devenir la source d'une amélioration, le moyen d'un progrès.

Les *tapis* placés dans la plupart des wagons sont un faux luxe et une occasion de contagion formidable. Même en première classe, qui n'a vu des voyageurs cracher sur les tapis? Il n'y a guère de fumeurs qui n'éprouvent, en wagon, le besoin d'expectorer de temps à autre.

En 2ᵉ et 3ᵉ classes, les tapis en fibres de coco furent, dès leur mise en place, unanimement condamnés. Aujourd'hui, en hiver, la plupart des wagons sont chauffés au niveau du plancher et rendent parfaitement inutiles les tapis. D'ailleurs, il est facile de remplacer ceux-ci par des placards de caoutchouc, de linoléum ou de toute autre substance pouvant être lavée[2].

Déjà, dans les couloirs des nouveaux wagons de grandes lignes, le linoléum a remplacé le tapis, et cela pour la plus grande commodité des voyageurs.

L'éducation hygiénique de nos compatriotes, en se formant peu à peu, leur permettra d'accepter sans récriminations cette réforme essentielle. Bien plus, le jour est proche où les voyageurs, mieux avisés, réclameront contre les tapis poussiéreux et, pour les mêmes

1. Le Nord se conforme strictement à ces instructions (voir note annexe, p. 218).
2. Le Nord est en train de compléter cette réforme de son matériel.

motifs, contre le capitonnage et les revêtements de velours ou les draps épais qui décorent encore la plupart des compartiments. A moins d'être, comme sur le Nord, fréquemment lessivés à l'eau savonneuse, les capitons et autres plis d'étoffes sont dangereux. Sinon, qu'on les supprime et qu'on les remplace par de bons coussins, lisses et souples, accessibles à la toilette quotidienne et préservatrice.

Housses antiseptiques dans les wagons.

M. Sartiaux, ingénieur en chef de la Compagnie du Nord, qui donne chaque jour des preuves de son dévouement éclairé à la cause de l'hygiène prophylactique, a proposé un projet qui, en attendant la réfection fort coûteuse et lente du matériel des wagons de voyageurs, répondrait à la plupart des desiderata formulés plus haut : il offre de recouvrir de housses en toile facilement désinfectable les coussins et parois des wagons. Ces sortes de vêtement antiseptiques pourraient être changés en quelques instants et passeraient à l'étuve à désinfection avant de servir à nouveau. Il y a là une idée pratique, facile à réaliser, quoiqu'un peu dispendieuse, et qui nous semble devoir réunir tous les suffrages. Quant au public, il conviendrait de lui expliquer les avantages d'une telle combinaison temporaire et de la lui faire accepter.

Le grand public est un personnage anonyme, ignorant et frivole, dont l'éducation hygiénique est tout entière à faire, et sur lequel l'esprit scientifique, en matière de prophylaxie antituberculeuse, n'a pas encore répandu beaucoup ses lumières.

Éducation populaire. Éducation administrative antituberculeuse.

Or, on ne saurait trop le répéter, il nous faut, pour cette question d'hygiène publique, faire la conquête de tout le monde; il nous faut organiser une véritable campagne, méthodique et graduée, en vue de l'éducation populaire. La question de la lutte contre la tuberculose dans les chemins de fer a, plus qu'aucune autre, besoin de l'aide de la masse du public pour triompher des lenteurs administratives. Si bien que l'éducation populaire se double, ici, d'une éducation administrative parallèle, effort considérable, méritoire entre tous, et qui, pour être mené à bien, doit être confié aux plus savantes directions.

La presse scientifique et l'autre devront entamer le bon combat; la campagne ne sera jamais trop variée, trop ardente ou trop prolongée. La propagande pourra avoir recours à tous les moyens, depuis les *instructions administratives* montrant au personnel des chemins de fer les dangers qu'il court à laisser les voyageurs cracher par terre, jusqu'aux « avis aux voyageurs » imprimés sur le verso des billets de chaque classe, sur les itinéraires, les affiches d'horaires, les indicateurs de chemins de fer et les livraisons annonçant les voyages circulaires ou les saisons balnéaires, au moment des grandes vacances.

Pour réussir, il faut que la vérité prophylactique antituberculeuse devienne, pour la masse des lecteurs et des voyageurs, une véritable obsession : c'est par ce signe que nous vaincrons l'indifférence, le scepticisme, et, ce qui est pire, la passivité des masses populaires.

Sur bien des points, il faut le déclarer, l'éducation antituberculeuse des administrations des chemins de fer est fort en avance sur celle du public.

La *Compagnie de l'État* a commencé à placer des crachoirs communs dans quelques gares. Le Nord installe dans sa gare de Paris (voir la note annexe, p. 218) des crachoirs hygiéniques, à bonne hauteur et bien en vue, excellente « leçon de choses » pour le public.

L'affiche interdisant de cracher à terre commence à se répandre dans tous les réseaux et contribuera à l'instruction populaire.

Sur quelques lignes, circulent de nouveaux wagons à couloir dans lesquels les compartiments de première et deuxième classes sont aménagés d'une manière hygiénique; le Nord en a mis en circulation qui sont susceptibles d'un déshabillage complet avec lessivage aseptique.

La *Compagnie Internationale des Wagons-Lits* qui, par ses installations luxueuses et commodes, a forcé les autres Compagnies à améliorer grandement leur matériel, a décidé plusieurs réformes fort utiles : à l'avenir, les tapis et coussins seront battus, non plus à l'air libre, mais (à l'instar de la méthode utilisée par la

Compagnie du Nord; dans des espaces clos, par des moyens mécaniques avec comburation des poussières à leur sortie; bientôt, d'ailleurs, les tapis de lainage y seront remplacés par des substances susceptibles d'être lavées chaque jour (caoutchouc, linoléum, etc.).

Toutes les voitures des wagons-lits dont les parois sont tapissées de cuir ou de linoléum seront dorénavant lavées chaque jour et non plus époussetées à sec. En attendant qu'un modèle de crachoirs hygiéniques soit applicable, les crachoirs actuels seront garnis, non de sable, mais de sciure de bois imbibée de substance antiseptique, et la sciure sera brûlée aussitôt après chaque voyage.

Les housses recouvrant les objets de literie seront désinfectées fréquemment; les couvertures des lits passeront à l'étuve après chaque voyage. Pour donner à ses voyageurs une assurance du bon fonctionnement de la désinfection de son matériel de literie, la Compagnie des Wagons-Lits s'engage à entourer, au sortir de l'étuve, chaque couverture d'une bande de papier timbrée à la date du jour de la désinfection [1].

Enfin, une inspection rigoureuse assurera l'exécution de ces mesures prophylactiques qui seront portées à la connaissance du public et serviront ainsi à son éducation hygiénique.

De son côté, la *Compagnie du Nord*, sous l'énergique action de M. Sartiaux, se prépare à des améliorations importantes.

NOTE

Dans le but de s'associer aux efforts du Comité d'hygiène et du corps médical tout entier, la Compagnie du Nord est entrée depuis quelque temps déjà dans l'exécution du programme suivant :

I. — BUREAUX D'ADMINISTRATION CENTRALE.

1° Le nettoyage à sec est proscrit. Le balayage est remplacé par un lavage avec une serpillière mouillée, et les meubles sont essuyés au chiffon humide.

2° Les bureaux, couloirs, etc., sont désinfectés une ou deux fois par

1. Il y a une enquête spéciale à instituer pour savoir comment et où la Compagnie qui loue aux voyageurs des oreillers et des couvertures désinfecte son matériel.

an. Au mois d'octobre dernier, en particulier, les bureaux et couloirs de l'Administration centrale à Paris et à La Chapelle, ainsi que les bureaux des gares de La Chapelle ont subi une désinfection générale.

Ce travail, qui a été fait par le personnel et sous la direction d'un contrôleur de la Ville de Paris (Assistance publique), a consisté :

a) A laver à grande eau additionnée de 10 p. 100 de Crésyl-Jeyes, les casiers, les parquets, les meubles, les dégagements, les couloirs, etc., des bâtiments et des locaux ;

b) A pulvériser ensuite, au moyen de l'appareil Geneste et Herscher, une solution au millième de sublimé sur les parties lavées.

Cette désinfection, qui a été très bien faite et a été très appréciée du personnel, a coûté près de 6.000 francs à la Compagnie.

La même règle va être étendue à tous les bureaux de province.

3° Lorsqu'un cas de tuberculose (suivi ou non de décès) nous est signalé, nous faisons laver, avec de l'eau chargée de désinfectant, la table-bureau de l'agent malade, nous faisons également laver et désinfecter le local dans lequel travaille le malade.

A cet effet, la Compagnie a fait l'achat de trois appareils Geneste et Herscher, qui permettent en peu de temps de vaporiser en gouttelettes infinitésimales une certaine quantité d'eau additionnée de sublimé.

4° Enfin, nous allons commencer l'essai dans plusieurs bureaux, de crachoirs individuels en verre bleu, analogues à ceux essayés à l'Hôtel-de-Ville.

Ces crachoirs, qui seraient remplis d'un liquide désinfectant (Crésyl-Jeyes), seront placés sur le bureau de chaque employé, et la vue en sera masquée par une sorte de petite enveloppe en chêne sur laquelle on pourrait placer l'encrier.

II. — GARES.

1° La Compagnie a fait placarder dans les salles d'attente l'avis suivant :

« Conformément aux recommandations du Comité d'hygiène, MM. les voyageurs sont priés de ne pas cracher sur les parquets des voitures et des salles d'attente ».

Pour compléter la mesure, nous allons essayer à Paris l'emploi de crachoirs, contenant une solution désinfectante.

Quatre de ces crachoirs montés sur pied seront placés dans les salles d'attente et huit autres seront fixés par des supports spéciaux sur les colonnes et les piliers de la plate-forme de la gare de Paris.

Ces crachoirs qui vont être, pour commencer, en tôle émaillée, seront ultérieurement remplacés par des récipients de même forme en verre, qui est beaucoup plus facile à laver.

Enfin, des avis spéciaux peints sur tôle et placés au-dessus de ces crachoirs, inviteront le public à cracher dans ces récipients au lieu de cracher par terre.

2º L'attention des chefs de gare a tout d'abord été appelée, par une circulaire spéciale, sur la nécessité de veiller à ce que les vestibules, halls, salles, bureaux, etc., soient nettoyés avec le plus grand soin.

Le balayage à sec a été prohibé et, de même que dans les bureaux il est recommandé de se servir de serpillières mouillées.

Indépendamment de ce nettoyage, on procède dans quelques grandes gares, à titre d'essai, à la désinfection des salles d'attente au moyen d'une solution au 1/10 de Crésyl-Jeyes, qui est celle employée par l'Assistance publique d'après les instructions de M. le Dr Martin.

Cette désinfection qui est appliquée à Paris, à Amiens, à Saint-Quentin, à Dunkerque, à Arras, nécessite naturellement le remplacement par des sparteries en linoléum ou en incrusta des tapis en moquette jusqu'alors posés dans les salles d'attente.

Pour permettre d'étendre la mesure progressivement, il a été décidé qu'il ne serait plus posé de tapis en laine impossibles à laver, et qu'au fur et à mesure de leur usure il serait procédé, si besoin est, au remplacement de ceux en service par des sparteries en linoléum ou en incrusta.

C'est ainsi que les planchers des quatre salles d'attente de Paris viennent notamment d'être recouverts en incrusta.

III. — VOITURES A VOYAGEURS.

1º Comme dans les salles d'attente, la Compagnie a placardé dans tous les compartiments l'invitation à ne pas cracher par terre.

2º Les tapis en coco sont supprimés. Les études se poursuivent pour que les planchers des voitures puissent tous supporter le nettoyage humide, avec solution désinfectante si possible.

3º Les étoffes de toutes sortes, draps, moquettes, etc., sont périodiquement démontées, extraites des voitures et battues mécaniquement en vase clos dans un courant d'air qui traverse un foyer, de sorte que toutes les poussières extraites de ces étoffes sont brûlées.

II

LE PERSONNEL

Le personnel des Compagnies de chemins de fer représente un groupe imposant d'adultes sélectés avec soin par les médecins, reconnus exempts de toute tare, et que l'intérêt bien entendu des administrations est de protéger efficacement contre les maladies accidentelles, en particulier contre la tuberculose et contre l'alcoolisme, ce terrible générateur de la phtisie pulmonaire. L'éducation hygiénique de leur personnel est donc à la fois un devoir professionnel, un bienfait social et une économie réelle pour les administrations des chemins de fer, et notre Sous-Commission devra demander au rapporteur général de la Commission de la tuberculose d'insister d'une manière toute particulière sur ce point auprès des ministres compétents.

Statistique de la morbidité et de la mortalité tuberculeuses du personnel.

Pour mener à bien l'enquête dont nous étions chargés, à propos de la prophylaxie de la tuberculose parmi le personnel des Compagnies de chemins de fer, il nous avait [paru désirable de connaitre la morbidité et la mortalité annuelles par tuberculose de tout leur personnel. A notre grande surprise, nous avons dû constater que ces administrations, à l'exception du Nord, ne recueillent en aucune façon les éléments d'une aussi importante statistique. Nous devons à l'obligeance de notre excellent maitre et ami, le docteur Périer, médecin en chef de la Compagnie du Nord, communication du texte d'une conférence qu'il fit, lors de la réunion des médecins du chemin de fer du Nord, le 5 novembre 1899, et dans laquelle figure la *statistique des maladies et blessures*, survenues de 1896 à 1898, parmi les employés de la Compagnie du Nord.

Nous ne transcrivons ici que les affections médicales.

Statistique triennale des maladies les plus fréquentes.

	1896	1897	1898
Rhumatismes (affections rhumatismales). .	2.196	3.081	3.559
Laryngite, trachéite, angines.	1.936	2.200	2.801
Bronchite[1], grippe.	4.404	5.896	7.932
Embarras gastro-intestinal	5.653	4.928	5.355
Diarrhée, dysenterie, gastro-entérite. . . .	1.770	1.986	2.611
Dermatoses diverses	612	886	1.210
Fièvres intermittentes, éphémères.	568	684	773
Névroses diverses	731	1.024	1.264
Conjonctivites, kératites, iritis	702	844	808
Tuberculose pulmonaire, ou laryngée. . . .	**271**	**257**	**285**

1. Il est bon de noter que, souvent, les médecins de la Compagnie désignent sous ce terme la tuberculose au début.

Il est utile de noter, par comparaison, le nombre des agents de la Compagnie.

ANNÉES	NOMBRE des agents.	CE QUI DONNE pour la tuberbulose environ pour 100).
1896.	10.000	0.67,5 p. 100.
1897.	10.600	0.64 —
1898.	11.800	0.71· ——

Ce tableau de la morbidité tuberculeuse chez les agents du Nord est fort instructif, et la proportion de tuberculeux, 813 malades en trois ans (un certain nombre de ces agents ayant figuré itérativement sur les tableaux de morbidité, d'année en année, au cours de cette période triennale), s'explique grâce au choix sévère fait par les médecins avant l'admission des candidats dans les rangs du personnel.

Par ce document précieux, on voit que la Sous-Commission ne saurait trop réclamer du ministre compétent des instructions formelles aux Compagnies de chemins de fer français en vue de l'établissement régulier et méthodique d'une *statistique annuelle de la morbidité* de leur personnel.

Quant à la statistique de la *mortalité* du même personnel et des causes de mort, c'est un véritable devoir administratif et social que de l'instituer, puisqu'en France elle fait encore défaut. Par elle seulement, on pourra juger du fonctionnement hygiénique d'une collectivité aussi multiple que l'est une Compagnie de chemins de fer, et poursuivre l'extinction des foyers tuberculeux partout où ils se révéleront. Il y a lieu d'espérer que ces deux lacunes seront comblées.

Carnet individuel de santé pour le personnel.

La protection due par la Compagnie de chemin de fer à son personnel comporte, à notre avis, l'adoption d'une sorte de *Livret individuel de santé*, accordé à chacun de ses employés ou agents. Ce carnet de santé, que la Compagnie du Nord a déjà commencé à distribuer à une notable partie de ses agents, a l'avantage de contenir les instructions générales concernant l'hygiène propre à la profession et aux fonctions spéciales dévolues à l'agent qui le reçoit ; en outre, chaque agent y trouve noté son état de santé, ses maladies, ses accidents, en un mot, avec tous les détails de sa vie professionnelle, son dossier de travail.

Rien ne serait plus aisé que de profiter de ce document individuel pour y imprimer une *Instruction concernant la tuberculose pulmonaire et sa propagation par les crachats*. Lorsque l'administration supérieure et l'État auront accordé aux agents de la Compagnie le droit de verbaliser contre les « cracheurs impénitents », le carnet de santé expliquera à l'agent son devoir, sa responsabilité et ses droits à cet égard, et ce sera l'un des procédés les plus actifs[1] de propagande antibacillaire : alors, l'éducation des voyageurs et celle des agents concorderont d'une façon parfaite.

La protection de son personnel intéresse assurément chaque Compagnie. Les instructions sur les *précautions relatives à l'hygiène et à la sécurité*, affichées dans tous les services par la Compagnie de Paris-Lyon-Méditerranée en font foi. Nous pouvons citer en particulier l'article ayant trait au port d'un *masque respirateur* que « les agents exposés à respirer et à avaler des poussières, fumées ou vapeurs » doivent appliquer sur leur visage.

Voici, à titre de renseignement, l'article 9 affiché par le service des approvisionnements, dans la Compagnie Paris-Lyon-Méditerranée.

Art. 9. — Les agents exposés à respirer et à avaler des poussières, fumées ou vapeurs sont invités à se munir d'un masque respirateur qui, en s'appliquant sur le nez et sur la bouche, empêche les poussières, fumées ou vapeurs de pénétrer dans les voies respiratoires et digestives.

1. Peut-être même serait-il bon d'accorder, au moins pendant les premiers mois, une « prime d'hygiène » aux agents des Compagnies qui surveilleraient le mieux les compartiments des voyageurs et les salles d'attente et s'opposeraient de la manière la plus efficace à leur malpropreté par crachats. En cas de contravention, la moitié de l'amende pourrait par exemple être accordée par la Compagnie à l'agent ayant, *sur réquisition des autres voyageurs*, verbalisé contre le délinquant.

Les usines, ateliers et magasins délivrent aux agents les masques dont ils ont besoin ; ces masques sont personnels et numérotés.

Chaque masque doit être amené à la forme voulue pour que les bords garnis de caoutchouc épousent convenablement la forme du visage. Comme il est en métal malléable, il est facile d'arriver à ce résultat, soit en le resserrant légèrement avec la main, soit en l'évasant.

La longueur des cordons élastiques doit être réglée de façon qu'ils maintiennent seulement le masque en place sans provoquer une application trop forte qui deviendrait gênante sans être, pour cela, plus efficace.

La feuille d'ouate qui se trouve à l'intérieur des parois de l'appareil doit être remplacée lorsqu'elle est saturée de poussières, ce qui se reconnait facilement lorsque la poussière commence à apparaitre sur la face interne du coton.

Le coton hors d'usage, retiré des appareils, devra être brûlé.

Ce remplacement, qui doit être assez fréquent, sera effectué sur la demande des agents détenteurs du masque.

Les agents conservent leur masque tant qu'il leur est utile, et ne le restituent que s'ils sont appelés à travailler définitivement dans d'autres milieux exempts de poussières, fumées ou vapeurs, ou s'ils viennent à quitter la Compagnie.

Les masques restitués sont désinfectés et regarnis avec des bandes de caoutchouc neuves avant d'être remis à un autre agent.

Balayage humide des wagons et salles d'attente ; lavage à grande eau des quais d'embarquement.

Malheureusement, les hommes d'équipe, pour ne citer que ceux-là, qui balayent sans cesse les compartiments de voyageurs dans les gares terminus, ne mettent jamais ces masques, qu'il trouvent sans doute ridicules ou même (dans leur ignorance du danger quotidien qu'ils courent) inutiles. La Sous-Commission estimera que le seul moyen d'éviter au personnel les contaminations par poussières bacillifères consiste à prescrire :

1° Pour le battage des coussins et tapis, l'*opération en espaces clos*, avec comburation des poussières à leur sortie [1], et 2° pour les compartiments de voyageurs, le lavage du parquet et l'essuyage des parois avec linges humides [2]. De même, les salles d'attente

---

1. L'appareil à vapeur imaginé par la Compagnie du Nord est à peu près parfait.

2. La toilette des parquets des wagons est d'un maniement facile, comme j'ai pu le constater au Landit (Nord).

(après coaltarisation des parquets) et les quais d'embarquement ne devront plus être balayés à sec, mais lavés avec soin, chaque jour, aux heures appropriées.

En agissant ainsi, les Compagnies prendront *réellement* soin de leur personnel, en même temps qu'elles protégeront la vie des voyageurs, double bénéfice au point de vue qui nous occupe, c'est-à-dire la lutte sociale contre la propagation de la tuberculose par les poussières et les crachats expectorés dans les lieux publics.

Crachoirs individuels pour les employés dans les bureaux. — Crachoirs généraux dans les couloirs et halls accessibles au public. — Lavage humide des parquets et du mobilier des bureaux.

Dans les bureaux, le personnel des Compagnies sera protégé efficacement grâce aux trois mesures suivantes, déjà réclamées :

1° L'adoption d'un crachoir individuel pour chaque employé, à condition, bien entendu, que la propreté quotidienne de ces réceptacles soit garantie et sévèrement surveillée; ce service, la Compagnie du Nord est en train de l'organiser avec toutes les précautions désirables.

2° La répartition de crachoirs communs, hygiéniques, dans les couloirs, salles, halls, water-closets, etc., en un mot dans tous les endroits de passage, accessibles ou non au public, et où « l'interdiction de cracher à terre » doit figurer bien en évidence.

3° Le lavage des parquets et l'essuyage humide du mobilier des bureaux de la Compagnie.

Sanatoriums populaires pour les agents tuberculisés.

En attendant les bienfaits de ces mesures d'hygiène prophylactique, et jusqu'au jour où les conditions de la vie sociale telles qu'elles existent actuellement auront disparu et n'exposeront plus les employés des Compagnies de chemin de fer aux contaminations tuberculeuses urbaines (qui nous menacent tous), un rôle philanthropique s'offre aux administrations à l'égard de leurs agents devenus tuberculeux : l'assistance thérapeutique par le sanatorium populaire.

Plus l'admission d'un agent est entourée de garanties de bonne santé, et plus est grand l'intérêt qu'a la Compagnie à le soigner, quand ultérieurement il tombe malade à son service. En outre, plus tôt les soins hygiéniques parfaits que comporte le sanatorium lui sont accordés, et plus prompte est la guérison. La Sous-Commission estimera que le vœu adressé aux Compagnies, de coopérer à l'organisation, aux champs, de sanatoriums pour y faire admettre *dès le début du mal* leur agents atteints par la tuberculose pulmonaire, n'a rien que d'équitable et de salutaire. La surveillance médicale des poumons de ses agents deviendra une.des préoccupations les plus légitimes de l'administration et, par là aussi, la lutte contre la tuberculose trouvera un de ses moyens d'action les plus féconds, le personnel médical des Compagnies étant parfaitement outillé pour l'examen et la surveillance des agents « suspects de bacillose ». La création d'assurances mutuelles contre les maladies et l'abonnement de droit de tous les agents de chemins de fer français permettraient une prompte solution du problème de l'assistance des agents tuberculisés et de leur admission au sanatorium.

III

LE MATÉRIEL

Le problème de la prophylaxie de la tuberculose dans les Compagnies de chemin de fer se complique, actuellement du moins, des conditions fort défectueuses au point de vue hygiénique dans lesquelles se trouve l'aménagement de leur matériel. Ce sont tout particulièrement les wagons de voyageurs qui laissent le plus à désirer à cet égard. La toilette antiseptique des compartiments par où passent, chaque jour, tant d'êtres malades inconscients ou même conscients, est chose indispensable : les malpropretés dont les coussins, les filets, les tapis sont à tout moment contaminés, d'une manière plus ou moins apparente, le démontrent sans conteste. Or, le moyen le plus simple et qui devrait, en même temps, être le moins dispendieux, la *désinfection parfaite* d'un compartiment de voyageurs, est à peu près irréalisable, étant donné les moyens techniques et les substances antiseptiques dont nous disposons en ce moment. De plus, le temps indispensable pour assurer la désinfection, même incomplète, telle qu'on la pratique de nos jours, immobilise un matériel précieux, dont la Compagnie a le plus souvent besoin, sa pénurie en wagons étant des plus grandes ; d'ailleurs, on sait que l'augmentation du matériel serait a source de dépenses impraticables pour la presque totalité de nos Compagnies de chemin de fer.

Tous ces impedimenta font qu'on ne peut exiger la désinfection fréquente des wagons de voyageurs ; il faut se contenter d'en réclamer le *nettoyage soigneux et quotidien*. Ici encore, avouons-le, les difficultés sont grandes : par une invraisemblable inadvertance, la plupart des compartiments sont construits de telle sorte que leur toilette à fond est difficile : les planchers, mal jointés, n'ont aucune pente, les angles droits y fourmillent ; les tapis sont, le plus souvent, fixés, cloués sinon encastrés dans des lames de métal ; l'accès des extrémités, sous les longs sièges immobiles, est des plus malaisés ; les coussins, capitonnés à l'ordinaire, sont recouverts d'étoffes qui ne supportent guère le lavage humide ; les parois, tapissées des mêmes étoffes en drap, ou peintes, mais mal jointes, ne sont pas disposées en vue des essuyages humides ; en un mot, dans les wagons, tout conspire contre la propreté hygiénique. Seuls, peut-être, les compartiments de 3ᵉ classe, tout en bois, sont mieux conçus. Sur le P.-L.-M., les wagons de 3ᵉ classe destinés aux trains de longs parcours vont avoir un couloir latéral, un plancher recouvert d'une toile cirée ou d'un tapis en linoléum, et les coussins seront recouverts de toile cirée imperméable.

En conséquence, la Sous-Commission demandera aux Compagnies de songer, dans ses constructions futures, à installer des compartiments susceptibles d'une toilette hygiénique parfaite. Les parquets seront suffisamment bombés, calfatés ou coaltarisés, pour permettre un lavage quotidien rapide ; les angles disparaîtront de partout, autant que possible ; les sièges et banquettes seront mobilisables, afin de pouvoir nettoyer au-dessous d'eux ; les tapis, d'où la laine aura disparu, seront en substances imperméables, accessibles aux lavages réitérés. Alors, mais seulement alors on pourra parler de la *propreté des wagons français*, et ce luxe hygiénique sera singulièrement plus agréable que le pseudo-luxe décoratif, mais malpropre, qu'on nous impose encore actuellement, sur presque toutes nos lignes, sous prétexte de confort!

En même temps, la réfection du sol des salles d'attente, des bureaux des gares et des quais d'embarquement sera menée à bien. Partout où ils seront conservés, la coaltarisation des planchers s'imposera, si l'ont veut sincèrement les tenir propres, au moyen des *lavages quotidiens*. Les quais d'embarquement des gares devront être *lavés, chaque jour, à grande eau*; pour cela, il faut les recouvrir de dalles, grès cérame, asphalte comprimé, mosaïque, etc., et les rendre parfaitement étanches.

L'œuvre antituberculeuse à proposer aux Compagnies de chemins de fer est, on s'en aperçoit par les développements qui précèdent, considérable et peu attrayante, eu égard aux dépenses qu'elle comporte. Néanmoins, étant indispensable, on ne peut l'éviter, et les administrations devront s'en convaincre quand elles apprendront tout le mal que, par ignorance de l'hygiène, elles laissent faire dans leur sphère d'action, et quand elles sauront que nos réclamations ne s'adressent pas à elles seules mais, de même, à toutes les collectivités.

Les progrès de l'hygiène sociale commencent à s'esquisser: ils vont, croyons-nous, marcher rapidement, et les exigences de la prophylaxie antituberculeuse s'accroîtront à mesure que l'éducation populaire s'affinera.

Aujourd'hui, l'hygiène sollicite des collectivités les réformes démontrées nécessaires et urgentes; elle invite les administrations à modifier les errements anciens et à supprimer les dangers menaçant les individualités qui se confient à elles. Bientôt, viendra une phase nouvelle, dans laquelle l'autorité sociale, c'est-à-dire l'Etat, n'engagera plus, mais *obligera* les collectivités et les rendra responsables des désastres qu'elles auraient pu éviter. Que les Compagnies de chemins de fer, qui font preuve, comme on vient de le voir, d'une si grande bonne volonté, se mettent donc à l'œuvre et réalisent, car elles le peuvent, toutes les réformes salutaires. Ce ne sera pas l'un des moindres services rendus par elles à la nation.

CONCLUSIONS

1° Que les Compagnies de chemins de fer multiplient, placent bien en vue et entretiennent en bon état dans leurs gares, salles d'attente, bureaux, halls, water-closets, quais d'embarquement, couloirs et compartiments de voyageurs, et tous lieux accessibles au public, des affiches portant, imprimée en gros caractères et en plusieurs langues, l'*interdiction de cracher à terre*, et que cette prescription comporte une sanction.

2° Que l'ordonnance de police des chemins de fer contienne un article assimilant cette interdiction à celle de fumer.

3° Que de nombreux *crachoirs communs* faciles à nettoyer soient installés à un mètre du sol, bien en vue, au voisinage desdites affiches, dans les gares, salles d'attente, salles des pas perdus, halls, galeries, bureaux et, d'une façon générale, dans tous les locaux accessibles au public.

4° Que le *plancher des wagons* des voyageurs soit lavé chaque jour, par balayage humide, et que les parois des wagons ne soient plus jamais époussetées à sec, mais essuyées au linge humide.

5° Que la toilette des compartiments de voyageurs n'ait jamais lieu au niveau des quais d'embarquement, mais toujours à l'avancée des gares, en plein air.

6° Que, par mesure provisoire et en attendant la réfection hygiénique du matériel, les tapis, coussins et parois des compartiments de 1re et 2e classes, ne pouvant être lavés ni essuyés au linge humide, soient garnis de housses désinfectées chaque jour à l'étuve.

7° En vue de la protection antituberculeuse de leur personnel, que les Compagnies établissent la statistique annuelle de la morbidité et de la mortalité tuberculeuses de leurs agents.

8° Qu'un *carnet individuel de santé* soit accordé par elles à chacun de leurs agents, avec notification des instructions concernant : la prophylaxie de la tuberculose, les dangers des crachats, l'hygiène professionnelle des divers agents, les méfaits de l'alcoolisme, etc.

9° Que la surveillance médicale de l'appareil pulmonaire de chaque agent soit établie d'une manière effective et que tout agent ou employé devenu tuberculeux soit admis, dès le début du mal, et traité dans un sanatorium populaire aux frais, soit de sa Compagnie, soit d'une assurance contre la maladie.

10° Que le matériel roulant soit dorénavant construit de façon à rendre facile le lavage quotidien des compartiments de voyageurs. (Coaltarisation des planchers, suppression des angles, mobilité des sièges, tapis imperméables et faciles à laver, etc.)

11° Que les planchers des locaux accessibles au public (gares, salles d'attente, bureaux) soient coaltarisés, lavés chaque jour et non plus balayés à sec.

12° Que les quais d'embarquement des voyageurs soient lavés chaque jour, à grande eau, afin d'obtenir une propreté antituberculeuse efficace.

XIV

PROPHYLAXIE GÉNÉRALE
DE LA TUBERCULOSE
DANS LES COLLECTIVITÉS

PAR

MM. ROUX et LETULLE

La tuberculose est contagieuse. Le microbe cause de la maladie est contenu dans les crachats.

La tuberculose ne fera que s'étendre tant que les tuberculeux, en crachant sur le sol, répandront partout les germes de la maladie.

Le seul moyen d'arrêter la tuberculose est de recueillir les crachats et de détruire les bacilles tuberculeux qu'ils renferment.

Les tuberculeux doivent donc réunir leurs expectorations dans des crachoirs de poche et les rendre inoffensives, en faisant bouillir dans l'eau crachoir et crachats.

La lutte contre la tuberculose consiste à faire pénétrer ces notions si simples dans l'esprit du public. Elle comporte l'éducation des personnes bien portantes et celle des personnes tuberculeuses.

Chaque personne doit être convaincue qu'un crachat tuberculeux jeté sur le sol est un danger pour elle, et que par conséquent elle a le droit et le devoir d'empêcher le tuberculeux de cracher autour de lui. Mais, elle doit comprendre aussi qu'elle ne peut exercer son droit de surveillance et de défense que si elle-même ne donne pas le mauvais exemple et que si elle s'abstient de cracher à terre.

D'autre part, le tuberculeux doit être averti que s'il veut participer à la vie commune, il faut qu'il cesse d'être un danger pour les autres. Il s'astreindra donc à recueillir et à stériliser ses crachats ; il le fera volontiers lorsqu'on lui aura expliqué que les premières victimes de sa déplorable habitude de cracher à terre sont les personnes de sa famille et de son entourage immédiat.

Cracher sur le sol est une coutume dégoûtante et dangereuse ; le jour où elle aura disparu, la tuberculose décroîtra rapidement.

Tous les moyens capables de répandre cette notion doivent être employés ; parmi les plus efficaces nous recommandons : les *conférences populaires* (on n'en fera jamais assez), la distribution à profusion de petites *notices* sur la façon dont se propage la tuberculose et sur la manière de l'éviter, l'*affichage* dans tous les lieux publics d'*avis* interdisant de cracher sur le sol sons peine d'expulsion, l'*installation de crachoirs hygiéniques* dans tous les endroits fréquentés.

L'éducation antituberculeuse ne pénétrera dans la masse du public que si nous nous mettons en rapport avec les associations patronales et ouvrières pour leur expliquer l'immense intérêt qu'elles ont à lutter contre la tuberculose. Elle n'entrera dans les mœurs que si elle est donnée à l'enfant, dès l'École. Aussi voudrions nous que la Commission contre la tuberculose devint permanente pour rappeler sans cesse aux pouvoirs publics, aux associations de toute sorte ce qu'il faut faire, et pour entretenir l'agitation jusqu'à ce que le résultat soit acquis.

Quant à l'éducation du tuberculeux, elle sera l'œuvre du médecin ; elle se fera, pour les pauvres, par le dispensaire et surtout par le sanatorium.

Chaque tuberculeux devrait y passer quelques mois, et y venir comme à une école, de laquelle il sortira sachant les précautions à prendre pour ne pas infecter les autres et se maintenir soi-même en état de travailler.

Telles sont les idées générales qui doivent diriger la lutte contre la tuberculose. Nous allons maintenant passer en revue, d'abord les procédés de propagande et ensuite les diverses collectivités, en insistant sur les mesures de défense particulières à chacune d'elles ; nous terminerons par la liste des vœux proposés à l'acceptation de la Commission.

I

MOYENS DE PROPAGANDE

Les moyens de propagande en faveur de l'œuvre de la prophylaxie antituberculeuse sont aussi nombreux, aussi variés que possible. Leur mise en valeur est un art réel, que possèdent au plus haut point certaines personnalités. On ne saurait trop solliciter d'elles des idées et des projets réalisables. En cette matière, deux notions doivent dominer les esprits : *il n'y a pas de petits moyens*, et *tous les moyens sont bons* qui portent partout la saine conception des choses.

Trois voies s'ouvrent aux bonnes volontés :

a) *La propagande par les imprimés ;*

b) *L'enseignement oral ;*

c) *La propagande par les actes* (œuvres d'asistance aux tuberculeux).

a) *Propagande par les imprimés.* Couvrir les murs de la ville de mille affiches aux violentes couleurs, ou multiplier les dessins et images destinés à démontrer le danger des crachats et leur rôle dans la propagation des maladies tuberculeuses, n'est pas tout : il faut frapper juste et bien.

Une petite affiche, comme celle qui a existé quelque temps (trop peu de temps) dans les omnibus et tramways de Paris, fait certainement de nombreux prosélytes. L'importance est de continuer sans relâche une campagne bien commencée. Pourquoi, à propos des moyens de transport en commun, ne pas multiplier les affiches interdisant de cracher sur le parquet des véhicules ? Pourquoi dispenser, par exemple, l'impériale des omnibus et tramways de ce libellé protecteur ? Les robes et les pardessus traînent-ils moins là-haut qu'à l'intérieur ?

Par l'exemple précité, que l'on juge de la méthode nécessaire, de la minutie des efforts, de leur adaptation aux circonstances, aux lieux, aux objets.

Un procédé de propagande qui a fait largement ses preuves à l'étranger, particulièrement en Angleterre, est la confection et la distribution généreuse d'*opuscules* ou *tracts*, à bon marché, bien rédigés et démontrant au public les dangers de la tuberculose, ses modes de propagation, les moyens permettant de l'éviter et les bénéfices invraisemblables de l'hygiène prophylactique. De tels opuscules *composés en vue de chaque profession*, avec les indications spéciales concernant ses dangers et les moyens de leur échapper, feraient le plus grand bien à l'œuvre réformatrice proposée par la Commission de la tuberculose.

Si les éditeurs, les fabricants de fournitures scolaires, les libraires et marchands de papier se mettaient à la tâche et s'ils organisaient, chacun dans leur sphère, ces moyens de propagande et d'éducation sociale [1], il ne faudrait pas de longues années pour éclairer le peuple sur ses devoirs et sur ses droits hygiéniques et pour arrêter dans ses progrès incessants la marche de la tuberculose.

Que l'on considère, par comparaison, le chemin déjà parcouru dans la lutte antialcoolique, où tant d'intérêts rivaux se livrent cependant combat ; tandis qu'en face du fléau tuberculeux, aucune discordance, aucune rivalité d'aucune sorte n'est à craindre.

Par l'imprimé, la doctrine salutaire pénétrera partout et apportera la crainte du crachat, la haine des poussières bacillifères, l'usage du crachoir et la foi dans la curabilité de la tuberculose par l'hygiène.

b) *Propagande par l'enseignement oral.* — Partout où l'enseignement oral peut porter la lumière, il faut solliciter de lui l'organisation de conférences antituberculeuses. Les milieux tout préparés sont les universités, les facultés, les écoles.

Nous devons demander au ministère de l'instruction publique de mettre en mouvement, dans toutes les branches de son domaine, les bonnes volontés et l'expérience de son personnel.

Toute école, quelle que soit sa spécialité, quelque minime que soit le nombre de ses membres, doit recevoir les notions d'hygiène sociale nécessaires à la protection de l'individu contre les dangers de la tuberculose et de l'alcoolisme, pour ne citer que les deux principaux fléaux qui déciment nos populations.

1. Les couvertures des cahiers d'étude, les bons points scolaires, etc., pourraient être ingénieusement utilisés dans cette campagne.

Il y a plus ; il faut que dans les *écoles professionnelles* qui ont pour fonction de créer des spécialités vouées soit à répandre l'enseignement, soit à assurer l'hygiène publique ou privée (écoles normales d'instituteurs, écoles d'architecture, écoles d'ingénieurs, etc.), l'élève reçoive des notions précises d'hygiène antituberculeuse. Plus tard, maîtres d'écoles, architectes, ingénieurs, ces personnes sauront propager les notions d'hygiène, créer des établissements, construire des maisons propres à protéger les générations à venir, etc.

c Propagande par les actes (Œuvres d'assistance aux tuberculeux). — Enfin, les procédés les plus efficaces de lutte contre la tuberculose, dans les milieux pauvres, consistent à aller combattre le mal sur son propre terrain.

Les œuvres d'assistance aux tuberculeux commencent à naître en France ; florissantes en Angleterre, en Suisse et en Allemagne, elles sont le moyen idéal du bon combat. Que les gens riches, groupés suivant leurs affinités particulières, se liguent pour le bien public. Qu'ils aillent chercher à domicile, dans leurs pauvres logis, les tuberculeux misérables ; qu'ils les convainquent des dangers qu'il y a pour leur entourage à être contaminé par les crachats, de l'utilité qu'il y a pour eux-mêmes à être traités au sanatorium ; qu'ils assistent la famille du phtisique hospitalisé et assainissent son logement ; qu'en un mot, ils fassent de la *prophylaxie locale*, de la *cure hygiénique* et de *l'assistance*. Ce sera la meilleure propagande, la propagande par le fait : on sauvera des familles, on combattra leur misère, on leur trouvera des logements salubres et une alimentation réconfortante et saine, pendant que le père ou la mère malade sera soigné ou se guérira soit au sanatorium, soit à l'hôpital.

A côté de ces œuvres d'assistance riches et puissantes, d'autres œuvres s'installeront plus spéciales, plus modestes : elles choisiront leur but, soit qu'elles veuillent s'occuper plutôt de *l'éducation antituberculeuse du peuple*, soit qu'elles préfèrent recueillir les enfants, les veuves ou les vieillards réduits à la misère par la mort du père devenu phtisique, soit encore qu'elles dirigent leurs efforts sur la *désinfection des logements* et du mobilier des familles fauchées par la tuberculose.

d) *Commission technique permanente.* — Un dernier moyen de propagande, dont l'action pourrait avoir une influence décisive sur les mœurs hygiéniques de la nation, consisterait en la création d'une *Commission technique antituberculeuse permanente*, composée d'hygiénistes, d'ingénieurs et d'architectes ; cette Commission aurait pour fonction de donner gratuitement à toute personne s'adressant directement à elle les conseils d'hygiène prophylactique les plus propres à favoriser la protection des individus et des collectivités.

La construction des maisons, l'organisation des sanatoriums, l'hygiène des lieux publics seraient de son ressort et la propagande antibacillaire trouverait là une arme précieuse.

II

MOYENS D'ACTION SUR LES COLLECTIVITÉS[1]

Dans la lutte entreprise en France contre la propagation de la tuberculose, l'ensemble des collectivités sociales, dont aucune d'ailleurs n'échappe au fléau, se doit diviser en deux groupes fort distincts pour ce qui est des voies et moyens de prophylaxie à proposer ; *les collectivités d'État* et *les collectivités privées*. Les premières, en effet, ressortissent soit d'une manière directe, soit par quelqu'un de leurs rouages, aux services généraux et à la surveillance de l'administration française ; sur elles l'État a prise et les réformes qu'il propose, en matière d'hygiène, auront une sanction effective.

Aux collectivités privées nous ne pouvons, dans l'état actuel des lois, qu'adresser des recommandations pressantes et faire appel à leur philanthropie.

Si donc, pour toutes les collectivités, sans distinction, les contaminations bacillaires consécutives à une mauvaise hygiène sont identiques, comme les besoins de protection qui en découlent, les moyens prophylactiques diffèrent peut-être, au moins dans leurs applications : l'expérience méthodique de ces moyens parmi les

1. Pour les conclusions et vœux de la Commission, v. p. 46.

collectivités d'Etat y produira ses effets d'une manière plus démonstrative que dans les autres.

Ainsi, les plus pressants efforts doivent se porter sur le terrain officiel ; au moyen de réglementations sévères, il va falloir organiser la protection obligatoire des collectivités d'État. Là, la *défense absolue de cracher à terre*, la multiplicité des *crachoirs hygiéniques* (à un mètre du sol), *l'obligation du balayage humide des parquets*, *l'éducation antituberculeuse* du personnel, la création de *sanatoriums populaires* pour le traitement du personnel, l'organisation *d'assurances mutuelles contre la maladie*, telles sont, parmi les plus urgentes, les premières mesures administratives à réclamer.

De ce mouvement social, l'éducation populaire bénéficiera sans retard, et l'exemple, bientôt suivi par les collectivités privées, circonscrira rapidement, s'il ne parvient à l'éteindre, l'endémie tuberculeuse qui décime la société française. L'effort énorme et dispendieux qu'il aura ainsi consenti, l'Etat se le remboursera, par le fait, au centuple, grâce au nombre incommensurable d'existences sauvées et au rendement social représenté par leur travail, grâce enfin aux économies résultant de tant de journées de maladies et de tant de misère évitées.

Par quels moyens pratiques peut-on agir sur les différentes collectivités ?

L'action sur les collectivités peut, tout d'abord, s'exercer immédiatement par trois mesures prophylactiques, faciles à réaliser.

a) *Par des mesures d'hygiène publique;*
b) *Par des notices ou instructions antituberculeuses imprimées;*
c) *Par le livret sanitaire individuel.*

a) *Mesures d'hygiène publique.* — L'État, de même que les collectivités privées, peut réglementer la « *défense de cracher à terre* » dans tous les locaux dont il a la surveillance et l'entretien ; de même, il peut, dès demain, installer, dans tous les endroits choisis par lui, des crachoirs pourvus de liquide et surmontés d'une affiche portant, en plusieurs langues, l'interdiction de cracher ailleurs que dans l'intérieur du récipient offert au public sous le nom de CRACHOIR HYGIÉNIQUE. Il peut, par un simple règlement administratif, décider dans tous les locaux lui appartenant la suppression du balayage à sec et son remplacement par le « balayage humide » à la serpillière.

Ces trois réformes, à elles seules, seraient un exemple salutaire.

b Pour hâter la réforme de nos mœurs en matière d'hygiène, un procédé suggestif, employé en maints pays étrangers, consiste à faire imprimer et à distribuer largement à tout le personnel de chaque collectivité, une notice ou *instruction concernant les dangers de la propagation de la tuberculose par les crachats*. Dans cette courte notice, on apprend au personnel de l'État que les poussières transportent les bacilles tuberculeux projetés à terre par les crachats des phtisiques; on lui démontre les dangers qu'il court en absorbant ces crachats pulvérulents; on lui explique combien il lui est facile d'éviter la contagion en s'opposant, individuellement, à la contamination du sol par les produits de l'expectoration.

c *Livret sanitaire individuel.* — Partout où l'État possède une action directe sur les collectivités, partout où il choisit un personnel ayant droit à une retraite, il devra constituer pour chacune des individualités qu'il emploie, dirige, instruit, protège ou rétribue[1], un livret sanitaire individuel. Ce livret contiendra, à la fois, un dossier de la santé de son possesseur et une notice d'hygiène professionnelle et prophylactique bien adaptée à ses fonctions spéciales. Ce document que certaines collectivités (la Compagnie du Nord, l'Assistance publique à Paris, entre autres) distribuent à leurs agents, constitue un précieux auxiliaire. Il s'adresse à l'individu, lui explique les dangers de sa profession, les moyens de les éviter et sait insister sur la contamination des voies respiratoires par les crachats pulvérulents projetés sur le sol dans les locaux où vit le propriétaire du carnet en question : *le carnet sanitaire individuel doit être demandé à l'État pour toutes ses collectivités*. A lui seul, il avancera de la manière la plus heureuse l'éducation populaire[2].

1. Armée, marine, gendarmerie, lycées, collèges, écoles, postes, douanes, ouvriers de l'État, personnel hospitalier, etc.

2. Le *livret sanitaire* devra contenir, en peu de pages, les indications suivantes : l'âge, la taille, le périmètre thoracique, le poids du corps (pesées

Il est encore un certain nombre de moyens d'action sur les collectivités, qui, plus indirects, n'en auront pas moins une efficacité réelle et qu'il est bon de demander à l'État de favoriser, sinon même de créer de toutes pièces.

d *Statistique de la morbidité et de la mortalité par professions.* — Le premier consiste à exiger des collectivités d'État et à solliciter des collectivités privées une *statistique annuelle*, exacte, de la morbidité et de la mortalité dans les différentes professions, corporations, brigades, équipes, sections, agents, etc., qui fonctionnent sous leur direction administrative. L'étude comparative des maladies non tuberculeuses et de la tuberculose, le nombre des journées de maladie et des décès causés par la phtisie pulmonaire donneront la foi aux pires sceptiques et feront hâter les réformes. De plus, en signalant des « foyers locaux de tuberculose », ils permettront de diriger mieux la lutte.

e *Dispensaires antituberculeux.* — En demandant aux communes de créer, dans les centres industriels, des *dispensaires* antituberculeux, la Commission propose un moyen d'action puissant, utile, non seulement au public, mais encore aux diverses collectivités. Le jour où fonctionneront ces dispensaires chargés de dépister la tuberculose pulmonaire dans la classe pauvre, la prophylaxie aura fait un grand pas; surtout si les malades recueillis soit au sanatorium, soit à l'hôpital, sont assistés, eux et leur famille, pendant toute la durée de la maladie, par des *comités* ou *œuvres d'initiative individuelle*, chargés de protéger la famille contre la dissémination des crachats bacillifères.

Les enquêtes auxquelles se livreront, sans aucun doute, les médecins sanitaires du dispensaire, les conseils qu'ils prodigueront aux compagnies, fabriques ou collectivités ayant fait travailler lesdits malades seront d'une grande utilité.

f) *Assurances mutuelles contre la maladie.* — Un moyen d'action

semestrielles), les revaccinations, l'état de santé à l'entrée, les maladies et accidents survenus pendant le séjour dans la collectivité; il notifiera les dangers professionnels, les moyens d'y remédier, la nécessité d'une hygiène sévère, les méfaits de l'alcoolisme, les contaminations tuberculeuses, etc.

que l'on ne saurait trop recommander à la haute protection de l'État est la création de *caisses d'assurances mutuelles contre la maladie*. Que le personnel de l'État (ou des différentes collectivités professionnelles) s'organise en assurances mutuelles contre la maladie, à l'instar d'un certain nombre de sociétés mutuelles existantes depuis longtemps et en pleine prospérité ; que l'État et les compagnies privées facilitent (par une participation minime et individuelle) ces assurances qui, en cas de maladie chronique (telle que la tuberculose), accordent au sociétaire une *somme quotidienne égale à la somme mensuellement versée*, le problème du traitement au sanatorium se trouve, par là, résolu.

En effet, supposons que l'État, aidé par quelque combinaison financière, parvienne à édifier dans les différentes régions de son territoire des sanatoriums populaires ; si, d'autre part, il a obtenu de son personnel l'adhésion individuelle à une assurance mutuelle contre la maladie [1], il lui devient facile de décider chacun de ses agents à *se faire soigner dès le début de la tuberculose*.

Les mêmes remarques s'adressent aux différentes collectivités fonctionnant en dehors de la surveillance de l'État.

En un mot, l'*assurance-ma'adie* est le complément pour ainsi dire indispensable de divers moyens d'action prophylactique à proposer contre la tuberculose aux collectivités.

g) Compagnies d'assurance contre la tuberculose (avec traitement au sanatorium). — Il est encore un procédé à indiquer aux collectivités : c'est l'inscription individuelle de leurs membres dans une compagnie d'assurances contre la maladie et plus spécialement contre la tuberculose.

Les lois françaises n'imposent pas, comme en Allemagne, aux travailleurs et, par ricochet, aux patrons, l'assurance obligatoire contre la maladie. Seule, l'assurance contre l'accident existe chez nous et fonctionne grâce à l'intervention de compagnies privées qui en acceptent les risques et assument à leur charge les indemnités dues par le patron à l'ouvrier blessé.

---

1. En versant, par exemple, *8 francs par mois* (96 francs par an), le sociétaire toucherait en cas de maladie et quelle qu'en soit la durée, la somme de *8 francs par jour*. S'il payait 4 francs par jour au sanatorium populaire (prix moyen), il lui resterait 4 francs par jour pour subvenir aux besoins de sa famille.

En matière de tuberculose, la question est plus délicate, le patron ne pouvant, d'une façon générale, être responsable de la phtisie contractée par son ouvrier. Faute d'une loi, le problème n'est plus le même qu'en Allemagne. Mais, chez nous, l'assurance facultative contre la maladie existe et des compagnies privées fonctionnent sur ce terrain spécial. Peut-être, avec l'énorme retentissement qu'a pris la question de la prophylaxie de la tuberculose, serait-il possible de créer ou d'étendre *l'assurance contre la tuberculose*. Si les compagnies d'assurance organisaient la cure au sanatorium, et pour cela, édifiaient aux champs les établissements nécessaires et les installaient dans les meilleures conditions d'hygiène et de confort, nul doute que nombre d'individus, soit de leur propre mouvement, soit aidés par leurs patrons ou directeurs, adhéreraient à ces assurances et courraient la chance d'avoir droit, en cas de tuberculose, au traitement hygiéno-diététique et gratuit du sanatorium. Rien ne serait plus facile pour la compagnie que d'organiser, d'une part, la cure spéciale et, d'autre part, l'attribution quotidienne à la famille de l'assuré tuberculeux d'une somme fixée par le contrat d'assurance.

h) Sanction administrative des moyens prophylactiques antituberculeux. — Imposer à son personnel l'exécution et le respect des règlements hygiéniques proposés par la Commission de la tuberculose représente, pour l'administration française, une lourde charge, dont l'exécution réclame une sanction.

Les lois et règlements d'État n'ont pas encore reconnu le rôle homicide des crachats bacillifères et des poussières qui les sèment de tous côtés. Quels moyens proposer aux collectivités pour rendre effectives ces précautions hygiéniques? En attendant que le public apprenne et comprenne les dangers des « crachats à terre », et pour lui inculquer autrement que sous forme d' « invitation » ou de « prière » ses devoirs, on ne peut guère réclamer que deux mesures de rigueur : l'*expulsion* du délinquant, ou la *contravention* par les agents commissionnés. L'expulsion hors du local que le contrevenant vient de polluer par un crachat est toujours possible, dans une certaine mesure, pour les endroits où la foule n'est ni trop compacte ni trop hostile.

Quant à la contravention, suivie d'amende, c'est une question légale qui sort de notre compétence, mais qu'il appartient à la commission de soulever.

Toutefois, il est un mode de sanction administrative commode, et dont l'exécution deviendrait rapidement populaire. Il consisterait, pour l'État, à accorder des *primes d'hygiène* sous forme de gratifications spéciales à ses agents ayant fait preuve d'un réel dévouement dans la campagne prophylactique antituberculeuse réclamée par la Commission extra-parlementaire.

i *Consécration administrative Sanatoriums d'État*. — Enfin, la création par l'État lui-même d'un certain nombre de sanatoriums populaires[1], dans lesquels seraient admis les premiers et rapidement guéris ceux de ses agents atteints par la tuberculose, constituerait la plus belle et la plus décisive des consécrations administratives. Le public y verrait la preuve indiscutable de la foi des pouvoirs publics dans la grandeur de la cause pour laquelle combat la Commission. Il apprendrait du même coup que la tuberculose existe réellement, que tout le monde lui paye un douloureux tribut, et que sa curabilité est possible et à la portée de tous, riches ou pauvres ; excellente leçon de solidarité sociale.

III

INSTRUCTIONS PARTICULIÈRES
AUX
DIFFÉRENTES CORPORATIONS, PROFESSIONS, COLLECTIVITÉS[2]

Nous résumons dans les pages qui suivent la plupart des instructions jugées les plus utiles pour les différentes collectivités, professions et corporations parmi lesquelles sévit la tuberculose pulmonaire.

Le premier groupe comprend les collectivités d'État et leurs membres ; le second a trait aux collectivités privées.

---

1. Les premières dépenses nécessitées par la construction d'un certain nombre de sanatoriums d'État pourraient être avancées à l'État par diverses compagnies d'assurance, à charge pour l'État de rembourser, par exemple en trente ou cinquante ans, ces dépenses, par annuités fixées d'avance.

2. Pour les conclusions et vœux de la commission, v. page 253.

1° *Collectivités d'Etat*.

Ministères. — Tous les ministères doivent donner l'exemple de l'hygiène antituberculeuse : posséder et mettre bien en vue de nombreux crachoirs sur pied et munis d'affiches ; des crachoirs individuels seront fournis au personnel des bureaux. On exigera le balayage humide des bureaux et salles publiques.

On obtiendra un choix sévère du personnel à l'entrée. En cas de tuberculose, on admettra au sanatorium d'État l'agent devenu malade et reconnu justiciable de ce traitement.

Universités. Facultés. — Là, tout, ou presque tout, est encore à faire. Les crachoirs hygiéniques font défaut et le balayage humide n'est pas encore prescrit : il faut obtenir ces réformes.

Le rôle des professeurs est capital : ils doivent enseigner à leurs élèves les notions indispensables de l'hygiène antituberculeuse.

Lycées. Collèges. — Mêmes remarques que pour les Universités. Il faut multiplier les affiches interdisant de cracher à terre et les crachoirs sur pied dans les cours, salles d'étude, salles de récréation, etc.

L'éducation hygiénique des élèves et des professeurs sera assurée par les brochures antibacillaires distribuées à tous, et commentées par le personnel enseignant.

Il sera bon d'organiser des conférences aux professeurs et aux élèves, dans lesquelles on démontrera les dangers des crachats, la propagation de la tuberculose par les crachats pulvérulents, les rapports de l'alcoolisme et de la tuberculose, les bienfaits de la cure hygiénique de la phtisie, la nécessité d'une bonne hygiène individuelle, etc.

Examen des enfants à leur entrée : refus de tout élève suspect de tuberculose.

Constitution d'un livret sanitaire individuel pour chaque élève, mise à jour de ce livret par le médecin de l'établissement.

Écoles. — A l'école, comme au lycée, les mêmes prescriptions sont nécessaires.

L'éducation sanitaire antituberculeuse se fera par les images, bons points, récompenses, certificats d'étude, bref, par *tout ce que l'enfant peut emporter dans sa famille*. Les cahiers scolaires serviront, par l'image, à la propagande.

Distribuer le livret sanitaire individuel : exiger la pesée mensuelle de l'élève, lui démontrer l'utilité des bains-douches tièdes.

Examen et surveillance médicale des professeurs au point de vue de la tuberculose. Dès qu'un d'eux est touché, l'envoyer au sanatorium populaire pour instituteurs et lui accorder une prolongation de son traitement administratif.

L'École normale d'instituteurs doit être une « École d'hygiène sociale prophylactique. »

Établissements des jeunes aveugles.
Établissements des sourds-muets.
Maisons d'éducation laïques ou religieuses.
Orphelinats.
Mêmes remarques que précédemment. (Voir *Écoles.*)

N. B. — S'efforcer d'obtenir l'organisation de tous ces établissements *aux champs* et non plus à la ville.

Instituteurs. Institutrices. — La lutte contre la tuberculose est une affaire d'éducation sociale. Les instituteurs et les institutrices seront les meilleurs agents de propagande.

C'est à l'*École normale*, pendant leurs années de scolarité, qu'il faut surtout soigner cette éducation préservatrice.

Les élèves-professeurs seront pourvus du *Livret sanitaire*, dont la rédaction (confiée à la Commission de la tuberculose), sera des plus soignées.

Le rôle social de l'instituteur en matière d'hygiène prophylactique y sera nettement établi.

Conférences d'hygiène pratique aux élèves-professeurs.

Les médecins feront aux élèves des conférences où l'hygiène sera traitée par cas particuliers, et où les diverses circonstances de la vie individuelle seront passées en revue, avec les indications précises concernant l'hygiène appropriée.

L'École normale doit être le lieu hygiénique par excellence. — Le lavage du sol, la surveillance des crachoirs, la propreté corporelle minutieuse seront particulièrement surveillés.

La santé de l'élève sera suivie avec sollicitude.

A la sortie de l'élève-professeur, il serait bon d'organiser une *épreuve pratique d'hygiène*.

L'armée. — (Voir le rapport sur la *Prophylaxie de la tuberculose dans l'armée*, p. 154.)

Outre les mesures hygiéniques demandées au ministère de la guerre, il serait bon d'obtenir, pour chaque individu appartenant d'une façon quelconque à l'armée, un *carnet sanitaire individuel* destiné à vulgariser l'éducation populaire hygiénique antibacillaire et antituberculeuse. La défense de cracher à terre dans les locaux de l'armée doit comporter une sanction pénale.

Partout où les locaux s'y prêtent, il serait utile de multiplier les affiches et instructions prophylactiques (casernes, corps de garde, écoles militaires, hôpitaux, etc).

Demander la cure au sanatorium d'État ou à l'hôpital pour tout soldat devenant tuberculeux.

La marine. — (Voir rapport sur la *Prophylaxie de la tuberculose dans la marine de l'État*, p. 173.)

Il est essentiel d'obtenir du ministère de la marine un effort suivi et méthodique en faveur de la prophylaxie antituberculeuse et antialcoolique.

On demandera que tous les officiers appartenant à un degré quelconque à la marine de l'État reçoivent une instruction pratique d'hygiène prophylactique.

On demandera de même l'adjonction sur le « livret de solde » d'une notice concernant les dangers des crachats dans la propagation de la tuberculose pulmonaire, les rapports de la phtisie et de l'alcoolisme, etc[1].

On demandera enfin que la recherche de la tuberculose au début soit prescrite à l'égard de tous les individus avant leur embarquement à bord d'un navire de l'État.

---

1. Cette plaquette serait facilement adjointe aux « *Conseils d'hygiène* recommandés à l'attention des officiers mariniers, quartiers-maîtres et marins », figurant sur le *livret de solde* pour officier marinier ou marin

Réclamer la cure au sanatorium d'État ou à l'hôpital, pour tout marin devenu tuberculeux.

Postes et télégraphes. — On demandera que les affiches interdisant de cracher à terre soient plus en vue qu'actuellement, et plus nombreuses; qu'elles s'adressent aussi bien au public qu'au personnel;

Que la réfection du sol des bureaux de poste se fasse au moyen des matériaux étanches, accessibles au lavage, avec écoulement des eaux assuré;

Que l'examen du personnel à l'entrée soit sévère et que tout individu dont le poumon est suspect soit refusé;

Que les cabines téléphoniques publiques, mieux éclairées, soient construites de façon à ce que leurs parois entières ainsi que le sol soient facilement lavés, chaque jour;

Que la plaque téléphonique soit régulièrement lavée chaque jour, sinon qu'elle soit recouverte d'une feuille de papier renouvelable pour chaque client nouveau.

Bureaux des percepteurs.. — Les bureaux des percepteurs, les bureaux d'octroi, et d'une façon générale tous les bureaux appartenant d'une manière quelconque au ministère des finances, doivent subir un remaniement complet au point de vue de l'hygiène. Actuellement, ils sont pour la plupart d'une malpropreté repoussante. Or, tout le monde y passe; comme tels, ils doivent devenir un centre d'enseignement prophylactique. On exigera qu'ils soient tous pourvus de crachoirs hygiéniques, avec affiches et instructions antituberculeuses et antialcooliques. Le sol devra être en matière imperméable et lavé, chaque jour, à la serpillière humide.

Il serait bon de profiter des feuilles et avis, envoyés aux contribuables par les différentes sections des finances, pour répandre dans le public les saines notions d'hygiène prophylactique. On peut affirmer que peu de documents sont aussi attentivement lus que ces papiers administratifs.

Monde judiciaire. Tribunaux. Greffes. Justices de paix, etc. — Tous les locaux ressortissant au monde judiciaire doivent être radicalement transformés au point de vue de l'hygiène prophylactique antituberculeuse.

Il serait en conséquence utile d'adresser à tous les procureurs généraux, présidents de cour, présidents de chambre, juges, avocats, greffiers, juges de paix, huissiers audienciers, etc., une note circulaire leur exposant :

1° La fréquence de la mortalité par tuberculose dans leurs diverses corporations ;

2° La nécessité qui en découle, pour eux, de surveiller et au besoin de réclamer l'organisation et le fonctionnement des mesures d'hygiène et de désinfection préservatrices dans les locaux affectés à l'exercice de leurs fonctions judiciaires ;

3° Le rôle préservatif des crachoirs hygiéniques munis de leurs affiches interdisant de cracher à terre ;

4° Le bon effet moral des instructions antituberculeuses et antialcooliques.

Cette campagne antituberculeuse menée auprès des pouvoirs judiciaires aurait un double effet : elle préserverait un grand nombre d'existences de la contagion résultant des crachats pulvérisés dans les lieux de justice ; de plus, elle préparerait d'une manière progressive l'esprit du public et l'esprit des juges à la nécessité d'une sanction pénale contre les propagateurs des crachats bacillifères.

Préfecture de police. Commissariats de police. — Toutes les personnes qui ont passé par la préfecture de police et ses bureaux, ou dans les commissariats de police, ont été frappées de la mauvaise installation hygiénique de ces locaux : ni crachoirs hygiéniques, ni affiches interdisant de cracher à terre, ni balayage humide des planchers. Quant aux chambres de sûreté, où l'on fait passer la nuit aux délinquants, elles sont d'une malpropreté inqualifiable.

Les agents sont exposés aux contaminations bacillaires et payent à la tuberculose pulmonaire un tribut très lourd. Il faut donc exiger, pour la protection de ces collectivités et pour celle du public, toutes les réformes déjà réclamées au ministère de l'intérieur.

Préfectures départementales. — Les mêmes réclamations s'adressent aux préfectures et à leurs bureaux, dans lesquels l'hygiène la plus élémentaire en matière de prophylaxie antituberculeuse est totalement inconnue.

Prisons. — Les prisons et surtout les maisons centrales sont autant de foyers de propagation tuberculeuse. Tout détenu doit, à son entrée, subir un examen médical. S'il est reconnu tuberculeux, il doit être mis à part, dans l'impossibilité absolue de nuire à ses codétenus. L'administration pénitentiaire devra organiser pour les tuberculeux qui en sont justiciables un établissement de cure au sanatorium.

Tous les locaux de toutes les prisons doivent être nettoyés à la serpillière humide. La défense absolue de cracher à terre doit être complétée par une sanction administrative.

Colonies pénitentiaires. Colonies agricoles. Enfants moralement abandonnés, etc. — Toutes les collectivités relevant d'une manière directe ou indirecte du ministère de l'intérieur doivent être soumises au même régime administratif antibacillaire que celui des prisons.

Il faut isoler les enfants tuberculisés, les soigner au sanatorium ; il faut entretenir sévèrement la propreté antibacillaire des locaux.

Assistance publique. Ses bureaux. Bureaux de bienfaisance. Ouvroirs. Maisons de retraite. Maisons de vieillards. Hôpitaux et hospices. — Les locaux dépendant de l'administration de l'Assistance publique doivent être soumis au règlement commun d'hygiène prophylactique antibacillaire ; les crachoirs, les affiches, le balayage humide du sol, la réfection des parquets et leur transformation en dallages étanches avec inclinaison suffisante pour l'écoulement des eaux, sont autant de réformes de première nécessité.

L'isolement des enfants tuberculeux est indispensable.

Il faut distribuer à tout le personnel (médical aussi bien qu'administratif) les instructions démonstratives concernant la tuberculose et l'alcoolisme et leur prophylaxie.

Il faut accorder à tout le personnel le *livret sanitaire individuel.*

Enfants assistés. — Les enfants devenus les pupilles de l'Assistance publique ont droit à la prophylaxie antituberculeuse et antialcoolique la plus parfaite.

Ils ne doivent être placés que dans des familles d'où la tuberculose est notoirement exempte et où les règles de l'hygiène sont le mieux observées.

Dès que la tuberculose touche un pupille de l'Assistance, il a droit aussitôt à l'isolement et à la cure au sanatorium populaire, s'il est reconnu justiciable de ce traitement.

Dispensaires. Crèches. Asiles. — Dans les crèches, il faut choisir un personnel dont l'éducation hygiénique soit assurée. Il faut ne prendre que des personnes saines, non tuberculeuses, et leur demander un zèle antituberculeux actif.

(Surveillance des crachoirs, des affiches, propagande auprès des parents, etc.) On distribuera largement à tout le monde l'instruction sanitaire hygiénique rédigée pour les mères de famille. On créera pour chaque enfant un livret sanitaire individuel. On sollicitera la création d'œuvres d'assistance spéciales pour les tuberculeux et leur famille.

Etablissements d'aliénés. — Les instructions hygiéniques antibacillaires sont, dans ces établissements, plus utiles que partout ailleurs; leur mise en œuvre est plus difficile.

Les aliénés tuberculeux doivent être isolés dans des établissements spéciaux.

Mairies. Maires et conseils municipaux. — La commune a tout intérêt à assurer le bon fonctionnement des mesures d'hygiène prophylactique que nous réclamons des collectivités.

L'entretien de la mairie, l'exemple donné par les crachoirs hygiéniques distribués dans les locaux communaux, les affiches placées aux bons endroits serviront utilement la cause de la prophylaxie antituberculeuse.

A ce point de vue, on ne saurait trop faire appel au dévouement des maires et des conseillers municipaux par des notices bien rédigées et persuasives. On demandera une surveillance rigoureuse des bureaux de mairie et de leur personnel.

Musées et palais nationaux. — La surveillance des musées et palais nationaux peut être un bon moyen de propagande antituberculeuse. La toilette des locaux doit y être faite humide : la surveillance des crachoirs y est facile. Enfin, une sanction, l'expulsion du contrevenant aux instructions affichées, peut y être mise en vigueur.

Manufactures de l'Etat. Imprimerie nationale, etc. — Les réglementations réclamées par la Commission seront dans les manufactures de l'État, d'une réalisation facile. Leur mise en vigueur servira utilement à l'éducation populaire. Les ouvriers et ouvrières de l'État apprendront à pratiquer le balayage au linge humide de leurs logements et non plus le balayage à sec ; ils oublieront l'usage héréditaire du plumeau et du torchon sec, pour nettoyer leur mobilier.

L'aménagement hygiénique des ateliers servira d'exemple. Le service médical et les services techniques se mettront d'accord pour l'établissement des crachoirs hygiéniques, leur entretien, la surveillance de la santé pulmonaire des employés et ouvriers d'État, etc.

Tous les ateliers d'État recevront des instructions hygiéniques prophylactiques rédigées en vue de la spécialité des travaux propres à chaque atelier.

Ouvriers de l'Etat. — Tous les ouvriers de l'État (tabacs, allumettes, facteurs, chantiers d'État, gardiens, gendarmes, etc.), recevront un *livret sanitaire individuel* rédigé spécialement en vue de leurs fonctions. En cas de tuberculose, ils seront, après avis favorable du service médical, admis à la cure du sanatorium d'État.

2° *Collectivités privées.*

Les instructions à proposer aux collectivités privées ne diffèrent en aucune façon de celles formulées pour les collectivités d'État.

Chemins de fer. — (Voir le rapport sur la *Prophylaxie de la tuberculose dans les Compagnies de chemins de fer*, p. 209.)

Outre les détails dans lesquels le rapport est entré, il serait bon d'insister auprès des Compagnies pour obtenir d'elles quelque moyen de consécration de leurs efforts en faveur de l'hygiène antituberculeuse.

Ne pourrait-on pas, par exemple, demander que leurs agents les plus zélés soient récompensés par une *prime d'hygiène?*

Ne serait-il pas possible de faire imprimer, *au verso des tickets de chemin de fer* délivrés aux voyageurs, les instructions d'hygiène les plus élémentaires?

(Interdiction de cracher sur le plancher, dangers des crachats bacillifères, etc.)

Ne serait-il pas utile de mettre au concours un projet de *wagon hygiénique* pour les voyageurs, dans lequel tous les desiderata de l'hygiène seraient unis au confort le meilleur?

Pourrait-on, enfin, obtenir des Compagnies l'engagement de l'expulsion hors des wagons de tout contrevenant, les agents de la Compagnie n'intervenant que sur la plainte motivée des compagnons du voyageur expectorant?

Etablissements de crédit. Banques. Compagnies d'assurance. — Il serait fort désirable qu'on obtînt de ces collectivités le crachoir hygiénique avec son affiche, et la promesse (réalisée chaque jour) du balayage humide des locaux affectés au public. Là, également, les Compagnies pourraient s'astreindre à une sanction (l'expulsion des délinquants).

Les fiches, tickets, bordereaux, etc., bref, tous papiers utiles au maniement des fonds pourraient porter sur leur verso les instructions d'hygiène prophylactique réclamée par la Commission.

Il faudrait obtenir pour tous les employés l'autorisation de ne jamais prendre un repas dans les bureaux.

Etudes de notaires, d'avoués, d'huissiers, etc. — On ne saurait trop attirer l'attention des notaires, avoués, huissiers, etc., sur le danger qu'ils courent, eux et leur personnel, en ne surveillant pas sévèrement le public qui passe dans leurs études.

La mortalité tuberculeuse est extrêmement répandue dans cette population spéciale des clercs. Il faut obtenir de ces corporations l'adoption du crachoir hygiénique, des affiches et instructions antituberculeuses et antialcooliques, la transformation des planchers des études, le lavage quotidien à la serpillière, enfin l'aération généreuse des bureaux.

Il devrait être interdit aux clercs de prendre le moindre repas dans l'étude.

Théâtres. — On ne saurait trop insister auprès des directeurs de théâtre sur la nécessité qu'il y a, au point de vue d'une hygiène bien comprise, à restreindre l'usage des tapis dans leurs établissements, et à ajouter des chemins en linoléum partout où le parquet ne pourra être remplacé par un dallage étanche.

Il est indispensable de leur faire comprendre que le balayage à sec des parquets est nuisible autant pour le public que pour leur personnel, et que le balayage humide à la serpillière, exempt de dangers, est aussi plus propre.

Il faut leur demander de supprimer l'époussetage à sec de leur mobilier et d'installer partout des fauteuils et sièges pouvant être lavés facilement à l'éponge et essuyés au torchon humide. En un mot, on doit s'efforcer d'obtenir de tous les théâtres, cafés-concerts, music-halls, etc., le *nettoyage quotidien sans poussières*.

Dans le même esprit, il est urgent de supprimer des loges et balcons tous les rideaux et tentures qui, chargés de poussières, sont incessamment agités sur les spectateurs pendant les représentations.

L'administration de chaque établissement doit choisir son personnel parmi des personnes indemnes de tuberculose.

Enfin, il faudrait réclamer des théâtres l'adoption de crachoirs hygiéniques (à 1 mètre du sol). La composition, la forme et la couleur de ces crachoirs pourraient être aussi variées et aussi élégantes que décoratives ; on laisserait aux directeurs des établissements le soin d'avertir le public dans les formes et de la manière qui leur paraîtraient les meilleures.

Eglises. Temples. Synagogues. — Dans la plupart des lieux consacrés aux religions reconnues par l'État, aucune précaution prophylactique n'est ordinairement prise.

Le sol, dallé presque partout, est balayé à sec, alors qu'il serait si facile d'avoir recours à la serpillière humide.

On crache par terre, et les temples et les églises où est affichée la défense de cracher à terre sont l'exception, alors que la règle devrait être formelle et que les affiches devraient couvrir les murailles.

Cette mesure aurait une sanction pratique facile et imposante : l'expulsion de tout contrevenant.

Bibliothèques. — Les bibliothèques devraient être amplement pourvues : 1° d'affiches interdisant de cracher à terre ; 2° de crachoirs hygiéniques munis de leur annonce.

Le sol ne devrait être nettoyé qu'au faubert humide, chaque soir, au moment de la fermeture du local.

Comme moyen de propagande, signalons les fiches distribuées aux lecteurs : il serait facile d'inscrire sur chacune d'elles l'instruction portant que « par mesure d'hygiène, il est formellement interdit de cracher à terre ; toute personne ne se conformant pas au présent avis sera expulsée sur-le-champ ».

Communautés religieuses. Couvents. Séminaires. — Les communautés religieuses qui ne se consacrent pas à l'éducation des enfants doivent être informées du danger du balayage à sec et de la contagion bacillaire résultant des crachats expectorés à terre.

Celles qui ont des élèves rentrent dans la catégorie des maisons d'éducation surveillées par l'État et doivent se conformer aux mesures d'hygiène prophylactique réclamées par la Commission.

On ne saurait trop leur commander de fonder *hors des grandes villes* et aussi loin que possible des centres habités leurs *maisons d'orphelins*, la tuberculose frappant d'autant plus les enfants recueillis que, souvent, leurs parents ont succombé à la phtisie pulmonaire.

Bureaux de tabac. — Dans leur fonctionnement commercial, les bureaux de tabac échappent à l'État. Que les fumeurs s'habituent seulement à ne pas couvrir de leurs crachats le sol de ces bureaux où passent tant de personnes.

On devrait demander aux concessionnaires de ces bureaux l'adoption de crachoirs hygiéniques.

Restaurants. Cafés. Marchands de vins. — La mortalité par tuberculose est grande parmi les débitants de vins, de café, et parmi les restaurateurs.

Il est urgent d'engager tous ces industriels à recouvrir le sol de leurs boutiques de grès cérame, et de les convaincre :

1° De l'utilité du balayage humide;

2° De la nécessité des crachoirs hygiéniques (à 1 mètre du sol).

Il sera bon de leur signaler ce fait qu'ils sont, avec leurs animaux domestiques (tels que les chiens et les chats), les premières victimes des crachats bacillifères et que, par conséquent, leur intérêt direct est de supprimer chez eux les sources de contagion.

Le personnel de ces établissements doit être surveillé activement, et une inspection médicale des poumons de tous les employés serait fort utile.

Une instruction bien claire devrait leur être adressée, leur montrant tous les bienfaits de cette campagne antituberculeuse et les engageant à créer une caisse de secours mutuels et d'assurance, en vue du traitement au sanatorium de leurs employés tuberculisés et de l'assistance de la famille des malades.

Grands magasins de vente. — Pour les « grands magasins », les instructions sont identiques. Il faut obtenir d'eux :

1° Le nettoyage sans poussières: suppression de la cire et des frotteurs;

2° Le sol en grès cérame (sinon recouvert de linoléum);

3° La suppression de l'époussetage à sec;

4° La défense de cracher à terre;

5° L'adoption des crachoirs hygiéniques (à 1 mètre du sol).

Les réfectoires doivent être mis à l'abri des poussières provenant des galeries parcourues par le public.

Les administrations de ces magasins doivent veiller à ne pas prendre de tuberculeux dans leur personnel. Si quelqu'un de leurs employés devient tuberculeux, il faut organiser les secours en sa faveur et obtenir son placement au sanatorium s'il en est jugé justiciable.

L'expulsion des personnes crachant à terre pourrait résulter, comme sanction effective, de l'inobservance des instructions : les nombreux inspecteurs attachés au fonctionnement de tout grand magasin suffiraient à assurer cette mesure de police sanitaire.

Industries. Fabriques. Ateliers. — Obtenir des industriels l'adoption de la triple mesure hygiénique prophylactique (suppression du balayage à sec, affiches antituberculeuses et antialcooliques, crachoirs hygiéniques dans tous les ateliers) sera œuvre de longue haleine.

Le *livret sanitaire individuel* accordé à l'ouvrier servira utilement la cause ; les détails dans lesquels l'opuscule entrera même expliqueront aux intéressés les dangers de contagion des crachats.

Il faudra faire comprendre aux patrons l'intérêt primordial qu'il y aura, dans les constructions nouvelles d'ateliers, à installer comme il faut le sol étanche avec inclinaison suffisante pour l'écoulement des eaux ayant servi au lavage quotidien de l'atelier.

Pousser, par tous les moyens, les administrations et patronats à créer des œuvres d'assistance pour les familles des ouvriers devenant tuberculeux, et pour l'admission des malades au sanatorium populaire.

Mines. Mineurs. — Les dangers des poussières de charbon sont connues : on doit tout faire pour diminuer ces poussières et fumées de charbon favorables au développement de la tuberculose pulmonaire.

Les mineurs doivent recevoir une éducation prophylactique antituberculeuse soignée. Les chefs d'équipe, contremaitres, ingénieurs, etc., doivent tenir la main à la défense de cracher à terre et à l'utilisation des crachoirs. Tout mineur suspect de tuberculose doit être éliminé, traité et, après le rétablissement de sa santé, employé autre part que dans la mine.

La création d'œuvres d'assistance aux tuberculeux et à leur famille est là d'une nécessité urgente.

Moyens de transport. Voitures publiques. — Il sera bon de faire afficher dans toutes les voitures publiques l'interdiction de cracher à terre.

Il serait utile de réaliser le modèle d'une voiture publique pouvant permettre un lavage quotidien facile.

Omnibus. Bateaux omnibus. — Exiger le lavage humide et quotidien des surfaces du véhicule. Multiplier les affiches portant l'interdiction de cracher à terre, les mettre partout bien en vue, traduites en plusieurs langues; menacer le délinquant de l'expulsion immédiate.

Organiser la surveillance des véhicules par le corps des inspecteurs, à l'arrivée au point terminus. Au besoin frapper d'amende les conducteurs et agents chargés de percevoir les prix des places et ayant laissé maculer les parquets du véhicule.

Comme moyen de propagande, faire imprimer les instructions antibacillaires au dos des tickets donnés aux voyageurs.

Bureaux d'omnibus. Pontons des bateaux omnibus. — Les avis contre les crachats et contre le balayage à sec doivent être placardés dans tous les bureaux d'omnibus et pontons des bateaux.

Ils doivent menacer d'expulsion le contrevenant.

L'agencement de ces bureaux et pontons doit permettre le nettoyage sans poussières, quotidien, et la journée finie.

Les contrôleurs doivent être chargés d'une surveillance prophylactique active; ils bénéficieront de leur zèle (primes d'hygiène antituberculeuse). Instruire le personnel des dangers qu'il court en laissant le public cracher dans les voitures et bateaux.

Professions insalubres (*au point de vue de la contagion de la tuberculose*). — Parmi les professions les plus exposées à la contagion tuberculeuse par les crachats bacillifères pulvérisés, il en est certaines qui méritent d'être signalées en première ligne, à cause des précautions hygiéniques plus sévères qu'elles réclament : la liste suivante, bien qu'incomplète, en donnera une idée :

Ouvriers de la voirie,
Balayeurs de la ville,
Cantonniers,
Egoutiers,
Gardiens des jardins publics,
Employés de mairie,

Conducteurs d'omnibus,
Sergents de ville,
Infirmiers d'hôpital,
Sages-femmes,
Médecins,
Pharmaciens,
Blanchisseurs,
Coiffeurs,
Musiciens de théâtre.
Employés des magasins de nouveauté.

Pour la plupart de ces collectivités il faut demander que l'admission de leurs membres n'ait lieu qu'après examen sévère des poumons.

Il faut leur accorder le livret sanitaire individuel.

Il faut répandre dans ces milieux les instructions (imprimés) antituberculeuses les plus précises. Et, suivant la hiérarchie de leurs rangs, organiser de toutes façons parmi eux l'enseignement méthodique de la prophylaxie

Personnel secondaire des hôpitaux et hospices. — C'est pour ce personnel tout spécial que les précautions les plus minutieuses doivent être prises :

Inspection médicale sévère à l'entrée de chaque individu ;

Instruction technique et éducation antituberculeuse parfaites de chaque individu ;

Tenue obligatoire spéciale (blouses hygiéniques) pour tout le personnel des hôpitaux pendant son service dans les salles des malades ;

Propreté méticuleuse des mains et de la bouche avant les repas.

Défense absolue de manger dans les salles de malades ;

Nécessité d'une hygiène parfaite du corps ;

Bains-douches, bains tièdes, linge propre.

Logements séparés, individuels, pour chaque individu appartenant au personnel secondaire des hôpitaux.

L'ignorance du personnel (en matière de tuberculose et d'alcoolisme) est aussi dangereuse pour lui-même que pour les malades qui lui sont confiés.

Blanchisseurs. — La profession de blanchisseur est la plus exposée de toutes (à cause du nombre et de la variété des maladies contagieuses transmissibles par le linge sale). La tuberculose décime la corporation des blanchisseurs et blanchisseuses.

Il faut fournir à ces industriels une instruction leur enseignant la façon la moins dangereuse d'enlever le linge sale dans les maisons. Il est bon, quand cela est possible, que le linge ait déjà été désinfecté au domicile du malade.

On doit transmettre à la famille de toute personne tuberculeuse les mêmes instructions préservatrices :

« Recommander de mettre le linge sali à macérer, aussitôt que possible, dans une eau additionnée de carbonate de soude : ajouter du savon et porter le tout lentement à l'ébullition.

« Une fois refroidis, les linges ainsi désinfectés seront recueillis dans un sac en toile imperméable et emportés par le blanchisseur.

« Il faut qu'il n'y ait jamais contact entre le linge sale, même désinfecté, et le linge propre.

« On devra procéder fréquemment au nettoyage des sacs imperméables. »

IV

VŒUX A PROPOSER A LA COMMISSION

1° *Conclusions générales.*

La Commission émet les vœux suivants :

1° Que l'État fasse apposer, dans tous ses locaux, l'affiche portant interdiction de cracher à terre et avertissant que tout contrevenant sera expulsé.

2° Que l'État fasse placer, dans tous ses locaux, des crachoirs hygiéniques, à un mètre du sol, surmontés d'une affiche portant : « Crachoir hygiénique : il est interdit de cracher à terre. »

3° Que l'État supprime dans ses locaux le balayage à sec et le remplace par le balayage humide obligatoire.

4° Que l'État impose à tout son personnel un carnet sanitaire individuel.

5° Que l'État établisse, pour chacune de ses collectivités, une statistique annuelle de la morbidité et de la mortalité, par catégories.

6° Que les communes créent des dispensaires antituberculeux.

7° Que l'Etat et les collectivités favorisent parmi leur personnel la création d'assurances mutuelles contre la maladie et l'adhésion aux compagnies d'assurance contre la maladie, spécialement contre la tuberculose.

8° Que l'Etat crée des sanatoriums d'Etat pour la cure de ses agents touchés par la tuberculose.

9° Que l'Etat favorise par tous les moyens possibles la propagande en faveur de la prophylaxie antituberculeuse (imprimés, conférences, œuvres d'assistance aux tuberculeux) ; qu'il crée, en particulier, une commission technique antituberculeuse permanente.

2° *Conclusions spéciales aux différentes collectivités.*

La Commission émet les vœux suivants :

A. — Collectivités d'État.

1° Que dans tous les *ministères*, tous les locaux soient pourvus de crachoirs hygiéniques, d'affiches interdisant de cracher à terre, et que le balayage humide y soit obligatoire ; que le choix du personnel à son entrée soit l'objet d'une surveillance médicale ; accorder au personnel des crachoirs individuels.

Ministère de l'instruction publique.

2° Que dans toutes les *universités et facultés*, les mêmes prescriptions hygiéniques soient observées : que les professeurs enseignent à leurs élèves leurs devoirs hygiéniques antituberculeux.

3° Que dans les lycées, collèges, écoles du gouvernement, l'éducation hygiénique du personnel enseignant et des élèves soit assurée par des conférences pratiques ; que les crachoirs et affiches soient multipliés ; que les élèves soient pourvus d'un carnet sanitaire individuel et rigoureusement surveillés au point de vue respiratoire.

4° Que, dans les *écoles*, les mêmes mesures soient prises et rigoureusement observées.

Que les instituteurs et institutrices reçoivent, à leur passage à l'*Ecole normale*, les notions et la pratique de l'hygiène prophylactique.

Que l'Ecole normale soit le lieu hygiénique modèle.

Ministères de la marine et de la guerre.

5° Que l'*armée* et la *marine* (voir rapports spéciaux) reçoivent les bienfaits de l'hygiène prophylactique antibacillaire.

Ministère du commerce

6° Que tous les bureaux accessibles au public, tels que *bureaux de postes et télégraphes*, soient installés conformément aux instructions d'hygiène prophylactique réclamées par la Commission.

Que la surveillance et l'entretien hygiénique aseptiques de la plaque téléphonique (dans les cabines publiques) soient sévèrement organisés.

Ministère des finances.

7° Que tous les bureaux du ministère des finances (percepteurs, timbre, enregistrement, etc.) soient organisés conformément aux règlements d'hygiène antituberculeuse proposés par la Commission.

Que les feuilles, avis, etc., envoyés par ces bureaux servent utilement à la propagande hygiénique prophylactique.

Qu'il soit interdit aux employés de manger dans leurs bureaux.

Ministère de la justice.

8° Que le *monde judiciaire* reçoive une instruction détaillée relative à la prophylaxie de la tuberculose, et que les locaux servant aux diverses collectivités de ce monde judiciaire soient installés conformément aux réformes réclamées par la Commission.

Ministère de l'intérieur.

9° Que les locaux des *préfecture de police, préfectures départementales, prisons, colonies pénitentiaires, colonies agricoles, bureaux de bienfaisance, bureaux de l'assistance publique, hôpitaux* et *hos-pices, dispensaires, crèches, asiles, mairies,* etc., soient organisés conformément aux mesures d'hygiène prophylactique antituber-culeuse réclamées par la Commission.

Que le personnel de ces différents établissements soit surveillé quant aux voies respiratoires.

Qu'un *livret sanitaire individuel* soit accordé à tout le personnel.

10° Que les *enfants assistés* ne soient jamais placés dans des familles touchées par la tuberculose. Que si la tuberculose les atteint eux-mêmes, ils soient admis au sanatorium.

11° Que les *aliénés tuberculisés* soient isolés des autres aliénés.

Ministère des beaux-arts.

12° Que la surveillance antituberculeuse des *musées* et *palais nationaux* soit sévèrement observée, et complétée par une sanction administrative (expulsion du contrevenant).

13° Que l'*Imprimerie nationale*, les *manufactures de l'État* et les *ouvriers d'État*, bénéficient des mesures d'hygiène prophylactique antituberculeuse et antialcoolique réclamées par la Commission.

Ministère des colonies.

14° Que tout le personnel reçoive le livret sanitaire individuel.

B. — Collectivités privées.

15° Que les *chemins de fer* (voir rapport spécial), les établisse-ments de crédit, banques, compagnies d'assurance, soient pourvus de tous les avantages des mesures d'hygiène prophylactique anti-tuberculeuse réclamées par la Commission (crachoirs hygiéniques, balayage humide du sol rendu imperméable, instructions antitu-berculeuses, affiches interdisant de cracher à terre, défense de prendre ses repas dans les bureaux : que les Compagnies étudient un nouveau matériel conforme aux règles de l'hygiène.

Théâtres.

16° Balayage humide du sol, toilette humide des sièges : cra-choirs hygiéniques avec affiches explicatives.

Eglises, temples, synagogues.

17° Balayage humide du sol, affiches interdisant de cracher à terre avec menace d'expulsion des contrevenants.

Bibliothèques, études de notaire, d'avoué, d'huissier, etc.

18° Défense de cracher à terre avec menace d'expulsion du contrevenant. Crachoirs hygiéniques avec affiche explicative. Défense de prendre aucun repas dans les salles, bureaux ou études.

Communautés religieuses. Couvents. Séminaires.

19° Les personnes qui s'occupent de l'éducation de la jeunesse devraient se conformer aux règlements de l'hygiène prophylactique exigés pour les établissements de l'État.

Bureaux de tabac.

20° Demander des crachoirs hygiéniques et apposition d'affiches interdisant de cracher.

Restaurants, cafés, marchands de vins.

21° Réfection du sol (dallage étanche), balayage humide du sol. Crachoirs hygiéniques obligatoires, avec affiche explicative. Surveillance de la santé pulmonaire du personnel. Création d'œuvres d'assistance antituberculeuse.

Grands magasins de vente.

22° Obtenir le sol imperméable (grès cérame, dalles étanches, etc.), balayage humide quotidien. Crachoirs hygiéniques. Réfectoires à l'abri des poussières de l'établissement.

Surveillance des poumons du personnel, défense de cracher à terre avec expulsion des contrevenants.

Industries, fabriques, ateliers, mines.

23° Suppression du balayage à sec; affiches antituberculeuses et antialcooliques; crachoirs hygiéniques; munir d'un crachoir individuel tout ouvrier tuberculeux.

Livret sanitaire individuel à tous les ouvriers.
Installation hygiénique des ateliers.

Voitures publiques, omnibus, bateaux.

24° Balayage humide du sol; crachoirs hygiéniques partout où ils sont possibles. Inscrire sur les tickets les mesures d'hygiène antituberculeuse recommandées. Construction d'un matériel conforme aux règles de l'hygiène. Expulsion des contrevenants à l'interdiction de cracher sur le plancher.

Bureaux d'omnibus.

25° Réfection du sol, balayage humide; crachoirs hygiéniques; expulsion des contrevenants à l'interdiction de cracher à terre. Surveillance par les contrôleurs.

Professions insalubres.

26° (Eu égard à la contagion tuberculeuse) multiplier auprès d'elles les recommandations prophylactiques. Livret sanitaire individuel.

Personnel secondaire des hôpitaux.

27° L'instruire et l'éduquer, l'obliger au port de la blouse hygiénique dans les salles, au lavage soigné des mains et de la bouche avant le repas, à la toilette scrupuleuse du corps; lui accorder le logement individuel et une surveillance médicale méticuleuse.

Blanchisseurs.

28° Les munir d'une instruction technique détaillée permettant de désinfecter à domicile le linge contaminé avant de l'emporter dans des sacs imperméables.

XV

ANIMAUX TUBERCULEUX

COHABITATION — VIANDES — LAIT

Par M. Ed. NOCARD, d'Alfort

On ne conteste plus aujourd'hui l'identité de la tuberculose de l'homme et de celle des mammifères; l'agent de la maladie est le même dans toutes les espèces; si l'on inocule à des cobayes des produits tuberculeux, ces cobayes meurent avec des lésions identiques, que la matière inoculée ait été empruntée à l'homme ou à la vache; de même, la tuberculose de l'homme inoculée aux bovidés les rend tuberculeux, en provoquant chez eux des lésions semblables à celles qu'ils contractent naturellement; si l'expérience inverse n'a pas été faite, des faits cliniques bien observés et trop nombreux, hélas! démontrent que la tuberculose des bovidés peut aussi se transmettre accidentellement à l'homme. Sur tous ces points, la lumière est faite aujourd'hui, et tout le monde est d'accord.

La tuberculose des animaux a donc une part, — une part, petite à coup sûr, mais indéniable, — dans les progrès de la tuberculose humaine. La lutte contre la tuberculose des bovidés, déjà engagée au nom des intérêts agricoles, contribuera donc aussi à la défense de la santé publique. Mais ce n'est qu'à la longue que cette lutte produira ses bons effets; d'ici là, nous devons chercher les moyens de parer aux dangers que présentent pour l'homme les animaux tuberculeux ou leurs produits.

1° Cohabitation.

J'ai cité ailleurs des faits qui tendent à établir la possibilité de l'infection d'une étable saine par la cohabitation longtemps prolongée avec un homme phtisique.

La réciproque est également possible, au moins théoriquement : les vaches tuberculeuses toussent et, pendant les quintes de toux, elles projettent des mucosités bronchiques, parfois purulentes, toujours chargées de bacilles en plus ou moins grande quantité ; ce sont ces produits de l'expectoration qui, desséchés et réduits en poussières, entretiennent l'infection et la perpétuent dans l'étable ; ces poussières virulentes, si dangereuses pour les vaches encore saines qui sont au voisinage des malades, sont peut-être moins dangereuses, mais elles sont certainement dangereuses à un certain degré, pour l'homme qui séjourne dans l'étable, pour le vacher surtout qui y passe la plus grande partie du jour et souvent la nuit entière.

Un de mes anciens élèves établi en Beauce a fait dans cet ordre d'idées de curieuses observations : trente et un de ses clients ont leur étable infectée depuis plusieurs années ; dix-neuf d'entre eux ont vu la tuberculose frapper des membres de leur famille faisant chez chacun d'eux de une à quatre victimes. Si l'on songe que, dans les villages beaucerons, c'est une habitude très répandue que de passer les longues soirées d'hiver dans l'étable, de façon à économiser le combustible, on se demande si ce n'est pas dans l'étable que les gens ont pris le germe de leur mal.

Ce n'est qu'une présomption ; mais on ne peut nier la possibilité de ce mode de contagion ; il appartiendrait aux conseils d'hygiène de signaler aux intéressés ce danger possible ; je n'ose pas leur demander d'interdire de faire coucher les vachers à l'étable ; c'est une habitude si répandue à la campagne qu'ils en obtiendraient bien difficilement l'abandon.

Si la communauté de l'atmosphère respirable constitue un danger de contagion possible des animaux tuberculeux à l'homme chargé de leur donner des soins, nous n'avons pas d'éléments pour évaluer même approximativement l'imminence et la gravité de ce danger.

Il n'en est pas de même pour ce qui concerne l'usage alimentaire de la viande et du lait des animaux tuberculeux.

2° VIANDES.

On ne connait pas d'observation établissant nettement la transmission de la tuberculose à l'homme, à la suite de l'ingestion de viandes provenant d'animaux tuberculeux. Il existe au contraire un certain nombre de documents tendant à montrer que l'usage prolongé de viandes de cette nature peut demeurer inoffensif.

Shotelius rapporte qu'en 1867, douze familles pauvres de Wurzbourg furent autorisées à se nourrir de la viande d'animaux tuberculeux saisis; au bout d'un an, les médecins chargés de les surveiller déclarèrent qu'ils n'avaient observé aucun cas de maladie pouvant se rattacher à l'usage de ces viandes. Quinze ans après cette étrange mais précieuse expérience, une enquête fut faite sur la morbidité et la mortalité de ces douze familles : sur plus de 100 personnes, 11 seulement étaient mortes, dont 6 enfants en bas âge; aucune de ces morts n'était due à la tuberculose.

Plus récemment. Bollinger a fait une enquête analogue sur les familles des équarrisseurs bavarois, où l'usage alimentaire de la viande d'animaux tuberculeux est très fréquent. Cette enquête a porté sur plus de 3.000 personnes. Le taux de la mortalité par tuberculose y est inférieur à celui de l'ensemble du pays.

Il n'est pas douteux que dans l'un et l'autre cas, les intéressés n'ont dû consommer ces viandes qu'après une cuisson complète.

Ils montrent au moins l'inanité du danger que certains auteurs ont voulu attribuer aux produits solubles du microbe, aux toxines dont ces viandes devaient être imprégnées. L'expérimentation directe l'établit également.

Pourtant, lorsque Chauveau eut démontré la possibilité de l'infection tuberculeuse par les voies digestives, lorsque surtout Toussaint eut annoncé que tous les produits de l'animal tuberculeux — sang, jetage, bile, urine, larmes, suc musculaire, lait, vaccin, matières excrémentitielles, etc. — sont virulents, on en conclut, *hic et nunc*, que la viande de tout animal tuberculeux devait être rigoureusement proscrite de l'alimentation. C'est ce qui explique comment les congrès vétérinaires de Bruxelles (1883) et de Paris (1889) et les congrès de la tuberculose tenus à Paris en 1888 et 1891, ont affirmé *la nécessité de la saisie totale, quelle que soit la bonne qualité apparente de la viande, si limitées que soient les lésions tuberculeuses.*

Ces vœux, heureusement, sont restés platoniques!

Il n'est pas douteux, en effet, que Toussaint avait été victime d'une erreur expérimentale, d'une de ces contaminations accidentelles si fréquentes au cours d'expériences ayant la tuberculose pour objet : toutes les expériences qui ont été faites depuis lors — et le nombre en est formidable! et les savants de tous les pays ont contribué à cette enquête! — toutes ces expériences, dis-je, ont prouvé que, dans l'immense majorité des cas, la virulence réside exclusivement dans les lésions tuberculeuses ou dans les matières qui ont été souillées par leur contact; elles ont prouvé en particulier que le sang et les muscles ne renferment de bacilles tuberculeux que dans le cas rare où la tuberculose s'est généralisée par la voie sanguine; qu'on peut donc, sans danger pour le consommateur, utiliser la viande des animaux atteints de tuberculose localisée, à la condition de saisir et de détruire les viscères et tous les organes envahis par des lésions tuberculeuses. C'est ce qu'ont proclamé les congrès internationaux d'hygiène de Londres (1891) et de Budapest (1894), ainsi que les congrès internationaux de médecine vétérinaire de Berne (1895) et de Baden-Baden (1899), où la question a fait l'objet d'études préparatoires et de discussions approfondies.

En France, un arrêté du ministre de l'agriculture en date du 26 septembre 1896 a fait application de ces principes; il prescrit la saisie totale des viandes provenant d'animaux tuberculeux :

1° Quand les lésions tuberculeuses, quelle que soit leur importance, sont accompagnées de maigreur;

2° Quand il existe des tubercules dans les muscles ou dans les ganglions intra-musculaires;

3° Quand la généralisation de la tuberculose se traduit par des éruptions miliaires de tous les parenchymes et notamment de la rate;

4° Quand il existe des lésions tuberculeuses importantes à la fois sur les organes de la cavité thoracique et sur ceux de la cavité abdominale;

Dans tous les autres cas, la viande peut être mise en vente, après saisie et destruction des organes tuberculeux.

Ces dispositions sont de nature à rassurer les plus timorés; elles supprimeraient jusqu'à l'ombre du danger, si elles étaient toujours et partout appliquées.

Malheureusement, il n'en est pas ainsi.

Je n'apprendrai rien à la Commission en disant qu'en France l'inspection des viandes de boucherie n'existe que dans un petit nombre de grandes villes.

Partout ailleurs, les animaux de boucherie sont sacrifiés dans des tueries particulières, soustraites à toute surveillance. Ces tueries, qui fourmillent dans nos campagnes et dans la banlieue des grandes villes, sont comme le réceptacle de tous les animaux que leur propriétaire craindrait, pour une raison quelconque, de voir saisir dans un abattoir surveillé. C'est dans ces tueries qu'on abat les vaches phtisiques, les porcs ladres, les animaux malade de toute sorte, qui sont ensuite livrés à la consommation sur place, ou envoyés à la ville, soit à l'état de viandes foraines dont l'examen le plus attentif ne permet pas toujours, en l'absence des viscères, de reconnaître l'origine, soit à l'état de saucissons ou de pâtés dans la composition desquels ont pu entrer des viscères tuberculeux, mais dont l'appréciation sanitaire est pratiquement impossible.

Le danger des viandes provenant d'animaux tuberculeux persiste donc, en dépit des dispositions bien conçues de l'arrêté du 26 septembre 1896, pour cette seule raison que nous manquons en France d'une inspection sérieuse des viandes de boucherie.

Il y a déjà longtemps que l'attention des hygiénistes est attirée sur cette question grave. Dès 1878, dans le rapport que nous avions été chargés de faire à ce sujet, M. Bouley et moi, pour le congrès international d'hygiène de Paris, nous proclamions la nécessité de soumettre à l'inspection tous les animaux sacrifiés pour la boucherie, dans les campagnes comme dans les villes; nous affirmions que, pour être efficace, cette inspection devait porter sur l'animal entier, muni de tous ses viscères. Tous les congrès qui se sont tenus depuis, à l'étranger comme en France, ont formulé le même vœu; rien n'a été fait pour le réaliser, sauf en Belgique et dans le duché de Bade.

Nous montrions pourtant, dans notre rapport de 1878, comment le service d'inspection pourrait être, à peu de frais, organisé sur tout le territoire :

« Toute viande mise en vente ou colportée devrait être munie d'une estampille prouvant qu'elle a été visitée par un inspecteur compétent qui l'a jugée saine.

« Dans les petites communes dépourvues de vétérinaire, cet inspecteur serait choisi parmi les gens honorables que leur profession met à même de connaitre les viandes: c'est lui qui serait chargé d'examiner tous les animaux abattus pour la boucherie; l'examen porterait sur le cadavre entier, viandes et viscères; c'est lui qui appliquerait l'estampille sur les viandes provenant d'animaux sains, sur la qualité desquelles il ne peut s'élever aucune contestation.

« Quant aux viandes douteuses, à quelque titre que ce soit, quant à celles surtout qui proviennent d'un animal malade, l'inspecteur communal n'aurait pas le droit de prononcer; il ajournerait l'estampillage jusqu'après décision du vétérinaire de la circonscription, avisé télégraphiquement. »

Ce projet d'organisation, si simple en somme, on l'a qualifié d'utopie! Eh bien! cette utopie, la Belgique l'a réalisée depuis plusieurs années déjà! en sorte que dans ce bienheureux pays, nulle part on ne mange un morceau de viande qui n'ait été soumis à l'inspection.

Pourquoi ce qu'on a réussi à faire en Belgique serait-il impossible en France?

La précédente Chambre des députés était saisie d'un projet de loi relatif aux abattoirs, projet déjà voté par le Sénat; à coup sûr, le texte adopté par le Sénat laissait à désirer; par exemple, il rend *facultative* pour les municipalités, — ce qui équivaudrait à sa suppression, — l'inspection des tueries particulières.

Je ne sais si le changement de législature a rendu ce projet de loi caduc; mais le gouvernement pourrait le faire renaitre et la Chambre pourrait réparer l'erreur du Sénat en comblant les lacunes du projet qu'il a voté: nul doute qu'elle ne le fasse, si M. le Président du Conseil lui en démontrait la nécessité et l'urgence.

C'est pourquoi je demande à la Commission d'émettre le vœu suivant :

18

« Les viandes destinées à l'alimentation publique ne peuvent être colportées et mises en vente que si elles sont pourvues d'une estampille prouvant qu'elles ont été reconnues saines par un inspecteur compétent; l'inspection doit être faite partout, dans les villages comme dans les villes; on peut l'organiser aisément et à peu de frais sur des bases analogues à celles qui sont adoptées par la Belgique ». Cette dernière phrase aurait l'avantage de prouver aux pouvoirs publics qu'en demandant que toute viande soit inspectée avant d'être consommée, la Commission de la tuberculose ne demande pas une chose irréalisable.

Ce que nous avons dit de la rareté du danger des viandes provenant d'animaux tuberculeux ne s'applique qu'aux animaux de l'espèce bovine.

Chez le porc tuberculeux en effet, comme chez l'homme phtisique, l'expérimentation établit que le tissu musculaire est virulent beaucoup plus souvent que chez le bœuf. Cela tient sans doute à ce que chez le porc la tuberculose marche plus vite que chez le bœuf, et que sa généralisation par la voie sanguine est beaucoup plus fréquente. Quoi qu'il en soit de cette interprétation, il est certain qu'aucune mesure n'est applicable à la tuberculose du porc, notre loi sanitaire visant exclusivement la tuberculose des bovidés.

Pour combler cette lacune, d'autant plus grave à notre point de vue que la viande de porc entre pour une plus grosse part dans l'alimentation des ouvriers des villes et des campagnes et qu'elle est plus souvent mangée crue ou mal cuite, sous forme de jambon, de saucisson ou de saucisse, je demande à la Commission d'émettre le vœu :

« Que la tuberculose du porc soit ajoutée à la liste des maladies visées par la loi sur la police sanitaire des animaux et que les inspecteurs des viandes soient plus sévères pour les porcs que pour les bovidés tuberculeux. »

3° Lait.

Le lait, comme la viande, est rarement dangereux; mais, au contraire de la viande, quand il est dangereux, il l'est à un très haut degré. Comme il conserve même alors et pendant un assez long temps, toutes les apparences du lait de bonne qualité, comme on a presque partout la mauvaise habitude de consommer le lait cru, — un préjugé trop répandu voulant que le lait bouilli soit moins nutritif ou tout au moins indigeste, — on comprend les graves dangers que présente l'usage alimentaire du lait tuberculeux, surtout lorsqu'il s'agit d'enfants en bas âge ou de malades, qui en font leur nourriture exclusive ou principale.

Toutes les expériences faites à cet égard montrent la gravité de ces dangers, et l'observation clinique confirme entièrement les données de l'expérimentation.

Les faits bien connus des D⁰⁰ Stang (d'Amorbach), Bang (de Copenhague), Demme (de Berne), ont trait à des personnes et surtout à des enfants bien constitués, sans antécédents héréditaires, qui sont morts de tuberculose abdominale pour avoir fait usage pendant un long temps de lait cru fourni par des vaches atteintes de mammite tuberculeuse ; l'observation analogue recueillie par le Dr Gosse (de Genève), sur l'une de ses filles a presque la valeur d'une expérience.

Le fait du pensionnat des Dames blanches de Chartres, signalé par Ollivier à l'Académie de médecine, où quatre élèves appartenant à des familles indemnes de tuberculose ont été infectées par le lait d'une vache dont la mamelle était tuberculeuse, est de même ordre.

Enfin, les constatations faites par le grand hygiéniste anglais Thorne-Thorne prouvent jusqu'à l'évidence la réalité et la gravité de ce danger : alors qu'en Angleterre la mortalité générale par la *phtisie* a diminué de 45 p. 100 depuis 1850, la mortalité due à la tuberculose abdominale des enfants âgés de moins d'un an a augmenté depuis la même date de 27 p. 100 ! C'est que depuis plus de cinquante ans nos voisins d'outre-Manche ont dirigé tous leurs efforts vers l'assainissement de la maison, de l'atelier, de la commune, diminuant ainsi dans une proportion considérable les chances d'infection par les voies respiratoires, de beaucoup les plus redoutables pour les adultes, tandis qu'ils n'ont rien fait contre les dangers de l'infection par les voies digestives, qui sont de beaucoup les plus fréquents pour les enfants nourris au biberon.

Thorne-Thorne n'hésite pas à attribuer la progression de la tuberculose chez les tout jeunes enfants à l'absence de toute surveillance des laiteries, de toute mesure interdisant l'usage du lait des vaches tuberculeuses.

Tous ceux qui se sont occupés de la question du lait partagent l'avis de Thorne-Thorne.

Ce n'est pas que le lait fourni par une vache tuberculeuse soit toujours dangereux ; il ne l'est que rarement, au contraire : pour ma part, je ne l'ai jamais trouvé virulent quand la mamelle était exempte de lésions tuberculeuses : or, la mammite tuberculeuse est rare, même quand il s'agit de vaches tuberculeuses à un haut degré : sur 54 vaches saisies à l'abattoir pour cause de tuberculose généralisée et dont j'ai fait une autopsie minutieuse à ce point de vue spécial, 3 seulement avaient de la tuberculose de la mamelle ; *a fortiori* la mammite tuberculeuse est-elle beaucoup plus rare encore chez les vaches dont la tuberculose est peu accusée.

En voici la preuve :

En Saxe, sur 1.600 vaches reconnues tuberculeuses dans les abattoirs surveillés, pendant l'année 1897, 230 seulement avaient de la tuberculose mammaire, soit une proportion de 1,4 p. 100. Le pourcentage était de 1,2, 1,5, 1,7, 1,2, 1,1 pendant les cinq années précédentes. Les chiffres recueillis en Prusse et en Danemark sont très sensiblement les mêmes qu'en Saxe.

Le danger n'est donc pas fréquent. Il est vrai que tout au début les bacilles qui envahissent les voies lymphatiques et les canaux glandulaires de la mamelle ne provoquent que des lésions discrètes, impossibles à reconnaître par le seul examen clinique ; mais le lait ne contient à ce moment qu'un très petit nombre de bacilles, et par suite, il est très peu dangereux pour le consommateur.

Il existe pourtant un certain nombre d'expériences dans lesquelles du lait provenant de vaches tuberculeuses dont la mamelle était *cliniquement* saine, a rendu tuberculeux les animaux auxquels il avait été inoculé. Mais lorsque l'on examine avec soin le détail de ces expériences, on constate que dans les cas rares où ce lait a été trouvé virulent, il provenait de vaches tuberculeuses à un degré avancé ; on constate en outre que ce lait n'a donné la tuberculose qu'aux animaux inoculés par injection intra-péritonéale.

c'est-à-dire par le procédé de beaucoup le plus sévère, le seul qui donne toujours des résultats positifs dès que le produit inoculé renferme des bacilles tuberculeux, si peu nombreux qu'on les suppose. Dès lors, on est conduit à admettre que si ce lait avait été *ingéré*, au lieu d'être *inoculé*, il se serait montré inoffensif; — ce qui prouve le bien fondé de cette hypothèse, c'est que dans tous les cas où le lait a été soumis à ces deux modes d'expérimentation, — *inoculation* et *ingestion*, — les animaux qui l'ont *ingéré* sont demeurés sains, même alors que ceux auxquels il a été *inoculé* sont devenus tuberculeux. Ces résultats sont d'autant plus probants que la quantité de lait ingérée était toujours infiniment plus considérable que celle qu'on avait inoculée.

Nous avons donc le droit de conclure que si le lait produit par des vaches tuberculeuses à mamelles cliniquement saines peut renfermer parfois des bacilles tuberculeux, il n'en renferme jamais qu'un très petit nombre, un nombre insuffisant pour qu'il soit réellement dangereux pour le consommateur.

En réalité, on peut dire que ce sont les vaches atteintes de mammite tuberculeuse qui sont seules vraiment redoutables; c'est contre elles que nous devons diriger tous nos efforts.

Ici encore, nous serions suffisamment armés par la législation existante, si les prescriptions légales étaient exactement appliquées. L'article 36 du Code rural stipule, en effet, *qu'en cas de tuberculose dûment constatée, l'animal est abattu par ordre du maire*, et la circulaire ministérielle du 31 octobre 1898 établit qu'il faut entendre par « *tuberculose dûment constatée* » celle qui est accusée *par des signes cliniques* de la maladie : la tuberculose de la mamelle est l'un de ces signes cliniques dont la constatation entraîne l'abatage du sujet.

Si donc l'article 36 du Code rural était appliqué, nous serions à l'abri des dangers graves que l'usage alimentaire du lait tuberculeux peut faire courir à la santé publique. Une fois de plus, malheureusement, nous sommes obligés de répéter ce que nous disions tout à l'heure : ce qui nous manque, ce ne sont pas les dispositions légales ou réglementaires indispensables, ce sont les moyens pratiques de les appliquer. Les maires doivent faire abattre les bovidés qui présentent des signes cliniques de tubercu-

lose et notamment les vaches atteintes de mammite tuberculeuse ;
mais, pour ordonner leur abatage, il faut tout d'abord qu'ils les
connaissent, et ils ne peuvent les connaître que si les propriétaires
les leur signalent ; or, les laitiers ne déclarent presque jamais
leurs vaches suspectes, sinon quand elles sont taries de lait,
c'est-à-dire seulement alors qu'elles cessent d'être dangereuses
pour le consommateur.

Ces constatations montrent la nécessité urgente de soumettre à
une inspection périodique tous les établissements où l'on produit
du lait destiné à être consommé en nature. Le vétérinaire-inspecteur devrait visiter ces établissements au moins une fois par mois ;
il ferait isoler toutes les vaches qui présenteraient quelque symp-
tôme pouvant faire soupçonner l'existence de la tuberculose, et
notamment toutes celles qui seraient atteintes de mammite ; en
attendant que le diagnostic fût établi, — ce que les procédés
actuels rendent facile et rapide, — leur lait devrait être bouilli
avant d'être mis en vente ou consommé, même par les animaux
de la ferme. L'industriel serait tenu d'aviser immédiatement l'inspecteur de tout cas de mammite apparu depuis la dernière visite.
— Le diagnostic confirmé, l'inspecteur en aviserait le maire,
lequel ordonnerait l'abatage immédiat de l'animal, conformément
à la loi.

Accessoirement, il serait également nécessaire de prescrire la
stérilisation ou du moins la *pasteurisation* à 85 degrés, des sous-
produits (lait écrémé, babeurre, petit-lait) des fabriques de
beurre ou de fromage, quand ces sous-produits sont destinés à
l'alimentation des personnes ou des animaux. L'expérience démontre en effet que ces matières sont d'autant plus fréquemment
dangereuses que la fabrique est plus importante et qu'elle utilise
le lait d'un plus grand nombre d'exploitations. Tout le lait étant
mélangé, il suffit que l'une de ces exploitations possède une
vache atteinte de mammite tuberculeuse pour que tout le mélange
soit contaminé ; dès lors, on comprend que les exploitations
jusque-là demeurées saines s'infectent presque fatalement par les
veaux ou les porcs auxquels on donne les sous-produits de la
fabrique. — C'est la seule cause des progrès rapides de la tuberculose du porc.

Enfin, tout ce que nous venons de dire des graves dangers que présente l'usage alimentaire du lait des vaches, quand elles ont de la mammite tuberculeuse, s'applique exactement au lait des chèvres laitières. Bien que les chèvres soient beaucoup plus rarement tuberculeuses que les vaches, elles le sont parfois cependant, et quand leurs mamelles sont le siège de lésions spécifiques, leur lait n'est pas moins dangereux que celui des vaches.

C'est pourquoi je demande à la Commission d'émettre le vœu que toutes les dispositions sanitaires applicables aux bovidés tuberculeux, le soient également pour les animaux des espèces porcine et caprine.

Si le lait peut être dangereux, les produits dérivés du lait, le beurre et le fromage, doivent l'être au même degré.

Il est certain que le beurre et le fromage peuvent conserver longtemps vivants les bacilles que renfermait le lait dont ils procèdent, quand ce lait était tuberculeux. Ils sont pourtant beaucoup moins dangereux que le lait lui-même ; car il est établi que pendant la fabrication, le plus grand nombre des bacilles du lait sont entrainés avec le petit-lait ; on sait d'autre part que l'*ingestion* n'est réellement dangereuse qu'autant que la matière ingérée est riche en bacilles et qu'elle est ingérée en grande quantité. Or, le beurre et le fromage n'entrent que pour une très faible part dans l'alimentation de l'homme ; le danger qu'ils présentent théoriquement est donc pratiquement insignifiant

Les mesures que nous venons d'exposer sont le minimum de ce que nous avons le devoir d'exiger au nom de la santé publique.

Le IVᵉ congrès pour l'étude de la tuberculose, tenu à Paris, en 1898, et le VIIᵉ congrès international de médecine vétérinaire, réuni à Baden-Baden, en 1899, en ont proclamé la nécessité et l'urgence.

Le Danemark, la Suède, la Norvège les appliquent depuis plusieurs années déjà, au grand bénéfice de l'hygiène publique et de la production du bétail : elles sont donc pratiquement réalisables.

En résumé, votre rapporteur vous propose d'émettre les vœux suivants :

1° Les viandes destinées à l'alimentation publique ne peuvent être colportées et mises en vente que si elles sont pourvues d'une estampille prouvant qu'elles ont été reconnues saines par un inspecteur compétent ; l'inspection doit être faite partout, dans les villages comme dans les villes ; on peut l'organiser aisément et à peu de frais sur des bases analogues à celles qui sont adoptées en Belgique.

2° Toutes les vacheries où l'on produit du lait destiné à la consommation publique doivent être soumises à une inspection périodique. Dans l'intervalle des inspections, les vaches atteintes de mammite doivent être signalées immédiatement au vétérinaire inspecteur ; en attendant que le diagnostic soit établi, elles sont maintenues isolées des autres vaches, et leur lait est bouilli avant d'être vendu ou consommé sur place, même par les animaux ; si la mammite est de nature tuberculeuse, déclaration en est faite au maire, qui ordonne l'abatage immédiat de la vache malade, conformément à l'art. 36 du Code rural.

3° Les sous-produits des fabriques de beurre et de fromage (lait écrémé, babeurre, petit-lait, etc...) ne doivent être livrés à la consommation des personnes ou des animaux qu'après avoir été *pasteurisés* à la température minima de 85 degrés.

4° La tuberculose du porc et celle de la chèvre doivent être ajoutées à la liste des maladies contagieuses visées par la loi sur la police sanitaire des animaux.

Toutes les dispositions applicables aux vaches laitières doivent l'être également aux chèvres laitières.

L'inspection des viandes doit être plus rigoureuse pour les porcs tuberculeux que pour les vaches et les chèvres tuberculeuses.

5° Il appartient aux conseils d'hygiène de faire connaître aux intéressés le danger qu'il peut y avoir pour les personnes à coucher dans les étables renfermant des bovidés tuberculeux ; la surveillance nocturne de l'étable peut être assurée au moyen d'un local vitré donnant vue sur l'étable, mais n'ayant pas de communication directe avec elle.

6° En attendant la mise en pratique de ces mesures, qui se fera peut-être longtemps attendre, il faut employer tous les moyens de faire savoir à la population que « le moyen le plus simple et *le plus sûr* de se mettre à l'abri du danger du lait consiste *à le faire bouillir avant de le consommer.*

On sait combien est tenace et répandu le préjugé qui veut que le lait bouilli ait perdu sa digestibilité et même une partie de ses qualités nutritives ; il sera difficile de vaincre ce préjugé ; on y parviendrait aisément si l'on se décidait à faire la propagande nécessaire, si l'on interdisait aux nourrices visées par la loi Roussel de donner aux nourrissons qui leur sont confiés du lait de vache qui n'aurait pas été bouilli, si surtout l'on s'adressait aux enfants des écoles. Ne pourrait-on pas, par exemple, afficher dans chaque classe une inscription ainsi conçue :

« Ne crachez pas sur le parquet ; ne buvez pas de lait sans l'avoir fait bouillir ; vous éviterez ainsi beaucoup de maladies qui se propagent par le lait cru ou par les poussières des crachats desséchés. »

L'homme adulte n'oublie pas les impressions qu'il a reçues dans son enfance. Cette mesure si simple rendrait les plus grands services à la santé publique.

XVI

ALCOOLISME ET TUBERCULOSE

Par M. E. de LAVARENNE

Existe-t-il un rapport de cause à effet entre le développement de l'alcoolisme d'une part et celui de la tuberculose d'autre part ?

Si ce rapport existe, quelle est sa valeur ?

L'influence de l'alcoolisme sur le développement de la tuberculose étant établie, quels moyens employer pour la combattre ?

Telles sont les données du problème que votre Commission avait mis à l'étude.

**

Les enseignements du passé nous sont d'un faible secours pour résoudre ces questions. C'est que l'alcoolisme est de date récente. Nos ancêtres, qui buvaient du vin, du cidre, de l'eau-de-vie de vin ou de fruits, ne connaissaient guère que l'ivrognerie ; nos générations assistent au développement de l'alcoolisme qui va toujours croissant, depuis soixante ans environ que les progrès de la science chimique ont permis à l'industrie d'inonder le monde des alcools les plus variés.

Les anciens avaient remarqué que l'ivrognerie conduit à la phtisie. Dès le commencement du xviiᵉ siècle, Boerhave, Lieutaud le proclamaient. En 1780, Didelot nous apprend que la phtisie était très commune dans les Vosges où elle tuait nombre de paysans adonnés à l'eau-de-vie ; en 1782, de Brieude dit qu'en Auvergne l'ivrognerie parmi le peuple et surtout chez les femmes, est une des principales causes de la phtisie. C'était, d'ailleurs, l'opinion des phtisiologues de la fin du siècle dernier, de Raulin, de Baumès et autres ; et dans la plupart des travaux relatifs à la phtisie parus au commencement de ce siècle, on voit encore mentionnés à l'article « étiologie » l'ivrognerie et les excès alcooliques.

Cependant, lorsque Magnus Huss commença à publier (1849) les résultats de ses observations sur l'alcoolisme, il avança que l'alcool, loin d'être phtisiogène, empêchait au contraire le développement de la tuberculose et en localisait le processus. Jacksonn, Wallsch, Peters à l'étranger, soutinrent cette manière de voir qu'adoptèrent, en France, Leudet (de Rouen), Rabuteau et autres.

L'action sclérosante de l'alcool était donc considérée comme favorable à l'évolution de la phtisie lorsque Bell (de New-York) s'éleva contre cette idée, établissant par des observations cliniques le rôle phtisiogène de l'alcool sur l'individu, par des études statistiques, la diminution de la mortalité par phtisie dans les villes de Boston, de New-York, de Baltimore, depuis que des mesures contre la consommation exagérée de l'alcool y avaient été prises.

Le travail de Bell date de 1859 ; les faits qu'il avançait furent bientôt confirmés en Belgique par Krauss (de Liège), en 1861 ; en France par Launay (du Havre), en 1862, puis surtout par Lancereaux, qui, dès 1865, ne cessa de proclamer avec quelle fréquence les alcooliques, les absinthiques surtout, deviennent tuberculeux.

Aujourd'hui, si l'on consulte les traités de pathologie les plus récents, on voit que tous les auteurs classiques sont d'accord : pour eux, l'alcoolisme favorise la tuberculose en rendant le terrain apte à recevoir et à faire fructifier le bacille ; pour eux, l'alcoolisme joue un rôle des plus importants dans la genèse de la phtisie. C'est cette opinion que récemment Jacquet étayait de statistiques probantes devant la Société médicale des Hôpitaux de Paris, dans son travail si suggestif « Alcool et Phtisie », statistiques que venaient corroborer celles de Barbier, de Rendu. C'est l'opinion que M. Landouzy synthétisait en disant que « l'alcoolisme fait le lit de la tuberculose » et que M. Hayem avait exprimé d'une façon humoristique par cette aphorisme : « La phtisie se prend sur le zinc. »

Mais si, de toutes parts, le fait est affirmé en tant qu'observation clinique, aucune étude d'ensemble ne nous permet de définir exactement la part qui revient à l'alcoolisme dans la détermination et dans l'évolution de la tuberculose.

Aussi bien, dans une question où par l'alcoolisme la production et la consommation de l'alcool sont en cause, où, par conséquent, d'énormes intérêts économiques entrent en jeu, consultés par le Gouvernement, ne pouvons-nous nous contenter d'affirmations qui, bien que formulées par les hommes les plus compétents, bien qu'ayant cliniquement force de loi, manqueraient cependant de l'autorité nécessaire, si la preuve n'en était faite. C'est donc à cette preuve que je dois m'attacher, en me gardant de toute idée préconçue qu'aurait pu faire naître les travaux des anti-alcooliques fervents, pour lesquels alcoolisme et phtisie sont deux termes inéluctables d'une même équation.

On dit couramment aujourd'hui que la France est le pays le plus alcoolisé du monde. Il m'a donc semblé qu'il fallait tout d'abord définir l'alcoolisme, c'est-à-dire rechercher quelle était, en France, la consommation de l'alcool pour voir de combien la quantité consommée dépassait celle jugée utile dans une alimentation rationnelle.

Pour cette étude, le ministère des Finances peut fournir tous les documents nécessaires : statistiques basées sur le produit de l'impot, *positives* ; statistiques basées sur la consommation en fraude et la fabrication des bouilleurs de crus, *approximatives*, auxquelles la compétence des employés des contributions indirectes chargés de les établir, donne presque la valeur d'une certitude.

En 1898, d'après les derniers calculs, la France aurait consommé 42.745.370 hectolitres de vin, 10.830.749 hectolitres de cidre, 13.555.900 hectolitres de bière, et 2.000.000 d'hectolitres d'alcool sous forme de spiritueux.

Cette consommation varie beaucoup suivant les régions, quantitativement et qualitativement.

Au point de vue de la quantité, on peut se rendre compte de l'alcoolisme général en ramenant toute la consommation au taux de l'alcool à 100 degrés, les vins étant considérés comme marquant en moyenne 10 degrés, les cidres 5 degrés[1], les bières 3 degrés.

On arrive ainsi à constater des écarts considérables entre les divers départements, les uns consommant par habitant 33.05 litres d'alcool, comme le Calvados qui tient la tête, les autres seulement 7.18 litres comme la Corrèze.

1. Cidres imposés ; dans la consommation courante ils sont dédoublés.

Le tableau que j'ai constitué m'a donné certaines surprises. C'est ainsi que j'ai pu constater que le Finistère, que l'on dit couramment être l'un des départements où sévit le plus l'alcoolisme, était un de ceux où, au total, l'on buvait le moins d'alcool. C'est que sa réputation est venue d'observations faites, non sur la totalité, mais sur une partie de la population, celle de Brest, par exemple, et encore sur certains quartiers de la ville seulement; car, d'une façon générale, Brest n'est pas gros consommateur d'alcool puisque, parmi les quarante-huit grandes villes de France, elle occupe le quarante-quatrième rang, avec 18 litres d'alcool par tête, il est vrai; elle n'en occupe pas moins le troisième rang pour la mortalité par la tuberculose.

J'attire, en passant, l'attention sur ce point, car, au cours de mon travail statistique, j'ai rencontré ainsi nombre de contradictions, qui, après examen, m'ayant paru n'être qu'apparentes, montrent toute la complexité de la question, en même temps que la nécessité de pousser plus loin une enquête que je n'ai pu qu'ébaucher.

En matière d'alcoolisme, lorsqu'on arrive à des doses élevées, la quantité prime assurément la qualité, il n'est cependant pas inutile de savoir par quels procédés on s'alcoolise. J'ai donc établi la statistique de la consommation par département : de l'alcool des spiritueux, du vin, du cidre et de la bière. Ce départage avait son importance, étant donnée l'opinion émise, opinion déjà ancienne et très défendable, que, dans l'alcoolisme, le danger vient des boissons distillées plus que des boissons fermentées.

A ce point de vue, un fait doit être bien mis en vedette : c'est l'augmentation colossale de la consommation, depuis trente ans, des absinthes, liqueurs et autres spiritueux composés. Elle est passée de 29.192 hectolitres en 1873, à 311.952 hectolitres en 1897, suivant une progression croissante. Certains départements en consomment d'énormes quantités, tels que la Seine-Inférieure, le Calvados, l'Eure, la Somme, l'Oise, qui dépassent par tête d'habitants 10 litres d'alcool à 100 degrés par an; d'autres sont sobres relativement comme le Gers, les Landes et n'en absorbent même pas un litre par an et par habitant. Or, on sait parfaitement que ces spiritueux sont fabriqués surtout, et même presque exclusivement avec des alcools d'industrie, puisque, sur les 2.000.000 d'hectolitres que l'on boit, 110.000 seulement proviennent de la distillation des vins, cidres, marcs et fruits; et, en outre, qu'ils sont fabriqués avec des alcools mal rectifiés dont le mauvais goût peut être masqué par les essences aromatiques.

Mais les statistiques ainsi établies portent sur la totalité de la population, sans distinction d'âge ni de sexe; or, elles ne peuvent donner, dans ces conditions, une idée exacte de l'alcoolisme: il faut les interpréter.

Il m'a semblé, après enquête, que l'on pouvait attribuer aux femmes et aux enfants de zéro à vingt ans, un tiers de la consommation, les deux autres tiers étant attribués à la partie mâle adulte.

On arrive alors, en prenant pour base de calcul, les tables proportionnelles de population suivant les âges, établies d'après le dernier recensement, à ce résultat, que, pour se rendre compte du degré réel d'alcoolisation d'un homme âgé de plus de vingt ans, il faut presque doubler les chiffres cités plus haut. C'est dire qu'un adulte français boit en moyenne par an 38 à 40 litres d'alcool à 100 degrés.

Or, quelle est la dose alimentaire d'un adulte? Là dessus les physiologistes ne sont guère d'accord, tant est variable la susceptibilité de chacun à l'alcool: telle dose qui sera alimentaire pour l'un, deviendra toxique pour l'autre. Cependant, on peut évaluer à environ 75 centilitres à un litre de vin par jour, la dose moyenne pouvant être absorbée sans inconvénient, et même avec certains avantages, par un adulte homme vivant au grand air.

Ces constatations ont leur importance. Au point de vue de la prophylaxie elles peuvent servir à orienter la lutte contre l'alcoolisme, vers une éducation scientifiquement basée qui favoriserait l'usage rationnel des boissons fermentées en proscrivant l'usage des boissons distillées. Au point de vue économique, elles montrent, par un calcul très simple, que si nous reprenions les traditions de nos pères, que si nous abandonnions les spiritueux pour en revenir aux boissons naturelles, la production annuelle moyenne de la France en vin, soit 31 millions d'hectolitres, serait encore insuffisante pour alimenter toute la population.

Comme l'a démontré M. Brouardel, nous ne pouvons estimer

qu'approximativement la mortalité par tuberculose en France. Nous n'avons, pour nous guider, que les statistiques faites depuis 1885 de la mortalité par maladies dans les villes de plus de 5.000 habitants; ces statistiques ne portent ainsi, en réalité, que sur le tiers de la population et sur un tiers vivant dans des conditions particulières d'agglomération.

Voyons les renseignements qu'elles peuvent donner :

D'une façon générale, la mortalité totale varie sensiblement en France suivant les départements. Ainsi, sur 1000 habitants, alors que la moyenne est de 23,95 décès par an, on en compte 16,64, 17,50 dans la Haute-Garonne, le Haut-Rhin, chiffres les plus bas, alors que l'on arrive à 27,29 dans la Seine-Inférieure, la Loire, l'Ardèche, à 30 même dans le Finistère, chiffres les plus élevés.

La tuberculose n'entre pas dans une proportion égale pour tous les départements dans les chiffres de ces décès. C'est ainsi que, la mortalité moyenne par tuberculose étant de 3,04 pour mille habitants, elle tombe au-dessous de 1 (à 0,87) dans la Haute-Loire, pour s'élever à 5.36 dans la Mayenne, le Rhône, la Seine, la Haute-Vienne, l'Ardèche, départements où, proportionnellement au chiffre de la population, on meurt le plus de tuberculose.

On voit ainsi à la surface de la France se dessiner certains foyers de tuberculose. Mais ceux-ci deviennent beaucoup plus apparents si l'on prend le chiffre proportionnel de la tuberculose dans les décès. On voit alors des écarts considérables se produire : par exemple, pour 1.000 décès, on en comptera seulement 37 dans la Haute-Loire, 44 dans la Haute-Marne alors qu'on arrive jusqu'à 254 dans le Rhône et même 258 dans la Seine qui sont en France les deux départements où la mortalité par tuberculose atteint le taux le plus élevé.

Si, poussant plus loin la statistique, on rapproche de la mortalité proportionnelle par tuberculose la mortalité générale, on jugera encore mieux de l'intensité de la tuberculose en certains pays. C'est ainsi, par exemple, que dans la Loire-Inférieure où la mortalité générale est bien au-dessous de la moyenne (17,40 au lieu de 23,95) la mortalité par tuberculose y est à un taux bien plus élevé que la moyenne (210 au lieu de 160); de même dans le Rhône où la mortalité générale est à 21, au-dessous de la moyenne, la mortalité par tuberculose atteint le chiffre énorme de 254 pour 1.000 décès.

Les causes de la production de ces divers foyers sont multiples, il sera souvent fort difficile de déterminer le rôle de chacune d'elles; pour cela des enquêtes locales, des statistiques scientifiquement établies sont nécessaires; nous essaierons cependant, avec les documents actuels et en invoquant les données de la clinique étiologique, de dégager la part qui peut être attribuée à l'alcoolisme.

.·.

Ayant établi pour chaque département la consommation de l'alcool d'une part, la mortalité par tuberculose d'autre part; voyons d'abord s'il existe entre elles certains rapports?

Si nous savions ce qu'était la tuberculose avant l'alcoolisme, en comparant ce qu'elle était alors à ce qu'elle est aujourd'hui, les rapports généraux de l'alcoolisme et de la tuberculose en ressortiraient d'eux-mêmes, à condition que l'on sût ce qu'était l'ivrognerie.

Mais, la statistique *scientifique* est de date récente et nous n'avons sur le passé que de vagues renseignements; cependant, les relations de certains faits, par leur répétition, ne sont pas sans avoir quelque valeur.

C'est ainsi que, à la fin du siècle dernier, la tuberculose, la phtisie pulmonaire, passait pour enlever la cinquième partie de l'espèce humaine. C'était la proportion pour Paris, Londres, Berlin, où 20 p. 100 des décès pouvaient être attribués à la tuberculose. Il en est encore de même, pour Paris du moins.

Au commencement du siècle, en Angleterre, sur 11 millions d'habitants, il en mourait 54.000 de tuberculose, soit 4 p. 1000, ce qui ne dépasse guère la moyenne actuelle de nos villes françaises qui est 3,04 p. 1.000. Dans ce pays, d'ailleurs, depuis Morton et Sydenhann, on attribuait à l'abus des liqueurs spiritueuses nombre de cas de phtisie, et même l'on reconnaissait aux boissons distillées une action nocive supérieure à celle des boissons fermentées.

En France, la phtisie pulmonaire semblait, à la fin du siècle dernier, être en augmentation et la mortalité subissait, comme aujourd'hui, suivant les régions, de nombreuses fluctuations.

D'une façon générale, on mourait plus de phtisie dans le Midi que dans le Nord; c'est ainsi qu'à Marseille certaines statistiques nous donnent une mortalité de 22 p. 100 décès. Au temps de Laennec, la Bretagne était encore particulièrement favorisée, puisqu'il n'y avait qu'un décès par tuberculose par 40, soit 2,50 p. 100, alors que les départements qui ont été formés par cette province ont actuellement une mortalité par tuberculose de 13 à 15 pour 100 décès.

Le Languedoc, la Bourgogne surtout étaient des centres de phtisie. A ce propos, il est bon de faire remarquer que la consommation exagérée de l'alcool pourrait bien en avoir été la cause. Les gens de l'Auvergne, les Bourguignons étaient de forts buveurs d'alcool; les Bourguignons surtout avaient la coutume de prendre le matin à jeun un petit verre d'eau-de-vie de propriétaire.

C'est que les bouilleurs de cru datent de loin. Comme, autrefois, le vin voyageait difficilement, on le consommait sur place ou dans la région; dans les bonnes années, on était forcé de brûler le trop-plein de la récolte. Après la saison des vendanges, des distillateurs ambulants, originaires surtout du Languedoc et de la Bourgogne, se mettaient donc à parcourir les pays vignobles et distillaient à domicile; et cette coutume remontait haut, j'en citerai en exemple ce fait : que j'ai encore de l'eau-de-vie qui fut fabriquée en 1772 chez un de mes ascendants, et mise en bouteille en 1812.

Cette fabrication de l'eau-de-vie de vin, de marc, de cidre et de fruits, était d'ailleurs considérable, puisque, aux débuts de la fabrication industrielle de l'alcool, dans la période qui va de 1840 à 1850, elle était, pour 35 millions d'habitants, de 815.000 hectolitres, qui se buvaient tous, car, à cette époque, les usages industriels de l'alcool n'étaient pas connus; or, cela fait une moyenne de plus de 2 litres par tête d'habitant.

Un fait bien net, c'est la fréquence plus grande autrefois de la tuberculose chez la femme que chez l'homme; elle était d'un tiers plus élevée, en France du moins; aujourd'hui, la fréquence est la même chez l'homme que chez la femme, peut-être plus grande chez celui-ci. On ne peut, en présence de ce fait et pour l'expliquer, ne pas songer à l'alcoolisme développé chez l'homme presque exclusivement depuis quarante ans.

Il ne me semble pas qu'on se contagionnât moins autrefois qu'aujourd'hui, au contraire. En effet, d'après Boudet, sur 100 autopsies de sujets de quinze à soixante-seize ans faites pour n'importe quelle maladie, on trouvait 80 fois des tubercules; Natalis Guillot constatait à Bicêtre que 60 p. 100 des hommes ont été touchés par la tuberculose; Beau à la Salpêtrière trouvait 98 p. 100 des femmes. Aujourd'hui, les statistiques de M. Brouardel donnent 60 p. 100; celles de M. Letulle, la même proportion.

Si de ces rapprochements on peut, il me semble, conclure que la tuberculose augmente, ou tout au moins reste stationnaire, et cela malgré les progrès incontestés de l'hygiène, malgré le plus grand bien-être qui s'est répandu partout, et qui, ayant augmenté la moyenne de la vie humaine, aurait dû faire baisser la mortalité tuberculeuse, c'est que, depuis quarante ans, un bouleversement économique s'est produit : la migration vers les villes a déterminé l'encombrement, les conditions de travail de l'ouvrier se sont modifiées ; il s'est mis à boire. L'alcoolisme est né, s'étend chaque jour davantage, s'élevant jusqu'à l'alcoolomanie.

Ces conditions étant générales en Europe, les nations les plus alcoolisées sont-elles celles qui payent le plus fort tribut à la tuberculose?

Là encore les statistiques n'ont qu'une valeur relative; elles sont rares, peu concordantes; pour pouvoir être comparées entre elles, elles devraient être faites toutes sur le même plan; or, quand on parle de la consommation de l'alcool en Suède, ou en Angleterre, quelle part faut-il faire à la consommation des spiritueux et à celle de l'alcool contenu dans toutes les boissons alcoolisées; en France, la question est encore plus complexe, puisque nous sommes des polybuveurs et que l'alcoolisme de l'Ouest n'est pas celui du Nord, ni celui du Midi le même que celui de l'Est.

Ces restrictions faites, en Europe, la France, puis la Belgique tiennent les premiers rangs; viennent ensuite la Hollande, l'Allemagne, la Suisse, l'Angleterre, l'Italie où il y a d'énormes différences suivant les provinces, la Suède, la Russie, la Norvège. Mais, il y a cela de particulier que, alors que chez toutes les puissances l'alcoolisme diminue, chez nous il augmente, ainsi qu'en Belgique, et cela à peu près dans les mêmes proportions, car depuis quelques années la Belgique a pris goût à l'absinthe.

Quelle est dans ces divers pays la mortalité par tuberculose? C'est en Italie qu'on en mourait le moins : il y a quelques années, pour 100.000 habitants 136; puis l'Angleterre 160, en Hollande 192, en Belgique 198, en Suisse 211, en Prusse 211, en Allemagne 312, en France 330.

Eh bien, l'Italie où la mortalité par tuberculose est faible est aussi peut-être le pays d'Europe où l'alcoolisme sévit le moins. Les dernières statistiques de l'Office impérial allemand permettent de déterminer une diminution considérable de la tuberculose en Prusse, en Angleterre, mais moins accentuée en Allemagne; par contre, elles portent une augmentation en Suède et Norvège; la tuberculose augmenterait aussi en France, car les statistiques qui en 1892 donnaient 330 cas de mort par tuberculose sur 100.000 habitants en donneraient 394, si l'on prend comme mortalité le chiffre annuel de 150.000 établi par M. Brouardel.

Or, partout, excepté en France et en Belgique, l'alcoolisme est en décroissance d'une façon frappante.

Mais, dira-t-on, la tuberculose diminue en Belgique, et l'alcoolisme y est en croissance; elle augmente en Suède et Norvège où il a considérablement diminué.

Pour la Belgique l'explication est facile, si l'on tient compte des mesures remarquables d'hygiène, et de l'augmentation considérable du bien-être produit par le développement des œuvres d'associations, dont le bien produit dépasse assurément ce que l'alcoolisme a pu faire de mal.

Quant à la Norvège et la Suède, leurs statistiques sont encore trop récentes et ce n'est guère après cinq années qu'on peut en tirer des déductions probantes; l'augmentation du chiffre des tuberculeux signalé peut tenir simplement au plus grand soin apporté à les rechercher. De plus, il est bon de faire remarquer qu'il y a, depuis la loi de 1894 qui interdit la vente au détail de l'alcool, en dehors des samlugs, une recrudescence d'alcoolisme à domicile et d'intoxications les plus diverses par l'éther, le naphte; aussi est-il question de modifier cette loi qui a été désastreuse.

En somme, malgré des exceptions apparentes dont on peut retrouver la cause, il semble bien que, d'une façon générale, dans les pays où l'alcoolisme décroit, diminue aussi la mortalité par tuberculose.

Examinons maintenant de près ce qui se passe en France.

Si l'on prend par département la table de mortalité par tuberculose pour 1000 décès que nous avons dressée et la table de consommation générale de l'alcool, et qu'on les compare, on voit non pas qu'elles se superposent absolument, mais que chaque groupe de départements correspond à un groupe basé sur un taux proportionnel de consommation d'alcool. Il y a naturellement des exceptions, mais, en les analysant, on pourra sans doute les expliquer après une enquête locale approfondie qui, à mesure que nous avançons dans cette étude, se montre de plus en plus nécessaire.

Je prends, en exemple, les 6 départements où la mortalité par tuberculose est proportionnellement la plus élevée : Seine, Rhône, Doubs, Haute-Vienne, Loire-Inférieure, Ardèche. Pour la Seine, le Rhône, la Loire-Inférieure, l'action de l'alcool est évidente, on y consomme de 31 à 21 litres d'alcool par an et par tête ; elle l'est à la rigueur pour le Doubs avec ses 18 litres 1 2 ; mais la Haute-Vienne, l'Ardèche, pourquoi ont-elles, d'après la statistique, cette mortalité élevée avec une consommation relativement faible d'alcool ?

La raison en est facile à saisir. C'est que la statistique de l'alcool porte sur la population de tout le département, y compris celle des campagnes où l'on boit beaucoup moins, tandis que celle de la tuberculose porte seulement sur la population des villes où l'on boit beaucoup plus. Or, dans la Haute-Vienne, nous avons Limoges où l'on consomme 22 litres 65 d'alcool par tête ; dans l'Ardèche, nous avons Annonay, ville industrielle, où l'on boit énormément, et qui, dans la statistique pour tuberculose de l'Ardèche, fournit près de 20.000 habitants sur une totalité de 40.000.

L'influence de l'alcool, qui, au premier abord, n'apparaissait pas, se montre ainsi clairement quand on fait le détail de sa consommation.

Que maintenant nous envisagions la mortalité moyenne par tuberculose en France pour 100 décès, nous verrons qu'elle est de 16 p. 100. Que l'on prenne d'autre part les départements dont la mortalité tuberculeuse est au-dessus de ce chiffre et on verra qu'à de rares exceptions près on peut y invoquer l'action phtisiogène de l'alcoolisme. Là, comme à Montluçon dans l'Allier, comme à Saint-Étienne dans la Loire, on comprendra les contradictions apparentes de la statistique en l'interprétant comme nous venons de l'expliquer; ailleurs, si la consommation d'alcool ne semble pas d'abord excessive en tant que quantité, on verra la qualité intervenir, comme dans la Sarthe, où l'alcool des spiritueux, le plus pernicieux, y est surtout absorbé.

Cette influence générale de l'alcoolisme sur la tuberculose est confirmée par un document qui a d'autant plus de valeur qu'il m'a été communiqué seulement alors que toutes mes statistiques personnelles étaient déjà arrêtées. Ce document est dû à M. Baudran (de Beauvais), qui a déjà fourni à M. Brouardel de précieux renseignements et que nous ne saurions trop remercier.

Depuis dix ans M. Baudran s'occupe de la question « alcool et phtisie ». Il a eu, lui aussi, l'idée de faire le compte de la consommation totale d'alcool par tête d'habitant; dans la plupart des départements, nos résultats concordent; certaines différences viennent sans doute de ce que M. Baudran a classé en bloc la bière et le cidre à 4 p. 100 d'alcool, tandis que j'ai basé mes calculs sur 5 p. 100 pour le cidre et 3 pour la bière, et puis ma statistique a pour base les tout derniers documents du Ministère des Finances, tandis que la sienne est basée sur des documents antérieurs.

Prenant donc d'une part la consommation moyenne par département et la mortalité moyenne par tuberculose formulée par M. Brouardel, il est arrivé aux résultats suivants, de :

30 à 40 décès pour 10.000 habitants	. . . .	12,17	alcool.
40 50 — — — —	. . . .	15,21	—
50 60 — — — —	. . . .	14,72	—
60 70 — — — —	. . . .	16,36	—
70 80 — — — —	. . . .	17,16	—
80 90 — — — —	. . . .	17,30	—
90 décès et au-dessus pour 10.000 habitants .		50,70	alcool.

c'est-à-dire que la mortalité par tuberculose suit une ascension parallèle à la consommation de l'alcool.

Autre argument : il y a quelques mois paraissait la statistique de la consommation de l'alcool dans les 48 grandes villes de France. Dans toutes, la consommation de l'alcool est très élevée, puisque de 34 litres à Cherbourg, elle ne descend nulle part au dessous de 17 litres à Calais ; dans toutes aussi la mortalité par tuberculose est bien au-dessus de la moyenne, à l'exception d'Angers toutefois dont la mortalité par tuberculose est si faible que la statistique en est rendue suspecte.

Que si maintenant nous consultons les statistiques militaires, nous voyons que justement, parmi les départements les plus alcoolisés, sont ceux où l'on prononce le plus d'ajournements, c'est-à-dire où l'on rencontre le plus de candidats à la tuberculose C'est que l'alcoolisme a une action directe sur la race, et qu'en l'abâtardissant, comme l'a déjà depuis longtemps démontré l'expérimentation, elle voue de plus en plus les rejetons à la déchéance dont la tuberculose est l'un des aboutissants les plus habituels.

Aussi bien l'influence de l'alcoolisme n'est-elle pas à considérer seulement sur l'individu qui devient tuberculeux, mais aussi sur sa descendance.

Et d'abord, quelle est l'action sur l'individu?

Au point de vue biologique pur, le problème est loin d'être résolu et les physiologistes aujourd'hui encore sont embarrassés pour dire quelle dose d'alcool peut être considérée comme alimentaire, à partir de quelle dose commence la toxicité. La susceptibilité à l'alcool est essentiellement variable suivant les individus; tel supportera sans inconvénient un litre de vin par jour; tel autre n'en pourra supporter un verre. Et puis, ce n'est pas la même chose de boire une boisson fermentée, ou de boire de l'eau-de-vie d'un degré plus ou moins élevé, de prendre cette eau-de-vie pure ou aromatisée d'essences; de prendre du vin ou de la bière, ou du cidre; de prendre un vin naturel ou de prendre un vin additionné d'alcool d'industrie ; de prendre de l'alcool à jeun ou avec des aliments. Suivant la forme sous laquelle est pris l'alcool, suivant le mode de consommation, en tenant compte bien entendu que la quantité est déjà surélevée, l'organisme sera différemment impressionné.

Sans faire ici l'étude de l'intoxication par l'alcool, il est nécessaire cependant de dire, que si l'alcool à petites doses, possède réellement une action stimulante due à ce qu'il peut être complètement absorbé, combiné et servir ainsi à la nutrition, on arrive vite aux doses où, exagérant la combustion, il entraine au contraire la dénutrition. Il l'amène parce que la perte de calories qu'il entraine dépasse de beaucoup la quantité de calories qu'il pourrait produire s'il était brûlé dans l'organisme.

En outre, l'alcool non combiné s'élimine en nature, la chose est aujourd'hui prouvée, et récemment M. Nicloux en démontrait le passage de la mère au fœtus et dans le lait de la nourrice. S'éliminant en nature il agit comme toxique sur les éléments cellulaires, paralysant la sensibilité et la contractilité, diminuant l'activité des ferments. Ralentissant la respiration, il abaisse la température, plus ou moins suivant les individus.

Absorbé par l'estomac, à petites doses et suffisamment dilué, il peut exciter la sécrétion gastrique; mais la dose est difficilemen appréciable et facilement au contraire, il entrave la formation du suc gastrique. Après absorption prolongée ne tardent pas à survenir la congestion puis l'inflammation de la muqueuse qui déterminent d'abord une abondante sécrétion de mucus; puis l'estomac ne sécrète plus, ne se contracte plus et alors surviennent les troubles dyspeptiques variés qui entravent la nutrition.

En s'éliminant en nature par les muqueuses, l'alcool altère l'épithélium de l'intestin : d'où les troubles de dyspepsie intestinale: il altère celui des voies respiratoires : d'où les effractions de la muqueuse servant de porte d'entrée au bacille de Koch.

Ce sont toutes ces altérations des muqueuses digestives et respiratoires, ce sont les troubles consécutifs de la nutrition qui rendent souvent si grave la tuberculose des buveurs, en même temps qu'ils prédisposent tout particulièrement à l'infection.

A ce point de vue, nous l'avons dit plus haut, tous les cliniciens sont d'accord; tous peuvent citer des malades que rien ne pouvait faire suspecter de candidature à la tuberculose et qui sont devenus tuberculeux du fait de l'alcoolisme seul. Inutile de reprendre à ce propos la bibliographie des classiques, il faudrait tous les citer : je tiens seulement à mettre en valeur certains faits intéressants que j'ai pu recueillir à l'appui de la thèse que je soutiens.

De quelque côté que l'on interroge les médecins, la réponse est identique.

M. Baudran m'écrivait qu'il avait entrepris ses études statistiques après avoir été frappé du nombre de phtisiques qu'il observait chez les alcooliques de la population de l'Oise.

Le Dr Crivelli (de Melbourne) me disait récemment que souvent il soigne pour de la tuberculose des agriculteurs riches, vivant dans la campagne, toujours à l'air, dans les meilleures conditions hygiéniques possibles, mais qui sont de grands buveurs ; l'alcoolisme semble chez eux seul pouvoir être invoqué.

On sait le goût prononcé du nègre pour l'alcool : Un jeune administrateur colonial arrivant de l'Afrique occidentale me contait combien souvent il avait vu venir à lui, amaigris, toussant et crachant le sang, de malheureux nègres que l'acoolisme ravageait en même temps que la tuberculose. Et quel alcool consommaient-ils ! de l'alcool de Hambourg, dont ils raffolent d'autant plus qu'il est moins rectifié, au point qu'il serait, parait-il, aujourd'hui presque impossible de ne plus leur en débiter. Ils ne peuvent pas s'en passer et ne veulent plus faire leurs échanges de caoutchouc contre d'autre monnaie, si bien que malgré les efforts des conférences internationales, l'alcoolisme et la phtisie des noirs ne font qu'augmenter.

Le Dr Brunon (de Rouen) dont on connait les savantes études sur l'alcoolisme en Normandie, m'envoyait, au hasard, 16 observations de tuberculeux vus par lui en consultation : 11 étaient alcooliques, 5 non alcooliques ; les 11 alcooliques sont morts ; des 5 autres, 2 sont morts, 2 guéris, 1 amélioré.

Les observations faites dans son entourage sont typiques. Il a à son service 6 femmes, l'alcoolisme étant tel à Rouen qu'il préfère ne pas avoir de domestique homme : la cuisinière et la femme de chambre sont sobres ; la concierge a un mari alcoolique phtisique ; la femme de ménage et la laveuse avaient chacune leur mari alcoolique, ils sont morts ; la nourrice a son mari alcoolique, qui l'a quitté, il toussait à l'époque de son départ ; quatre femmes mariées, quatre maris alcooliques, quatre tuberculeux, dont deux morts.

Ces faits ne sont-ils pas suffisamment significatifs. D'ailleurs, Brunon considère que tous les campagnards normands et riches qu'il voit en consultation, atteints de tuberculose, sont tous alcooliques et arrivés à la tuberculose par l'alcool.

Jacquet, dans son remarquable rapport à la Société médicale des Hôpitaux, relève, sur un ensemble de 252 malades atteints de phtisie pulmonaire, 180 alcooliques soit 71,42 p. 100 d'alcooliques ; d'après la statistique de Barbier, de Rendu, de Coustan (de Montpellier), la proportion s'élèverait même à 88 p. 100.

Commentant les statistiques de Tatham sur la mortalité professionnelle en Angleterre, Jacquet a montré que la mortalité, pour la population anglaise au-dessus de quinze ans, dépassait deux fois et demie la mortalité générale moyenne dans les professions comme celles de brasseurs, d'aubergistes, patrons et employés où l'on consomme le plus d'alcool. La mortalité par phtisie y atteint un taux énorme : c'est ainsi que la mortalité moyenne étant ramenée à 100, celle, par phtisie, des garçons de cabarets était 257, des marchands ambulants 239, des ouvriers de docks 176, des musiciens ambulants 176, des brasseurs, cabaretiers 148, toutes professions où l'on consomme de l'alcool en quantité exagérée.

La statistique suivante que j'ai relevée avec soin dans un dispensaire pour ouvriers, situé à Paris rue Haxo, en plein Belleville, montre à l'évidence l'action phtisiogène de l'alcoolisme.

Elle porte sur 50 malades, tous atteints de tuberculose grave : 32 hommes et 18 femmes.

Sur les 32 hommes, 26 étaient alcooliques : soit 80 p. 100, la même proportion que dans les statistiques de Barbier, de Rendu ; sur les 18 femmes, 2 seulement.

Les hommes buvaient tous, le matin à jeun, l'estomac vide, de l'eau-de-vie, et au moins 2 litres de vin par jour ; un seul ne buvait que du vin, mais c'était 5 à 6 litres ; un seul du rhum, mais de 10 à 12 petits verres par jour. Tous prenaient des apéritifs, absinthe, vermouth, bitter, pas moins de 2 apéritifs, souvent jusqu'à 6 ; 9 ne prenaient que l'absinthe, 2 se donnaient régulièrement chaque samedi, pour me servir de leur expression, une « cuite à l'absinthe ».

Au point de vue de l'âge, 12 d'entre eux avaient de vingt à trente ans, 10 de trente à quarante, 10 de quarante à cinquante.

Tous étaient acclimatés à Paris ; 11 d'entre eux y étaient nés, 20 y habitaient depuis plus de cinq ans, un seul depuis dix-huit mois.

Je n'ai trouvé trace d'hérédité que 5 fois, sur lesquelles 3 fois 1 des ascendants était, en même temps que tuberculeux, alcoolique ; sur ces 5 malades issus de tuberculeux, 4 étaient d'ailleurs eux-mêmes alcooliques.

La contagion a été manifeste 7 fois, dont 5 fois chez des alcooliques, 2 fois chez des sobres, l'un et l'autre d'ailleurs en train de guérir, alors que les alcooliques sont atteints de forme grave de tuberculose.

Comme professions, nous trouvons un garçon de café, 1 cuisinier (non alcoolique), 4 employés, 2 bouchers, 6 hommes de peine, 1 peintre dessinateur, 2 courtiers, 2 chanteurs ambulants, 12 ouvriers fondeurs, ciseleurs, mécaniciens, travaillant les métaux : on a souvent déjà fait remarquer la fréquence de la tuberculose dans ces divers corps de métiers où les ouvriers exposés aux poussières métalliques boivent beaucoup.

A propos de professions je citerai deux cas intéressants au point de vue du rôle des Pouvoirs publics dans la lutte contre l'alcoolisme vis-à-vis du personnel des Administrations qui dépendent d'eux.

L'un est catalogué employé, l'autre mécanicien. Or, l'employé est un ancien agent-voyer du département du Nord qui a été contraint de quitter son service parce qu'ayant à faire journellement aux maires des communes, il lui était impossible, sous peine d'être mal noté, de ne pas boire avec eux dans ses tournées, alors qu'il ne pouvait supporter l'alcool. Il en devint dyspeptique et fut dans l'obligation de démissionner. Le malheureux vint à Paris, entra comme employé dans une maison où il eut la malchance de se trouver à côté d'une femme tuberculeuse qui toussait et crachait ; quelques mois après, la tuberculose se déclarait et prenait chez lui une allure rapide.

L'autre est un tout jeune homme catalogué mécanicien. C'est un ancien porteur des télégraphes. Il n'a pu rester au bureau central où il était employé en raison du manque d'air qu'il ne pouvait supporter. Il y apprit à boire les apéritifs les plus variés, entraîné par ses anciens : il y a là, paraît-il, une véritable école d'alcoolisme. Il profita si bien des leçons que, quelque temps après avoir pris le métier de mécanicien, continuant à boire, et surtout de l'absinthe, il avait une hémoptysie et était atteint de tuberculose grave.

Pour en revenir à mes observations, je ferai remarquer la faible part qu'elles donnent à l'hérédité; presque tous ces tuberculeux étaient des hommes solides, robustes, que rien ne prédisposait à la tuberculose; tous gagnaient suffisamment pour ne pas endurer de privations; seul l'alcoolisme intensif peut être invoqué comme cause de tuberculose.

La preuve de l'influence de l'alcoolisme par le contraire ressort d'ailleurs de ce que j'ai observé chez les femmes.

Sur 18 cas, je compte 11 fois l'hérédité tuberculeuse, 9 fois les privations et le surmenage depuis longtemps supportés; malgré cela 7 avaient de quarante à cinquante ans : bien que nées débiles, malgré le travail et les privations, les grossesses, elles avaient donc pu lutter jusqu'à cet âge, et luttaient encore; c'est qu'elles étaient sobres. Par contre, 2 femmes robustes, aux allures viriles, l'une de trente ans, cuisinière, l'autre de quarante ans, tripière, sans antécédent, mais alcooliques, devenaient tuberculeuses et présentaient des formes graves.

Tous ces faits montrent suffisamment l'influence phtisiogène de l'alcoolisme sur l'individu. Mais là ne se borne pas son action, elle se manifeste non moins sur la descendance de l'alcoolique.

Ce n'est pas d'aujourd'hui que l'on connaît l'influence héréditaire des excès alcooliques. Jacques Amyot écrivait déjà dans ses commentaires de Plutarque que l'ivrogne n'engendre rien qui vaille.

La clinique, l'expérimentation nous ont montré les stigmates de dégénérescence physique et intellectuelle que portent les descendants d'alcooliques.

Parmi les tares héréditaires, on observe chez les enfants d'alcooliques un ensemble symptomatique se traduisant par une sorte de langueur, de dépérissement, dus sans doute à une dystrophie spéciale des éléments cellulaires, et qui prédispose éminemment à la tuberculose. Et en fait, comme l'a si bien dit Legrain : la tuberculose infantile, avec ses manifestations multiples extra-pulmonaires, frappe souvent les descendants de buveurs dès le jeune âge.

En effet, que l'on recherche systématiquement chez les enfants atteints de tuberculose localisée, chez les anciens scrofuleux, et l'on verra combien souvent on constatera l'alcoolisme des parents. A l'appui de cette idée je citerai quelques faits récemment observés et bien typiques.

Voici, par exemple, une famille alcoolique composée du père de la mère et de 13 enfants. Le père et la mère, tous deux alcooliques, sont tous les deux devenus tuberculeux : ils guérissent, d'ailleurs, depuis qu'ils sont devenus sobres, et ont pu même, l'un et l'autre, reprendre du travail. Des 13 enfants, 7 sont morts de méningite, 6 sont encore vivants : tous les 6 sont tuberculeux. Une jeune fille de dix-neuf ans guérit d'une tuberculose pulmonaire ; les 5 autres sont atteints d'une tuberculose locale, arthrite du genou, de la hanche, mal de Pott.

Autre fait. Un père alcoolique a 6 enfants. La fille ainée, mariée, a déjà perdu un enfant de méningite et a un autre enfant vivant, mais tuberculeux. Un fils de quatorze ans est atteint de tuberculose pulmonaire ; il a 2 frères aux chroniques à Trousseau, 1 à la campagne, malade, 1 autre qui a une coxalgie.

Et cette famille où le père alcoolique a 17 enfants, 12 morts en bas âges ; sur les 5 qui vivent, 2 sont actuellement tuberculeux.

Et ce père alcoolique, mort tuberculeux, a 3 enfants ; 1 est mort tuberculeux, 2 vivants, mais l'un est débile, toujours malade, l'autre est tuberculeux.

Et encore ce père alcoolique de 5 enfants : 4 sont morts ; le seul qui survive est tuberculeux.

Je pourrais multiplier les exemples ; ceux que je viens de relater ont d'autant plus de valeur qu'ils ont été recueillis au hasard des observations, depuis quelques mois que je m'occupe de la question.

Cette influence héréditaire de l'alcoolisme sur la tuberculose se trouve d'ailleurs pleinement confirmée par des faits que je vais exposer, et qui valent surtout en ce qu'ils n'ont pas été recueillis dans le but d'appuyer les idées que je soutiens.

Je fais allusion à une thèse présentée cette année même à la Faculté de Paris, par M. Arrivé, thèse faite sous l'inspiration de M. Siredey et intitulée : « Influence de l'alcoolisme sur la dépopulation. » Il n'y est pas dit un mot de l'influence de l'alcoolisme sur la tuberculose ; cette influence n'y est pas recherchée ; elle n'en ressort que plus éclatante.

La descendance de familles alcooliques y est mentionnée. En l'étudiant de près, en collationnant la mortalité par famille, je vois les faits suivants :

Sur 63 unions avec alcooliques comme ascendants, il y a eu 288 naissances. De ces 288 enfants : 156 sont encore vivants, mais 24 sont déjà tuberculeux ; 132 sont morts, dont 68 de tuberculose. Et pour définir les tuberculeux, je ne tiens pas compte des mort-nés, ni des enfants n'ayant vécu que moins d'un mois, et, parmi les causes de mort, je ne compte pas les convulsions, la faiblesse congénitale, dont une partie pourrait bien être mise à l'actif de la tuberculose.

Certains cas sont des plus suggestifs, comme celui de cette famille où le père alcoolique devient tuberculeux et meurt, ayant eu 4 enfants, sur lesquels un est mort de méningite tuberculeuse, 3 sont vivants, tous 3 tuberculeux.

Parmi les parents, deux fois seulement il y avait alcoolisme de l'homme et de la femme, les autres fois il y avait alcoolisme de l'homme seul; or, de ces alcooliques, 14 d'entre eux sont notés comme devenus tuberculeux depuis leurs excès alcooliques.

La dégénérescence tuberculeuse par alcoolisme se transmet même à plusieurs générations. Tel est le cas d'un homme vigoureux qui meurt à soixante-seize ans, alcoolique depuis l'âge de trente-six ans : il a eu 4 enfants; 1 mort de méningite à neuf ans, 1 mort de tuberculose à quarante-six ans; un garçon de cinquante ans, célibataire, ivrogne; une fille de quarante-sept ans qui a trois enfants; une fille de onze ans nerveuse, avec tics, 1 enfant mort de méningite, une fille de vingt-deux ans atteinte de laryngite tuberculeuse.

Voilà donc une famille ayant à sa tête un homme sur lequel l'alcool semblait n'avoir eu aucune prise, puisqu'il vécut bien portant jusqu'à soixante-seize ans, où l'on voit la moitié des enfants tuberculeux à la première génération, les deux tiers à la seconde.

Tous les faits que je viens de citer prouvent amplement l'influence de l'alcoolisme sur le développement de la tuberculose.

Celle-ci ressort de l'étude générale comparée de l'évolution de l'alcoolisme d'une part, de l'évolution de la tuberculose d'autre part. Elle ressort aussi et plus évidemment peut-être encore de l'étude des faits particuliers qu'il est donné au médecin d'observer.

Bien que certains points sur la valeur d'action de l'alcoolisme comparée aux autres facteurs de tuberculose soient encore à l'étude, j'estime que votre Commission est en droit d'invoquer des Pouvoirs publics la lutte contre l'alcoolisme au nom de la tuberculose, comme on l'a fait au nom de la criminalité et de l'aliénation mentale.

Quant à l'organisation de la lutte, bien qu'il ne nous appartienne pas de la formuler dans ses détails, nous croyons devoir en indiquer les grandes lignes.

1° Étant donné que l'alcoolisme est né d'un préjugé qui attribue à l'alcool certaines propriétés hygiéniques et bienfaisantes, il y aurait avant tout nécessité absolue qu'une commission compétente composée d'économistes et de médecins fût chargée de définir scientifiquement le rôle physiologique des boissons fermentées et distillées, les doses auxquelles on doit en faire usage, les formes sous lesquelles on peut les absorber.

2° Munis d'instructions ainsi basées scientifiquement, les pouvoirs publics pourraient alors orienter dans tous les services qui dépendent d'eux, l'éducation antialcoolique (écoles, lycées, administrations, armée, marine, etc.), au moyen de programmes d'instruction primaire, secondaire et supérieure, et d'instructions spéciales, qui, largement répandues, serviraient de modèle aux chefs d'ateliers, d'usines, et à tous ceux qui emploient la main d'œuvre ouvrière.

D'ores et déjà, étant donné le rôle particulièrement nocif parfaitement reconnu des spiritueux, absinthes, vermouths, bitters, cognacs, etc., dont la consommation a pris, depuis quelques années, un développement progressif inquiétant, il y aurait lieu, d'une façon générale, de favoriser la consommation rationnelle des boissons fermentées, dont la pureté serait surveillée, en entravant la consommation des spiritueux.

3° Étant bien établie la part énorme de l'habitude et de l'occasion offerte dans le développement de l'alcoolisme, et par conséquent les dangers des cabarets et du privilège des bouilleurs de cru, les pouvoirs publics ont le droit d'intervenir : 1° par des règlements administratifs dans le but d'entraver la fréquentation des cafés et cabarets en s'inspirant des règlements édictés récemment par le ministère de la guerre; 2° par des actes législatifs dans le but de limiter le nombre des cabarets et de supprimer le privilège des bouilleurs de cru.

4° Par tous les moyens dont ils peuvent disposer, les pouvoirs publics ont le devoir de favoriser les groupements et associations qui ont entrepris la lutte contre l'alcoolisme.

CONSOMMATION TOTALE D'ALCOOL A 100 DEGRÉS PAR TÊTE

suivant les départements.

Au-dessus de 30 litres, 3 départements :
Calvados, Seine, Hérault.

Moyenne : 31,47.

De 25 à 30 litres, 4 départements :
Seine-et-Marne, Bouches-du-Rhône, Seine-et-Oise, Seine-Inférieure.

Moyenne : 26,52,

De 20 à 25 litres, 18 départements :
Marne, Eure, Gironde, Orne, Haute-Garonne, Haute-Savoie, Vosges, Meurthe-et-Moselle, Var, Manche, Haute-Marne, Rhône, Meuse, Côte-d'Or, Ille-et-Vilaine, Alpes-Maritimes, Loire-Inférieure, Aube.

Moyenne : 21,95.

De 15 à 20 litres, 22 départements :
Ain, Eure-et-Loire, Mayenne, Haut-Rhin, Indre-et-Loire, Doubs, Aveyron, Haute-Saône, Aisne, Nord, Somme, Tarn, Yonne, Jura, Oise, Loiret, Pas-de-Calais, Aude, Isère, Gers, Charente-Inférieure, Tarn-et-Garonne.

Moyenne : 17,12.

De 10 à 15 litres, 36 départements :
Hautes-Alpes, Allier, Lot-et-Garonne, Creuse, Maine-et-Loire, Vienne, Haute-Vienne, Puy-de-Dôme, Loir-et-Cher, Cher, Charente, Haute-Loire, Vaucluse, Vendée, Deux-Sèvres, Landes, Gard, Hautes-Pyrénées, Basses-Pyrénées, Nièvre, Haute-Savoie, Côtes-du-Nord, Lozère, Savoie.

Loire, Lot, Ariège, Indre, Sarthe, Ardèche, Morbihan, Pyrénées-Orientales, Dordogne, Basses-Alpes, Drôme, Cantal.

Moyenne : 12,36.

Moins de 10 litres, 3 départements :
Ardennes, Finistère, Corrèze.

Moyenne : 8,80.

Moyenne totale : 19,70.

MORTALITÉ GÉNÉRALE

Décès pour 1000 habitants, suivant les départements.

Au-dessous de 20, 14 départements :
Haute-Garonne, Haut-Rhin, Loire-Inférieure, Meuse, Alpes-Maritimes, Basses-Pyrénées, Corrèze, Creuse, Ariège, Côte-d'Or, Morbihan, Gironde, Meurthe-et-Moselle, Loiret.

Moyenne : 18,35.

De 20 à 22, 28 départements :
Landes, Vienne, Vendée, Charente-Inférieure, Cher, Indre-et-Loire, Haute-Loire, Marne, Saône-et-Loire, Rhône, Puy-de-Dôme, Seine-et-Marne, Deux-Sèvres, Indre, Tarn-et-Garonne, Haute-Saône, Aube, Nord, Seine-et-Oise, Allier, Loir-et-Cher, Aveyron, Nièvre, Pas-de-Calais, Savoie, Hautes-Alpes, Aude, Ardennes.

Moyenne : 21.

De 22 à 24, 22 départements :
Cantal, Charente, Somme, Lot-et-Garonne, Var, Isère, Tarn, Vosges, Haute-Marne, Corse, Vienne, Jura, Pyrénées-Orientales, Manche, Sarthe, Yonne, Aisne, Bouches-du-Rhône, Vaucluse, Maine-et Loire, Eure-et-Loire, Hautes-Pyrénées.

Moyenne : 22,73.

De 24 à 26, 12 départements :
Côtes-du-Nord, Gard, Doubs, Lot, Ille-et-Villaine, Dordogne, Lozère, Basses-Alpes, Drôme, Orne, Calvados, Haute-Savoie.

Moyenne : 24,70.

De 26 à 28, 8 départements :
Eure, Gers, Seine, Hérault, Oise, Seine-Inférieure, Loire, Ardèche.

Moyenne : 27,06.

Au-dessus de 28, 3 départements :
Ain, Mayenne, Finistère.
>Moyenne : 29,88.
>Moyenne générale : 23,95.

MORTALITÉ PAR TUBERCULOSE

Décès par tuberculose pour 1000 habitants.

Au-dessous de 1 :
Haute-Loire, 0,87.

De 1 à 2, 9 départements :
Charente-Inférieure, Indre, Landes, Lozère, Maine-et-Loire, Haute-Marne, Haut-Rhin, Tarn-et-Garonne, Yonne.
>Moyenne : 1,59.

De 2 à 3, 24 départements :
Ardennes, Eure, Puy-de-Dôme, Orne, Ariège, Vendée, Lot-et-Garonne, Tarn, Meuse, Drôme, Bouches-du-Rhône, Basses-Pyrénées, Var, Vienne, Vosges, Morbihan, Nièvre, Savoie, Loir-et-Cher, Loiret, Isère, Gard, Aude, Hautes-Alpes.
>Moyenne : 2,67.

De 3 à 4, 38 départements :
Cantal, Charente, Corrèze, Dordogne, Hautes-Pyrénées, Lot, Côte-d'Or, Oise, Alpes-Maritimes, Basses-Alpes, Allier, Aveyron, Haute-Saône, Aisne, Cher, Gers, Jura, Pyrénées-Orientales, Côtes-du-Nord, Eure-et-Loir, Somme, Saône-et-Loire, Doubs, Manche, Haute-Garonne, Nord, Marne, Seine-et-Marne, Deux-Sèvres, Aube, Hérault, Loire, Corse, Finistère, Indre-et-Loire, Vaucluse, Meurthe-et-Moselle, Gironde.
>Moyenne : 3,43.

De 4 à 5, 10 départements :
Seine-et-Oise, Loire-Inférieure, Creuse, Ain, Calvados, Sarthe, Pas-de-Calais, Haute-Savoie, Seine-Inférieure, Ille-et-Vilaine.
>Moyenne : 4,34.

De 5 à 6, 5 départements :
Mayenne, Rhône, Seine, Haute-Vienne, Ardèche.
>Moyenne : 5,36.
>Moyenne générale : 3,04.

20

MORTALITÉ PAR TUBERCULOSE

Décès par tuberculose pour 1000 décès suivant les départements.

Au-dessous de 100, 12 départements :
Haute-Loire, Haute-Marne, Maine-et-Loire, Haut-Rhin, Lozère, Charente-Inférieure, Landes, Yonne, Eure, Tarn-et-Garonne, Orne, Indre.
Moyenne : 68,60.

De 100 à 125, 15 départements :
Puy-de-Dôme, Lot-et-Garonne, Ardennes, Drôme, Vendée, Tarn, Loir-et-Cher, Ariège, Aude, Gers, Bouches-du-Rhône, Aveyron, Vienne, Morbihan, Vosges.
Moyenne : 117,95.

De 125 à 150, 19 départements :
Gard, Var, Basses-Alpes, Lot, Finistère, Côtes-du-Nord, Savoie, Isère, Nièvre, Aisne, Hautes-Pyrénées, Loiret, Jura, Dordogne, Hautes-Alpes, Cantal, Hérault, Meuse, Basses-Pyrénées.
Moyenne : 137,97.

De 150 à 175, 26 départements :
Marne, Eure-et-Loir, Alpes-Maritimes, Haute-Saône, Somme, Côte-d'Or, Gironde, Pyrénées-Orientales, Charente, Allier, Manche, Ain, Deux-Sèvres, Cher, Vaucluse, Corrèze, Oise, Calvados, Indre-et-Loire, Aube, Seine-et-Oise, Corse, Saône-et-Loire, Seine-Inférieure, Loire, Seine-et-Marne.
Moyenne : 155,42.

De 175 à 200, 8 départements :
Mayenne, Haute-Garonne, Sarthe, Ille-et-Vilaine, Meurthe-et-Moselle, Nord, Haute-Savoie, Pas-de-Calais.
Moyenne : 186,42.

De 200 à 250, 5 départements :
Creuse, Ardèche, Loire-Inférieure, Haute-Loire, Doubs.
Moyenne : 210,40.

et au-dessus de 150, 2 départements :
Rhône, Seine.
Moyenne : 256,50.

Mortalité moyenne : 160,16, 16 p. 10

SANATORIUMS POPULAIRES

POUR

TUBERCULEUX ADULTES PAUVRES

Par M. le Dr Maurice LETULLE

L'établissement d'un sanatorium populaire destiné à la cure des tuberculeux non seulement n'offre aucun inconvénient pour les localités avoisinantes, mais encore ne peut avoir pour elles que de nombreux avantages.

SITUATION — EMPLACEMENT

Pour le *choix de l'emplacement*, cinq conditions sont indispensables :

1° Un lieu sec, suffisamment protégé contre les vents défavorables et d'un accès facile par des routes bien tracées.

2° Un sol très perméable, afin d'assurer une salubrité parfaite.

3° Une eau de source potable et pure, en quantité suffisante.

4° Un air pur, exempt de poussières nocives et d'émanations délétères.

5° Un endroit suffisamment isolé. L'isolement de l'établissement de cure est des plus utiles : par son éloignement des agglomérations humaines, il met, autant qu'on peut, les malades à l'abri des contaminations aériennes et leur procure la pureté permanente de l'atmosphère ambiante.

Exposition. Orientation. — Le sanatorium doit être construit, autant que possible, à mi-côte, sur le versant sud d'une montagne ou colline boisée, dont le sommet protège ainsi l'établissement.

Les rideaux d'arbres et les bois l'abritent contre les vents rudes, du nord, du nord-ouest et de l'ouest, selon les contrées.

L'orientation de la maison de cure doit être favorable à la plus grande durée d'ensoleillement quotidien possible de la façade principale.

Cette façade doit regarder au Sud-Sud-Est de préférence, sinon au Sud-Sud-Ouest.

II

CONSTRUCTION

L'expérience a démontré qu'un sanatorium pour une *centaine* de malades répond à la meilleure organisation et à l'administration la plus économique.

Dans l'état actuel de nos connaissances, on regarde comme des plus favorables l'établissement d'un bâtiment central, muni d'un et même deux étages, avec un grenier élevé, le tout flanqué de deux ailes latérales destinées aux galeries de cure et autres services.

On insiste sur la nécessité de placer au rez-de-chaussée les réfectoires et salles de repos, vastes, largement aérés, bien ensoleillés.

Les *chambres de malades* ne doivent contenir que le plus petit nombre possible de lits, la disposition idéale étant la *chambre à un lit*, malheureusement trop coûteuse, au point de vue du personnel, pour un sanatorium populaire. Les chambres seront donc à un, deux ou trois lits, exceptionnellement à quatre lits.

Leur cubage d'air sera de 40 *mètres cubes, au minimum, par lit.*

Leur orientation sera rigoureusement circonscrite à la façade la mieux ensoleillée de l'établissement.

Il est inutile d'insister sur les détails de construction, bien connus des hygiénistes modernes, tels que : tous les angles arrondis; les portes vitrées, sans rideaux; les lavabos nombreux, d'accès facile; les water-closets chauffés et soigneusement administrés; les bains et douches à chaque étage, etc.

Chambres d'isolement, Infirmerie. — Un nombre assez considérable de malades se succédant, chaque année, dans l'établissement peut rendre nécessaire l'isolement accidentel de plusieurs personnes, soit à cause de leur état délirant, soit à cause d'une affection contagieuse (érysipèle, scarlatine, rougeole, etc.).

Quelques chambres d'isolement sont donc à prévoir dans l'installation du sanatorium. Une opinion fort acceptable domine même, dans certaines contrées, qui demande l'adaptation d'une *infirmerie spéciale*, isolée, à réserver aux grands malades alités qu'une complication intercurrente rendrait intransportables (phlegmatia alba dolens, pneumothorax, pleurésie. etc.).

III

FONCTIONNEMENT

Le fonctionnement d'un sanatorium doit être des plus méthodiques et fortement discipliné.

Le médecin directeur possédera toute l'autorité nécessaire à ce but.

Trois conditions fondamentales sont à signaler :

**A. — L'asepsie médicale. — B. La discipline.
C. La triple cure hygiénique.**

A. *Asepsie.* — L'asepsie médicale doit être, au sanatorium. aussi parfaite. aussi absolue que l'est dans le meilleur des services de chirurgie l'asepsie dite chirurgicale. Rappelons-en les principaux desiderata :

Toutes les poussières doivent être bannies, la propreté de l'établissement demeurant méticuleuse. Il est défendu de balayer à sec, ainsi que d'épousseter; on doit n'avoir recours qu'à des *linges humides*, à des lavages bien compris. pour assurer la propreté du sol, des murailles et des différents objets meublants.

Les *vêtements des malades* sont sévèrement surveillés et désinfectés. L'opinion moderne des hygiénistes estime que l'usage de vêtements impersonnels, de qualité et de nombre suffisants. est préférable aux vêtements individuels appartenant à chacun des malades. Les crachoirs communs sont nombreux, d'un modèle uniforme, et d'un emploi facile ; chaque malade est pourvu d'un crachoir individuel.

La désinfection des crachoirs est parfaite et quotidienne. La stérilisation de tous les produits normaux ou pathologiques, celle des linges et des vêtements contaminés, est obtenue avant leur sortie hors de l'établissement.

La *toilette corporelle des malades* est rigoureusement surveillée ; en particulier les soins de la bouche et des dents font l'objet d'une attention toute spéciale.

En résumé, l'asepsie médicale n'est que la *propreté méticuleuse ;* elle est basée sur cette notion fondamentale que les crachats bacillifères sont, par-dessus tout, la source de la contagion de la tuberculose pulmonaire.

B. *Discipline.* — La discipline imposée aux malades est un des éléments les plus importants de leur traitement et de leur guérison ; *elle est tout entière curative.*

Un *règlement intérieur* leur est fourni, auquel ils sont tenus de se soumettre sous peine de renvoi.

Le malade admis au sanatorium a besoin d'y faire une éducation hygiénique complète. Il doit apprendre et on doit lui montrer comment est comprise la cure de repos, et en quoi elle consiste (chaise-longue), pourquoi la cure d'air lui est indispensable et quels sont ses avantages.

Renouvelé sans cesse, l'air pur excite l'appétit, calme la fièvre, supprime les dangers des infections secondaires et des intoxications résultant de l'air confiné.

Il faut que le tuberculeux sache expectorer proprement, sans contaminer ses lèvres, ses mains, ni les bords du crachoir. Il faut qu'il redoute le crachat, source de toute contamination pour lui lorsqu'il le déglutit, comme pour les autres quand il le sème autour de lui.

La plupart des tuberculeux respirent mal ; ils apprennent au sanatorium la gymnastique respiratoire qui leur est le plus favorable. L'exercice musculaire modéré, utile à leur traitement, leur est enseigné, ainsi que la façon de marcher et de se promener au grand air, soit sur un terrain plat, soit le long de pentes légèrement inclinées.

C. *Triple cure hygiénique.* — Au sanatorium, la cure de la phtisie pulmonaire est avant tout et pour ainsi dire uniquement hygiénique.

Le médecin impose au corps un repos prolongé, et les malades passent le plus grand nombre d'heures possible étendus, la nuit dans leur lit, le jour sur les chaises-longues qui leur sont attribuées. Cette *cure de repos* physique doit, en même temps, être une cure de repos moral, c'est-à-dire que les occupations intellectuelles sont, au sanatorium, sinon bannies, du moins réduites au minimum.

Par contre, des distractions variées doivent être fournies à l'ensemble des malades (salles de conversation, jeux, musique, concerts, légers travaux manuels, etc.).

En même temps que la cure de repos, se pratique la *cure d'air* : l'accoutumance à l'air est progressive; la nuit, les fenêtres demeurent ouvertes suffisamment pour assurer un libre accès à l'air. Le jour, le malade ne reste point enfermé; il prend, comme on l'a dit, « un bain d'air permanent ». A cet effet, des *galeries de cure* sont installées : bien orientées au Sud-Sud-Est d'une part, de l'autre au Sud-Sud-Ouest, bien protégées contre les mauvais vents et couvertes d'une toiture suffisamment épaisse pour, en été, offrir aux malades un abri parfait contre les rayons solaires.

Quelle que soit la disposition architecturale de l'établissement, il faut rendre facile l'accès des galeries de cure, afin d'éviter tout effort, toute fatigue au malade en traitement.

La cure d'air n'est complète qu'à la condition de réserver aux malades, dans l'établissement, un jardin assez grand, planté d'arbres ombreux, au-dessous desquels des bancs appropriés et des abris bien protégés (*sun-box*) permettent aux promeneurs de jouir d'un repos à l'ombre.

En toute saison, pour la cure d'air, le malade a besoin de vêtements appropriés.

Cure d'aliments. — L'alimentation généreuse et la suralimentation exigent de la part du médecin traitant une incessante sollicitude. La variété des mets et leur abondance, le choix des plats, la surveillance individuelle du goût et des préférences de chacun, la quantité d'aliments indispensables à chaque patient pour rétablir ses forces, sont autant de questions et de sujets laissés à l'initiative et à l'expérience du médecin-directeur de l'établissement.

Le seul moyen de contrôle sérieux est fourni par la thermométrie biquotidienne et par les pesées hebdomadaires.

Chaque malade possède sa courbe de température et sa courbe de poids. Les pesées sont faites à jours et à heures fixes, dans des conditions identiques pour tous.

IV

ADMINISTRATION

Dans l'administration du sanatorium, il est plusieurs questions importantes à signaler. Tout d'abord, il faut noter que la création et l'entretien d'un pareil établissement sont une dépense considérable ; les fondateurs, qu'il s'agisse de l'initiative privée, de riches collectivités sociales ou de l'État, doivent y consacrer des ressources importantes et sûres. A ce propos on ne saurait trop approuver le vœu de M. Bompart demandant à l'État de donner l'exemple en créant des sanatoriums destinés à la cure hygiénique de son personnel atteint par la tuberculose pulmonaire.

A. *Choix et admission des malades.* — D'une façon générale, les tuberculeux pulmonaires admissibles au sanatorium doivent être considérés comme des malades curables, et, autant que possible, choisis comme tels. Les phtisiques intransportables ou moribonds doivent être dirigés sur les services hospitaliers de la ville, dans lesquels il est nécessaire qu'ils trouvent, à l'instar du sanatorium, toutes les conditions favorables à leur isolement et à leur traitement hygiénique, en vue de leur hospitalisation indéfiniment prolongée (voir p. 312).

Les règlements administratifs en vigueur dans la contrée et le conseil d'administration du sanatorium déterminent les conditions d'admission des malades au sanatorium.

B. — A la sortie du malade, au bout d'un nombre de semaines jugé suffisant par le médecin traitant, l'administration, aidée en cela par les sociétés de bienfaisance ou d'assurances, les caisses de retraite, les mutualités, etc., dirige le tuberculeux guéri ou amélioré vers telle profession et sur telles régions salubres considérées comme les plus favorables au maintien de sa santé.

Une enquête annuelle, ou mieux bisannuelle, faite par l'administration du sanatorium, permet de noter, itérativement, sur le dossier du malade les résultats de la cure.

Caisse de secours à la famille du malade en traitement au sanatorium.

La situation matérielle d'un tuberculeux en traitement au sanatorium populaire comporte l'assistance de ceux dont il est le soutien (femme, enfants, grands-parents âgés ou infirmes, etc.). Une *indemnité-maladie* lui est nécessaire, non seulement pour conserver le malade un temps suffisant loin de son travail, mais encore, au point de vue moral, pour sa tranquillité d'esprit.

La création d'une *caisse de secours* pour la famille des tuberculeux s'impose donc comme complément indispensable de la cure hygiénique des tuberculeux pulmonaires traités au sanatorium.

Le fonctionnement de cette caisse de secours représente une dépense considérable, variant suivant l'état social des personnes hospitalisées. A cet égard, il est équitable de prévoir pour le sanatorium une proportion (à déterminer) de lits attribuables, d'une part aux célibataires, hommes ou femmes, seuls ou soutiens de famille, d'autre part aux pères et aux mères chargés de famille. Il y aura lieu, de même, à pourvoir à l'assistance des enfants d'un ménage dans lequel l'homme et la femme sont, en même temps, tuberculeux.

Ce côté philanthropique et social des secours attribuables à la famille des tuberculeux mérite toute l'attention et la sollicitude du législateur.

Le personnel.

Le personnel du sanatorium sera soigneusement choisi : les infirmiers et infirmières n'y seront acceptés qu'exempts de toute tare tuberculeuse, syphilitique ou alcoolique. Un examen médical sévère sera fait, à leur entrée, par le médecin directeur. Leur *dossier sanitaire* sera régulièrement tenu.

Parmi les indications précises concernant leur vie professionnelle, la pesée mensuelle des infirmiers et infirmières est indispensable.

L'hygiène du corps et, en particulier, l'usage de bains hebdomadaires seront imposés au personnel.

L'alimentation des infirmiers et infirmières sera copieuse, de choix, et soumise à la surveillance effective du médecin directeur, qui aura toute autorité à cet égard.

Leur logement sera par chambres individuelles, suffisamment spacieuses et bien aérées. Des jours de repos et des semaines de vacances leur seront accordés, en nombre suffisant et aux époques les plus favorables de l'année.

Un règlement intérieur précis détermine leurs attributions et règle le roulement de service ainsi que les heures de veille.

Direction scientifique.

Laboratoire de recherches annexé au sanatorium. — Un laboratoire de recherches annexé au sanatorium constitue le complément nécessaire de l'établissement. L'examen bactériologique des produits normaux et pathologiques des malades ne peut et ne doit être poursuivi que loin des chambres, au laboratoire.

L'étude scientifique de la tuberculose pulmonaire, la recherche de sa médication pathogénique et des sérums antituberculeux, tous les problèmes, en un mot, que comporte la connaissance approfondie des conditions de la curabilité de cette maladie infectieuse, justifient, réclament même la création d'un service scientifique annexé au sanatorium.

C'est ce qu'ont parfaitement compris les fondateurs du sanatorium d'Hauteville (Ain), créé par l'initiative privée pour la cure des tuberculeux poitrinaires de Lyon et du département du Rhône.

Ce sanatorium modèle, qui comprendra cent et quelques lits, s'est adjoint un *institut antituberculeux* composé de la façon suivante :

1° Un laboratoire de physiologie, de thérapeutique physiologique et de pharmacodynamie ;

2° Un laboratoire de chimie biologique et pharmacodynamique ;

3° Un laboratoire de bactériologie et d'hygiène ;

1° Un laboratoire d'anatomie pathologique.

Cet institut comporte un personnel ainsi désigné :

Un directeur inspecteur (M. le professeur Arloing) ;

Un directeur, résidant à Hauteville (M. le docteur H. Guinard) :

Un chef du laboratoire de chimie biologique et pharmacodynamique ;

Un chef des laboratoires de bactériologie et d'anatomie pathologique ;

Un garçon préparateur.

ORGANISATION

D'UN SERVICE HOSPITALIER

EN VUE DE L'ISOLEMENT

ET DE

LA CURE DE LA PHTISIE PULMONAIRE

Par M. le Dr Maurice LETULLE

L'organisation d'un service hospitalier en vue de l'isolement et de la cure des tuberculeux adultes indigents, qui ne peuvent, pour une raison valable, quitter la ville, doit s'identifier autant que possible à celle du *sanatorium populaire*, dont la description a été donnée dans le précédent rapport.

L'installation et le fonctionnement d'un tel service doivent, avant tout, être basés sur les quelques principes suivants :

1° Tout tuberculeux, hospitalisé, à quelque période de la bacillose pulmonaire que ce soit, doit être, jusqu'à la fin, réputé curable et traité comme tel.

2° Son isolement dans le service hospitalier sera organisé toujours en vue de sa protection et de la manière la plus favorable à son traitement : isolement *pour*, jamais *contre* le malade.

I

SITUATION — EMPLACEMENT

Quelques conditions fondamentales méritent d'être rappelées.

1° L'hôpital de choix doit être sur un point culminant de la ville, non dans un bas-fond. On ne saurait trop rechercher les hôpitaux construits dans les parties saines de la ville, loin des quartiers industriels et des usines; on assure ainsi aux poitrinaires, outre une atmosphère moins chargée de poussières malsaines, un horizon plus vaste, en même temps qu'une tranquillité plus constante.

Isolement. — Il ne suffit pas que l'hôpital soit, autant que possible, isolé au milieu d'un parc ou de vastes jardins et entouré de rideaux d'arbres; il est encore nécessaire que le *service des tuberculeux* soit isolé des autres services.

Cet isolement sera, administrativement, aussi parfait que possible : malades, personnel médical et personnel secondaire formeront un groupement spécial, distinct du reste de l'établissement.

Exposition, Orientation. — Les malades sont destinés à suivre, à l'hôpital, le même traitement hygiénique qu'au sanatorium des champs. Il faut donc choisir les locaux bien orientés, au Sud-Sud-Est de préférence, ou au Sud-Sud-Ouest, de façon à leur accorder, chaque jour et en toute saison, le maximum de lumière et d'ensoleillement.

II

CONSTRUCTION — AMÉNAGEMENT DU SERVICE

Comme il s'agit non de construction mais d'aménagement d'un service spécial, la question architecturale se réduit à l'utilisation et à la mise en état des pièces préexistantes.

Règle générale, un service de tuberculeux ne doit pas être grand : 60 à 80 malades sont un chiffre maximum. Il est bon de noter, en effet, qu'à l'hôpital on n'aura plus affaire, comme au sanatorium, à des valides qui s'entraînent sans peine au traitement hygiénique, mais bien à un grand nombre de malades avancés, en partie alités, atteints, pour la plupart, de quelque complication aiguë ou chronique et réclamant du médecin une surveillance méticuleuse et quotidienne.

Les grandes salles de malades contenant, par exemple, 20 lits doivent être, autant que possible, évitées. Il y a là une promiscuité douloureuse, une gêne réciproque exercée par des valétudinaires toussant nuit et jour. De plus, les contaminations épidémiques, toujours à craindre (grippe, broncho-pneumonie, pneumonie, etc.), enfin la mortalité grande qui frappe, à certaines époques de l'année et par « à-coups » les phtisiques habitant en commun, tout plaide contre la grande salle.

Il est donc nécessaire d'aménager un certain nombre de petites chambres, à 2, 3 ou 4 lits, d'une surveillance facile (chambres vitrées).

Inutile de revenir ici sur l'installation et les aménagements indispensables à la cure des tuberculeux : le cubage d'air abondant (40 mètres cubes par lit, au minimum) l'aération parfaite (ventilation, fenêtres à triple châssis), le chauffage hygiénique (vapeur d'eau sous faible pression), le carrelage du sol (ou tout au moins la coaltarisation des parquets), la suppression des angles, les portes vitrées permettant une facile surveillance, les lavabos hygiéniques et commodes, les water-closets bien aérés, chauffés et à chasse d'eau automatique, les bains et douches à proximité du service, sont quelques-unes des conditions essentielles pour l'isolement et la cure des poitrinaires à l'hôpital.

Chambres d'isolement. — Dans un tel service, quelques chambres dites d'isolement, à un seul lit, sont nécessaires, en vue, soit de la mise à part des moribonds, soit de la séparation des contagieux accidentels (érysipèle de la face, fièvre typhoïde, fièvre éruptive, etc.).

Un réfectoire et une salle de jeux bien aérés, vastes et en pleine lumière compléteront l'installation du service.

III

FONCTIONNEMENT

A l'hôpital, même méthode et même discipline que celles du sanatorium. Trois points sont à signaler d'une façon plus particulière : A. *l'asepsie médicale*; B, *la discipline*; C, *la triple cure hygiénique*.

A. *Asepsie médicale.* — L'asepsie médicale doit être aussi parfaite que celle du meilleur sanatorium. Elle doit même y être plus apparente, plus solennelle, les contaminations générales y étant plus aisées et plus directes.

Les poussières y sont absolument interdites, car elles portent avec elles les germes de la tuberculose. La propreté doit cependant être méticuleuse. Défense sévère de balayer et d'épousseter, ordre formel de n'employer que des linges humides, de ne faire que des lavages, répétés autant que besoin en est, pour rendre parfaite la propreté du sol, des murailles et de tous les objets meublants. Tous les meubles doivent permettre le passage des linges mouillés au-dessous d'eux, etc.

Tous les vêtements des malades sont uniformes, fournis par l'hôpital, en quantité suffisante, à l'entrée du malade dans le service; ils sont sévèrement surveillés et désinfectés.

Les mouchoirs et serviettes sont, en particulier, la propriété de l'hôpital, qu'ils ne quittent jamais sous prétexte de blanchissage; de même pour les gilets de flanelle et autres vêtements du corps. Sitôt contaminés, les linges sont, sinon soumis à l'ébullition, au moins immergés dans un liquide légèrement antiseptique. Ils tombent aussitôt dans des récipients étanches, car leur séjour dans le service est interdit.

Les crachoirs individuels et les crachoirs généraux sont quotidiennement désinfectés. Les malades sont astreints à ne jamais cracher ailleurs qu'au milieu du crachoir. Ils apprennent à ne pas contaminer de leurs crachats leurs lèvres, les bords des crachoirs, un mouchoir de poche, etc.

A table, ils sont pourvus de compresses ou de papiers japonais, à l'aide desquels ils essuient leur bouche et qu'ils ne conservent jamais sur eux. La stérilisation des verres, cuillers, fourchettes et couteaux est faite aussitôt après chaque repas (appareil de Thoinot).

La toilette corporelle des malades est quotidienne et parfaite. La bouche et les dents sont, tout spécialement, un objet de surveillance attentive. Chaque malade reçoit, à son entrée, une brosse à dents et un verre à dents. A moins de contre-indication, chaque malade prend au moins un bain par semaine.

Les visites des étrangers sont réglées et l'entrée des salles n'est autorisée qu'aux personnes revêtues de blouses hygiéniques.

B. *Discipline.* — La discipline est un des éléments les plus importants de la cure. Les malades doivent se soumettre à un règlement intérieur, institué en vue de leur traitement.

Le médecin directeur du service doit leur donner une *éducation hygiénique* aussi complète que le permet leur état de santé.

Chaque malade apprendra comment est comprise et en quoi consiste la cure de repos (chaise-longue); pourquoi la cure d'air lui est indispensable et quels sont ses avantages. Les grands malades alités demeurant dans des chambres isolées, les malades encore valides peuvent, sans inconvénient aucun, se livrer à l'essai de la cure hygiénique. Souvent, ils y trouveront non seulement l'appétit et le relèvement des forces, mais encore une occupation agréable, une distraction et bientôt même un besoin de traitement méthodique qui seront, maintes fois, les signes avant-coureurs d'une amélioration durable, ou d'une guérison définitive.

Il faut qu'à l'hôpital le tuberculeux apprenne à expectorer proprement, sans danger pour lui ni pour ses voisins, et qu'il fasse redouter aux autres le crachat pathogène, source de toute contamination.

La plupart des tuberculeux ne savent pas respirer; à l'hôpital, comme au sanatorium, on leur enseignera la meilleure façon de respirer; par là aussi, on activera leur guérison.

Enfin, les exercices musculaires méthodiques et réglés, les promenades calculées, la façon de prendre sa température à heures fixes, l'avantage des pesées hebdomadaires, bref tout ce qui constitue « la cure du poitrinaire » leur sera expliqué, démontré et appliqué, pour leur plus grand bien comme, après leur sortie de l'hôpital, pour celui de leur entourage.

C. *Cure hygiénique.* — Au service des tuberculeux, la triple cure hygiénique (cure d'air, de repos et d'alimentation) doit être complète et réglée ainsi qu'au sanatorium. (Voir rapport précédent, p. 307.)

Pour ce qui est de la *cure de repos*, il n'y a rien à ajouter. Quant à la *cure d'air*, il demeure bien entendu que dans toute ville, quelque minime que soit son importance, l'air est impur, contaminé, tant par les poussières organiques et inorganiques que par les exhalaisons méphitiques qui résultent de la vie en commun, sur un espace restreint, d'êtres humains et d'animaux domestiques, sains ou malades. Aussi, le service d'hôpital pour tuberculeux ne pourra-t-il jamais être qu'un *demi-sanatorium*, au sens précis et hygiénique du mot.

Ceci dit, les conditions du traitement par l'air doivent être identiques à celles mises en pratique au sanatorium proprement dit (voir 1er rapport, p. 307). Les galeries de cure, en particulier, sont à l'hôpital plus nécessaires encore, si possible, qu'au sanatorium et leur installation avec chaises-longues, les sun-box, les vérandas de repos y sont, de même, obligatoires.

Des jardins ombreux et calmes sont l'adjuvant nécessaire de la cure d'air et de repos à l'hôpital.

La *cure d'aliments* réclame du chef de service, responsable devant l'administration, une égale sollicitude et une surveillance tout aussi paternelle qu'au sanatorium. La quantité et la variété des mets, les heures des repas, leur nombre exigent un règlement spécial, en désaccord formel, point important à noter, avec les usages administratifs actuellement en vigueur dans la plupart de nos hôpitaux de France.

Les courbes de poids et de température permettent au médecin de suivre les effets de la cure.

IV

ADMINISTRATION

Le fonctionnement administratif du service des tuberculeux doit être fixé par des règlements. En principe, aucun tuberculeux pulmonaire ne doit séjourner dans l'un quelconque des autres services de l'hôpital; réciproquement, tout malade non tuberculeux doit être renvoyé du service spécial qui nous occupe.

L'*admission* des malades, leur durée de séjour, leur envoi aux sanatoriums des champs constituent autant de questions qui demandent à être déterminées par les services intéressés.

En cas de départ après amélioration réelle, ou même guérison, le tuberculeux ne doit pas, plus qu'au sanatorium, être abandonné. Dès lors, entrent en jeu non seulement les enquêtes administratives, mais encore les sociétés de secours, de bienfaisance, les mutualités, et, d'une façon générale, les collectivités qui s'inté-ressent à l'avenir des tuberculeux et de leur famille.

La *caisse de secours à la famille du malade tuberculeux en trai-tement à l'hôpital* doit, à ce point de vue, fonctionner de la même façon que nous l'avons supposé à propos du sanatorium (voir p. 309). Les mêmes considérations sont valables eu égard à *l'indemnité-maladie* et à l'attribution proportionnelle du nombre de lits disponibles aux célibataires et aux gens mariés ou pourvus d'enfants (voir 1er rapport).

Le *personnel* est, à l'hôpital, aussi intéressant et aussi digne de soins qu'au sanatorium. Les mêmes remarques s'adressent à cette catégorie très méritante de nos aides (voir p. 309). Je crois devoir insister sur la nécessité de leur accorder un *dossier sanitaire* (carnet individuel), sur lequel sont inscrits non seulement leurs devoirs et attributions, leurs états de service, leurs maladies et leurs examens de santé, mais encore les récompenses qu'ils ont pu obtenir au cours de leur vie professionnelle. A Boucicaut, nous nous louons tous les jours de cette heureuse innovation.

Direction scientifique. — Le médecin directeur d'un tel service assume une lourde tâche. L'adjonction d'un laboratoire scienti-fique lui est à la fois une récompense et un moyen de perfec-tionner ses méthodes thérapeutiques. L'étude des crachats, des urines, des fèces et des divers produits morbides des phti-siques fait partie de ses devoirs professionnels. Rien qu'à ce point de vue, un laboratoire lui est de première nécessité, en lui permet-tant de multiplier ses moyens de contrôle, et d'assurer la sécu-rité du traitement de ses malades.

De la double étude qui précède se dégagent quelques conclu-sions que nous demandons à la Commission de vouloir bien voter :

CONCLUSIONS

1° L'établissement d'un sanatorium populaire destiné à la cure des tuberculeux est sans inconvénients pour les localités avoi-sinantes.

2° Tout malade reconnu atteint de tuberculose ouverte et

admis dans un établissement hospitalier doit être isolé des malades atteints d'autres affections : ainsi seulement on évite les contagions et l'on peut donner aux tuberculeux le traitement approprié à leur maladie.

3° Dans tout service consacré au traitement des tuberculeux, *l'asepsie médicale* doit être complète, la *discipline* imposée aux malades et au personnel doit être établie par un règlement précis : la *cure hygiénique* (par l'air, le repos et la suralimentation) ne peut avoir de succès que si les règles précédentes sont observées.

4° Le médecin chef de service a la direction de l'asepsie, de la désinfection, de la discipline et de la cure; il règle et surveille l'alimentation de chacun de ses malades.

5° Au sanatorium comme à l'hôpital : tous les produits normaux ou pathologiques provenant des tuberculeux, tous leurs linges et vêtements doivent être rigoureusement stérilisés avant de sortir soit du service, soit du quartier spécial.

6° Le personnel attaché au service doit être accepté et surveillé au point de vue de la santé par le médecin chef du service.

7° Le médecin chef de service doit avoir à sa disposition l'outillage nécessaire pour ses recherches cliniques.

8° La Commission émet le vœu : que l'État, donnant l'exemple aux collectivités sociales, crée des sanatoriums pour la cure de son personnel atteint par la tuberculose.

9° Lorsque le produit du travail d'un tuberculeux admis au sanatorium ou à l'hôpital est reconnu nécessaire à l'existence de sa famille, les *secours de famille* sont le corollaire indispensable des soins donnés au malade, car tel est le seul moyen de le décider à se faire soigner assez tôt et pendant un temps suffisamment prolongé.

XVIII

NOTE

SUR

LES SANATORIUMS MARINS

Par M. J. BERGERON

Des différentes mesures de prophylaxie dont il a été question jusqu'ici, il n'en est pas une, si je ne m'abuse, qui ne soit d'une application lointaine, dont les effets soient absolument certains et qui ne demande beaucoup d'argent.

Celle que je demande la permission de présenter à la Sous-Commission a, au contraire, l'incomparable mérite d'être d'une application immédiate, d'une efficacité certaine et de n'exiger qu'un léger sacrifice d'argent.

C'est ce que je vais tenter de démontrer.

S'il est un fait qui soit unanimement admis par les médecins, c'est que la scrofule est un terrain de culture on ne peut plus favorable au développement du bacille de la tuberculose.

Il est très difficile, mais heureusement sans utilité, de définir la scrofule ; à cet égard, nous sommes à peu près aussi avancés qu'Hippocrate qui disait que la scrofule naît de la pituite, et, pour la désigner, avait emprunté à la pathologie comparée une expression qui reproduit l'un des signes physiques les plus ordinaires de la scrofule, chez l'homme, je veux dire l'engorgement des ganglions cervico-maxillaires.

Mais s'il est difficile de définir d'un mot la scrofule, ses caractères extérieurs sont si bien connus que le plus ignorant sait aussi bien que les médecins reconnaître un type de scrofuleux dans un sujet de l'un ou de l'autre sexe, à la face bouffie, aux paupières rouges, aux narines tuméfiées, à la lèvre supérieure boursouflée, au cou élargi par des engorgements ganglionnaires, à la mine plus ou moins souffreteuse, à l'allure plus ou moins languissante aussi bien au physique qu'au point de vue intellectuel.

Or, ce sujet que l'on rencontre partout, plus à la ville toutefois qu'à la campagne, et dans toutes les classes, mais surtout dans la classe indigente, est dans un état physiologique qui en fait une proie facile pour toutes les toxines bacillaires ou autres ; la cellule est chez lui sans résistance et se laisse envahir, sans lutte, par le bacille de Koch, plus facilement que par tout autre, ce que démontrent, d'une part, les cicatrices de lésions scrofuleuses si fréquemment constatées chez les phtisiques qui meurent de tuberculose pulmonaire, et, d'autre part, la fréquence des lésions tuberculeuses du tissu osseux chez les sujets admis dans les sanatoriums destinés au traitement de la scrofule.

Ce premier point étant admis, car je ne pense pas qu'on puisse lui opposer d'objection sérieuse, n'est-ce pas l'évidence même que, plus on guérira de scrofuleux, plus on aura de chances de diminuer pour l'avenir le nombre des victimes de la tuberculose?

Or, un fait également certain, c'est qu'on peut guérir la scrofule, surtout lorsqu'on lui applique un traitement approprié, dès qu'apparaissent ses premières manifestations ; et après une expérience dont le début remonte à plus d'un siècle, et qui après une éclipse de soixante ans a été reprise de notre temps, et a donné de merveilleux résultats, on peut affirmer que le traitement marin, dont les éléments variés se combinent et se complètent, est de tous celui qui, non seulement a le plus rapidement et le plus sûrement raison des manifestations anatomo-physiologiques de la scrofule, mais encore relève et transforme assez profondément l'organisme pour le mettre à l'abri des récidives.

A ceux qui, à cet égard, pourraient conserver encore quelques doutes, il suffirait de montrer les statistiques de tous les sanatoriums maritimes établis sur nos côtes, depuis Berck jusqu'à Cannes, en y comprenant celles des deux établissements de l'Œuvre des hôpitaux marins, Banyuls et Saint-Trojan, rendues plus significatives encore par les photographies prises à l'entrée et à la sortie des pensionnaires et qui, toutes, font passer sous les yeux, de la manière la plus saisissante, de véritables métamorphoses.

On trouve partout des scrofuleux, ai-je dit, mais surtout dans les villes et dans la classe indigente ; on peut dire que, sous ce rapport, Paris est une ville tristement privilégiée, car les scrofuleux s'y comptent par milliers et leur nombre va croissant à mesure que le chiffre de la population augmente, de sorte que l'hôpital de Berck, dont, au moment de sa fondation, on avait critiqué les proportions monumentales, est devenu si insuffisant que le nombre des inscriptions pour cet hôpital, dépassant de beaucoup le nombre de lits dont il peut disposer, l'administration des hôpitaux s'est décidée à élever un nouveau sanatorium dans un climat plus doux que celui de Berck, à Hendaye, dans le département des Basses-Pyrénées, sur la frontière d'Espagne.

Et comme, pendant la construction du nouvel établissement, le flot des inscriptions montait toujours, l'Œuvre des hôpitaux marins a proposé à l'administration des hôpitaux de prendre en traitement un certain nombre de ces expectants, et, grâce à une subvention du conseil municipal, l'Assistance publique a pu accepter la proposition et confier quarante enfants à l'Œuvre, en attendant, disait-on, qu'Hendaye pût ouvrir ses portes et ses 200 lits. Mais pour divers motifs dont le plus grave est le nombre considérable des scrofuleux et, en outre, le mode de fonctionnement d'Hendaye qui reçoit des enfants débiles, anémiques, rachitiques ou candidats douteux à la tuberculose, plutôt que des scrofuleux confirmés, l'ouverture de ce sanatorium n'a pas sensiblement amélioré la situation.

Il résulte, en effet, de l'enquête à laquelle je viens de procéder, qu'au 21 février, 323 enfants inscrits pour Berck ou pour Hendaye, attendaient leur admission dans un de ces établissements en même temps que, d'autre part, chaque semaine, pour ne pas dire chaque jour, de nouveaux scrofuleux se présentent à la consultation et viennent maintenir, sinon toujours grossir, le chiffre des expectants.

Le nombre des demandes d'inscription est, depuis longtemps, si considérable, et le nombre des admissions si restreint, que les commissions médicales chargées d'examiner les enfants ont été obligées d'établir des catégories suivant le degré d'urgence de l'admission ; c'est ainsi que les feuilles d'inscription relatives à des scrofuleux dont l'état réclame dans le plus court délai possible la mise en traitement portent la mention X.

Or. sur les 185 inscriptions de l'hôpital des Enfants-Malades, 50 portent cette mention ; 24 sur les 76 inscriptions de l'hôpital Trousseau et 23 sur les 62 de l'hôpital des Enfants-Assistés : d'où il suit que sur les 323 expectants, il y en a 97 qui auraient d'autant plus de chances de guérir qu'ils seraient plutôt admis au traitement marin et dont il est évident que l'état s'aggravera et la guérison deviendra plus difficile tant que des vides ne se produiront pas à Berck et à Hendaye, pendant que les expectants cotés A seulement, sont eux-mêmes exposés à voir leur état s'aggraver assez pendant l'attente, pour qu'à un nouvel examen, cet état justifie et leur vaille la mention A'.

Autant d'enfants, par conséquent, dont un peut dire que la majorité restera exposée à l'invasion de la tuberculose, parce qu'on n'aura pas pu les admettre, en temps utile, au traitement marin.

Ce n'est pas au lendemain de l'ouverture d'Hendaye que l'on peut demander à la ville de Paris de fonder un nouveau sanatorium maritime, et cependant il est impossible, surtout au moment où bat son plein la lutte contre la tuberculose, de rester en présence d'une pareille situation sans tenter quelque chose pour tâcher d'en sortir, et il me semble que la voie à suivre est tout indiquée.

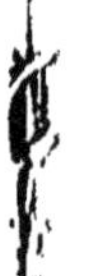

Il faut rendre cette justice à l'administration des hôpitaux qu'elle a accueilli avec empressement l'idée de confier à l'Œuvre des hôpitaux marins un certain nombre de ses expectants : il est juste aussi de reconnaître que le conseil municipal n'a pas hésité à voter les fonds nécessaires pour cette expérience.

Or, ce que le conseil municipal et l'administration des hôpitaux ont fait une première fois, pour le plus grand bien des enfants, ne peuvent-ils le refaire encore ?

L'Œuvre des hôpitaux marins peut disposer immédiatement de 150 lits, ce qui permettrait de mettre de suite en traitement, non seulement la catégorie des malades inscrits avec la mention A', mais encore une partie des autres, qui auraient d'autant plus de chances de guérir que leurs tares pathologiques sont moins prononcées.

Telle est l'œuvre de salut, pour le présent et pour l'avenir, que, sans de grands sacrifices d'argent, la ville de Paris pourrai accomplir et qu'elle accomplirait, sans doute, si la Commission de la tuberculose partageait ma manière de voir et appuyait ma proposition.

Mais si, comme ancien médecin d'un hôpital d'enfants à Paris et aussi comme auteur du premier rapport officiel publié, il y a trente-cinq ans, sur les résultats obtenus au premier hôpital de Berck, je me suis surtout occupé des scrofuleux de Paris, je n'oublie pas que, dans toutes les villes et même dans les campagnes, l'encombrement et, par suite, l'insalubrité des logements, ainsi que la médiocrité de l'alimentation, ne réussissent que trop à engendrer de nombreux scrofuleux que pourraient admettre, sans retard, les sanatoriums maritimes fondés par l'initiative privée, tels que ceux de Pen-Bron, de Cap-Breton, de Fouras, d'Arcachon, de Cette et de Cannes, et faire ainsi pour les scrofuleux de la province, grâce à l'intervention des conseils généraux, et en vertu de la loi de 1893, ce que font Berck et Hendaye pour les scrofuleux de Paris, grâce à l'intervention du conseil municipal, et Giens pour les scrofuleux du Rhône, avec les subventions votées par le conseil d'administration des hôpitaux de Lyon.

En résumé, et ne visant aujourd'hui que les scrofuleux de Paris, je propose à la Sous-Commission d'émettre le vœu que, pour préserver de la tuberculose les sujets que la scrofule rend si facilement et si largement victimes du bacille spécifique, et dont la guérison peut être assurée par le traitement marin, l'administration des hôpitaux et le conseil municipal de Paris suppléent à l'insuffisance des places dans leurs deux établissements maritimes, en confiant les trop nombreux scrofuleux qui attendent leur mise en traitement, soit à l'Œuvre des hôpitaux marins, soit à tout autre sanatorium créé sur nos côtes par l'initiative privée ; et si, comme je veux l'espérer, la Commission fait bon accueil à ma demande, devenue la vôtre, ainsi se trouveront justifiées les trois propositions que j'ai avancées en commençant, à savoir : mesure de prophylaxie d'une exécution immédiate, efficacité certaine de cette mesure, et, si j'en juge par le taux de la large subvention accordée par le conseil municipal, pour l'entretien et le traitement des 40 enfants confiés à l'Œuvre des hôpitaux marins, le sacrifice d'argent sera bien minime en comparaison du bien qui aura été accompli.

XIX

SUR LE ROLE

DES SANATORIUMS MARINS

DANS LA

LUTTE CONTRE LA TUBERCULOSE

Par M. le Dʳ ARMAINGAUD

Messieurs,

Vous m'avez chargé de vous présenter un rapport sommaire sur les sanatoriums marins pour la cure des enfants pauvres atteints de scrofule et de tuberculoses locales.

Dans la lutte contre les ravages de la tuberculose que le gouvernement veut résolument engager, le traitement marin a un rôle spécial à remplir, et les services qu'il a déjà rendus et surtout ceux qu'il est appelé à rendre, si les pouvoirs publics veulent bien l'y aider plus encore qu'ils ne l'ont fait jusqu'ici, sont si faciles à mettre en lumière, que ma tâche est des plus aisées.

Elle consiste simplement à répondre aux trois questions suivantes :

1° Quelle est la fonction spéciale des sanatoriums marins dans la défense contre la tuberculose?

2° Qu'avons-nous fait en France pour utiliser les puissantes ressources que nous fournit la thalassothérapie?

3° Que nous reste-t-il à faire, et surtout quelles sont les mesures que nous devons proposer au gouvernement, pour aider ces utiles institutions à atteindre complètement leur but?

I. Un sanatorium marin est un établissement spécial où se guérissent par un séjour prolongé dans l'atmosphère marine, aidée ou non de la balnéation. suivant les indications, les enfants entachés de lymphatisme, de rachitisme. de faiblesse de constitution, et enfin les petits *scrofuleux*.

Or, il est établi depuis longtemps qu'une grande partie des cas de *tuberculose pulmonaire* qui éclatent dans l'adolescence et dans l'âge mûr, ont leur source première dans les débilités constitutionnelles non guéries dans l'enfance. Qu'on les appelle lymphatisme, misère physiologique ou faiblesse native, ces dispositions morbides ont toutes pour effet de diminuer la résistance de l'organisme aux attaques toujours imminentes du bacille tuberculeux, et de lui préparer un terrain de culture éminemment fertile.

Guérir ces maladies chez l'enfant, c'est donc avoir les plus grandes chances possibles de le préserver de la tuberculose pulmonaire pour le reste de sa vie. en tarissant non pas son unique source. car elles sont malheureusement multiples, mais la principale. la plus empoisonnée de toute ces sources. et la plus accessible à notre action.

Mais *le traitement marin fait plus encore* (je ne dis pas mieux) dans la *scrofule* de l'enfance, car il est hors de doute que la plupart des lésions qui caractérisent la *scrofule* sont des *lésions tuberculeuses;* en sorte qu'en guérissant par le traitement marin les adénites sèches ou suppurées (écrouelles), les tumeurs blanches, coxalgies. ostéites, dites autrefois lésions scrofuleuses, *nous guérissions déjà la tuberculose sans le savoir.* Ce ne sont, il est vrai. que des *tuberculoses atténuées,* dont les produits sont à la fois beaucoup moins abondants et beaucoup moins virulents que ceux de la tuberculose pulmonaire et des tuberculoses viscérales en général: mais l'observation nous avait déjà appris que la scrofule, et par conséquent les tuberculoses locales et atténuées, une fois guéries, le malade est le plus souvent préservé, dans l'avenir, de la tuberculose pulmonaire, à tel point que l'on rencontre rarement *parmi les phtisiques* des sujets portant des cicatrices entièrement guéries de tuberculose.

Quelle que soit d'ailleurs la théorie proposée pour l'expliquer, le fait est certain, la guérison de la scrofule chez les enfants réduit dans d'énormes proportions les ravages de la tuberculose pulmonaire chez les adolescents et dans l'âge mûr. Ajoutons que l'*hérédité* ayant une grande part d'influence dans la genèse de la scrofule, ne serait-ce qu'en lui préparant le terrain, en lui faisant son lit, et en créant une prédisposition, une réceptivité spéciale, il en résulte que guérir un scrofuleux, c'est en sauver toute une lignée; guérir *mille* scrofuleux, c'est préparer plusieurs régiments pour la défense du pays; en guérir *dix mille*, c'est doter la France de tout un corps d'armée.

Je ne parlerais pas avec autant de confiance si je n'avais déjà vu, depuis plusieurs années, de nombreux pensionnaires du sanatorium d'Arcachon évadés de la tuberculose locale, me revenir quelques années après leur sortie en uniforme de soldat, accomplissant vaillamment et allègrement leur service militaire; quelques-uns mêmes, mariés et pères d'un ou deux beaux enfants indemnes de toute tare pathologique; si encore les médecins de tous les autres sanatoriums marins ne pouvaient certifier qu'ils sont chaque jour témoins de ces triomphants succès; si enfin l'accord n'était unanime, comme le proclamaient les récentes déclarations de l'Académie de médecine. Il y a un an à peine, M. le ministre de l'intérieur ayant demandé à la savante assemblée quelles sont les maladies pour lesquelles le séjour aux bords de la mer constitue le meilleur traitement, l'Académie adressait au gouvernement, après un vote unanime, la réponse suivante :

« Tout le monde est d'accord sur ce point : le *rachitisme*, la *scrofule*, la plupart des *manifestations de la tuberculose* surtout pendant l'enfance et l'adolescence, guérissent au bord de la mer. Il ne s'agit plus là d'un sujet en litige, mais d'une sorte de dogme au-dessus de toute contradiction, et qui s'appuie sur une expérience constante et jamais démentie. »

Cette unanimité, je le répète, a son explication et sa justification dans les succès chaque jour constatés dans les sanatoriums marins disséminés sur les côtes de France. Dans toutes les zones maritimes de France, au nord comme au midi, sur la Méditerranée comme sur l'Océan, la *grande majorité* des *jeunes sanatoriés* guérit, si le séjour est suffisamment prolongé et proportionné dans sa durée à la gravité de la lésion.

Et c'est précisément parce que la durée du séjour et la gravité moyenne des lésions dont sont atteints les petits pensionnaires ne sont pas les mêmes dans tous les sanatoriums, et qu'elles varient même d'une année à l'autre dans le même établissement, qu'ils ne peuvent être comparés entre eux, et que je ne fournirai ici aucune statistique spéciale.

Je me bornerai, sur ce point, à une seule remarque, car elle impose une conclusion instructive. Dans la plupart des sanatoriums marins, une grande partie des petits malades sont envoyés et entretenus par les services d'assistance départementale (enfants assistés). ou par les municipalités des grandes villes et d'un certain nombre de communes, qui n'ont consacré jusqu'ici à ce mode d'assistance que des ressources trop restreintes. Il en résulte que ces enfants sont trop souvent retirés prématurément, soit que les crédits spéciaux aient été épuisés, soit pour faire place à d'autres petits malades. et augmenter ainsi le nombre des bénéficiaires, au détriment de l'action curative et surtout de son action durable.

Or. il y a en France un seul sanatorium marin, un seul, qui, grâce à sa fondatrice, jouit d'un budget fixe toujours assuré, pour un nombre d'enfants également invariable (25 filles, 25 garçons appartenant exclusivement au département des Landes). qui ne sont remplacés par d'autres malades que lorsque les occupants ont épuisé l'action du traitement. Cet établissement est celui de Cap-Breton. Or. ici, la proportion des guérisons, plus forte encore que dans les autres sanatoriums marins. s'élève d'après les renseignements statistiques qui m'ont été adressés. à 92 p. 100.

II. Eh bien, Messieurs. qu'avons-nous fait en France jusqu'à ce jour, pour utiliser la puissante efficacité du traitement marin dans la lutte contre la tuberculose?

Nous avons fait à la fois beaucoup et très peu. *Beaucoup* si nous envisageons l'effort considérable de l'initiative privée dans les quinze dernières années. et le nombre des sanatoriums marins qui ont été élevés dans ce laps de temps: à tel point qu'après avoir été. jusqu'en 1887, très en retard sur la plupart des pays d'Europe. nous les avons maintenant dépassés, avec nos quatorze sanatoriums[1]. car il faut bien remarquer que si l'Italie compte vingt-quatre établissements pour la cure du lymphatisme et de la

1. Berck, grand hôpital: Berck. hôpital Rothschild; Berck, maison Cornu: Arcachon. Cap-Breton, Pen-Bron, Banyuls. Hyères-Giens, Saint-Pol-les-Dunkerque. sanatorium Cazin-Perrochaux, à Berck: Fourras Charente-Inférieure. Saint-Trojan, Cannes. Hendaye.

scrofule, la plupart d'entre eux ne sont ouverts qu'une partie de l'année, qu'ils ne sont en réalité que des villégiatures maritimes de quelques semaines, et que quatre ou cinq d'entre eux, à peine, méritent le nom de sanatorium.

Mais nous avons fait *très peu*, on peut dire presque rien, si nous comparons les résultats obtenus aux efforts qu'il nous reste à faire pour atteindre le but, et si nous comparons le petit nombre d'enfants qui ont bénéficié du traitement marin à celui des jeunes candidats à la tuberculose pulmonaire.

Parmi les innombrables enfants plus ou moins entachés, en France, de scrofule, tuberculoses locales, ou simplement candidats à la tuberculose, avec élection assurée dans un avenir assez rapproché, on peut en compter, en ne tenant compte que des clients des diverses formes de l'assistance publique dans les départements[1], environ *douze mille*, qu'il serait facile, par un séjour moyen d'une année dans un sanatorium, non seulement de guérir mais de rendre entièrement valides, pour la plupart, sans aucune infirmité ou difformité pouvant les rendre incapables de la vie active, industrielle, agricole ou militaire. Or, les quatorze sanatoriums français, dans ces dix dernières années, ont reçu 18.300 enfants. En y ajoutant 1.500 ou 1.800 petits malades placés, pendant ces dix années, chez des paysans sur les différents points du littoral, nous arrivons tout au plus à 20.000 en dix ans, soit 2.000 par année.

La guérison de ces 2.000 enfants coûte, très approximativement, 1.400.000 francs (700 francs chacun : 600 francs pour l'entretien, 100 francs pour les intérêts du capital et conservation du mobilier).

III. Si nous mettons à part la ville de Paris et le département de la Seine[1], qui demandent à être considérés séparément, et qui contribuent à cette dépense pour moitié environ, nous voyons que l'ensemble de la France dépense annuellement 700.000 francs pour la cure de 1.000 scrofulo-tuberculeux, alors qu'une dépense

---

1. La ville de Paris, jouissant, en ce qui concerne l'Assistance publique, d'une organisation spéciale, doit être placée dans une catégorie à part. M. le Dʳ Jules Bergeron, secrétaire perpétuel de l'Académie de médecine, a bien voulu se charger, à son sujet, d'une note spéciale qui a été présentée dans la même séance de la Commission

annuelle de 8.500.000 francs serait nécessaire pour guérir les 12.000 scrofulo-tuberculeux dont nous venons de parler.

La part de la bienfaisance privée et celle des budgets publics (départementaux, et municipaux des grandes villes) ont été à peu près égales jusqu'ici, dans le paiement des prix de journées, et l'expérience nous a appris que le mouvement de la bienfaisance privée suit à peu près exactement, en ce qui concerne le traitement marin, la progression de l'assistance départementale et municipale.

Il y a donc lieu d'espérer que si l'on peut obtenir de l'ensemble des budgets publics une contribution de 4 millions et demi, le complément, soit 4 millions, sera parallèlement et progressivement fourni par la bienfaisance privée. Ne nous préoccupons donc que des sources où l'on pourra puiser les 4 millions et demi représentant la part des budgets publics. Si les services départementaux des enfants assistés ou les crédits spéciaux des départements étaient seuls à fournir les sommes employées à l'entretien des enfants secourus par l'assistance publique, leur part actuelle étant seulement de 350.000 francs environ par an, il faudrait pour atteindre ce chiffre de 4.500.000 franc, demander à ces budgets un énorme sacrifice, que l'on n'obtiendrait certainement pas à l'heure actuelle, dans son entier. Mais, la contribution annuelle de ces services ne s'élevant actuellement qu'à 4.000 francs en moyenne par département, on peut du moins espérer leur doublement, ce qui porterait à 8.000 francs la contribution moyenne de chaque département, et à 700.000 francs la part totale de ces services pour la France entière.

En effet, M. le ministre de l'intérieur a déjà, à plusieurs reprises, notamment en 1892 et en 1893, adressé des circulaires aux préfets et aux inspecteurs départementaux de l'assistance publique, pour appeler leur attention sur la grande utilité du traitement marin pour les enfants de leur service atteints de scrofulo-tuberculose dans une si grande proportion, et pour les convaincre que l'objection financière est ici sans valeur, et que c'est une erreur de croire qu'il y ait finalement économie à refuser le traitement marin aux pupilles malades de l'assistance. « Le département économise, il est vrai, dit M. le ministre, les frais de voyage de l'enfant, et, pendant les quelques mois que durerait le traitement, la somme formant la différence entre celle de 60, 80 ou 90 centimes qu'il paie à l'établissement dépositaire et celle de 2 francs ou 1 fr. 80 qu'il paierait au sanatorium. Mais le pupille scrofuleux, arrivé à l'âge où ses camarades gagnent un salaire, ne pourra être placé en condition, ou du moins ne pourra y être maintenu que pendant de courtes périodes : souvent il devra être réintégré à l'hospice dépositaire. Il parvient à sa majorité.

Qu'on mette en balance les frais de son entretien et la dépense qu'il aurait occasionnée, si par un traitement de dix ou douze mois il avait été rendu à la santé, et l'on verra que l'opération se solde en perte, qu'il eût coûté moins cher au département de guérir le pupille. Quant au pays, c'est un malade chronique, inapte au service militaire, incapable d'un travail soutenu, voué à une mort prochaine ou à une vie languissante, un infirme qu'il reçoit du département : voilà, au point de vue social, les conséquences de la fausse économie dont l'enfant est victime. Je vous recommande donc instamment de demander au conseil général, lors de sa prochaine session, l'autorisation de placer dans les hôpitaux et sanatoriums marins, les pupilles scrofuleux de l'assistance. L'assemblée départementale ne refusera pas, j'en ai la conviction, son vote à une mesure aussi salutaire. »

Nous pensons que si M. le ministre voulait bien, en s'appuyant cette fois-ci, d'une part sur les résultats que nous avons rappelés plus haut, et d'autre part sur l'avis de la *Commission de la tuberculose*, adresser de nouvelles circulaires, il déciderait vraisemblablement les administrateurs départementaux et les conseils généraux à proposer et à voter le doublement des crédits affectés par les services des enfants assistés au traitement marin de leurs pupilles.

Mais, même si ce résultat est atteint, nous n'en resterions pas moins fort embarrassés pour trouver la source des 3.800.000 francs qui restent encore à trouver, si nous n'avions heureusement la *loi du 15 juillet 1893 sur l'assistance médicale gratuite*, encore inappliquée dans la plupart des communes de France, en ce qui concerne le traitement marin des enfants pauvres, qui va peut-être nous offrir des ressources nouvelles et faire fournir par les communes la plus grande partie de cet appoint.

Il y a en effet, dans les sanatoriums marins, deux catégories distinctes d'enfants qui sont à la charge de l'assistance publique : les enfants assistés du service départemental [1], et les enfants assistés des *communes* qui y sont placés par application de la loi du 15 juillet 1893. Pour cette dernière catégorie, la dépense à faire s'élevant, d'après les indications que nous avons fournies plus haut, à 3.800.000 francs, c'est une moyenne de 44.705 francs pour l'ensemble des communes de chaque département.

Il nous semble possible d'atteindre ce chiffre, car ici, ce n'est pas le département seul, mais la commune, le département et l'Etat qui doivent apporter leur quote-part. Il suffit, pour se rendre compte, à mon avis, que cet espoir n'est pas trop ambitieux, de considérer qu'il y a en France 36.000 communes, et plus de 2.900 *chefs-lieux de canton*, et qu'il suffit que deux communes par canton entretiennent dans un sanatorium marin un enfant indigent, pendant *un an*, ou *quatre* communes un enfant pendant *six mois*, ou simplement *huit communes* un enfant pendant *trois mois*, au prix moyen de 700 francs, par année, pour que ce chiffre de 3.800.000 francs soit atteint. Déjà, dans le département de la Gironde, certains chefs-lieux de canton entretiennent annuellement au sanatorium d'Arcachon jusqu'à 6 et 8 enfants inscrits sur la liste officielle des indigents. Il y a donc un commencement d'exécution, et la circulaire de M. le ministre de l'intérieur du 30 juillet 1898, qui marque déjà tout l'intérêt que porte le gouvernement à cette question, n'ayant pas été sans effet, et plusieurs conseils généraux ayant déjà voté le rattachement de leur département à un sanatorium marin avec lequel ils ont établi un traité, nous demanderons au gouvernement d'insister de nouveau auprès des préfets pour qu'ils invitent encore et d'une manière plus pressante les communes de leur ressort administratif à assurer aux enfants indigents scrofuleux le bénéfice du traitement marin et de la loi du 15 juillet 1893.

Mais, pour accélérer ce mouvement encore bien insuffisant, et encourager les communes, nous prions la *Commission de la tuber-*

---

1. Auxquels viennent s'ajouter dans certains départements les enfants pauvres qui ne sont compris ni dans ce service ni dans les listes officielles des indigents, et qui sont entretenus par des crédits spéciaux.

culose de demander au gouvernement de prendre une mesure dont l'efficacité nous paraît certaine : c'est de *diminuer la part des communes en augmentant proportionnellement* celle de l'Etat dans les dépenses occasionnées pour l'envoi des enfants à la mer. On sait que la part des communes et la subvention complémentaire du département et de l'État sont déterminées par un barème spécial basé sur la valeur du centime additionnel communal. Prenons, par exemple, une commune dont le centime additionnel ait une valeur de 95 francs : sa part dans la dépense sera de 40 p. 100, celle de l'État et du département 60 p. 100.

Considérant qu'un véritable intérêt national est ici en jeu, et qu'il s'agit de la lutte contre le plus grand fléau de notre race, nous demanderons que la part de cette commune soit abaissée à 20 p. 100 et celle de l'État et du département élevée à 80 p. 100. Et ainsi de même pour tous les autres éléments du barème.

Ainsi subventionnées par l'État dans une plus large mesure, les communes, il y a lieu de l'espérer, enverraient à la mer un plus grand nombre d'enfants indigents, et le chiffre moyen de 44.700 francs par an et par département serait peut-être assez promptement atteint, surtout si M. le ministre veut bien insister dans une nouvelle circulaire aux préfets, et ceux-ci dans une circulaire aux maires, qui serait également communiquée aux médecins, sur l'*intérêt financier* qu'ont les communes, depuis la loi du 15 juillet 1893 sur l'assistance gratuite, à guérir leurs jeunes indigents scrofuleux, et à les empêcher de devenir des valétudinaires ou des infirmes, obligés de recourir fréquemment à cette assistance, et en leur montrant avec force que faire les frais du traitement des enfants, c'est réaliser une économie sur leurs prochains budgets[1].

---

1. Nous demanderions enfin à M. le ministre de l'intérieur, de vouloir bien utiliser le précieux concours du service médical et administratif préposé au contrôle sur place de l'application de la loi d'assistance médicale gratuite, en chargeant les deux fonctionnaires de son administration qui composent ce service d'une mission spéciale en vue de faciliter cette application en ce qui concerne l'envoi des enfants dans les hôpitaux marins, par les indications, instructions et éclaircissements fournis verbalement aux maires des principales communes, et qui ont déjà aplani bien des difficultés au début de l'application générale de cette loi encore récente.

Ce vœu, modifié dans sa forme, mais maintenu dans sa substance, a été adopté par la Commission.

Ce même vœu a été présenté par M. Armaingaud au *Conseil supérieur* de l'Assistance publique dans la dernière séance de la dernière session (31 mai 1900) et a été également adopté.

XX

DISPENSAIRES POUR TUBERCULEUX

Par M. le Dr A. CALMETTE

La diffusion de la tuberculose est plus rapide dans les milieux industriels que partout ailleurs, en raison de l'hygiène extrêmement défectueuse de la plupart des usines et surtout des habitations ouvrières. Dans toutes les grandes cités manufacturières du Nord de la France, la mortalité générale n'est pas très élevée, mais la tuberculose est, de beaucoup, la cause la plus fréquente des décès : elle entre à peu près pour un quart dans les statistiques officielles. Et si l'on envisage ce fait qu'elle évolue généralement avec une grande lenteur, en sept, huit et dix ans et quelquefois davantage, on peut se rendre compte que, très certainement, cette maladie est la cause principale de la misère du peuple.

Chaque fois que, dans une famille ouvrière, un membre est frappé de tuberculose, le chômage forcé entraîne bientôt des dettes, et le désespoir ne tarde pas à s'installer au foyer.

Il importe donc de rechercher quels peuvent être les moyens efficaces de lutte à appliquer, dans le plus bref délai possible, contre l'extension croissante d'un tel fléau.

La création de sanatoriums répond certes à un besoin pressant, mais on peut se demander si elle ne devrait pas, pour rendre les services qu'on est en droit d'en attendre, être précédée immédiatement d'une organisation défensive qui nous permette d'entreprendre à la fois le traitement plus précoce de tous les malades et la prophylaxie dans la famille même de l'ouvrier.

J'apporte ici les réflexions qui m'ont été suggérées plus particulièrement par l'étude de la tuberculose dans les milieux industriels du Nord.

Les trois villes de Lille, Roubaix, Tourcoing forment une agglomération de près de 400.000 habitants, dont 250.000 ouvriers travaillent pour la plupart dans les usines métallurgiques, les peignages de laine, les filatures et les industries chimiques.

D'après le pourcentage moyen des indisponibilités pour cause d'affections tuberculeuses, on peut admettre que, sur ces 250.000 ouvriers de l'agglomération lilloise, 15.000 au moins sont tuberculeux à des degrés différents. Il en meurt chaque année environ 2.000.

Je suis certainement très près de la vérité en évaluant à 12.000 le nombre moyen des ouvriers tuberculeux auxquels nous devrions assurer des soins, non seulement pour tâcher de les guérir, mais aussi pour les empêcher de répandre autour d'eux, dans les ateliers et dans leurs familles, les germes de la tuberculose.

Pour traiter utilement les malades qui peuvent guérir ou être améliorés, soit environ 6.000 (un peu moins de la moitié du nombre total des tuberculeux), et pour effectuer une prophylaxie efficace dans les milieux ouvriers de notre agglomération par l'isolement des malades, il serait nécessaire de construire au moins 60 sanatoriums de 100 lits chacun, ce qui entraînerait une dépense minima de 30 millions pour les seuls frais de premier établissement. Les ressources budgétaires des trois villes ne sauraient supporter des charges aussi considérables.

Je sais bien qu'il ne s'agit pas de réaliser immédiatement et d'un seul coup la construction d'un si grand nombre de sanatoriums; qu'il faudrait tout d'abord habituer les malades à s'y rendre et le public à désirer leur multiplication; que c'est là une œuvre de très longue haleine. Vingt ans, trente ans peut-être se passeront avant que l'éducation du peuple soit faite à cet égard.

Mais c'est précisément cette perspective de rester si longtemps à peu près désarmé en face de l'extension croissante du fléau qui m'a fait penser à une autre stratégie dont l'application pourrait être immédiate, moins onéreuse, et, à ce qu'il me semble, très efficace au point de vue prophylactique.

Le sanatorium populaire, même celui des compagnies d'assurances allemandes, reçoit très rarement des tuberculeux au début de leur maladie. L'ouvrier attend, le plus souvent, pour solliciter l'assistance, que le nombre croissant de ses journées de chômage l'accule presque à la misère. C'est alors qu'il a recours au médecin.

Dans ces conditions, aucun traitement ne peut être efficace : l'envoi au sanatorium parvient à peine dans 40 p. 100 des cas à produire une amélioration suffisante pour que le travail puisse être repris temporairement. Je pense qu'au lieu d'attendre que l'ouvrier tuberculeux aille consulter le médecin et soit acculé au chômage, on devrait ériger en principe la nécessité d'*aller à lui* et de lui prêter assistance avant même qu'il puisse s'apercevoir qu'il est gravement atteint. Je voudrais qu'on pût *dépister* chez lui la tuberculose tout au début de son évolution et qu'on s'efforçât aussitôt de donner au malade les conseils et les soins qui peuvent lui être utiles, en le conservant le plus souvent à sa famille et à son milieu.

Voici comment j'envisagerais la possibilité d'organiser pratiquement la lutte contre la tuberculose dans la classe ouvrière :

On créerait tout d'abord dans chaque ville des dispensaires de quartier en nombre suffisant pour que chaque dispensaire puisse facilement desservir une circonscription déterminée.

Le rôle des dispensaires consisterait :

1° A se mettre en relations avec tous les chefs ou contremaîtres d'usines ou d'ateliers et avec tous les établissements occupant des ouvriers protégés par la loi d'assurances contre les accidents.

2° A rechercher, grâce aux renseignements fournis par les chefs ou contremaîtres d'usines ou d'ateliers, les ouvriers suspects de tuberculose ; à les attirer au dispensaire pour leur donner aussi souvent qu'ils en auront besoin des consultations gratuites, des conseils pour leur famille ; à leur distribuer, lorsqu'ils seront obligés de suspendre leur travail, des secours en nature ou en espèces, des vêtements, des médicaments, des livres.

3° Le dispensaire de chaque circonscription devrait immatriculer tous les malades de son ressort, les faire visiter fréquemment à domicile, leur procurer des occupations ou des travaux en rapport avec leurs aptitudes et avec leur état de santé ; faire désinfecter leurs logements toutes les fois que cette opération peut être utile ; leur fournir des crachoirs hygiéniques ; indiquer comment il faut détruire les crachats ; stériliser le linge de corps et les vêtements ; donner, en un mot, toutes les instructions nécessaires pour assurer dans les meilleures conditions possibles l'hygiène du tuberculeux à domicile, et préserver de la contagion ceux qui l'entourent et dont il ne veut ou ne peut se séparer.

Je voudrais que chaque dispensaire fût dirigé par un médecin spécialement instruit en vue des fonctions qu'il devra remplir et ayant fait un stage suffisant dans les laboratoires de bactériologie pour être en mesure d'examiner lui-même régulièrement les crachats de ses malades et de contrôler l'efficacité des désinfections qu'il aura prescrites.

Il va sans dire que tous les dispensaires seraient pourvus des instruments et appareils utiles pour l'observation rigoureuse des malades (microscope, bascule, dynamomètre, etc.) et que chaque ouvrier immatriculé, passant d'une circonscription dans une autre, y serait suivi par un dossier clinique.

L'organisation administrative des dispensaires serait, à mon avis, avantageusement confiée aux municipalités, au moins dans les grandes villes, avec un contrôle de l'Etat et sous la réserve qu'une loi rendrait leur création obligatoire dans toutes les agglomérations ouvrières de quelque importance.

Les dépenses de premier établissement seraient évidemment peu considérables, mais leur entretien exigerait des sacrifices pécuniaires importants, en raison surtout de la nécessité de subvenir aux besoins des familles des ouvriers malades. D'après mes calculs, très approximatifs, chaque ouvrier soigné ou surveillé par le dispensaire, y compris les secours distribués à domicile, coûterait en moyenne 3 francs par jour d'invalidité.

Si je prends comme exemple la ville de Lille, qui devrait secourir environ 3.000 tuberculeux répartis en 6 dispensaires, j'admets que chaque dispensaire aurait à assister au maximum 50 invalides par jour, soit le dixième de ses immatriculés. C'est une dépense quotidienne de 150 francs englobant tous les frais généraux, soit 55.000 francs par an, et, pour les 6 dispensaires, une dépense totale annuelle de 328.500 francs.

Ce chiffre est assurément élevé, puisqu'il représente pour la population de Lille (220.000 âmes) une participation d'environ 1 fr. 50 par habitant et par an. Mais l'importance du but à atteindre, la certitude surtout d'obtenir des résultats immédiats pour la prophylaxie de la tuberculose dans la classe ouvrière, justifieraient aux yeux de tous les citoyens clairvoyants, à défaut d'institutions d'assurances obligatoires contre la maladie analogues à celles qui existent en Allemagne, l'établissement d'un impôt spécial, centimes additionnels ou autre, dont une loi rendrait obligatoire l'affectation aux dispensaires antituberculeux.

L'organisation de ces dispensaires, telle que je viens de l'exposer dans ses grandes lignes, permettrait sans aucun doute de lutter contre l'extension de la tuberculose dans les milieux ouvriers, beaucoup plus rapidement que par les sanatoriums seuls. Outre qu'il serait possible d'assister presque tous les ouvriers malades d'une ville dès le début de leur affection, il me paraît hors de conteste qu'aucune prophylaxie efficace ne saurait être tentée, si ceux qui l'entreprennent ne restent pas constamment en contact avec les malades et avec leurs familles, pour imposer à ces dernières, par la persuasion et par l'exemple, les règles d'hygiène auxquelles elles doivent se plier.

Rien de tout cela n'est possible avec le sanatorium seul. Le malade est, il est vrai, l'objet de soins excellents ; sa famille est secourue mais non surveillée, la maison qu'il habitait reste un foyer d'infection où il se réinfectera à son retour.

Et, objection plus grave, si la ville ne possède qu'un ou deux sanatoriums de 100 lits chacun pour les 3 ou 4.000 ouvriers tuberculeux curables qui l'habitent, comment devra se faire la sélection des rares élus ? Quelle commission devra prendre la responsabilité de choisir dans telle usine ou dans tel atelier ceux qui pourront guérir et ceux qui sont irrémédiablement condamnés à ne recevoir aucun soin ?

Je verrais un avantage très grand à ce que, au lieu de considérer le sanatorium comme l'instrument principal de la lutte contre la tuberculose, on en fît seulement une annexe, un complément des dispensaires antituberculeux urbains.

Les médecins spécialistes qui assureront le service de ceux-c seraient tout naturellement désignés pour choisir parmi leurs malades ceux que l'état de leurs lésions et leur condition sociale appellent à bénéficier le mieux de la cure d'air et de repos. Les ouvriers sans famille, par exemple, ou bien ceux qui travaillent dans une industrie particulièrement susceptible d'aggraver leur maladie, seraient dirigés de préférence sur les sanatoriums.

Un seul de ces établissements pour chaque ville importante

suffirait alors et rendrait les plus grands services. Mais il ne faut pas demander au sanatorium ce qu'il ne peut pas donner.

On s'imagine trop facilement aujourd'hui que la multiplication des sanatoriums sur notre territoire entraînerait une grande diminution de la mortalité par tuberculose et qu'il faut pousser la charité privée et les pouvoirs publics à en créer un grand nombre.

Sans doute, les sanatoriums sont nécessaires et il serait désirable que chaque ville manufacturière et chaque département possédassent un ou plusieurs établissements de ce genre, mais il ne faut pas se dissimuler que les dépenses énormes entraînées par leur construction et leur entretien sont hors de proportion avec les services qu'ils peuvent rendre, *lorsqu'on envisage le nombre immense des ouvriers tuberculeux auxquels le devoir social nous oblige à porter secours !*

Les *dispensaires antituberculeux urbains* répondent, à cet égard, beaucoup mieux, me semble-t-il, aux besoins immédiats du peuple. C'est à leur multiplication rapide dans toutes les villes industrielles que devraient tendre tous nos efforts.

XXI

CONCLUSIONS

VOTÉES PAR LA COMMISSION

DANS LA SÉANCE DU 4 JUILLET 1900

La tuberculose est contagieuse (Villemin, 1863); elle se propage par le bacille de Koch (1882).

Celui-ci trouve dans les habitations insalubres, humides et dépourvues de lumière, surpeuplées, etc., un lieu favorable à son développement.

Les milieux collectifs établissent une promiscuité qui, par la multiplicité des contacts, augmente les dangers de la contagion.

Le germe de la tuberculose se transporte principalement par l'air qui charrie les poussières des crachats desséchés.

Il peut pénétrer dans l'économie avec les aliments.

La tuberculose est curable.

Ces principes sont scientifiquement établis, c'est sur eux que la Commission s'est basée pour adopter les conclusions suivantes.

I

SALUBRITÉ DE L'HABITATION AU POINT DE VUE
DE LA PROPAGATION DE LA TUBERCULOSE

La Commission adopte, après y avoir apporté quelques modifications, le texte de loi suivant, actuellement soumis aux délibérations du Sénat.

Art. 4

La liste des maladies auxquelles sont applicables les dispositions de la présente loi sera dressée, dans les six mois qui en suivront la promulgation, par un décret du Président de la République rendu sur le rapport du ministre de l'intérieur, après avis de l'Académie de médecine et du Comité consultatif d'hygiène publique de France. Cette liste pourra être revisée dans les mêmes formes.

Art. 5

La déclaration à l'autorité publique de l'une des maladies visées par l'article 4 est obligatoire pour tout docteur, officier de santé ou sage-femme qui en constate l'existence, ou, à leur défaut, pour le chef de famille, maître d'hôtel ou directeur d'établissement, ou pour les personnes qui soignent les malades. Un arrêté du ministre de l'intérieur, après avis de l'Académie de médecine et du Comité consultatif d'hygiène publique de France, fixe le mode de la déclaration.

Art. 7

La désinfection est obligatoire pour tous les cas des maladies prévues à l'article 4; les procédés de désinfection devront être approuvés par le ministre de l'intérieur, après avis du Comité consultatif d'hygiène publique de France.

Les mesures de désinfection sont mises à exécution, dans les villes de 20.000 habitants et au-dessus, par les soins de l'autorité municipale, suivant des arrêtés du maire approuvés par le préfet et, dans les communes de moins de 20.000 habitants, par les soins d'un service départemental.

Les dispositions de la loi du 21 juillet 1856 et des décrets et arrêtés ultérieurs, pris conformément aux dispositions de ladite loi, sont applicables aux appareils de désinfection.

Un règlement d'administration publique, rendu après avis du Comité consultatif d'hygiène publique de France et de la Commission centrale des appareils à vapeur, déterminera les conditions que ces appareils doivent remplir, tant au point de vue de la sécurité que de l'efficacité des opérations à effectuer.

CHAPITRE II

Mesures sanitaires relatives aux immeubles.

Art. 11

Aucune habitation ne peut être construite sans un permis constatant que, dans le projet qui lui a été soumis, les conditions de salubrité prescrites par le règlement sanitaire prévu à l'article premier sont observées.

En cas d'inexécution de ces prescriptions, il en sera dressé procès verbal.

La demande d'autorisation de construire sera adressée à la mairie, il en sera donné récépissé.

Dix jours après, l'administration municipale devra faire connaître son avis au propriétaire.

A défaut par le maire de statuer dans le délai de vingt jours, ou en cas de refus, l'autorisation pourra être donnée par le préfet.

ART. 12

Lorsqu'un immeuble, bâti ou non, attenant ou non à la voie publique, est dangereux pour la santé des occupants ou des voisins, le maire, ou, à son défaut, le préfet, invite la Commission sanitaire prévue par l'article 20 de la présente loi à donner son avis :

1° Sur l'utilité et la nature des travaux ;

2° Sur l'interdiction d'habitation de tout ou partie de l'immeuble jusqu'à ce que les conditions d'insalubrité aient disparu.

Le rapport du maire est déposé au secrétariat de la mairie, à la disposition des intéressés.

Les propriétaires, usufruitiers ou usagers sont avisés, au moins quinze jours d'avance, à la diligence du maire et par lettre recommandée, de la réunion de la Commission sanitaire, et ils produisent dans ce délai leurs observations.

Ils doivent, s'ils en font la demande, être entendus par la Commission en personne ou par mandataire, et ils sont appelés aux visites et constatations de lieux.

En cas d'avis contraire aux propositions du maire, cet avis est transmis au préfet qui saisit, s'il y a lieu, le Conseil départemental d'hygiène.

Le préfet avise les intéressés quinze jours au moins d'avance, par lettre recommandée, de la réunion du Conseil départemental d'hygiène et les invite à produire leurs observations dans ce délai. Ils peuvent prendre communication de l'avis de la Commission sanitaire déposé à la préfecture et se présenter, en personne ou par mandataire, devant le Conseil ; ils sont appelés aux visites et constatations de lieux.

L'avis de la Commission sanitaire ou celui du Conseil d'hygiène fixe le délai dans lequel les travaux doivent être exécutés ou dans lequel l'immeuble cessera d'être habité en totalité ou en partie. Ce délai ne commence à courir qu'à partir de l'expiration du délai de recours ouvert aux intéressés par l'article 13 ci-après ou de la notification de la décision définitive intervenue sur le recours.

Dans le cas où l'avis de la Commission n'a pas été contesté par le maire, ou, s'il a été contesté, après notification par le préfet, de l'avis du Conseil départemental d'hygiène, le maire prend un arrêté ordonnant les travaux nécessaires ou portant interdiction d'habiter, et il met le propriétaire en demeure de s'y conformer dans le délai fixé.

L'arrêté portant interdiction d'habiter devra être revêtu de l'approbation du préfet.

Art. 13

Un recours est ouvert aux intéressés contre l'arrêté du maire devant le Conseil de préfecture dans le délai d'un mois à dater de la notification de l'arrêté. Ce recours est suspensif.

Art. 14

A défaut de recours contre l'arrêté du maire ou si l'arrêté a été maintenu, les intéressés qui n'ont pas exécuté, dans le délai imparti, les travaux jugés nécessaires sont traduits devant le tribunal de simple police, qui autorise le maire à faire exécuter les travaux d'office, à leurs frais, sans préjudice de l'application de l'article 471, § 15, du Code pénal.

En cas d'interdiction d'habitation, s'il n'y a pas été fait droit, les intéressés sont passibles d'une amende de 16 francs à 500 francs et traduits devant le tribunal correctionnel qui autorise le maire à faire expulser, à leurs frais, les occupants de l'immeuble.

Art. 15

La dépense résultant de l'exécution des travaux est garantie par un privilège sur les revenus de l'immeuble, qui prend rang après les privilèges énoncés aux articles 2101 et 2103 du Code civil.

Art 16

Toutes ouvertures pratiquées pour l'exécution des mesures d'assainissement prescrites en vertu de la présente loi sont exemptes de la contribution des portes et fenêtres pendant cinq années consécutives à partir de l'achèvement des travaux.

Art. 17

Lorsque, par suite de l'exécution de la présente loi, il y aura lieu à résiliation des baux, cette résiliation n'emportera, en faveur des locataires, aucuns dommages et intérêts.

Art. 18

Lorsque l'insalubrité est le résultat de causes extérieures et permanentes, ou lorsque les causes d'insalubrité ne peuvent être détruites que par des travaux d'ensemble, la commune peut acquérir, suivant les formes et après l'accomplissement des formalités prescrites par la loi du 3 mai 1851, la totalité des propriétés comprises dans le périmètre des travaux.

Les portions de ces propriétés qui, après assainissement opéré, resteraient en dehors des alignements arrêtés pour les nouvelles constructions, pourront être revendues aux enchères publiques, sans que les anciens propriétaires ou leurs ayants droit puissent demander l'application des articles 60 et 61 de la loi du 3 mai 1841, si les parties restantes ne sont pas d'une étendue ou d'une forme qui permette d'y élever des constructions salubres.

TITRE II

DE L'ADMINISTRATION SANITAIRE

Art. 19

Si le préfet, pour assurer l'exécution de la présente loi, estime qu'il y a lieu d'organiser un service de contrôle et d'inspection, il ne peut y être procédé qu'en suite d'une délibération du Conseil général réglementant les détails et le budget du service.

Dans les villes de 50.000 habitants et au-dessus, il sera institué, sous le nom de Bureau d'hygiène, un service municipal chargé, sous l'autorité du maire, et, à Paris, du préfet de la Seine, de l'application des dispositions de la présente loi.

Toutefois, à Paris, les logements loués en garni restent placés sous l'autorité du préfet de police.

Art. 20

Dans chaque département, le Conseil général, après avis du Conseil d'hygiène départemental, délibère, dans les conditions prévues par l'article 48-5° de la loi du 10 août 1871, sur l'organisation du service de l'hygiène publique dans le département, notamment sur la division du département en circonscriptions sanitaires et pourvues chacune d'une Commission sanitaire; sur la composition, le mode de fonctionnement, la publication des travaux et les dépenses du Conseil départemental et des Commissions sanitaires.

Le Conseil d'hygiène départemental se composera de dix membres au moins et de quinze au plus. Il comprendra nécessairement deux conseillers généraux, trois médecins, dont un de l'armée de terre ou de mer, un pharmacien, l'ingénieur en chef, un architecte et un vétérinaire.

Le préfet présidera le Conseil, qui nommera dans son sein, pour deux ans, un vice-président et un secrétaire chargé de rédiger les délibérations du Conseil.

Chaque Commission sanitaire de circonscription sera composée de cinq membres au moins et de sept au plus, pris dans la circonscription. Elle comprendra nécessairement un conseiller général, un médecin, un architecte ou tout autre homme de l'art, et un vétérinaire.

Le sous-préfet présidera la Commission, qui nommera dans son sein, pour deux ans, un vice-président et un secrétaire chargé de rédiger les délibérations de la Commission.

Les membres des Conseils d'hygiène et ceux des Commissions sanitaires sont nommés par le préfet (le préfet de la Seine à Paris) pour quatre ans et renouvelés par moitié tous les deux ans; les membres sortants peuvent être renommés.

Les Conseils départementaux d'hygiène et les Commissions sanitaires ne peuvent donner leur avis sur les objets qui leur sont soumis en vertu de la présente loi que si les deux tiers au moins de leurs membres sont présents. Ils peuvent recourir à toutes mesures d'instruction qu'ils jugent convenables.

ART. 21

Les Conseils d'hygiène départementaux et les Commissions sanitaires doivent être consultés sur les objets énumérés à l'article 9 du décret du 18 décembre 1848, sur l'alimentation en eau potable des agglomérations, sur la statistique démographique et la géographie médicale, sur les règlements sanitaires communaux et généralement sur toutes les questions intéressant la santé publique, dans les limites de leurs circonscriptions respectives.

TITRE III

DÉPENSES

ART. 23

Les dépenses résultant pour la commune ou les syndicats de communes de l'application des règlements sanitaires prévus par l'article premier de la présente loi sont comprises parmi les dépenses obligatoires pour les communes spécifiées à l'article 136 de la loi municipale du 5 avril 1884.

Les dépenses d'organisation et de fonctionnement du service de désinfection spécifié à l'article 7, pour les villes de 20.000 habitants et au-dessus, ainsi que les dépenses d'organisation et de fonctionnement des Bureaux d'hygiène prévus par l'article 19, sont des dépenses obligatoires pour les départements et les communes.

Les dépenses d'organisation du service départemental de désinfection sont obligatoires pour les départements et les communes, suivant une proportion fixée par délibération du Conseil général, approuvée par le ministre de l'intérieur.

Les communes et les départements pourront être autorisés à établir des taxes pour le remboursement de leurs dépenses relatives à la désinfection.

TITRE IV

PÉNALITÉS

ART. 24

Sera puni des peines portées à l'article 471 du Code pénal quiconque, en dehors des cas prévus par l'article 21 de la loi du 30 novembre 1829, aura commis une contravention aux prescriptions des règlements sanitaires prévus aux articles 1 et 2, ainsi qu'à celles des articles 5, 6, 7, 8, 11 et 14.

Art. 26

Seront punis d'une amende de 100 francs à 500 francs et, en cas de récidive, de 500 francs à 1.000 francs, tous ceux qui auront mis obstacle à l'accomplissement des devoirs des maires et des membres délégués des Commissions sanitaires en ce qui touche l'application de la présente loi.

Art. 27

L'article 463 du Code pénal est applicable dans tous les cas prévu par la présente loi. Il est également applicable aux infractions pun de peines correctionnelles par la loi du 3 mars 1822.

TITRE V

DISPOSITIONS DIVERSES

Art. 28

La loi du 13 avril 1850 est abrogée, ainsi que toutes les dispositions des lois antérieures contraires à la présente loi.

Art. 30

Des règlements d'administration publique détermineront les conditions d'application de la présente loi à l'Algérie et aux colonies de la Martinique, de la Guadeloupe et de la Réunion.

Art. 31

La présente loi ne sera exécutoire qu'un an après la promulgation.

Vœu. — Le gouvernement est prié d'user de son influence pour faire venir en discussion le projet de loi sur la santé publique.

II

MILIEUX COLLECTIFS

1° *Propagande antituberculeuse.* — La tuberculose ne fera que s'étendre tant que les tuberculeux en crachant sur le sol répandront partout les germes de la maladie.

Le seul moyen d'arrêter le développement de la tuberculose est de recueillir les crachats et de détruire les bacilles tuberculeux qu'ils renferment.

La lutte contre la tuberculose consiste à faire pénétrer ces notions si simples dans l'esprit du public. Elle comporte l'éducation des personnes bien portantes et celle des personnes tuberculeuses.

Chacune d'elles doit être convaincue qu'un crachat tuberculeux jeté sur le sol est un danger pour elle et que par conséquent elle a le droit et le devoir d'empêcher le tuberculeux de cracher autour de lui. Mais elle doit comprendre aussi qu'elle ne peut exercer son droit de surveillance et de défense que si elle-même ne donne pas le mauvais exemple.

D'autre part, le tuberculeux doit être averti que s'il veut participer à la vie commune, il faut qu'il cesse d'être un danger pour les autres. Il s'astreindra donc à recueillir et à stériliser ses crachats; il le fera volontiers lorsqu'on lui aura expliqué que les premières victimes de sa déplorable habitude de cracher à terre sont les personnes de sa famille et de son entourage immédiat.

Cracher sur le sol est une coutume dégoûtante et dangereuse; le jour où elle aura disparu, la tuberculose décroîtra rapidement.

Tous les moyens capables de répandre cette notion doivent être employés: parmi les plus efficaces, nous recommandons : les *Conférences populaires*, la distribution à profusion de petites *notices* sur la façon dont se propage la tuberculose et les moyens de l'éviter; l'*affichage* dans tous les lieux publics d'*avis* interdisant de cracher sur le sol, l'*installation de crachoirs hygiéniques* dans tous les lieux fréquentés.

L'éducation antituberculeuse ne pénétrera dans la masse du public que si nous nous mettons en rapport avec les associations patronales et ouvrières, les associations populaires d'enseignement, pour leur expliquer l'immense intérêt qu'elles ont à lutter contre la tuberculose.

Elle n'entrera dans les mœurs que si elle est donnée à l'enfant *dès l'école*. Aussi voudrions-nous que la Commission contre la tuberculose devînt permanente pour qu'elle rappelle sans cesse aux pouvoirs publics, aux associations de toute sorte, ce qu'il faut faire, et pour qu'il soit possible d'entretenir l'agitation jusqu'à ce que le résultat soit acquis.

2° *Mesures administratives dans les milieux collectifs dépendant de l'État.* — Dans les milieux collectifs soumis à l'autorité publique, il faut prescrire la *défense absolue de cracher à terre;* multiplier les *crachoirs hygiéniques* à un mètre du sol; exiger le *balayage humide* des parquets ; faire l'*éducation antituberculeuse* du personnel ; créer des *sanatoriums* populaires pour le traitement des employés et agents qui peuvent en bénéficier, organiser des *assurances mutuelles contre la maladie.*

L'État devra, en outre, constituer pour chaque individualité qu'il emploie un *livret sanitaire individuel.* Ce livret contiendra un dossier de la santé de son possesseur, une notice d'hygiène professionnelle adaptée à ses fonctions.

Il y aura lieu également pour l'État de créer pour chaque collectivité une *statistique de la morbidité et de la mortalité.* C'est le seul moyen de connaître les foyers locaux de tuberculose et de diriger une lutte efficace.

Dans les milieux collectifs soumis à l'action de l'État, la sanction de la violation de ces règles peut se trouver facilement dans les diverses mesures disciplinaires que possède l'administration.

Votre Commission émet l'avis que l'État devrait accorder, sous forme de gratifications spéciales, des *primes d'hygiène* aux agents ayant fait preuve d'un réel dévouement dans la campagne antituberculeuse.

Ces prescriptions s'appliquent notamment aux employés des différents ministères :

Ministère de l'Instruction publique, Universités, Lycées, Collèges. — Conférences multipliées sur l'importance des mesures ci-dessus indiquées.

Examen des enfants à leur entrée, refus de tout enfant suspect de tuberculose.

Livret sanitaire.

Écoles. — Mêmes prescriptions, images, récompenses, cahiers scolaires servant à la propagande. Examen et surveillance médicale des professeurs. Dès qu'un d'eux est touché par la tuberculose, l'envoyer au sanatorium populaire pour instituteurs.

L'École normale d'instituteurs doit être une école d'hygiène sociale prophylactique.

Ministère du Commerce. — Tous les bureaux accessibles au public, tels que les bureaux de postes et télégraphes, doivent être installés conformément aux prescriptions précédentes.

Les plaques téléphoniques (dans les cabines publiques) doivent être surveillées et soumises à des soins antiseptiques.

Ministère des Finances. — Mêmes prescriptions pour tous les bureaux (perceptions, timbre, enregistrement, etc.).

Les feuilles, avis, etc., envoyés par ces bureaux peuvent servir à la propagande prophylactique.

Il doit être interdit aux employés de manger dans les bureaux.

Ministère de la Justice. — Le monde judiciaire doit recevoir une instruction spéciale relative à la prophylaxie de la tuberculose. Les locaux servant aux diverses collectivités doivent être installés conformément aux réformes indiquées plus haut.

Ministère de l'Intérieur. — Les locaux des préfectures, des prisons, des maisons centrales, des colonies pénitentiaires, des colonies agricoles, des bureaux de bienfaisance, des bureaux de l'assistance publique, les dispensaires, les crèches, les asiles, les mairies, etc., doivent être organisés conformément aux mesures d'hygiène prophylactique antituberculeuse réclamées par la Commission.

Dans les hôpitaux :

1° La meilleure manière de combattre et de traiter la tuberculose, c'est d'isoler les tuberculeux, parce qu'ainsi on évitera la contagion, et parce que, dans les hôpitaux spéciaux, les tuberculeux seront dans les meilleures conditions thérapeutiques.

2° Il est désirable que des sanatoriums soient construits à la campagne pour mettre les tuberculeux indigents dans les conditions les plus favorables à leur guérison.

3° Il est indispensable que les hôpitaux construits à l'intérieur des agglomérations présentent toutes les conditions qui s'imposent dans les sanatoriums vrais. Une seule condition, l'air de la campagne, fera défaut : toutes les autres doivent être rigoureusement observées.

4° Les salles réservées aux tuberculeux seront divisées de telle sorte que les tuberculeux en voie de guérison ne soient pas confondus avec ceux pour lesquels tout espoir doit être abandonné.

5° Une salle spéciale sera affectée aux tuberculeux atteints d'une maladie intercurrente.

6° Il y a lieu de faire application aussi large que possible aux tuberculeux de la loi du 15 juillet 1893 sur l'assistance médicale gratuite et de procéder en ce qui concerne les soins à donner aux tuberculeux comme pour les autres malades. Le rattachement des circonscriptions médicales à des hôpitaux pourvus de quartiers spéciaux et à des sanatoriums permettrait d'assister utilement les tuberculeux pauvres des campagnes.

7° Dans un établissement hospitalier, dans l'intérêt des malades et dans leur intérêt propre, on ne doit accepter comme infirmiers que des personnes qui ont, par un enseignement élémentaire, appris à éviter les dangers qui résultent des modes de contagion des diverses maladies.

Le personnel de cet établissement doit être surveillé quant aux voies respiratoires. Un *livret sanitaire individuel* doit être délivré à tout le personnel.

Les *enfants assistés* ne doivent pas être placés dans les familles touchées par la tuberculose. Si la tuberculose les atteint eux-mêmes, ils doivent être placés dans un sanatorium.

Les *aliénés tuberculisés* doivent être isolés des autres.

Ministère des Beaux-Arts. — La surveillance des *musées* et *palais nationaux* doit être sévèrement observée et complétée par une sanction administrative. (Expulsion du contrevenant.)

Les mêmes mesures doivent être appliquées dans les *manufactures de l'État*, à l'*Imprimerie nationale*, etc.

La Commission émet le vœu que dans l'examen sanitaire des personnes qui se livrent à la prostitution, la tuberculose soit assimilée aux autres maladies contagieuses dites vénériennes.

Ministère de la Guerre. — Mêmes prescriptions que pour les collectivités en général.

La Commission insiste pour que des crachoirs soient placés dans les chambrées, les couloirs, les cours des casernes.

Elle s'associe aux vœux suivants formulés par nos collègues de l'armée : 1° qu'on accorde aux jeunes recrues, pendant les quatre ou six premiers mois de leur présence au corps, une alimentation renforcée ; 2° que les classes soient appelées en octobre et non en novembre.

Ministère de la Marine. — Mêmes prescriptions dans les casernes et les ateliers.

Isolement des tuberculeux, leur admission dans des sanatoriums, notamment dans la région bretonne, les débarquer le plus tôt possible.

3° Conseils adressés aux collectivités privées. — La Commission émet le vœu que les prescriptions précédentes soient appliquées dans les chemins de fer, — les établissements de crédit, banques, compagnies d'assurance, — les théâtres, — les églises, les temples, les synagogues, — les bibliothèques, les études de notaire, d'avoué, d'huissier, etc., — les communautés religieuses, les couvents, les séminaires, les bureaux de tabac, — les restaurants, cafés, marchands de vins, — les grands magasins de vente, — les industries, fabriques, ateliers, mines, — les voitures publiques, les omnibus, les bateaux, les bureaux d'omnibus, — les professions insalubres, le personnel secondaire des hôpitaux, les blanchisseurs (les plus exposés de tous aux contaminations tuberculeuses).

III

ALIMENTATION

VIANDES — LAIT

1° Les viandes destinées à l'alimentation publique ne doivent être colportées et mises en vente que si elles sont pourvues d'une estampille prouvant qu'elles ont été reconnues saines par un inspecteur compétent;

L'inspection doit être faite partout, dans les villages comme dans les villes; on peut l'organiser aisément et à peu de frais sur des bases analogues à celles qui sont adoptées en Belgique.

2° Toutes les vacheries où l'on produit du lait destiné à la consommation publique doivent être soumises à une inspection périodique.

Le service vétérinaire actuel est tout désigné pour faire cette inspection.

Dans l'intervalle des inspections, les vaches atteintes de mammite doivent être signalées immédiatement au vétérinaire inspecteur; en attendant que le diagnostic soit établi, elles sont maintenues isolées des autres vaches, et leur lait est bouilli avant d'être vendu ou consommé sur place, même par les animaux; si la mammite est de nature tuberculeuse, déclaration est faite au maire, qui ordonne l'abatage immédiat de la vache malade, conformément à l'article 36 du Code rural.

3° Les sous-produits des fabriques de beurre et de fromages (lait écrémé, babeurre, petit-lait, etc.), ne doivent être livrés à la consommation des personnes ou des animaux qu'après avoir été pasteurisés à la température minima de 85 degrés.

4° La tuberculose du porc et celle de la chèvre doivent être ajoutées à la liste des maladies contagieuses visées par l'article 2 de la loi du 21 juillet 1881 sur la police sanitaire des animaux.

Les dispositions applicables aux vaches laitières doivent l'être également aux chèvres laitières.

L'inspection des viandes doit être plus rigoureuse pour les porcs tuberculeux que pour les vaches et les chèvres tuberculeuses.

5° Il appartient aux Conseils d'hygiène de faire connaître aux intéressés le danger qu'il peut y avoir pour les personnes à coucher dans les étables renfermant des bovidés tuberculeux; la surveillance nocturne de l'étable peut être assurée au moyen d'un local vitré donnant vue sur l'étable, mais n'ayant pas de communication directe avec elle.

6° En attendant la mise en pratique de ces mesures, il faut faire savoir à la population que le moyen le plus simple et le plus sûr de se mettre à l'abri du danger créé par le lait consiste à le faire bouillir avant de le consommer.

On devrait interdire aux nourrices, visées par la loi Roussel, de donner aux nourrissons qui leur sont confiés du lait de vache qui n'aurait pas été bouilli.

ALCOOL

1° L'alcoolisme est né d'un préjugé qui attribue à l'alcool certaines propriétés hygiéniques et reconstituantes. La clinique montre le rôle phtisiogène des boissons alcooliques.

S'appuyant sur ce fait incontestable, les pouvoirs publics pourraient alors orienter, dans tous les services qui dépendent d'eux, l'éducation antialcoolique (écoles, lycées, administration, armée, marine, etc.), au moyen des programmes d'instruction primaire, secondaire et supérieure et d'instructions spéciales qui, largement répandues. serviraient de modèle aux chefs d'atelier, d'usines, et à tous ceux qui emploient la main-d'œuvre ouvrière.

2° Dès maintenant, étant donné le rôle particulièrement nocif parfaitement reconnu des spiritueux, absinthes, vermouths, bitters, cognacs, etc., dont la consommation a pris depuis quelques années un développement progressif inquiétant, il y aurait lieu, d'une façon générale, de favoriser la consommation rationnelle des boissons fermentées, dont la pureté serait surveillée, en entravant la consommation des spiritueux.

3° Etant bien établie la part énorme de l'habitude et de l'occasion offerte. dans le développement de l'alcoolisme, et par conséquent les dangers des cabarets et du privilège des bouilleurs de cru, les pouvoirs publics ont le devoir d'intervenir :

1° Par des *règlements administratifs* dans le but d'entraver la fréquentation des cafés et cabarets en s'inspirant des règlements édictés récemment par le ministre de la guerre ; par des *actes législatifs* dans le but de limiter le nombre des cabarets et de supprimer e privilège des bouilleurs de cru.

4° Par tous les moyens dont ils peuvent disposer, les pouvoirs publics ont le devoir de favoriser les groupements et associations qui ont entrepris la lutte contre l'alcoolisme.

IV

DES MOYENS CURATIFS A OPPOSER A LA TUBERCULOSE

SANATORIUMS

1. L'établissement d'un sanatorium populaire destiné à la cure des tuberculeux est sans inconvénients pour les localités voisines.

2. Tout malade atteint de tuberculose ouverte et admis dans un établissement hospitalier doit être isolé des malades atteints d'autres affections ; ainsi seulement on évite les contagions et on peut donner aux tuberculeux le traitement approprié à leur maladie.

3. Dans tout service consacré au service des tuberculeux, l'*asepsie médicale* doit être complète ; la *discipline* imposée aux malades

et au personnel doit être établie par un règlement précis; la *cure hygiénique* (par l'air, le repos et la suralimentation) ne peut avoir de succès que si les règles précédentes sont observées.

4. Tout en admettant la nécessité des services spéciaux urbains destinés aux malades qui, pour des raisons diverses, ne peuvent quitter la ville, la Commission est d'avis que les hôpitaux pour tuberculeux indigents soient construits dans la zone suburbaine, là où l'air est le plus pur et où les acquisitions moins dispendieuses des terrains permettent d'entourer l'hôpital de jardins et de massifs de verdure favorables à la promenade et à la cure en plein air.

5. Le médecin chef du service a la direction de l'asepsie, de la désinfection, de la discipline et de la cure; il règle et surveille l'alimentation de chacun de ses malades.

6. Au sanatorium, comme à l'hôpital, tous les produits normaux ou pathologiques provenant des tuberculeux, tous leurs linges et vêtements, doivent être rigoureusement stérilisés avant de sortir soit du service, soit du quartier spécial.

7. Le personnel attaché au service doit être accepté et surveillé au point de vue de la santé et de l'hygiène par le médecin chef du service.

8. Le médecin chef du service doit avoir à sa disposition l'outillage nécessaire pour les recherches cliniques utiles au diagnostic et au traitement des malades.

9. La Commission émet le vœu : que l'État, donnant l'exemple aux collectivités sociales, crée des sanatoriums pour la cure de son personnel atteint de tuberculose.

10. Lorsque le produit du travail d'un tuberculeux admis au sanatorium ou à l'hôpital est reconnu nécessaire à l'existence de sa famille, les *secours de famille* sont le corollaire indispensable des soins donnés au malade, car tel est le seul moyen de le faire soigner assez tôt et pendant un temps suffisamment prolongé.

SANATORIUMS MARINS POUR ENFANTS

Le rachitisme, la scrofule, la plupart des manifestations de la tuberculose, surtout pendant l'enfance et l'adolescence, guérissent au bord de la mer. Il ne s'agit plus là d'un sujet en litige, mais d'une sorte de dogme au dessus de toute contradiction et qui s'appuie sur une expérience constante et jamais démentie.

La Commission a donc émis le vœu : 1° que par tous les moyens on mette à la disposition d'un plus grand nombre d'enfants de toutes les régions de la France l'accès dans les hôpitaux marins.

2° Que les communes sachent utiliser les places restées libres dans les sanatoriums privés, en faveur de leurs enfants scrofuleux indigents.

DISPENSAIRES ANTITUBERCULEUX

1° La Commission émet le vœu que des dispensaires antituberculeux (désignés sous un autre vocable) soient organisés dans les centres urbains.

2° Ces dispensaires auraient pour but de donner des consultations gratuites, des médicaments et des soins aux tuberculeux. ainsi que des conseils à leur famille, de veiller à la désinfection des logements, à la fourniture de crachoirs hygiéniques, et enfin d'assurer dans les meilleures conditions possibles l'hygiène des tuberculeux à domicile et de préserver de la contagion ceux qui les entourent.

V

MOYENS D'EXÉCUTION

Les tuberculeux, les enfants scrofuleux ou rachitiques, quand ils sont dénués de ressources, doivent être soignés gratuitement en exécution de la loi du 15 juillet 1893.

Il se peut que le seul traitement qui leur convienne soit, pour les premiers, un séjour prolongé dans un sanatorium ou un quartier spécial d'hôpital, pour les seconds un séjour prolongé dans un hôpital marin. Ce traitement, dans ce cas, leur est dû, et la dépense qui en résulte est une dépense obligatoire. Tel est le droit. Mais, en fait, ce traitement, plus coûteux pour chaque journée et beaucoup plus long que celui des autres maladies, est rarement appliqué parce qu'il entraîne pour les communes des charges trop lourdes.

La Commission émet le vœu que, lorsque, en exécution de la

loi du 15 juillet 1893, un tuberculeux privé de ressources est admis dans un sanatorium ou dans un quartier spécial d'hôpital, ou qu'un enfant mineur de seize ans est admis dans un hôpital marin, l'État prenne à sa charge, outre la part de la dépense qui lui incombe en vertu du barème B annexé à cette loi, une part de la dépense qui, en vertu du barème A, incomberait à la commune ;

Que dans le calcul de cette nouvelle charge, on tienne compte comme dans les barèmes existants du degré présumé de richesse de la commune.

Pour les dispensaires urbains, la commune, avec une subvention possible de l'État, aurait leur entretien à sa charge.

L'État devrait organiser des sanatoriums pour ceux de ses fonctionnaires, employés et agents atteints de tuberculose, et jugés par des médecins, désignés à cet effet, justiciables de ce mode de traitement.

Mais la Commission appelle toute l'attention du gouvernement sur l'organisation *d'assurances mutuelles contre la maladie et la tuberculose*, qui, notamment pour les collectivités, permettrait de réaliser, sans frais excessifs pour l'État ou les communes, la mise en pratique de la guérison de la tuberculose par les sanatoriums.

RAPPORT GÉNÉRAL

PRÉSENTÉ

AU NOM DE LA COMMISSION DE LA TUBERCULOSE

Par M. le Pr BROUARDEL

MONSIEUR LE PRÉSIDENT DU CONSEIL,

Par une décision en date du 22 novembre 1899, vous avez institué au ministère de l'intérieur, sous la présidence de M. Siegfried, sénateur, une Commission à l'effet de *rechercher les moyens pratiques de combattre la propagation de la tuberculose*.

Le 22 février 1900, la Commission a tenu sa première séance. En présidant à l'inauguration de ses travaux, vous avez témoigné de l'importance que le gouvernement attache à cette question, vous avez, en quelques paroles, caractérisé la portée sociale de l'œuvre que vous nous avez confiée. La Commission a fait tous ses efforts pour répondre à l'appel que vous lui aviez adressé.

Elle m'a chargé de présenter dans un premier rapport les projets de lois, de règlements, sur lesquels l'accord est fait entre ses membres. Elle ne considère pas sa tâche comme terminée, un certain nombre de points, que des enquêtes prolongées pourront seules mettre en lumière, restent à élucider; mais elle a pensé que dans une question qui intéresse à un si haut point l'avenir de la nation, elle assumerait une grave responsabilité si, pour présenter un travail définitif, elle tardait à formuler les règles sur lesquelles tout le monde est d'accord en France et à l'étranger, et qui d'ailleurs ne peuvent être modifiées par des études ultérieures.

J'indiquerai dans le cours de ce rapport les lacunes qui restent à combler.

Je rappelle seulement que la tuberculose tue chaque année plus de 150.000 Français, qu'elle frappe de préférence les jeunes-

ceux en qui nous plaçons nos plus vives affections et nos plus chères espérances pour l'avenir de la patrie. Si l'adolescent et l'adulte succombent aux localisations pulmonaires de la tuberculose, l'enfant subit les cruelles atteintes de la méningite, ou les longues tortures de la carie vertébrale et de la coxalgie.

La France jouit d'un climat privilégié. Les étrangers viennent avec raison, sur le conseil de leurs médecins, y chercher la guérison de leurs affections tuberculeuses et cependant elle paie à ces affections un tribut extrêmement élevé. Sur 10.000 habitants, chaque année elle perd par phtisie pulmonaire (non compris les autres localisations de la tuberculose) 30 personnes; la Russie en perd, il est vrai, 40, mais l'Allemagne n'en perd que 22 et l'Angleterre 13.

Ce n'est donc pas pour des raisons inhérentes à son sol ou à son climat que la France est frappée plus sévèrement que les nations voisines, c'est parce que les règles de la prophylaxie antituberculeuse y sont mal connues ou plutôt mal appliquées.

Par des mesures sanitaires bien coordonnées, la Grande-Bretagne, en trente ans, a diminué sa mortalité tuberculeuse de 5 p. 100. L'expérience prouve donc que dans cette lutte, si l'effort doit être considérable, le succès est assuré.

En France, la tuberculose augmente; le D' Raths a publié, il y a quelques mois, le tableau [1] de la mortalité par tuberculose pulmo-

1. MORTALITÉ PAR TUBERCULOSE PULMONAIRE DANS LES DIVERS PAYS ET DANS LES GRANDES VILLES (1880-1897) POUR UN MILLION D'HABITANTS

a) *Pays* :	1880-1886	1887-1893	1894-1897	Comparaison entre la période la plus éloignée et la plus récente.
Angleterre	1.803	1.568	1.363	— 440
Ecosse	2.107	1.794	1.723	— 384
Prusse	3.112	2.715	2 269	— 843
Saxe	2.468	2.240	2.195	— 273
Belgique	»	1.764	1.524	— 240
Bavière	3.067	3.180	2.921	— 146
Pays-Bas	2.001	1.918	1.867	— 134
Autriche	3.902	3.682	»	— 220
Suisse	2.101	2.065	2.084	— 17
Italie	»	1.340	1.321	— 19
Hongrie	2.960	3.008	3.257	+ 297
b) *Grandes villes* :				
Allemagne	3.436	2.896	2.421	— 1015
Autriche	»	»	4.752	»
Danemark	2.419	2.379	2.364	— 55
France	»	2.823	3 503	+ 680
Italie	2.334	2.033	2.179	+ 145

(Tableau publié par le D' Romme, *Revue générale des sciences*. Paris, 1900, p. 681, d'après le D' Raths).

naire dans les divers pays et dans les grandes villes, en comparant les périodes 1880-86 et 1891-97 ; il montre que, excepté en France, en Hongrie et en Italie, la phtisie pulmonaire diminue.

On ne saurait donc attendre. Cantonnée autrefois dans les grandes villes comme dans des foyers presque fermés, la tuberculose, grâce à la facilité des communications, envahit les campagnes, elle y est devenue presque aussi fréquente que dans les villes.

L'intervention des pouvoirs publics est donc légitime, elle est urgente, elle doit se faire avec méthode et persévérance.

La Commission s'est efforcée d'indiquer et de coordonner les divers modes d'intervention ou de réglementation dans les milieux où se propage la tuberculose.

Aucune contestation ne s'est élevée, ni à l'Académie de médecine, ni dans les différents congrès français et internationaux, ni entre les membres de votre Commission, sur la doctrine qui est la base des diverses résolutions que nous vous soumettons.

Dans son rapport à l'Académie de médecine (mai et juin 1898), M. Grancher la résumait ainsi :

« L'accord est fait dans tous les esprits sur les points importants. Par exemple, il est démontré que l'air expiré ne contient pas de bacille et qu'il en est de même des produits de sécrétion physiologique. Seuls, les crachats ou les suppurations bacillifères sont dangereux, et encore faut-il que ces liquides desséchés flottent dans l'atmosphère à l'état poussiéreux. Il est démontré aussi que ces crachats desséchés ou ces poussières séjournant sur les parois de la chambre du phtisique, sur les meubles, le plancher, y gardent longtemps leur virulence, pendant des mois et même des années. Il est démontré au contraire que la lumière solaire détruit très vite, en quelques heures, le bacille de Koch, et la lumière diffuse aussi, quoique moins rapidement. Il est encore démontré que nous contractons la tuberculose surtout par les voies respiratoires, mais aussi, quoique beaucoup plus rarement, par le lait et peut-être par la viande d'animaux tuberculeux; d'où deux voies de pénétration principales : le poumon et l'intestin. »

La contagion de la tuberculose a été démontrée en 1865 par Villemin; son agent de propagation, son bacille, a été découvert en 1882 par R. Koch.

Mais il importe de préciser les conditions dans lesquelles se fait cette contagion. Il ne faut pas que, exagérant les facilités de la propagation de la tuberculose, le public traite le phtisique comme un paria. La contagion ne se fait pas suivant les mêmes règles que celles de la diphtérie, de la variole ou de la scarlatine. On peut impunément vivre, coucher, à côté d'un phtisique, l'air qu'il expire ne contient aucun bacille. Ce sont presque exclusivement les produits expectorés, desséchés, transformés en poussières qui, voltigeant dans l'air, pénètrent dans les voies aériennes et y inoculent le bacille. Des soins d'une propreté minutieuse mettent les parents et les personnes qui donnent leurs soins à l'abri du danger. *Évitable*, lorsque ces précautions peuvent être prises, la tuberculose ne l'est plus quand le phtisique vit dans une chambre étroite, dans un espace trop restreint où une famille accomplit tous les actes de la vie, elle l'est difficilement quand des hommes vivent dans des milieux collectifs où les contacts sont incessants, dans les hôpitaux, dans les casernes ou les bâtiments de la flotte.

Le danger de contamination est en raison directe de l'étroitesse du local dans lequel vit un phtisique, du nombre des personnes qui y habitent avec lui et de la multiplication des contacts qui en sont les conséquences.

Il faut organiser la défense dans chacun des milieux collectifs, par des procédés qui varient dans chaque espèce et qui demandent à être étudiés à part.

Rappelons d'ailleurs que pendant toute une période de son évolution, la première, la phtisie n'est pas dangereuse ; le bacille tuberculeux est prisonnier dans le parenchyme pulmonaire ; mais après quelques mois, les tissus qui entourent le tubercule s'ulcèrent, les bacilles deviennent libres, les malades les expulsent dans leurs crachats, dès lors il y a danger.

La prophylaxie de la tuberculose comprend :

1° La salubrité de l'habitation ;

2° L'étude de sa propagation dans les milieux collectifs, écoles, hôpitaux, hospices, casernes, usines, moyens de transport ;

3° Les modes de propagation par l'alimentation : alcool, lait, viande.

Mais *la tuberculose est curable*. Le fait est indéniable et très consolant. Il y a cinquante ans, à Bicêtre, Natalis Guillot avait trouvé des lésions tuberculeuses anciennes et cicatrisées chez les vieillards hospitalisés, dans la proportion de 60 p. 100. A la morgue, lorsqu'un individu est âgé de plus de trente ans, et qu'il a séjourné quelques années à Paris, on trouve des lésions tuberculeuses anciennes, cicatrisées dans les poumons de la moitié des sujets. Letulle, à Saint-Antoine, arrive à la même proportion.

« Ces chiffres, dit le Dr Ribard, par la similitude même de leurs résultats sont d'une grande éloquence. Ils nous montrent très clairement que la moitié des hommes réputés bien portants et non tuberculeux, mourant de vieillesse ou de cause fortuite, ont, à un moment donné de leur vie, été touchés par la maladie, mais ont guéri.

« Il y a donc beaucoup d'atteints, et aussi beaucoup de guéris, puisque la moitié du genre humain a des tubercules, mais les supporte sans même se douter de leur présence. Telle est la signification vraiment réconfortante du résultat des autopsies ».

Elle l'est d'autant plus que ces vieillards, ces adultes, que les uns et les autres nous avons autopsiés dans les hospices, les hôpitaux et à la morgue, sont des individus qui n'ont certainement pris pour se guérir aucune des précautions que nous imposons à nos malades. Malgré des habitudes hygiéniques souvent déplorables, leur résistance personnelle a suffi.

Ces résultats anatomiques ont encore une autre signification. Ces lésions ne sont pas toujours celles d'une phtisie au début, s'étant manifestée par de petits foyers disséminés, elles sont les cicatrices de vastes foyers, parfois de larges cavernes complètement cicatrisées. La phtisie est donc curable, elle l'est même dans ses périodes les plus avancées.

Les observations cliniques que tous les médecins ont faites pendant leur carrière confirment ces résultats anatomiques. Il n'est aucun de nous qui n'ait, dans ses souvenirs, enregistré la guérison de tuberculeux, de phtisiques ayant des lésions dont le pronostic semblait ne laisser aucun espoir.

Puisque le tuberculeux est curable, il faut organiser les soins qu'on lui donne de façon à tout faire pour le guérir.

Les mesures à préconiser feront l'objet du second chapitre.

CHAPITRE PREMIER

MESURES PROPHYLACTIQUES

I

SALUBRITÉ DE L'HABITATION AU POINT DE VUE DE LA PROPAGATION DE LA TUBERCULOSE

Il n'est pas contestable que l'habitation insalubre, celle qui notamment est humide et privée de lumière ou insuffisamment éclairée, constitue un milieu dans lequel se développe facilement le bacille de Koch.

Dans l'exposé de la question, que M. le Président du Conseil m'avait demandé de présenter à la Commission, j'avais fait remarquer que s'il y a des villes dans lesquelles la mortalité tuberculeuse est particulièrement élevée, ces villes ne constituent pas un bloc dont toutes les parties sont uniformément atteintes, mais qu'en analysant les résultats fournis par la statistique on trouve dans la ville des arrondissements plus cruellement frappés, dans ces arrondissements des quartiers relativement sains à côté d'autres à forte mortalité tuberculeuse et j'ajoutais que nous étions ramenés des gros foyers *villes* aux foyers de *quartiers* et en dernière analyse à la *maison insalubre* [1].

Un rapport que prépare M. le Dr A.-J. Martin donnera à ces conclusions une précision encore plus grande. Il met à contribution les casiers sanitaires des maisons de Paris, et on verra par leur analyse que certaines maisons sont des foyers permanents de tuberculisation.

Dans un tableau résumant les résultats de la statistique du

1. Rapport spécial, n° 1, p. 11 à 15.

IIIe arrondissement, M. A.-J. Martin, pour une population de 86.744 habitants, trouve pour 10.000 habitants une mortalité de 251 par maladies contagieuses, sur lesquelles 219 décès sont dus à la tuberculose [1].

C'est donc la maison insalubre qu'il faut viser : l'assainir, si cela est possible, la faire disparaître si les causes d'insalubrité sont incompatibles avec la vie des habitants, et enfin il faut veiller à ce que l'on n'en construise plus dans de telles conditions.

La loi du 13 avril 1850 sur les logements insalubres ne permet pas une intervention efficace ; je ne m'arrêterai pas à l'exposer et à la critiquer. Chacun des membres de la Commission en connaît les défauts.

Or, un projet de loi ayant pour objet la protection de la santé publique a été adopté par la Chambre des députés ; il est soumis aux délibérations du Sénat ; les 18 premiers articles ont été votés en première lecture, le Sénat s'est divisé sur les articles suivants qui comprennent précisément ceux qui concernent les logements insalubres. Depuis cette délibération, la Commission s'est mise d'accord avec les membres du Sénat qui avaient fait les objections auxquelles on s'était heurté, et notre collègue, M. Cordelet, nous a donné lecture du texte des nouvelles propositions soumises aux délibérations du Sénat.

L'article 11 règle les conditions auxquelles doivent être soumises les constructions nouvelles dans les agglomérations qui comptent plus de 20.000 habitants.

L'article 20 organise dans chaque département un conseil d'hygiène pour le département et des commissions sanitaires ayant des circonscriptions déterminées. L'article 21 spécifie les attributions du conseil d'hygiène du département et celles des commissions sanitaires.

Les articles 12 et 13 établissent la procédure à suivre pour assainir ou empêcher d'habiter un immeuble dangereux pour la santé des occupants ou des voisins.

Les intérêts des propriétaires, usufruitiers ou usagers sont sauvegardés de façon à ce qu'il ne puisse y avoir aucune surprise.

____

1. Rapport spécial, n° 2.

La résistance aux injonctions formulées après cette procédure est jugée par le tribunal de simple police (art. 14).

Enfin l'article 18 prévoit la nécessité de faire des travaux d'ensemble pour faire disparaître l'insalubrité quand elle résulte de causes extérieures et permanentes.

Votre Commission a pensé que ces articles donnaient satisfaction aux nécessités les plus urgentes. Elle a craint en les modifiant de retarder encore l'adoption de ce projet de loi depuis si longtemps soumis aux délibérations du Parlement; elle vous propose donc de les accepter avec certaines modifications qui ne touchent pas le fond des prescriptions.

Sur l'invitation du président de la Sous-Commission. M. Lucipia, elle a émis le vœu suivant : « Le gouvernement est prié d'user de son influence pour faire venir en discussion le projet de loi sur la protection de la santé publique. »

Voici ces différents articles :

CHAPITRE II

Mesures sanitaires relatives aux immeubles.

« Art. 11

« Aucune habitation ne peut être construite sans un permis constatant que, dans le projet qui lui a été soumis, les conditions de salubrité prescrites par le règlement sanitaire prévu à l'article premier sont observées. En cas d'inexécution de ces prescriptions, il en sera dressé procès-verbal.

« La demande d'autorisation de construire sera adressée à la mairie, il en sera donné récépissé.

« Dix jours après, l'administration municipale devra faire connaître son avis au propriétaire.

« A défaut par le maire de statuer dans le délai de vingt jours, ou en cas de refus, l'autorisation pourra être donnée par le préfet.

« Art. 12

« Lorsqu'un immeuble, bâti ou non. attenant ou non à la voie publique. est dangereux pour la santé des occupants ou des voisins, le maire, ou, à son défaut, le préfet, invite la Commission sanitaire prévue par l'article 20 de la présente loi à donner son avis :

« 1° Sur l'utilité et la nature des travaux;

« 2° Sur l'interdiction d'habitation de tout ou partie de l'immeuble jusqu'à ce que les conditions d'insalubrité aient disparu.

« Le rapport du maire est déposé au secrétariat de la mairie à la disposition des intéressés.

« Les propriétaires, usufruitiers ou usagers sont avisés, au moins quinze jours d'avance, à la diligence du maire et par lettre recommandée, de la réunion de la Commission sanitaire et ils produisent dans ce délai leurs observations.

« Ils doivent, s'ils en font la demande, être entendus par la Commission, en personne ou par mandataire, et ils sont appelés aux visites et constatations des lieux.

« Dans tous les cas, cet avis est transmis au préfet qui saisit, s'il y a lieu, le Conseil départemental d'hygiène.

« Le préfet avise les intéressés quinze jours au moins d'avance, par lettre recommandée, de la réunion du Conseil départemental d'hygiène et les invite à produire leurs observations dans ce délai. Ils peuvent prendre communication de l'avis de la Commission sanitaire déposé à la préfecture et se présenter, en personne ou par mandataire, devant le Conseil; ils sont appelés aux visites et constatations de lieux.

« L'avis de la Commission sanitaire ou celui du Conseil d'hygiène fixe le délai dans lequel les travaux doivent être exécutés ou dans lequel l'immeuble cessera d'être habité en totalité ou en partie. Ce délai ne commence à courir qu'à partir de l'expiration du délai de recours ouvert aux intéressés par l'article 13 ci-après ou de la notification de la décision définitive intervenue sur le recours.

« Dans le cas où l'avis de la Commission n'a pas été contesté par le maire, ou, s'il a été contesté, après notification par le préfet de l'avis du Conseil départemental d'hygiène, le maire prend un arrêté ordonnant les travaux nécessaires ou portant interdiction d'habiter, et il met le propriétaire en demeure de s'y conformer dans le délai fixé.

« L'arrêté portant interdiction d'habiter devra être revêtu de l'approbation du préfet.

« Art. 13

« Un recours est ouvert aux intéressés contre l'arrêté du maire devant le Conseil de préfecture dans le délai d'un mois à dater de la notification de l'arrêté. Ce recours est suspensif.

« Art. 14

« À défaut de recours contre l'arrêté du maire ou si l'arrêté a été maintenu, les intéressés qui n'ont pas exécuté, dans le délai imparti, les travaux jugés nécessaires, sont traduits devant le tribunal de simple police, qui autorise le maire à faire exécuter les travaux d'office, à leurs frais, sans préjudice de l'application de l'article 471, paragraphe 15, du Code pénal.

« En cas d'interdiction d'habitation, s'il n'y a pas été fait droit, les intéressés sont passibles d'une amende de 16 francs à 500 francs et traduits devant le tribunal correctionnel qui autorise le maire à faire expulser, à leurs frais, les occupants de l'immeuble.

« Art. 15

« La dépense résultant de l'exécution des travaux est garantie par un privilège sur les revenus de l'immeuble, qui prend rang après les privilèges énoncés aux articles 2101 et 2103 du Code civil.

« Art. 16

« Toutes ouvertures pratiquées pour l'exécution des mesures d'assainissement prescrites en vertu de la présente loi sont exemptes de la contribution des portes et fenêtres pendant cinq années consécutives à partir de l'achèvement des travaux.

« Art. 17

« Lorsque, par suite de l'exécution de la présente loi, il y aura lieu à résiliation des baux, cette résiliation n'emportera, en faveur des locataires, aucuns dommages et intérêts.

« Art. 18

« Lorsque l'insalubrité est le résultat de causes extérieures et permanentes, ou lorsque les causes d'insalubrité ne peuvent être détruites que par des travaux d'ensemble, la commune peut acquérir, suivant les formes et après l'accomplissement des formalités prescrites par la loi du 3 mai 1841, la totalité des propriétés comprises dans le périmètre des travaux.

« Les portions de ces propriétés qui, après assainissement opéré, resteraient en dehors des alignements arrêtés pour les nouvelles constructions, pourront être revendues aux enchères publiques, sans que les anciens propriétaires ou leurs ayant droit puissent demander l'application des articles 60 et 61 de la loi du 3 mai 1841, si les parties restantes ne sont pas d'une étendue ou d'une forme qui permette d'y élever des constructions salubres. »

Si ces articles de la loi sanitaire sont adoptés, il sera possible de parer aux dangers inhérents aux logements insalubres.

Mais l'insalubrité n'est pas nécessairement le fait du logement. Elle peut résulter de l'occupant lui-même, du surpeuplement du domicile, du défaut de propreté. Les travaux de Korosi, de Bertillon, de Du Mesnil et Mangenot ont mis le fait en évidence. La propreté du domicile est la première des conditions pour éviter la transmission de la tuberculose. Or, même dans un appartement bien tenu, il est difficile, lorsqu'il est habité par un tuberculeux, d'éviter la dissémination des germes de la tuberculose; dans son rapport sur la désinfection, M. le Dr A.-J. Martin a pu dire : « Il n'est assurément pas un logement de phtisique dans lequel un examen quelque peu approfondi ne puisse permettre de recueillir des germes ou tout au moins des poussières bacillifères. Il n'en est qu'un bien petit nombre dans lesquels des précautions suffisantes soient prises pour que ni les poussières, ni les objets mobiliers, ni les effets ou autres tissus à l'usage du malade ne renferment aucun germe tuberculeux. »

S'il en est ainsi dans les appartements bien tenus, il est facile de concevoir ce qui se passe dans les logements ouvriers encombrés, surpeuplés, dans lesquels les soins de propreté suffisants sont presque impossibles à prendre. Or, dans les campagnes et dans les villes, ce sont ces logements qui sont les plus nombreux. A Paris, sur 856.873 locaux loués, 413.450 ont un loyer inférieur à 300 francs, soit 48 p. 100. Ce sont certainement les plus peuplés.

Puisqu'un appartement, une chambre occupée par un phtisique constitue un des gros dangers de transmission de la tuberculose, il faut absolument assainir ce domicile, le désinfecter.

Il le faut, mais on ne doit pas se dissimuler les difficultés du problème. M. le Dʳ A.-J. Martin, dans son rapport, les expose avec une extrême compétence.

La première difficulté est celle-ci : la loi du 30 novembre 1892 stipule dans quelles conditions les maladies épidémiques doivent être déclarées à l'autorité publique.

L'article 5 du projet de loi soumis aux délibérations du Sénat reproduit cet article en rendant la déclaration : obligatoire non pas pour le médecin seul, mais pour le chef de famille.

Voici les articles 4 et 5 :

« ART. 4

« La liste des maladies épidémiques auxquelles sont applicables les dispositions de la présente loi sera dressée, dans les six mois qui en suivront la promulgation, par un décret du Président de la République, rendu sur le rapport du ministre de l'intérieur, après avis de l'Académie de médecine et du Comité consultatif d'hygiène publique de France. Il pourra y être ajouté, dans la même forme, toute autre maladie épidémique.

« ART. 5

« La déclaration à l'autorité publique de tout cas de maladie épidémique est obligatoire pour tout docteur, officier de santé ou sage-femme qui en constate l'existence, ou, à leur défaut, pour le chef de famille, maître d'hôtel ou directeur d'établissement, ou pour les personnes qui soignent les malades. Un arrêté du ministre de l'intérieur, après avis de l'Académie de médecine et du Comité consultatif d'hygiène publique de France, fixe le mode de déclaration.

L'article 7 édicte que la désinfection est obligatoire pour les cas de maladies épidémiques prévues à l'article 4.

« ART. 7

« La désinfection est obligatoire pour tous les cas de maladies épidémiques prévues à l'article 4 ; les procédés de désinfection devront être approuvés par le ministre de l'intérieur, après avis du Comité consultatif d'hygiène publique de France.

« Les mesures de désinfection sont mises à exécution, dans les villes de 20.000 habitants et au-dessus, par les soins de l'autorité municipale, suivant des arrêtés du maire, approuvés par le préfet, et, dans les villes de moins de 20.000 habitants, par les soins d'un service départemental.

« Les dispositions de la loi du 21 juillet 1856 et des décrets et arrêtés ultérieurs, pris conformément aux dispositions de ladite loi, sont applicables aux appareils de désinfection.

« Un règlement d'administration publique, rendu après avis du Comité consultatif d'hygiène publique de France et de la Commission centrale des appareils à vapeur, déterminera les conditions que ces appareils doivent remplir, tant au point de vue de la sécurité que de l'efficacité des opérations à y effectuer. »

L'article 23 prévoit les dépenses que nécessitera cette organisation.

« TITRE III

• DÉPENSES

« ART. 23

« Les dépenses résultant pour la commune ou les syndicats de communes de l'application des règlements sanitaires prévus par l'article 1ᵉʳ de la présente loi sont comprises parmi les dépenses obligatoires pour les communes spécifiées à l'article 136 de la loi municipale du 5 avril 1884.

« Les dépenses d'organisation et de fonctionnement du service de désinfection spécifié à l'article 7, pour les villes de 20.000 habitants et au-dessus, ainsi que les dépenses d'organisation et de fonctionnement des bureaux d'hygiène prévus par l'article 19, sont des dépenses obligatoires pour les communes.

« Les dépenses d'organisation du service départemental de désinfection sont obligatoires pour les départements et les communes, suivant une proportion fixée par délibération du Conseil général, approuvée par le ministre de l'intérieur.

« Les communes et les départements pourront être autorisés à établir des taxes pour le remboursement de leurs dépenses relatives à la désinfection. »

Pour rendre applicables à la tuberculose ces mesures prophylactiques, deux conditions sont indispensables ; la première, c'est que la tuberculose soit inscrite sur la liste des maladies que le médecin et le chef de famille doivent déclarer. La Commission des habitations, celle des milieux collectifs, ont émis ce vœu à l'unanimité. Je suis convaincu que le Comité d'hygiène et l'Académie de médecine n'hésiteront pas à donner leur concours aux membres de la Commission de la tuberculose.

Mais une difficulté surgit ; dans la loi de 1892 et dans le projet de loi soumis au Sénat, on a visé les maladies épidémiques, et une liste dressée dans des conditions déterminées spécifie celles de ces maladies dont la déclaration est obligatoire.

Or, la tuberculose est-elle une maladie épidémique? Pour moi l'affirmative n'est pas discutable ; une maladie qui tue 150.000 personnes par an, qui se propage par germes, qui est contagieuse, est une maladie épidémique. Si elles sévissait avec les mêmes caractères tous les dix ans, si elle durait cinq ou six mois, puis disparaissait, personne ne lui refuserait le qualificatif épidémique ; j'estime que la permanence de ses ravages ne peut le lui faire perdre.

Mais je sais que cette opinion n'est pas partagée par un grand nombre de mes confrères ; et si on ne modifie pas le texte proposé aux délibérations du Sénat, j'ai grand'peur que des discussions de doctrine entre médecins ne fassent perdre un temps précieux sans aucun profit pour personne.

Or, ce que veut votre Commission, c'est que, épidémique ou non, la tuberculose soit inscrite sur la liste des maladies auxquelles on doit opposer les mesures prises vis-à-vis des maladies évitables. Elle vous propose donc de supprimer dans les articles ci-dessus visés les mots épidémique et épidémie.

Elle croit que la suppression de ces mots est la solution la plus simple. Toutefois, si des objections étaient soulevées, votre Commission se rallierait à toute autre rédaction qui permettrait d'inscrire la tuberculose sur la liste des maladies dont la déclaration est obligatoire.

Il faut rappeler, en effet, que la dénomination adoptée par le gouvernement dans le projet de loi soumis au Parlement était « maladies transmissibles » ; que cette épithète a été repoussée parce qu'elle pouvait comprendre la syphilis et la blennorragie ; mais il vaudrait mieux, si on voulait ajouter une restriction à l'inscription sur la liste de certaines maladies, reprendre le terme maladies transmissibles ou prendre celui de maladies évitables, en ajoutant : « non compris les maladies secrètes », ou toute autre formule analogue.

La Commission vous demande donc d'effacer le mot épidémique dans les articles susvisés, parce que cela lui semble être la solution la plus simple.

Lorsque ces articles de loi auront été promulgués, certaines difficultés surgiront au point de vue de l'application. Mais la plus grosse de toutes celles qui étaient à prévoir peut être écartée et rendra les autres assez facilement surmontables.

La désinfection obligatoire sera-t-elle facilement acceptée par l'opinion publique? Dans son rapport, M. le Dr A.-J. Martin a répondu par les chiffres suivants[1].

Actuellement, il ne faut pas l'oublier, la déclaration n'est pas obligatoire pour les maladies tuberculeuses; on ne peut la faire qu'à la demande ou au moins avec le consentement de la famille.

« Au point de vue de la prophylaxie de la tuberculose le nombre des désinfections a suivi la marche suivante :

	DÉCÈS par tuberculose.	NOMBRE des désinfections.
1892	»	4.511
1893	11.701	8.077
1894	11.778	7.389
1895	12.555	8.130
1896	12.006	8.330
1897	11.605	9.506
1898	12.010	10.501
1899	12.033	11.002

« Dans ces chiffres sont comprises les désinfections pratiquées dans les logements vides, avant leur habitation par leurs nouveaux locataires et la désinfection des logements occupés par des indigents tuberculeux. Les premières, quoique en augmentation

---

1. Rapport spécial, n° 3.

progressive, sont en très petit nombre. Les secondes ne sont pas encore multipliées comme il conviendrait de l'obtenir. »

L'opinion publique, à Paris du moins, n'est donc pas opposée à la pratique de la désinfection. Le nombre des personnes qui la refusent est très peu élevé et va en diminuant. Mais en province, dans les campagnes, l'acceptation de cette pratique sera probablement plus difficile, au moins actuellement.

Nous avions une seconde préoccupation. Nous savions que le locataire qui veut entrer dans un domicile précédemment occupé par un tuberculeux désire que le logement soit désinfecté, que la famille qui a perdu un de ses membres réclame la désinfection pour sa préservation personnelle. Mais la phtisie est une maladie qui dure des années: attendre qu'elle soit terminée pour procéder aux mesures nécessaires, ce serait faire une opération illusoire. Comment le malade acceptera-t-il des interventions qui, pour être efficaces, doivent être incessamment répétées ?

Sur ce point encore nos préoccupations n'ont pas été complètement justifiées, l'expérience a été satisfaisante. J'en résume les résultats, on en trouvera les détails dans le rapport du docteur A.-J. Martin.

La Commission de la tuberculose, instituée auprès de la direction de l'Assistance publique de Paris, avait recommandé un certain nombre de mesures prophylactiques concernant les indigents soignés à domicile.

Nos collègues chargés du service des bureaux de bienfaisance se prêtèrent avec la plus grande bonne volonté à cette expérience, qui a duré plus d'un an. D'accord avec M. Martin, ils désignèrent 100 tuberculeux pris dans cinq quartiers : 10 malades seulement refusèrent de se prêter à l'application des mesures; 10 moururent dans l'année, 16 furent transportés à la campagne.

Le service de la désinfection se rendit 813 fois chez ces malades, 8 fois en moyenne chez chacun d'eux, 50 fois (une fois par semaine) chez quelques-uns.

L'usage des crachoirs a été facilement accepté, le liquide phéniqué a dû être abandonné et le plus souvent remplacé par de l'eau à cause de l'odeur désagréable de l'acide phénique. On n'a pu les désinfecter le plus souvent à l'eau bouillante, le feu pour chauffer l'eau manque en été et parfois même en hiver. On a dû se contenter de les vider dans les cabinets d'aisances; ne pouvant désinfecter les linges en les plongeant dans l'eau bouillante, on a fait un service hebdomadaire pour emporter le linge souillé, le remplaçant par du linge propre et désinfecté.

Quant à la désinfection des locaux, elle a été parfois difficile; cette opération mettait, dans certains quartiers, le malade et sa famille en suspicion; il est même arrivé que le malheureux phtisique a été expulsé de son domicile.

On voit qu'il y a des difficultés d'exécution, mais, il convient de le constater, elles ne viennent pas en général du malade lui-même.

Des mesures administratives variables, suivant les possibilités, les ressources et les préjugés locaux suffiront avec le temps à les faire disparaître.

Votre Commission vous propose donc d'adopter les articles du projet de loi soumis aux délibérations du Sénat, en y introduisant les modifications indiquées ci-dessous.

Nous plaçons le texte admis par la Commission dans les conclusions générales, page 312.

Après avoir étudié l'influence des habitations insalubres sur le développement de la tuberculose et les mesures qu'il y a lieu de prendre pour les faire disparaître, votre Commission s'est demandé si elle devait se saisir de la question si importante de la construction des maisons à bon marché, édifiées pour que les ouvriers puissent, sans augmenter leurs charges, abandonner leurs anciennes demeures insalubres.

Elle a pensé que la loi du 30 novembre 1894 était trop récente pour qu'elle ait encore pu se traduire par des résultats appréciables. De plus, un congrès international sur cette question s'ouvrira à Paris dans un mois, et il lui a paru sage d'attendre la communication des documents fournis par les nations étrangères avant de formuler des propositions nouvelles.

La Commission a donc remis l'étude de cette question à une époque ultérieure.

II

MILIEUX COLLECTIFS

Lorsque pour son travail, ses fonctions, son plaisir, par maladie ou par contrainte, un homme vit tout ou partie de la journée dans un milieu où d'autres personnes se trouvent réunies, les conditions des habitations surpeuplées et parfois même insalubres sont réalisées. Bien portant, ses compagnons sont un danger pour lui; malade, il est dangereux pour eux.

Or, les conditions de la vie moderne forcent l'homme à vivre dans ces milieux. Enfant, il est pris par l'école; adulte, par la caserne; ouvrier, par l'atelier; étudiant, par les cours, les bibliothèques, les laboratoires; employé, fonctionnaire, par les bureaux et les locaux administratifs; s'il se déplace, il trouve les voitures, les compartiments des chemins de fer, l'hôtel où des malades l'ont souvent précédé. Indigent et malade, il entre à l'hôpital, où l'entourent toutes les menaces de contamination.

Ce péril de la vie en commun, par les progrès mêmes de la civilisation, va sans cesse augmentant et en est la rançon; il explique l'augmentation de plus en plus menaçante de la tuberculose.

Votre Commission avait pensé, tout d'abord, qu'elle pourrait formuler des règles générales applicables aux diverses collectivités. Les enquêtes confiées à ses différents membres lui ont bientôt montré que si les règles à formuler dérivent des mêmes principes, leurs applications, pour être efficaces, sont spéciales à chacune d'elles.

Elle a successivement étudié les mesures à prescrire pour les hôpitaux, les asiles d'aliénés, l'armée, la marine, les écoles, les prisons, les mines, les chemins de fer.

A. — HOPITAUX

La Commission des milieux collectifs, pour étudier cette question, s'est réunie à la deuxième Sous-Commission, chargée d'étudier les mesures curatives à opposer à la tuberculose. Il importait, en effet, de formuler des règles communes applicables à tous les établissements dans lesquels on reçoit et on traite des tuberculeux.

Nous avons pris comme base de discussion le rapport de MM. Grancher et Thoinot, lu et adopté le 11 novembre 1896 par la Commission de la tuberculose de l'Assistance publique de Paris[1]. Rappelons que ces conclusions ont été également adoptées à ul'nanimité le 28 juin 1898 par l'Académie de médecine.

Nous les résumons brièvement :

a) ISOLEMENT DES TUBERCULEUX

« Actuellement le tuberculeux, quels que soient la forme et le degré de sa maladie, est placé dans la salle commune.

« Il y trouve, avec le traitement médical, un asile contre la faim et le froid, mais rarement la guérison, et il y apporte, en retour, le germe de son mal. C'est assez dire quel est, pour les non-tuberculeux, le péril d'un séjour prolongé dans une salle d'hôpital, où la désinfection des objets souillés, des crachoirs principalement, n'est pas assurée, et où les malades souillent les murs et les parquets. Le tuberculeux est donc un danger pour ses camarades de salle et, en conséquence, il doit être éloigné des services ordinaires et soigné à part.

« Une autre raison, non moins impérieuse, impose l'isolement du tuberculeux. La tuberculose est curable; l'anatomie pathologique, la clinique le démontrent sans contestation possible.

« Que faut-il donner aux tuberculeux pour les guérir quand la guérison est encore possible? Il faut leur donner des forces nouvelles et relever leur organisme par une aération continue et

1. Rapport spécial, n° 4.

réglée de jour et de nuit, par une alimentation vigoureuse, par le repos prolongé et le sommeil. Or rien de cela n'est possible dans la salle commune. L'aération? Elle est empêchée par le pneumonique ou le rhumatisant dont la maladie exige que la fenêtre soit close. L'alimentation est rendue difficile par le défaut d'aération et le manque d'appétit qui en est la conséquence. Quant au repos ou au sommeil, ils sont troublés par le malade endolori ou délirant.

« En conséquence, dans l'intérêt général et dans l'intérêt du tuberculeux lui-même, celui-ci doit être soigné à part et isolé. »

Votre Sous-Commission a pris pour base de ses délibérations cette proposition résumée par M. Roux dans la formule suivante :

« La meilleure manière de combattre et de traiter la tuberculose, c'est d'isoler le tuberculeux, parce qu'ainsi on évitera la contagion et parce que, dans les hôpitaux spéciaux, les tuberculeux seront dans les meilleures conditions thérapeutiques. »

D'accord à l'unanimité sur cette proposition, votre Commission a cherché les moyens de la réaliser.

Elle s'est trouvée en présence de deux opinions opposées. Pour les uns, les tuberculeux devraient tous être hospitalisés en dehors des grandes villes, à la campagne. « Même reconstruits dans des conditions meilleures, dit notre excellent maître, M. Hérard, les hôpitaux de Paris resteront toujours insuffisants pour le traitement des phtisiques en raison du rôle important que joue l'aération dans la cure de la tuberculose. »

A cette proposition, notre collègue, M. André Lefévre, en oppose une qui en est en quelque sorte la négation.

M. André Lefevre dit « qu'il lui parait bon de profiter de l'occasion qui lui est offerte pour faire connaitre à la Commission les idées du conseil municipal de Paris en ce qui concerne l'assistance des tuberculeux. Le conseil ne croit pas beaucoup aux sanatoriums populaires, non pas que ces établissements n'aient fait leurs preuves, en Allemagne notamment. Mais ils ne constituent dans ce pays qu'un des moyens employés pour combattre la tuberculose. Ils sont un chainon d'une longue chaine dont les autres anneaux sont représentés par l'assurance obligatoire contre la maladie, les secours aux familles des individus traités, etc. En France, il n'existe rien de semblable, et rien non plus n'autorise à penser qu'une semblable organisation pourrait être introduite chez nous de toutes pièces, car elle serait sur certains points en trop complet désaccord avec nos idées et nos mœurs. On peut faire entrer et retenir dans un sanatorium l'ouvrier allemand obligé par un contrat; on n'y pourrait traiter de force un ouvrier français, pas plus qu'on ne pourrait en France garder malgré lui dans un asile un alcoolique amélioré.

« On pense donc à l'Hôtel de ville qu'en créant à grands frais des sanatoriums on n'aura réalisé qu'une partie du programme, qu'on n'aura en somme rien fait du tout. D'ailleurs, le voudrait-elle, la municipalité ne pourrait entrer dans une voie aussi dispendieuse. Le prix de journée dans un sanatorium serait, d'après les calculs auxquels on s'est livré, de 7 à 8 francs par jour; c'est donc 100 millions peut-être qu'il faudrait dépenser pour traiter utilement les tuberculeux indigents. Les finances de la ville de Paris ne sauraient supporter une pareille charge.

« Cependant le conseil municipal ne se dissimule pas qu'on ne saurait laisser se prolonger la situation actuelle, d'autant plus dangereuse que non seulement les tuberculeux ne sont pas soignés utilement dans les hôpitaux, mais qu'ils y deviennent pour leurs voisins de lit une cause de contamination. Le Conseil en est donc arrivé à cette idée qu'il y aurait lieu de reconstruire la presque totalité des hôpitaux de Paris, dont l'insuffisance et l'insalubrité sont notoires, et de diviser les services des hôpitaux en services de tuberculeux et services de non-tuberculeux. Cette division existerait pour la médecine comme pour la chirurgie ou, plus exactement, chaque service serait dédoublé afin de séparer partout les individus atteints de tuberculose de ceux qui ne le sont pas. De plus, il y aurait, annexés à ces hôpitaux, des services de consultations externes très développés et dans lesquels les maladies des voies respiratoires seraient l'objet de soins particuliers. »

Résumant sa pensée dans une réponse à M. Hérard, M. A. Lefèvre dit : « Ce n'est pas dans le but de guérir les tuberculeux que la municipalité voudrait placer ces malades dans des quartiers spéciaux d'hôpitaux reconstruits à Paris, mais pour les séparer des individus qu'ils peuvent contagionner. La mesure serait avant tout prophylactique à l'égard des individus sains. »

La Commission se trouvait donc en présence de ces deux propositions : faut-il placer tous les tuberculeux dans des sanatoriums à la campagne? faut-il diviser les hôpitaux en deux sections, l'une affectée aux tuberculeux, l'autre aux non-tuberculeux?

A la première proposition, la Commission a répondu par cet argument : A Paris, il meurt chaque année 12.000 à 14.000 tuberculeux; en admettant avec l'Office impérial de santé de Berlin que la durée moyenne de la phtisie soit de trois ans, estimation qui me semble trop brève, il faudrait placer en sanatorium plus de 40.000 tuberculeux. Je me suis informé auprès de M. le Dr Panmwitz, secrétaire général du Comité central des sanatoriums allemands, du prix de revient du séjour d'un tuberculeux dans un sanatorium populaire; il m'a répondu que le prix moyen était 3 marks 1/2, soit 4 fr. 40, y compris l'amortissement de l'établissement, non compris les secours donnés à la famille du malade.

Si on y comprend ceux-ci, il faut ajouter au prix de la journée une moyenne de 1 mark 25, soit 1 fr. 50. Le prix de revient moyen en Allemagne serait donc de 5 fr. 90 ou 6 francs. En admettant ce chiffre moyen, certainement trop faible pour les environs de Paris, la dépense journalière serait de 240.000 francs, la dépense annuelle de 87.600.000 francs pour hospitaliser tous les tuberculeux; de la moitié, 45.000.000, si on admet que dans un sanatorium deux tuberculeux occupent le même lit dans la même année.

Nous reviendrons, en étudiant les sanatoriums, sur les difficultés que créent les habitudes des familles ouvrières et des médecins qui rendent actuellement le diagnostic de la tuberculose et le traitement trop tardifs.

Il n'est donc pas possible dans les grandes villes d'envoyer tous les tuberculeux dans des sanatoriums placés à la campagne.

Ne pouvant envoyer tous les tuberculeux dans des sanatoriums, devons-nous renoncer à en créer et à faire bénéficier de ce mode de traitement ceux qui utilement voudraient ou pourraient en profiter? Personne dans la Commission ne l'a pensé.

Elle a formulé son opinion ainsi : il est désirable que des sanatoriums soient construits à la campagne pour mettre les tuberculeux indigents dans les conditions les plus favorables à leur guérison.

Il est indispensable que les hôpitaux construits à l'intérieur des agglomérations présentent toutes les conditions qui s'imposent dans les sanatoriums vrais. Une seule d'entre elles, l'air de la campagne, fera défaut, toutes les autres doivent être rigoureusement observées.

La Commission ne s'est pas ralliée à l'opinion exprimée par M. André Lefèvre. Elle estime avec lui que le tuberculeux doit être isolé dans l'intérêt de ses camarades de chambrée, mais elle veut guérir le plus grand nombre possible de tuberculeux. La proposition de M. Lefèvre ne lui donne pas satisfaction sur ce point.

La division des malades en deux catégories dans les hôpitaux aboutit à créer dans leur sein des salles spéciales dans lesquelles seront placés ceux à propos desquels aucun espoir n'existe plus ni chez le malade, ni chez le médecin, ni dans le personnel qui le seconde.

Est-ce la conception que les médecins ont de leur devoir? Est-ce celle que les Allemands ont voulu réaliser? Certainement non.

La phtisie est curable, elle l'est même à une époque assez avancée de son évolution, elle l'est surtout dans les premières périodes. Nous devons donc faire tous nos efforts pour que le tuberculeux vienne à nous le plus tôt possible. Pour obtenir ce traitement précoce, efficace s'il ne se fait pas attendre, il faut que le tuberculeux ait la conviction que dans un lieu spécial, aménagé pour le traitement de la maladie qui le menace, on a tout fait pour lui. Il faut qu'il ait au moment voulu, c'est-à-dire dès le début de la maladie, la persuasion que s'il se soigne, il peut guérir; qu'admis dans l'hôpital spécial il ait la sensation que rien n'a été négligé pour obtenir le succès; il faut que chaque jour le médecin, les élèves, le personnel secondaire soutiennent son état moral. La cure a pour base la suralimentation, le repos du corps et de l'esprit : comment espérer que l'appétit restera suffisant, l'esprit assez calme si on laisse ce malade s'abandonner au découragement?

Le succès ne répondra à nos efforts que si chacun, le médecin, le malade, ont foi dans la guérison possible.

Je m'entretenais il y a quelques jours avec le Dr Pannwitz, secrétaire général des sanatoriums allemands; je lui faisais remarquer que dans l'empire allemand une grande part du succès devait être attribuée à l'obligation imposée à l'ouvrier de se rendre dans un sanatorium spécial.

Le Dʳ Pannwitz fit à cette remarque les restrictions suivantes : Cette influence a été très notable au début, mais parmi les malades on remarqua bientôt que l'on n'obtenait le succès que chez ceux qui ne se décourageaient pas, et on dut renvoyer ceux qui s'abandonnaient.

Mais lorsque les premiers guéris ou améliorés revinrent dans leurs foyers, ils devinrent les apôtres du système de cure qui leur avait réussi ; et maintenant, ce n'est pas seulement ceux qui se trouvent forcés d'aller au sanatorium à qui il faut faire une place, mais aussi à ceux qui librement viennent solliciter leur entrée.

Il me faisait remarquer que leurs établissements ne portent pas le mot sanatorium sur la porte d'entrée, mais qu'on y lit : « Sanatorium pour guérir les maladies des poumons ».

Pour lui, un phtisique découragé est un malade perdu ; on ne sauve que les autres.

Or, le système proposé par M. A. Lefèvre répond-il à cette nécessité morale ? Ceux qui entreraient après avoir, comme maintenant, longtemps et inutilement frappé à la porte de l'hôpital ne se feraient pas illusion, ils sauraient que dirigés dans cette section, ils doivent en y pénétrant abandonner tout espoir.

D'ailleurs, l'expérience est faite, on peut en voir les résultats à l'hôpital Lariboisière. Reconstruire des hôpitaux, conçus dans cette même pensée, aboutir à la même impuissance, serait préparer à ceux qui auraient accepté cette organisation de cruels reproches que ne manqueraient pas de leur adresser les générations futures.

Ce n'est pas ce que veut la Commission. Elle demande que l'on crée des hôpitaux spéciaux, que ceux-ci soient organisés comme de véritables sanatoriums, avec galerie de cure, chaises de repos, suralimentation, etc.

Pour éviter tout ce qui peut démoraliser les tuberculeux, elle demande que des salles spéciales soient affectées à ceux pour qui tout espoir doit être abandonné ; il ne faut pas que ceux qui peuvent guérir soient témoins de l'agonie de leurs camarades.

Elle demande également qu'une salle spéciale soit affectée aux malades tuberculeux atteints d'une affection intercurrente, fièvre typhoïde, pneumonie, etc., afin qu'ils ne contagionnent pas les autres phtisiques ou que, placés dans les salles communes, ils ne donnent pas la tuberculose à leurs voisins de lit.

Avons-nous en France le moyen de convaincre, dès le début de la maladie, les tuberculeux de leur guérison possible? En Allemagne, pendant les premières années, la coercition a été l'agent actif de la popularisation de la cure par le sanatorium. Ce moyen nous fait défaut : en avons-nous un autre?

Si nous voulons que le sanatorium populaire réussisse en France et qu'il soit accepté par la catégorie des ouvriers ayant une famille, il faut que les premiers résultats soient bons, que la persuasion pénètre en eux par des exemples pris autour d'eux.

Le pouvons-nous?

J'en suis convaincu.

A côté des ouvriers mariés, pères de famille, il y a dans les grandes villes un grand nombre d'ouvriers célibataires qui, atteints par la tuberculose, retournent dans leurs villages pour respirer l'air natal, y apportent les germes de leur maladie, y créent de nouveaux foyers et concourent ainsi à la progression incessante de la phtisie dans les campagnes.

Si une caisse de secours est créée, on pourra probablement, en leur promettant un secours de convalescence au moment où ils sortiront des sanatoriums, sur l'avis du médecin, les retenir, les guérir, ou les améliorer, et les empêcher d'être des agents de propagation tuberculeuse.

Un grand nombre d'employés, de petits fonctionnaires, de domestiques, de femmes de chambre se trouvent dans les mêmes conditions. Ce sont les clients du début des sanatoriums populaires.

Si ceux-ci ont une action efficace, leur réputation se fera ; et en quelques années, je suis convaincu que les ouvriers même mariés se laisseront persuader.

La Commission est donc d'avis :

Que les tuberculeux doivent être isolés des autres malades;

Que des hôpitaux spéciaux doivent être créés dans les grandes villes, aménagés comme les sanatoriums vrais;

Que dans ces hôpitaux des sections séparées soient organisées pour les tuberculeux, curables, incurables, et pour ceux qui sont atteints d'autres maladies intercurrentes.

La Commission accepte, lorsqu'il ne sera pas possible de faire autrement, qu'il y ait dans les hôpitaux des quartiers réservés aux tuberculeux, mais c'est pour elle un pis aller. Elle craint que dans ces hôpitaux mixtes les séparations ne soient imparfaites, que l'organisation sur le type du sanatorium ne soit incomplète, que l'alimentation ne soit pas celle qui serait nécessaire.

Elle insiste sur ce fait, c'est que, même lorsqu'il s'agit de créer des quartiers spéciaux et non des hôpitaux, un même médecin ne soit pas chargé en même temps d'un service de malades ordinaires et d'un service de phtisiques. L'expérience a montré que dans ces cas l'effort du médecin se concentre nécessairement sur les malades atteints d'affections aiguës et que le phtisique est ou se croit négligé.

Dans la discussion qui précède, la Commission s'est surtout occupée des hôpitaux parisiens, parce que là les difficultés sont plus grandes que partout ailleurs. Entourée par une série de villes populeuses et industrielles, Paris n'a pas la possibilité de placer des hôpitaux spéciaux dans la vraie campagne, mais la Commission n'a pas oublié qu'elle doit s'occuper de la France entière, et si les résolutions que nous venons de relater s'adressent surtout aux grandes villes, elle a déclaré que les indications du traitement sont les mêmes dans les campagnes, qu'il y aurait lieu de faire application aussi large que possible de la loi du 15 juillet 1893, sur l'assistance médicale gratuite, de procéder, en ce qui concerne les soins à donner aux tuberculeux, comme pour les autres malades. Le rattachement des circonscriptions médicales à des hôpitaux pourvus de quartiers spéciaux et à des sanatoriums permettrait d'assister utilement les tuberculeux pauvres des campagnes.

b) ANTISEPSIE DES SALLES DES HOPITAUX

Votre Sous-Commission a adopté sans réserve les conclusions de MM. Grancher et Thoinot.

Je ne fais donc que les rappeler brièvement :

L'antisepsie des salles de malades doit être aussi rigoureusement observée que l'antisepsie chirurgicale des plaies. Elle rendra les mêmes services; elle domine toute la question des contagions nosocomiales.

Les mesures les plus importantes sont les suivantes :

1° *Substitution du lavage des parquets au balayage à sec et au cirage qui souillent l'atmosphère de germes pathogènes et font ainsi la contagion.* — Les parquets doivent être lutés de façon à assurer l'étanchéité absolue des surfaces. Le lavage à la serviette humide remplacera partout l'époussetage. Toutes les précautions seront prises pour éviter la poussière dans l'atmosphère des salles.

2° *Recueil et désinfection de tous les crachats.* — Tous les crachats sont dangereux. La virulence de tous les crachats doit être anéantie.

Aucun crachat ne doit tomber sur le sol.

Les malades ne doivent expectorer que dans leur crachoir.

Tout crachoir avec son contenu doit être désinfecté.

Telle est la triple formule à réaliser :

La désinfection des crachoirs sera confiée à des infirmiers spéciaux. Les crachoirs et leur contenu seront soumis pendant cinq minutes à l'ébullition dans un bain chargé de dix grammes de carbonate de soude par litre d'eau.

Les mêmes infirmiers seront chargés d'assurer la propreté des crachoirs communs placés dans les couloirs, cours, escaliers, etc., et d'assurer leur désinfection par les mêmes moyens. Ce crachoir, comme le crachoir personnel, contiendra une certaine quantité d'eau, additionnée au besoin d'une solution désinfectante, pour s'opposer à la dessiccation si dangereuse des crachats.

Ces précautions seraient vaines si les malades continuaient, comme il arrive aujourd'hui, à cracher à côté du crachoir, un peu partout sur le sol et les murs. Que ces souillures soient tolérées de la part d'un malade alité, délirant, irresponsable, cela est naturel ; mais elles sont intolérables quand, au mépris de l'intérêt général, elles sont un acte de gaminerie ou d'indiscipline ; par suite, des avis seront placardés, invitant les malades à se conformer à la règle, et les prévenant qu'en cas de désobéissance, ils s'exposent non seulement à la réprimande, mais à l'expulsion.

3° *Désinfection de tous les objets à usage des malades.* — Les cuillers, assiettes, verres, fourchettes, couteaux, serviettes en usage pendant le repas seront lavés, non pas à l'eau tiède ou froide, mais à l'eau bouillante, ou même soumis à une ébullition de cinq minutes dans une solution de carbonate de soude.

Le linge de corps, les draps de lit, couvertures, etc., seront stérilisés par l'étuve à désinfection.

Les malades devront se laver les mains au savon, à la brosse, dans une solution désinfectante, *avant* et après chaque repas.

L'hôpital doit être une école de propreté. Les malades qui y ont séjourné doivent en apprendre le prix; quelques-uns au moins garderont ces habitudes et en feront bénéficier leurs familles.

4° *Mobilier des salles.* — Pour ne pas devenir des nids de poussières dangereuses, le mobilier doit être facile à laver et à désinfecter.

Le *lit* doit être léger, par exemple en fer creux, démontable et mobile, avec sommier en lames parallèles, toutes ses parties doivent être faciles à laver ou à étuver.

Les *rideaux de lit* seront supprimés et remplacés au besoin par des paravents.

Les *grands meubles*, massifs, sortes de comptoirs immobiles, seront remplacés par des meubles plus légers, démontables, faciles à désinfecter.

La *table de nuit* doit être en fer, sans tiroir, à jour, avec des tablettes, la supérieure munie d'une galerie basse, ouverte d'un seul côté.

L'étuve abîme la *laine des matelas*. Il conviendrait de remplacer celle-ci par le varech. Les matelas à fibres de bois mis à l'essai dans l'armée n'ont pas donné de bons résultats.

5° *Habillement des malades.* — Le malade doit laisser à l'entrée *tous ses vêtements*. Ils seront soumis à la désinfection et lui seront remis à la sortie.

c) PROTECTION DU PERSONNEL

Toutes les mesures de désinfection, de salubrité doivent être assurées par des infirmiers spéciaux, *sanitaires*.

Les infirmiers doivent être recrutés avec soin, avoir une solde suffisante, être instruits des soins qu'ils donneront aux malades, des modes de contagion des diverses maladies et des dangers qui les menacent dans leur profession.

L'école des infirmiers de Paris donne, sous ce rapport, d'excellents résultats.

On ne doit pas admettre parmi les infirmiers quelqu'un dont la santé est douteuse, et *a fortiori* quelqu'un entaché du soupçon de tuberculose ou d'alcoolisme.

Il faut que les bons infirmiers puissent être récompensés par une élévation dans le grade et le salaire.

Ils doivent être bien nourris.

Ils doivent avoir pour la nuit des chambres séparées ou au moins des dortoirs dont la propreté soit soigneusement surveillée.

La mortalité des infirmiers et du personnel affecté aux soins des malades, surtout par la tuberculose, est en effet considérable. Pour une période de dix ans, 1886-1895, M. Landouzy a constaté que la mortalité dans le corps des infirmiers des hôpitaux de Paris a été de 599 sur 4.470 agents, soit 131 pour 1000. Plus du tiers de ces décès relèvent de la tuberculose.

La mortalité par tuberculose frappe toutes les personnes qui entourent les phtisiques, lorsqu'elles ne sont pas instruites des précautions qu'elles doivent prendre pour protéger les malades et elles-mêmes.

Le dévouement ne suffit pas; l'instruction spéciale est indispensable.

M. Letulle a communiqué à la Commission la statistique suivante : la communauté des Augustines de l'Hôtel-Dieu de Paris compte un personnel qui varie entre les chiffres 111 et 115. En vingt-quatre ans, la communauté a compté 112 décès, sur lesquels 82 étaient dus à la tuberculose.

Le Dr Cornet a pu obtenir les chiffres officiels de la mortalité des ordres religieux catholiques adonnés aux soins des malades, dans le royaume de Prusse : le personnel de ces ordres comprenait, pour 1885, 5.470 sœurs de charité et 383 frères de la Miséricorde. La statistique a porté sur la mortalité de ce personnel pendant les vingt-cinq dernières années. Il résulte de cette enquête que la mortalité par tuberculose, qui représente 1/5 ou 1/7 de la mortalité de la population en Prusse, entre pour une proportion d'environ 2/3 (63,88 p. 100) dans la mortalité de ces ordres religieux [1].

---

[1] Cornet. Die sterblich Keitsverhältnisse in den Krankenpflegeorden, *Zeitsch. für Hygiene*, 1889. Bd VI. H. 65.)

Tels sont les ravages que provoque la tuberculose dans le personnel qui soigne les malades atteints ou non de tuberculose placés dans les salles communes, régies par les anciennes règles de discipline. Est-ce là un résultat fatal ? Certainement non.

A Londres, un des hôpitaux « for consumption », Brompton, a été fondé en 1811. Il possède 317 lits. En vingt ans, on a soigné 15.000 tuberculeux. Personne parmi les médecins, les directeurs ou les surveillants n'a été infecté. Cette affirmation est répétée par le Dʳ William, médecin de l'hôpital (*The British med. Journ.*, 1882, september, p. 618), Mœller (De l'hospitalisation des tuberculeux, Acad. de méd. de Belgique. 1894), Masbrenier (Hospitalisation des tuberculeux à l'asile spécial de Londres, *Presse médicale*, 9 juillet 1898).

En admettant même que cette assertion contienne une part d'exagération, ce que j'ignore, elle vaut en ce sens que dans un hôpital spécial, qui cependant ne possède pas l'outillage que nous exigeons pour les sanatoriums, qui est tenu d'une façon hygiénique, de l'aveu de tous ceux qui l'ont visité, on a pris les précautions qui ont suffi pour mettre le personnel à l'abri.

Votre Commission pense qu'on ne doit permettre de donner des soins aux malades dans un établissement hospitalier, dans l'intérêt des malades et dans leur intérêt propre, qu'aux personnes qui ont, par un enseignement élémentaire, appris à éviter les dangers qui résultent des modes de contagion des diverses maladies.

La Commission soumet à votre approbation les conclusions suivantes :

1° La meilleure manière de combattre et de traiter la tuberculose, c'est d'isoler le tuberculeux, parce qu'ainsi on évitera la contagion, et parce que dans les hôpitaux spéciaux, les tuberculeux seront dans les meilleures conditions thérapeutiques.

2° Il est désirable que des sanatoriums soient construits à la campagne pour mettre les tuberculeux indigents dans les conditions les plus favorables à leur guérison.

3° Il est indispensable que les hôpitaux construits à l'intérieur des agglomérations présentent toutes les conditions qui s'imposent dans les sanatoriums vrais. Une seule condition, l'air de la campagne, fera défaut ; toutes les autres doivent être rigoureusement observées.

4° Les salles réservées aux tuberculeux seront divisées de telle sorte que les tuberculeux en voie de guérison ne soient pas confondus avec ceux pour lesquels tout espoir doit être abandonné.

5° Une salle spéciale sera affectée aux tuberculeux atteints d'une maladie intercurrente.

6° Il y a lieu de faire application aussi large que possible aux tuberculeux de la loi du 15 juillet 1893 sur l'assistance médicale gratuite et de procéder, en ce qui concerne les soins à donner aux tuberculeux, comme pour les autres malades. Le rattachement des circonscriptions médicales à des hôpitaux pourvus de quartiers spéciaux et à des sanatoriums permettrait d'assister utilement les tuberculeux pauvres des campagnes.

7° Dans un établissement hospitalier, dans l'intérêt des malades et dans leur intérêt propre, on ne doit accepter comme infirmiers que des personnes qui ont, par un enseignement élémentaire, appris à éviter les dangers qui résultent des modes de contagion des diverses maladies.

B. — HOSPICES, ASILES DE VIEILLARDS

Les mêmes règles de discipline, au point de vue de la propreté, de la tenue de la maison sont évidemment applicables aux hospices et asiles de vieillards.

Le temps nous a manqué pour mener à bien l'enquête nécessaire.

La mortalité dans les hospices semble très élevée, mais des distinctions sont à faire suivant les conditions de réception, spéciales à chacun d'eux (âge, infirmités ou absence d'infirmités, etc.).

Si nous prenons par exemple la maison départementale de Nanterre, nous trouvons les chiffres suivants, difficiles à utiliser, parce que c'est une maison où quelques-uns restent où d'autres ne font que passer.

Chaque année il entre dans la maison 9 à 10.000 individus d'âge très différent, impotents, vieillards, etc.

La moyenne de la population journalière est de 3.300.

Or, la mortalité semble très élevée, car nous trouvons :

	POPULATION	MORTALITÉ	MORTALITÉ par tuberculose.
1893	3.300	638	87
1894	3.300	783	108
1895	3.300	825	102
1896	3.300	860	100
1897	3.300	911	121
1898	3.300	899	114
Totaux. . . .		4.916	632
Mort. annuelle		819	105
Proportion p. 10.000 . . .		2.481,8	318,2

Il succomberait donc chaque année le quart des hospitalisés; la tuberculose compterait à elle seule une mortalité de 320 pour 10.000, alors que la mortalité tuberculeuse moyenne en France est de 11.

D'autre part, si nous prenons pour base la statistique de la ville de Paris, nous trouvons qu'en 1897, l'administration de l'Assistance publique, sur 9.521 personnes placées dans des hospices, en a perdu 1.485, soit une mortalité de 1.559,5 pour 10.000, soit plus du 6e. Je sais que cette population est constituée surtout par des vieillards, mais cette mortalité n'est-elle pas excessive? Si, dans la même statistique de 1897 (p. 130), on examine la mortalité des personnes, non hospitalisées, âgées de plus de soixante-cinq ans, on trouve qu'elle est de 821,6, à peu près la moitié, et si on prend celle des vieillards âgés de plus de soixante-dix ans, on trouve qu'elle est de 1.255.

La mortalité semble donc plus élevée dans les hospices compris dans la statistique de la ville de Paris, mais on ne saurait sans enquête apporter une affirmation précise.

Cette recherche m'a conduit à en faire une autre. Quel est l'âge où la tuberculose sévit avec le plus d'intensité à Paris? Je me hâte de dire que le temps m'a manqué pour faire cette recherche sur un nombre d'années suffisant; je n'ai pu la faire que pour l'année

1897, sur la statistique de Paris, et il est possible qu'en comparant dix ou quinze ans successifs, les chiffres se trouvent modifiés. Ce sera l'objet d'un travail ultérieur. Il est probable également que les statistiques portant sur toute la France modifieraient les proportions.

Cette enquête est actuellement impossible ; nous exprimons le vœu qu'elle puisse être faite.

Voici les chiffres des décès par tuberculose pour Paris en 1897 :

AGE	HOMMES	FEMMES	TOTAL
Moins de un an. . . .	144	92	236
1 à 4 ans	396	402	798
5 à 9 —	150	143	293
10 à 14 —	65	134	199
15 à 19 —	343	319	662
20 à 24 —	520	534	1.054
25 à 29 —	586	566	1.152
30 à 34 —	877	605	1.482
35 à 39 —	923	533	1.456
40 à 44 —	842	407	1.249
45 à 49 —	728	306	1.034
50 à 54 —	572	198	770
55 à 59 —	370	132	502
60 à 64 —	235	120	355
65 à 69 —	130	64	194
70 à 74 —	60	41	101
75 à 79 —	15	21	36
Au delà de 80	6	12	18
Age inconnu : 14.			
	7.434	4.883	12.314

L'âge auquel la tuberculose fait le plus grand nombre de victimes à Paris est donc de trente à trente-quatre ans.

Mais si, au lieu de considérer cette statistique en bloc, on se demande quelle est la proportion des décès par tuberculose par rapport au nombre des survivants, à chaque âge, on arrive à des résultats bien différents, vrais pour Paris, certainement différents si on avait des renseignements analogues pour le reste de la France. Ainsi à Paris, il n'y a que 31.000 enfants de zéro à un an.

124.000 de un à quatre, tandis qu'il y a 272.000 personnes âgées de vingt-cinq à vingt-neuf ans.

Age des personnes habitant Paris, d'après le recensement de 1896.

AGE	HOMMES	FEMMES	TOTAL
0 à 1 an. .	15.770	15.966	31.736
1 4 ans .	61.376	63.282	124.758
5 9 — .	79.758	82.248	162.006
10 14 — .	79.988	85.523	162.511
15 19 — .	96.984	99.758	196 742
20 24 — .	102.998	138.156	241.154
25 29 — .	128.014	143.061	271.075
30 34 — .	127.897	136.892	264.789
35 39 — .	118.362	122.842	241.204
40 44 — .	97.491	99.808	197.299
45 49 — .	80.952	88.576	169.528
50 54 — .	63.981	70.051	134.032
55 59 — .	50.426	55.592	106.018
60 64 — .	36.267	44.912	81.179
65 69 — .	24.553	33.131	57.684
70 74 — .	14.399	21.957	36.356
75 79 — .	6.877	12.529	19.406
+ de 80 — .	3.523	7.715	11.238
Inconnu. . .	981	1.933	2.914
	1.190.597	1.323.932	2.514.529

Le tableau suivant montre que :

1° A Paris, l'âge auquel la mortalité par tuberculose fait le plus de victimes est de 0 à un an, de un à quatre ans, puis de quarante à quarante-quatre ans (63 p. 10.000);

2° Que si on laisse de côté le premier âge, l'âge maximum de mortalité n'est pas le même pour les hommes et les femmes. Pour les hommes, c'est de quarante-cinq à cinquante-cinq ans (89 pour 10.000', pour les femmes de trente à trente-quatre ans (44 pour 10.000);

3° Enfin qu'en moyenne les hommes ont une mortalité par tuberculose de 62,4 pour 10.000, tandis que les femmes ont 36,9.

Mortalité par tuberculose calculée suivant les âges et d'après le nombre des personnes de chaque âge.

Statistique de Paris 1897. — Recensement 1896.

(Mortalité pour 10000.)

AGE		HOMMES	FEMMES	TOTAL
0 à	1 an	91,3	57,6	74,3
1	4 ans.	64,5	63,5	63,9
5	9 —	18,8	17,4	18,1
10	14 —	8,1	37,3	12,2
15	19 —	35,4	31,9	33,6
20	24 —	50,5	38,6	43.7
25	29 —	45,7	39,6	42,4
30	34 —	68.6	44.4	55,9
35	39 —	77,9	43,4	60,4
40	44 —	86,4	40,8	63,3
45	49 —	89,9	34,5	60,9
50	54 —	89,4	28,2	57,5
55	59 —	73,3	23,7	47,3
60	64 —	64,7	26,6	43,7
65	69 —	52,9	19,3	33,6
70	74 —	41,7	18,6	27,8
75	79 —	21,8	16,8	18,5
+ de 80	--	17,0	15,5	16,0
		62,4	36,9	49.0

Quelles sont les causes de ces différences? Je suis convaincu que les habitudes d'alcoolisme prépondérantes dans le sexe masculin ont une large part dans cette exagération du chiffre de mortalité tuberculeuse masculine, mais il est possible aussi que la vie dans les ateliers, dans des milieux collectifs insalubres, explique en partie ces différences.

Ces questions ne peuvent être résolues que par de longues enquêtes, que la Commission de la tuberculose croit indispensables pour arriver à dégager les divers facteurs de la propagation de la tuberculose et les moyens prophylactiques que l'on peut leur opposer.

Tant que ces divers problèmes ne seront pas résolus, les causes de la mortalité probablement excessive des hospices ne peuvent être appréciées.

Mortalité par tuberculose calculée d'après le nombre des personnes
vivant a Paris (survivants) de chaque âge et d'après le sexe

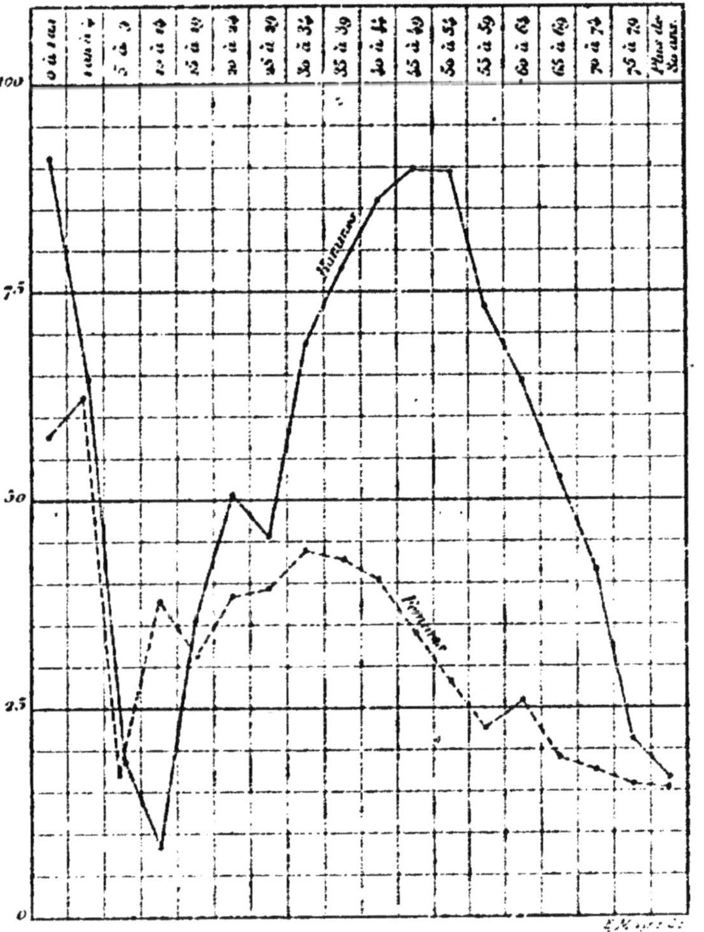

C. — MORTALITÉ PAR TUBERCULOSE DANS LES ASILES D'ALIÉNÉS

J'avais été frappé en relevant le taux de la mortalité tuberculeuse dans les différentes villes, du chiffre élevé qu'atteignaient celles dans lesquelles il y avait des asiles d'aliénés.

M. le directeur de l'Assistance publique au ministère de l'intérieur a bien voulu me fournir les renseignements portant sur la population des asiles pendant les cinq années 1894-1898, et la mortalité par tuberculose pendant la même période[1].

De ces documents, il résulte que dans les asiles publics, que je considère seuls en ce moment, la mortalité tuberculeuse est très élevée.

La population annuelle étant de 57.424 aliénés, il y a 672,6 décès par tuberculose, soit 117.1 décès sur 10.000 malades. La mortalité annuelle par tuberculose en France étant de 43,8, les aliénés paient un tribut presque trois fois plus considérable que les autres habitants.

Je sais que les aliénés sont particulièrement sensibles aux contagions microbiennes, le fait a été depuis longtemps signalé dans les épidémies de choléra. Il est certain également que parmi les aliénés se trouvent un grand nombre d'alcooliques prédisposés par leurs habitudes à contracter la tuberculose.

Mais si au lieu de considérer la totalité, on divise le nombre des asiles en trois groupes, on trouve les résultats suivants :

	POPULATION	DÉCÈS	PROPORTION P. 10.000
28 asiles	20.241,5	398,2	196,7
29 asiles	23.625,1	208,6	88,3
28 asiles	13.559,4	65,6	48,3

Ce dernier groupe représente la mortalité commune en France à 5 ou 6 unités près.

La mortalité par tuberculose n'est donc pas le fait nécessaire de la maladie. Certains asiles, Cadillac (Gironde), Morlaix (Finistère), perdent annuellement plus de 500 aliénés sur 10.000,

1. Rapport n° 5.

d'autres aussi peuplés, Orléans, Pontorson, n'en perdent que 30.

Comme lorsque nous avons étudié la répartition de la mortalité par tuberculose dans les quartiers de Paris, nous sommes ramenés à l'asile insalubre comme nous l'avons été à la maison insalubre.

Une enquête me semble nécessaire pour rechercher les raisons de cette mortalité effroyable qui frappe quelques asiles.

Les points sur lesquels devrait porter l'enquête me semblent être ceux-ci :

La discipline, la propreté sont-elles observées avec soin? Comment se fait le nettoyage des parquets, au balai ou par voie humide? Il est difficile évidemment de contraindre certains aliénés à ne pas disséminer leurs crachats; les précautions doivent donc être multipliées.

La nourriture de ces aliénés est-elle de qualité et de quantité suffisantes? L'aliéné est disposé par sa maladie à contracter la tuberculose; si par une alimentation insuffisante on augmente cette prédisposition, on crée un état de misère physiologique dangereux.

Il serait intéressant également de savoir, pour dégager l'influence de l'alcoolisme, si ces aliénés entrent déjà atteints de tuberculose, si celle-ci éclate pendant les premiers mois de leur séjour, si les anciens pensionnaires sont atteints de préférence, si certaines formes d'aliénation prédisposent à cette maladie.

La comparaison avec la mortalité tuberculeuse dans *les asiles privés* est intéressante. Pour 16 maisons privées, nous trouvons une population annuelle de 4.261,3 aliénés, un nombre de décès de 17,0. Soit une proportion de 39,9 pour 10.000, analogue à celle de la mortalité moyenne par tuberculose en France.

Une enquête administrative sur les causes de la mortalité tuberculeuse et de la mortalité générale dans les asiles d'aliénés me semble indispensable.

Placé dans un asile public, l'aliéné n'a plus pour protecteurs que les fonctionnaires de l'État. On ne saurait soupçonner ce dernier de ne pas faire pour ces déshérités tout ce qu'il est en son pouvoir de faire.

J'ai voulu savoir si les serviteurs, les infirmiers de ces asiles sont exposés à contracter la tuberculose. Les résultats fournis par la statistique sembleraient très rassurants.

Les 86 asiles publics comptent annuellement :

> 6.933,3 infirmiers, 18,4 décès tuberculeux.
> Soit : 26,5 p. 10.000.

Les 16 asiles privés comptent :

> 810,7 infirmiers, 3,0 décès tuberculeux.
> Soit : 37,0 p. 10.000.

Mais ces chiffres ne représentent pas la réalité ; dans certains asiles, le directeur a soin de noter qu'on ne prend comme infirmiers que des hommes soumis à l'entrée à un examen physique médical. Le directeur de la Salpêtrière ajoute : « Dans le personnel servant, nous n'avons pu compter que celles de nos infirmières couchant en dortoir, parce que, malades, elles sont transportées à l'infirmerie et comptent au nombre des hospitalisées. Quant à celles qui se font soigner dans leur logement, les décès sont compris dans les décès à domicile, que le médecin de l'état civil vient constater et dont nous n'avons pas alors connaissance. »

D'autres directeurs déclarent que lorsque les infirmiers sont souffrants, ils demandent à quitter l'établissement et que l'on ignore leur sort ultérieur.

Le problème reste donc sans solution.

D. — ENFANTS ASSISTÉS ET MORALEMENT ABANDONNÉS

Grâce à la bonne volonté de notre collègue, M. le Directeur de l'Assistance publique, nous avons pu connaître la mortalité tuberculeuse des enfants assistés et moralement abandonnés [1].

Notre enquête porte sur cinq années (1895-1899). Elle montre que le nombre des filles abandonnées est inférieur d'un huitième au nombre des garçons (38.000 filles - 43.000 garçons) et que dans les 12 départements qui font exception à cette règle (Basses-(Alpes), Charente, Corrèze, Corse, Creuse, Lozère, Marne, Nord, (Hautes-Pyrénées), (Haute-Savoie), Savoie. Somme), le nombre des filles abandonnées ne dépasse que de 92 celui des garçons.

1. Rapport n° 6.

Nous n'avons pas à chercher en ce moment les causes de ces différences.

Si le nombre des filles abandonnées est moindre que celui des garçons, par contre, la mortalité par tuberculose des filles est supérieure à celle des garçons. Pour 66.312 garçons il y a 134 morts par tuberculose, soit 20.2 pour 10.000. Pour 58.083 filles il y a 148 morts par tuberculose, soit 25,4 pour 10.000.

Une enquête seule pourrait préciser les causes de cette différence. Le phénomène se produit-il à tous les âges? peut-on trouver l'explication dans la variété des occupations? Les garçons sont plutôt employés aux travaux agricoles, les filles travaillent souvent dans des ouvroirs.

Enfin, il y a des départements où la mortalité est excessive, 150, 200 pour 10.000: d'autres où elle est nulle. Comme pour les maisons, pour les asiles d'aliénés, etc.. nous trouvons des territoires d'inspection salubres et d'autres insalubres.

	DÉPARTEMENTS			ENFANTS ASSISTÉS		
	POPULATION soumise à la statistique.	DÉCÈS par tuberculose.	PROPORTION p. 10000 habitants.	EFFECTIF	DÉCÈS par tuberculose.	PROPORTION p. 10000 enfants.
1er groupe.	3.613.542	16.675,0	46,1	27.075,2	73,4	27,1
2e groupe.	2.469.480	8.679,6	35,1	24.593,4	76,6	31,1
3e groupe.	1.810.350	6.088,2	33,5	19.706,0	44,6	22,9
4e groupe.	1.072.619	2.992,3	27,8	10.660,7	26,4	22,8
	8.976.991	34.435,1	38,4	82.035,3	221,0	26,9

Si on divise les départements en quatre groupes par ordre de mortalité décroissante et si on compare la mortalité tuberculeuse des enfants assistés résidant dans ces départements, en laissant de côté la Seine et l'Assistance publique de Paris, qui dissémine ses pupilles, dans les départements, on obtient le tableau ci-dessus :

Le taux de la mortalité tuberculeuse propre du département

ne semble pas avoir l'influence prépondérante sur la mortalité tuberculeuse des enfants assistés.

Enfin, et c'est la remarque la plus importante, la mortalité tuberculeuse des enfants assistés et moralement abandonnés est notablement plus faible que la moyenne 38,4.

	MORTALITÉ p. 1000.
Départements :	
Garçons.	24,2
Filles.	29,5
Assistance publique de Paris :	
Garçons.	12,8
Filles.	17,2

On peut admettre, sauf vérification de cette hypothèse par l'enquête demandée plus haut, que la surveillance à laquelle ces enfants sont soumis par l'Assistance publique de Paris a suffi pour faire tomber la mortalité de un quart.

E. — ARMÉE

Dans un rapport annexé[1], M. Letulle a exposé l'état actuel de la tuberculose dans l'armée.

Tout d'abord, un tableau dressé sur les chiffres officiels montre que la mortalité générale était de 9 pour 1.000 hommes en 1872; elle s'est élevée à 10,5 en 1876, pour tomber progressivement à 4,41 en 1898. Nous ne pouvons que nous réjouir de ce résultat, dont l'honneur revient à nos confrères de l'armée, qui ont suivi avec une persévérance qui ne s'est jamais ralentie la lutte contre les maladies qui menacent le soldat.

L'armée a bénéficié de ces succès, la population civile également, car grâce au service obligatoire et à l'appel des hommes qui viennent à des périodes régulières faire au régiment des séjours de 28 jours, puis de 13 jours, il y a entre la population civile et militaire des échanges incessants : le jeune soldat apporte à la caserne les maladies qui règnent dans son village : à sa libération, il y apporte les maladies qui règnent dans la caserne.

1. Rapport n° 7.

La mortalité générale étant de 4,4 pour 1.000 hommes, celle qui est imputable à la tuberculose est de 1 p. 1.000, c'est-à-dire presque un quart.

La mortalité générale a considérablement diminué, celle causée par la tuberculose est restée à peu près immuable. En 1888, elle était de 1,4; en 1898, elle est tombée à 0,88.

M. Dieu fait remarquer que cette mortalité tuberculeuse comprend non pas seulement la tuberculose pulmonaire, mais les péritonites, pleurésies, méningites tuberculeuses. Ces affections constituent d'après lui un groupe à peu près irréductible.

Des cas de tuberculose aiguë éclatent dans la population militaire comme cela se voit dans la population civile. Des tuberculoses méconnues, demeurées latentes pendant un certain nombre d'années, se réchauffent tout à coup, soit spontanément, soit à l'occasion d'une maladie infectieuse accidentelle, telle que la grippe, la rougeole ou la fièvre typhoïde, et tuent en quelques jours un individu considéré jusque-là comme parfaitement sain.

A côté de ce groupe à peu près irréductible, s'en trouve un second formé par les soldats rengagés, les sous-officiers, gardes républicains et la masse des « embusqués » ou hommes hors du rang, tels que : ordonnances des officiers, ouvriers techniques, etc., dont la surveillance échappe trop souvent au contrôle du service de santé.

La plupart d'entre eux, une fois atteints de tuberculose, échouent dans les hôpitaux militaires, *faute de sanatoriums*, et y sont conservés en raison de l'ancienneté de leurs services.

Enfin les décès des officiers succombant à la tuberculose rentrent dans la masse globale précitée.

Mais les *pertes* de l'armée par tuberculose comprennent, outre la *mortalité*, les réformes et les *retraites*. Celles-ci sont presque insignifiantes.

En vue de préserver ses effectifs sains et afin de fournir à l'armée des unités résistantes, le service de santé examine dès qu'il le peut toutes les recrues suspectes de tuberculose, « candidats à la tuberculose », soit au conseil de revision, soit à l'appel de la classe, soit à l'incorporation au régiment.

Cette sélection s'opère d'autant mieux, aujourd'hui, que le service de santé a obtenu du Parlement une loi sur la « Réforme temporaire » (1er avril 1898) qui permet d'éliminer pour un an, et itérativement, tout individu suspect de tuberculose.

Pour le plus grand nombre des individus, la réforme temporaire est prononcée dans les premières semaines, ou tout au plus dans les deux ou trois premiers mois qui suivent leur incorporation. Cette année même, pour la classe qui vient d'arriver sous les drapeaux, les médecins de régiment ont, du 15 novembre 1899 au 1er février 1900, rendu à la vie civile par réforme temporaire 1.800 recrues qui avaient échappé aux conseils de revision.

M. Letulle fait suivre cet exposé des chiffres détaillés explicatifs, fort intéressants et témoignant de l'effort persistant fait par le corps de santé pour éliminer de l'armée tous les soldats suspects de tuberculose.

Nous n'avons qu'à approuver sans réserve nos confrères de l'armée. Mais il y a lieu de considérer la conséquence.

Éliminés de l'armée, ces jeunes soldats rentrent dans leurs foyers, y importent leur maladie et disséminent la tuberculose. Or ces jeunes gens, candidats à la phtisie, qui ont pu échapper à un ou deux premiers examens sont précisément dans cette période de la tuberculose où la guérison peut légitimement être espérée.

Ce sont ceux qui devraient être soignés dans des sanatoriums. Ils sont en état de réforme temporaire, ils ne sont donc pas encore libérés vis-à-vis du service militaire ; ne pourrait-on les envoyer dans un sanatorium, au plus grand bénéfice de leur santé personnelle, au plus grand bénéfice de leurs concitoyens ?

Sur ce premier point, la réforme temporaire, la conclusion votée le 28 juin 1898 par l'Académie de médecine est donc mise à exécution.

Il en est un autre sur lequel M. Grancher, dans son rapport, avait vivement insisté : la propreté du plancher ; il est également en voie d'exécution.

Les planchers des casernes et les soubassements de tous les casernements de France et d'Algérie seront coaltarisés. Le Parlement a accordé les fonds nécessaires pour parfaire cette année le premier tiers de ce travail considérable. Partout où le sol est parqueté, la coaltarisation une fois faite (et, en trois ans, la totalité du travail sera accomplie), le *balayage à sec* sera interdit ; on ne pourra plus se servir que du *faubert* avec un torchon mouillé, qui enlèvera, en les humectant, toutes les poussières accumulées sur le plancher.

Il sera interdit de cracher à terre.

Cette réforme apprendra en même temps à la masse populaire l'avantage de ce procédé de propreté par voie humide. L'exemple et l'habitude prise au régiment se propageront dans les collectivités où pénètre l'homme libéré du service, et ainsi s'accomplira une partie de *l'éducation antituberculeuse* du peuple français.

Aération. Presque toutes les casernes sont dès maintenant munies de carreaux ventilateurs Castaing et de cheminées Renard. Ce sont des mesures à généraliser.

Le *cubage d'air des chambrées* varie de 12 à 17 mètres cubes par homme, et l'écartement des lits de 25 à 50 centimètres. Ce sont des minima de beaucoup inférieurs à ce que l'hygiène exige. L'encombrement constitue l'une des causes les plus certaines de la résistance moindre du corps humain à l'action des germes pathogènes qui le menacent.

Les *réfectoires* pour les corps de troupes doivent être absolument distincts des chambrées : le balayage et l'époussetage à sec y seront formellement interdits.

La question capitale pour toutes les collectivités des *crachoirs communs* n'est pas résolue. Les objections soulevées sont la difficulté de les placer dans des chambrées dont les lits sont parfois distants de 25 centimètres. Le modèle adopté pour les crachoirs de l'Assistance publique coûte de 16 à 20 francs ; ils doivent être payés par les caisses régimentaires ; celles-ci sont peu fortunées.

Sur ce point, malgré la foi qui l'anime, le corps médical n'a pas encore fait pénétrer ses convictions dans l'esprit du commandement.

La Commission pensera sans doute avec nous qu'elle doit déclarer qu'elle place au premier rang des moyens prophylactiques l'adoption d'un crachoir muni d'un liquide constitué par de l'eau pure ou par un mélange désinfectant.

Nos collègues de l'armée émettent deux autres vœux.

Les chefs de corps ont établi que pendant les quatre ou six premiers mois, les jeunes soldats incorporés reçoivent une alimentation notoirement insuffisante. Le ministère de la guerre demande, pour les jeunes recrues, une *alimentation renforcée* pendant les quatre ou six premiers mois de leur présence au corps. Le travail au commandement est plus pénible que le travail individuel d'un ouvrier quelconque. D'ailleurs, dans la marine de l'État, il y a une *ration de boulimique* pour les jeunes marins en passe d'entrainement professionnel.

Nos collègues demandent également que les classes soient appelées en octobre et non en novembre, pour que les exercices d'entrainement ne se fassent pas pendant les plus mauvais temps.

Avec son rapporteur M. Letulle, votre Commission émet un dernier vœu.

Plusieurs chefs de corps d'armée ont manifesté par leurs arrêtés l'intérêt qu'ils portent à la lutte antialcoolique. Un grand nombre d'officiers et de médecins militaires font aux hommes placés sous leurs ordres des conférences pour leur démontrer les funestes effets des boissons alcooliques. Cette campagne est, en même temps, un premier appoint pour la prophylaxie de la tuberculose, dont l'origine alcoolique est si souvent établie.

Le jour où la vente à la cantine des alcools, absinthe, liqueurs et apéritifs quelconques sera interdite d'une façon absolue, on aura enrayé en même temps la propagation de la tuberculose dans la collectivité militaire, et par répercussion dans la population civile.

Cette conclusion avait été votée par la Sous-Commission le 25 avril; le 4 mai paraissait à l'*Officiel* la circulaire suivante de M. le ministre de la guerre :

« Mon cher général,

« En vue de défendre les troupes placées sous leurs ordres contre les dangers de l'alcoolisme, des chefs militaires ont pris, depuis quelque temps, l'initiative de mesures diverses concernant la consommation de l'alcool dans les casernes.

« Les unes, simplement restrictives, consistent dans l'interdiction aux cantiniers de vendre de l'eau-de-vie et liqueurs similaires, à certaines heures de la journée, ou encore se rapportent à une sélection de boissons spiritueuses, dont la vente est tolérée; les autres ont trait à l'interdiction absolue de débiter de l'alcool dans les cantines.

« Il importe, au point de vue de l'hygiène et de la discipline, de faire cesser ces divergences, d'uniformiser les prescriptions relatives à la prophylaxie de l'alcoolisme, et d'étendre à toute l'armée une action bienfaisante, qui ne saurait rester localisée à quelques corps de troupes.

« En conséquence, j'ai décidé l'interdiction absolue de vendre dans les cantines aucune eau-de-vie ni liqueur à base d'alcool, ni aucune des multiples préparations connues sous le nom d'apéritifs.

« Cette interdiction s'étend à toutes les cantines des casernes, quartiers, camps et terrains de manœuvres.

« Sont seules autorisées, dans les cantines, la vente des boissons fermentées : vin, bière, cidre, poiré, et celle de toutes les boissons usuelles : café, thé, lait, chocolat, etc., ne renfermant pas d'alcool.

« Je vous invite à prendre les mesures nécessaires pour que ces prescriptions, qui seront affichées dans toutes les cantines, soient immédiatement exécutées.

« GALLIFFET. »

Votre Commission ne peut que se déclarer heureuse d'avoir ainsi été devancée dans ses vœux par M. le ministre de la guerre.

F. — MARINE DE L'ÉTAT

M. le D' Vincent, médecin en chef de la marine, a communiqué à la Commission sous le titre : *Notes sur la tuberculose dans la marine*, un rapport des plus intéressants, si documenté qu'il est difficile de le résumer[1].

Dès 1855, J. Rochard avait signalé la fréquence de la tuberculose dans la marine, il disait : « La tuberculose marche vite sur les navires. »

Transporté en quelques jours, avec la navigation à vapeur, des régions chaudes dans la zone tempérée, le marin est sans cesse

---

1. Rapport n° 8.

exposé aux vicissitudes atmosphériques. Il n'y a pas de milieu collectif où la promiscuité soit plus étroite qu'un navire; les hommes y vivent côte à côte, jour et nuit, pendant de longs mois. Il n'y a pas de milieu où la contagion exerce plus activement son œuvre.

Ce danger a provoqué les instructions ministérielles les plus précises. Pour les inscrits maritimes, l'inaptitude au service est prononcée pour les sujets atteints de tuberculose confirmée, mais aussi pour ceux qui sont *en imminence de tuberculisation pulmonaire.*

Pendant l'armement d'un navire et avant de quitter le port, le médecin-major d'un bâtiment visite individuellement les hommes, et élimine les sujets qui lui semblent peu robustes.

Toutes ces précautions devraient avoir pour résultat l'absence presque complète de tuberculeux à bord des bâtiments de guerre. Cette situation n'existe, à vrai dire, qu'au moment du départ; et au bout de peu de temps, sous l'influence du séjour dans les pays chauds, du paludisme, etc., la tuberculose, latente chez des sujets robustes en apparence, se décèle et provoque la mort ou des séjours prolongés dans les hôpitaux et des rapatriements onéreux.

Pour connaître la *mortalité par tuberculose* des marins, M. Vincent a consulté les registres de l'hôpital maritime de Brest pendant une période de dix ans (1888-1897). On sait que la zone bretonne fournit les sept dixièmes des hommes de nos équipages. M. Vincent a trouvé les chiffres suivants :

Décès par causes diverses (flotte) 1.119
Sur lesquels décès par tuberculose. 501
Moyenne : 46,8 p. 100,

près de la moitié des décès.

Pour l'année 1898, dans les hôpitaux maritimes de Brest, Cherbourg, Lorient, Rochefort, Toulon, on trouve pour 100 décès :

Brest. . . . . 41,6 par tuberculose.
Lorient. 41,7   —
Cherbourg 31,7   —
Rochefort. 22,8   —
Toulon 21,7   —
Moyenne : 32,2 p. 100.

Les pensions de retraite proportionnelle après quinze ans de service (loi du 5 août 1879) pour les sous-officiers de la flotte et étendues aux quartiers-maîtres et aux marins (loi du 26 janvier 1897), ont permis d'éliminer de la flotte un grand nombre de tuberculeux, en sauvegardant leurs intérêts matériels. Mais ces pensions sont difficilement acceptées par les ayants droit. Ils veulent parfaire leurs vingt-cinq années de service, et assurer après eux le sort de leurs veuves et de leurs orphelins; car malheureusement la pension proportionnelle n'est pas, comme la pension de retraite, réversible sur ces derniers.

D'autre part, l'autorité supérieure hésite à se séparer de serviteurs dévoués et instruits, comme les officiers mariniers (premiers et seconds maîtres), qui forment les cadres de notre admirable maistrance, un des auxiliaires les plus précieux du bon fonctionnement du service à bord de nos bâtiments de guerre. Elle ne se décide que difficilement à éliminer des hommes ayant quinze, dix-huit, vingt ans de service. C'est pour ces raisons qu'il y a encore tant de tuberculeux dans le service actif et à bord de nos navires, où ils sont des agents de contamination.

Si on considère la mortalité suivant les grades, on trouve que la mortalité par tuberculose des premiers et seconds maîtres est de 18,5 p. 100, celle des quartiers-maîtres ou caporaux de 21,1 p. 100.

Si on la considère suivant les professions des marins, on voit que la mortalité par tuberculose des gabiers est de 11 p. 100 des décès, celle des mécaniciens et chauffeurs de 10 p. 100.

M. le Dr Vincent approuve la mesure qui depuis longtemps a permis d'augmenter l'alimentation des chauffeurs.

Il propose de diminuer le temps de séjour des hommes dans les compartiments à haute température, d'améliorer la ventilation des parties profondes du navire, de porter de dix-huit à vingt ou vingt-deux ans l'âge d'admission des mécaniciens dans la flotte.

M. Vincent signale la fréquence de la tuberculose parmi les jeunes officiers et aspirants, et propose d'éliminer rigoureusement du concours tous les jeunes gens à poitrine délicate, de reculer de deux ans l'âge d'admission à l'École navale.

Il conclut par les propositions suivantes :

a) A BORD DES NAVIRES

Interdiction de cracher sur les ponts. Crachoirs métalliques avec solutions antiseptiques. Désinfection des crachoirs.

Suppression du balayage et de l'époussetage à sec.

Isolement des tuberculeux : les débarquer le plus tôt possible, désinfecter tout leur matériel de couchage.

b) DANS LES HOPITAUX MARITIMES

Mêmes prescriptions pour les crachoirs et le balayage.

Imperméabilisation des parquets.

Isolement absolu des tuberculeux, qui dans aucun cas ne doivent être traités dans les salles communes affectées aux fiévreux, mais dans des salles spéciales, ou dans des quartiers d'hôpital convenablement disposés, orientés et aérés où ils pourront se trouver dans des conditions d'asepsie, de discipline, d'hygiène et de régime, conformes aux règles adoptées pour les sanatoriums.

Quant aux marins éliminés du service de la flotte *pour tuberculose*, par réforme, pension proportionnelle ou pension de retraite et qui sont rentrés dans la vie civile, la Commission émet également le vœu qu'ils soient admis dans des sanatoriums dont la création lui semble urgente, à échéance aussi prochaine que possible, en ce qui concerne la région bretonne et particulièrement le Finistère, le Morbihan, les Côtes-du-Nord, en raison de la fréquence de a tuberculose dans ces départements et des conditions si défectueuses d'hygiène et d'alimentation de ces populations qui forment le principal élément de recrutement de notre marine

c) DANS LES CASERNES DES TROUPES DE LA MARINE

Mêmes prescriptions pour les crachoirs, le balayage et la désinfection que pour l'armée de terre.

d) DANS LES ATELIERS DES ARSENAUX DE LA MARINE

La marine emploie dans ses arsenaux plus de 27.000 ouvriers.

Surveiller la propreté des ateliers, leur aération et leur ventilation. Envoi immédiat au sanatorium ou à l'hôpital de tout ouvrier reconnu tuberculeux.

Mesures à étudier pour que l'élimination des tuberculeux des arsenaux sauvegarde leurs intérêts en tenant compte des services acquis.

G. — ÉTABLISSEMENTS PÉNITENTIAIRES

M. le directeur des services pénitentiaires a bien voulu, sur la demande de la Commission, nous envoyer la statistique de la mortalité causée par la tuberculose dans les établissements pénitentiaires de France pendant les années 1894-1898 (5 ans).

Nous avons dépouillé les tableaux qui se rapportent à chacun d'eux. Les résultats obtenus sont très intéressants[1].

Il convient de les considérer en séparant les prisons, les maisons centrales, etc.

1° Dans les 87 *prisons*, la mortalité tuberculeuse prise pour cinq années est pour les prisonniers de

	MORTS	PROPORTION p. 1000
Population moyenne annuelle : 19.598,1	85,6	43,7

Dans son ensemble, ce résultat est bon, à peine supérieur à celui de la mortalité moyenne, et il y a lieu de remarquer que la population qui garnit les prisons est composée en majeure partie d'individus vivant dans des conditions d'hygiène déplorables, et qui apportent fréquemment avec eux les germes de la tuberculose. Le séjour de la prison ne paraît pas aggraver leur maladie.

Ce fait semble mis en évidence par la comparaison suivante : dans mon exposé j'ai classé les départements par ordre de mortalité tuberculeuse décroissante. (Voy. p. 394 et la carte). Or, si on divise les départements, ainsi que les prisons qu'ils renferment, en quatre groupes, on trouve :

	POPULATION GÉNÉRALE	MORTS par TUBERCULOSE	PROPORTION p. 10.000 HABITANTS	PRISONNIERS	MORTS par TUBERCULOSE	PROPORTION p. 10.000 PRISONNIERS
1er groupe.	6.614.266	33.902,1	51,2	10.011,1	48,2	48,1
2e —	2.469.480	8.679,6	35,1	4.944,8	21,6	43,7
3e —	1.810.350	6.088,2	33,5	2.900,6	8,6	29,6
4e —	1.072.619	2.992,3	27,8	1.730,6	7,0	40,4

Sauf pour les deux derniers groupes, le parallèle montre que.

[1] Rapport n° 9.

dans les départements à forte mortalité tuberculeuse, correspond une proportion élevée de mortalité tuberculeuse dans les prisons.

Pour les deux derniers groupes, les chiffres des prisonniers sont trop peu élevés pour que l'on puisse formuler une conclusion.

Peut-être toutes les précautions ne sont-elles pas toujours prises pour éviter les contagions. Ainsi je trouve la note suivante dans la feuille qui se rapporte à Vitry-le-Français :

1891. — Deux garçons, fils du gardien chef P..., sont décédés de tuberculose contractée à la prison (ce qui veut dire probablement qu'ils habitaient la prison).

1896. — Le gardien chef et sa femme meurent de tuberculose.

1898. — Mlle P..., fille du gardien chef, meurt en ville.

Il y a lieu, non pas de s'appuyer pour conclure sur ce fait unique et insuffisamment décrit, mais il permet de demander que toutes les précautions visées pour les hôpitaux soient prises dans les prisons.

Le personnel des prisons ne semble pas payer à la tuberculose un tribut très élevé. Sur 2.177,2 (population annuelle), il y a 6,8 décès, soit 31,2 p. 10.000. Ce chiffre est notablement inférieur à la moyenne. On doit remarquer que ce personnel est discipliné, n'entre dans le service qu'après avoir accompli avec d'excellentes notes son service militaire. C'est donc au point de vue de la non-réceptivité un personnel de choix.

2° *Maisons centrales. Pénitenciers.* — Si, dans les prisons, les variations de la mortalité tuberculeuse obéissent aux influences qui dominent dans la région, il n'en est plus de même dans les maisons centrales, les pénitenciers, les colonies agricoles.

Annuellement, les maisons centrales, les pénitenciers et le dépôt des forçats de Saint-Martin de Ré comptent 9.880,1 prisonniers; il en meurt 114,0 par tuberculose, soit une mortalité tuberculeuse de 115,3 p. 10.000, presque trois fois supérieure à la mortalité moyenne.

Quant au personnel, sa mortalité pour 10.000 est de 19,5, très inférieure à la moyenne.

Quelles sont les causes de cette mortalité excessive des condamnés? Y a-t-il défaut de surveillance hygiénique dans les ateliers? La nourriture est-elle insuffisante?

Ce sont des questions qu'il est possible de poser, mais non pas de résoudre sans une enquête plus complète.

La Commission pense qu'elle doit demander de soumettre les maisons centrales à toutes les mesures de prophylaxie qu'elle a prescrites pour les personnes vivant dans des milieux collectifs.

3° Mortalité par tuberculose en Guyane et en Nouvelle-Calédonie chez les transportés, les relégués et les surveillants militaires. — M. Kermorgant a bien voulu recueillir les renseignements qui complètent sur certains points les indications précédentes[1].

De 1868 à 1885, à la Guyane française, la mortalité générale annuelle a été de 277,6 pour 4.279,4 transportés, soit de 648,6 pour 10.000, près de trois fois supérieure à la moyenne en France. À la Nouvelle-Calédonie, la mortalité générale annuelle a été 316,9 pour 10.000 au lieu de 220 en France.

Mais l'élévation de la mortalité générale n'a pas pour cause la multiplication des cas de tuberculose. Celle-ci se chiffre pour la Guyane à 40,4 pour 10.000, et à la Nouvelle-Calédonie par 35,4.

La proportion est analogue pour les relégués.

Pour les surveillants militaires des établissements pénitentiaires, la mortalité générale est de 159,3 à la Guyane, pour 220 en France, et de 108,9 à la Nouvelle-Calédonie. La mortalité tuberculeuse est de 27,4 pour 10.000 à la Guyane et de 32,2 à la Nouvelle-Calédonie. Ces chiffres sont inférieurs à ceux de la moyenne de mortalité tuberculeuse en France.

Il résulte de ces documents que, laissant de côté la mortalité générale si élevée des transportés, dont nous n'avons pas en ce moment à rechercher les causes, si nous ne considérons que la mortalité tuberculeuse, celle-ci est très élevée dans les maisons centrales, elle ne dépasse pas le taux moyen dans les prisons et les colonies de transportation et de relégation.

II. — GARDIENS DE LA PAIX

M. le professeur Landouzy a fait une enquête sur la mortalité chez les gardiens de la paix[2]. Elle porte sur dix années (1890-

1. Rapport n° 10.
2. Rapport n° 11.

1899 . Elle présente un intérêt capital. Si on ne regarde que la mortalité tuberculeuse, on trouve le chiffre moyen de 31,8 p. 10.000, inférieur de 15 ou 16 unités à la mortalité moyenne des habitants de Paris; mais il ne faut pas oublier que les gardiens de la paix forment un corps d'élite, qu'ils sont choisis parmi les hommes qui ont déjà accompli à la satisfaction de leurs chefs, leur service militaire, qu'ils sont soumis à un examen rigoureux au moment de leur entrée en fonctions.

Enfin, il convient d'ajouter à la mortalité survenant pendant leur service, la mortalité probable de ceux qui sont réformés pour tuberculose. On arrive alors au chiffre très élevé de 61,7 p. 10.000.

Mortalité et morbidité tuberculeuses des gardiens de la paix 1890-1899 .

ANNÉES	EFFECTIF	MORBIDITÉ tuberculeuse. RÉFORME	PROPORTION p. 10000.	MORTALITÉ tuberculeuse.	PROPORTION p. 10000.	RÉFORME et MORTALITÉ tuberculeuse.	PROPORTION p. 10000.
1890	6.737	25	37,1	37	54,9	62	92,0
1891	7.058	27	38,2	31	43,9	58	82,1
1892	7.957	18	25,5	33	46,7	51	72,2
1893	7.716	12	15,5	28	36,3	40	51,8
1894	8.153	22	26,9	16	19,6	38	46,6
1895	8.040	28	34,8	27	33,9	55	68,4
1896	8.005	15	18,7	20	24,	35	43,7
1897	8.065	21	26,0	22	27,3	43	53,3
1898	8.013	32	39,9	14	17,4	46	57,4
1899	7.913	30	37,7	16	20,1	46	57,9
Moyenne . .	7.679,7	23,0	29,9	24,4	31,8	47,4	61,7

I. — PROSTITUTION

M. le professeur Bouchard a appelé l'attention de la Commission sur la fréquence de la contamination tuberculeuse par les prostituées. Il a remis une note ainsi conçue :

« Considérant que le contact étendu et prolongé de la muqueuse buccale d'une personne tuberculeuse avec la même muqueuse d'une personne saine, tel qu'il s'opère souvent à l'occasion de l'acte génital, est une condition très favorable à la transmission de la tuberculose ; considérant que cette circonstance, bien plus que l'alcoolisme, est la cause de l'extrême fréquence de la tuberculose chez les prostituées ;

« Considérant que cette même cause fait de la prostituée une source fréquente de tuberculose ;

« Considérant que les autorités chargées de la surveillance sanitaire de la prostitution ont le devoir de protéger la santé publique contre toute maladie contagieuse qui peut être transmise par la prostituée dans l'exercice de sa fonction et non pas seulement contre les maladies qu'on considère comme étant plus spécialement vénériennes ; considérant d'ailleurs que, transmise dans les conditions indiquées ci-dessus, la tuberculose acquiert le caractère d'une véritable maladie vénérienne ;

« La Commission émet le vœu que dans l'examen sanitaire des personnes qui se livrent à la prostitution, la tuberculose soit assimilée aux autres maladies contagieuses dites vénériennes. »

La Sous-Commission s'est associée à ce vœu.

J. — EMPLOYÉS DES POSTES ET TÉLÉGRAPHES

Dans la séance du 7 juin 1898, M. le professeur Landouzy appelait l'attention de l'Académie de médecine sur la morbidité et la mortalité tuberculeuses des employés des postes et télégraphes répartis dans les bureaux de Paris. Il disait :

« Ce qui m'invite à penser que la tuberculose des agents des postes, télégraphes et téléphones leur vient plus de leur vie professionnelle que de leur vie familiale, et relève vraiment des poussières bacillifères sans cesse remuées dans les bureaux, tant par la manutention des sacs à dépêches, jetés et traînés sur le sol, que par les allées et venues du public, c'est que les employés à l'intérieur fournissent plus de malades des voies respiratoires et plus de tuberculeux que les employés de l'extérieur. D'une première enquête, que j'ai, grâce à l'extrême obligeance de notre confrère Marc Sée, pu faire sur la morbidité tuberculeuse du personnel des postes et télégraphes, il résulte, qu'en dépit des fatigues et des intempéries auxquelles sont exposés les facteurs, la tuberculose fait moins de victimes parmi eux que parmi les agents employés dans les bureaux. Des chiffres que j'ai relevés pour un seul trimestre (deuxième trimestre de 1897), il résulte que 110 agents ont souffert d'affections des voies respiratoires, alors que 60 sous-agents, 60 facteurs seulement étaient atteints de même manière. Des chiffres que j'ai pu compulser, il résulte que 17 parmi les 110 agents ont été atteints de tuberculose, alors que 6 seulement parmi les 60 sous-agents étaient reconnus tuberculeux; ce qui fait que les agents figurent au chapitre des maladies étiquetées tuberculeuses dans la proportion de 14,45 p. 100, tandis que les sous-agents ou facteurs n'y figurent que dans la proportion de 10 p. 100.

« Là encore nous retrouvons les poussières bacillifères contaminant surtout ceux des employés que leur service ne détache pas des bureaux où toute la journée ils vivent au contact des poussières piétinées. Etant donné que le personnel des postes, à Paris, représente près de 13.000 employés; 7.000 agents : 4.500 hommes, 2.500 dames, et 5.800 sous-agents (facteurs des postes, facteurs des télégraphes, chargeurs, gardiens de bureaux), on voit comme seront bienvenues les mesures préservatrices (lavage du sol à la serpillière, crachoirs montés) dont l'initiative de l'Académie dotera le plus important des services publics de la capitale. »

Cette communication à l'Académie fut suivie de l'affichage, dans tous les bureaux des postes de France, d'une recommandation au public de ne pas cracher dans les bureaux.

K. — MINES DE CHARBON

Notre collègue M. Dislere a bien voulu se charger de recueillir des renseignements sur la tuberculose dans le personnel ouvrier des mines de charbon de la région du Nord et du Pas-de-Calais[1].

Bien que la statistique porte sur un effectif de 55.128 ouvriers, on doit considérer ces renseignements comme de simples indications. Il est difficile de s'expliquer comment dans des mines, soumises en apparence à des conditions analogues, la mortalité tuberculeuse chez les ouvriers varie de 57 à 5 pour 10.000, comment

1. Rapport n° 12.

les familles des mineurs ont une mortalité tuberculeuse deux fois supérieure à la leur.

Dans la note que M. Dislere a donnée à la Commission, notre collègue transcrit les hypothèses fournies par ses correspondants, elles ont semblé insuffisamment établies à votre Sous-Commission. Une enquête est indispensable. Si les résultats sont conformes à ceux qui ont été fournis à M. Dislere, on devra en conclure que les précautions sont très imparfaites dans quelques-unes des exploitations, bien plus précises dans d'autres. On aurait donc des indications pratiques, faciles à dégager et qui pourraient servir de guide à l'avenir.

Le tableau suivant résume les indications fournies :

Mortalité par tuberculose dans les mines de charbon du Nord et du Pas-de-Calais.

(Y compris l'anthracose, non compris la bronchite chronique) 1898-1899.

MINES	EFFECTIF des OUVRIERS	MORTS par tuberculose	PROPORTION P. 10.000	FAMILLES des OUVRIERS	MORTS par tuberculose	PROPORTION P. 10.000
Ferfay. . .	1.043	6	57,5	»	»	»
Donchy. .	1.913	9	46,9	»	»	»
Bruay. . .	3.412	15	43,9	4.808	33	68,8
Dourges. .	4.134	17	41,1	5.818	20	49,6
Carvin. . .	1.172	4,5	38,4	1.632	5	30,2
Meurchin .	1.712	6,5	37,9	2.414	4,5	18,C
Ligny. . .	425	1,5	35,3	»	»	»
Lens. . .	10.677	36,5	34,1	597	2,5	41,8
Drocourt. .	2.564	7	27,3	3.616	33	91,2
Courrières.	6.758	17	26,6	»	»	»
Liévin. . .	4.464	9,5	21,2	»	»	»
Escarpelle.	3.619	7,5	25,7	5.102	24,5	48,0
Crespin. .	1.568	1,5	9,6	800	10,5	143,7
Anzin. . .	11.603	6	5,1	»	»	»
	55.128	144,5	26,2	24.837	143,0	57,0

L. — PROPHYLAXIE DE LA TUBERCULOSE DANS LES CHEMINS DE FER.

La Commission a, parmi les collectivités, étudié avec grand soin les conditions dans lesquelles étaient placés les employés des chemins de fer et les précautions prises pour eux et pour les voya-

geurs, afin d'éviter la propagation de la tuberculose. MM. Galippe
et Letulle ont bien voulu se charger de faire l'enquête nécessaire,
ils ont rédigé un rapport, dont nous soumettons les conclusions à
vos délibérations [1].

L'intérêt de cette enquête était double. Les employés et agents
des chemins de fer constituent après l'armée le groupement le
plus important. La Compagnie du Nord a elle seule compte plus
de 44.000 agents.

De plus, le matériel des chemins de fer sert chaque jour à transporter des milliers d'agents et de voyageurs. Ceux-ci, s'ils sont
atteints d'affections transmissibles, disséminent sur toute l'étendue
du territoire les germes de leur maladie.

*Quelles sont les précautions prises ou à prendre pour empêcher
les voyageurs d'être exposés à la contagion tuberculeuse ?*

Les Compagnies de chemins de fer ont, je dois le reconnaître, à
diverses reprises, posé à quelques-uns d'entre nous plusieurs questions montrant quelles étaient leurs préoccupations et leur bonne
volonté. Mais aucune mesure efficace n'a été prise jusqu'à ces derniers mois.

Une circulaire du ministre des travaux publics interdit de cracher à terre et dans les wagons. Cette interdiction est affichée dans
quelques gares, dans les wagons de quelques lignes, mais affichée
ou non, elle risque d'être peu efficace, car elle n'a pas de sanction
et les agents qui voudraient veiller à son exécution sont désarmés
vis-à-vis des « incorrigibles du crachat ».

On a placé des crachoirs dans les gares des Chemins de fer de
l'État et dans quelques-unes de celles du Nord, mais malgré
l'extrême bonne volonté et l'ingéniosité de M. Sartiaux qui a aidé
avec dévouement nos collègues dans la recherche des moyens
d'application, il n'a pas paru possible d'en placer dans les wagons.

Les quais d'embarquement doivent être lavés à grande eau.
Dans les salles d'attente, dans les halls, etc., le balayage et l'époussetage à sec doivent être interdits. A la Compagnie du Nord, on

1. Rapport n° 13.

remplacera les tapis des salles d'attente, à mesure qu'ils seront usés, par des tapis en linoléum ou en incrusta, qui permettront ce mode de nettoyage.

Depuis longtemps déjà, tous les tapis à la Compagnie du Nord sont battus dans un espace clos, par des moyens mécaniques, sans intervention de l'homme, et l'air chargé de poussière qui sort par le trou de la ventilation est brûlé dans un foyer.

C'est une installation très ingénieuse, mais qui ne vaut pas le nettoyage par voie humide.

Les wagons ne doivent pas être nettoyés à l'intérieur, mais à l'avancée des gares, il est mauvais de déverser sur les quais les poussières et immondices accumulées dans les compartiments par une collectivité humaine, parfois pendant un parcours prolongé.

L'intérieur des wagons de 1re et 2e classes, munis de coussins capitonnés, se prête mal à une désinfection, et est exposé à être le réceptacle des germes de toutes les maladies contagieuses. Ici encore, les tapis devront être remplacés par du linoléum ou des incrusta faciles à nettoyer par voie humide. Pour les coussins, le problème est plus difficile ; cependant, d'après M. Sartiaux, les étoffes même capitonnées qui les couvrent pourraient être, sans inconvénient, lavées à l'eau savonneuse. En tout cas, il se propose de recouvrir les coussins de housses qui seraient ensuite passées à l'étuve. La Compagnie des Wagons-lits propose la même solution.

Pour les wagons de 3e classe, les difficultés sont moindres, et la Compagnie de Paris-Lyon-Méditerranée installe des wagons à couloir avec une toile cirée sur le plancher, les coussins sont revêtus d'une toile cirée imperméable.

Personnel.

Nos collègues ont été un peu étonnés de constater que les Compagnies de chemins de fer n'avaient pas établi de statistique portant sur la morbidité et la mortalité de leurs employés.

Nous n'avons eu qu'un renseignement sur la morbidité, il nous a été fourni par M. le Dr Périer, médecin en chef de la Compagnie du Nord. Nous n'y prenons que ce qui concerne la tuberculose et la bronchite, car « il est bon de noter que souvent les médecins de la Compagnie désignent sous ce nom la tuberculose au début ».

Morbidité par tuberculose pulmonaire ou laryngée et par bronchite, grippe.

	NOMBRE des agents	TUBERCULOSE	PROPORTION p. 100	BRONCHITE	PROPORTION p. 1000
1896 . . .	40.000	271	6,7	4.404	110,1
1897 . . .	40.600	257	6,4	5.896	145,2
1898 . . .	41.800	283	7,1	7.932	189,7

La réalité se trouve certainement entre ces deux chiffres, sans que nous puissions déterminer la morbidité tuberculeuse réelle.

D'ailleurs, en considérant en bloc la morbidité d'un personnel sédentaire, ambulant, travaillant dans des bureaux, dans des ateliers, on ne saurait arriver à découvrir la vérité; il faut établir la comparaison entre des groupes formés par des personnes qui ont un travail à peu près identique.

Ces considérations ont décidé la Compagnie du Nord à fournir un *carnet de santé* individuel à chaque employé. Elle les a déjà distribués à une partie de son personnel. Chaque agent y trouve notés tous les incidents survenus dans sa santé, l'hygiène propre à la fonction qu'il remplit; il serait utile d'y joindre une instruction concernant la tuberculose pulmonaire et l'alcoolisme.

Pour le personnel employé dans les bureaux, il y a lieu d'établir le crachoir personnel, avec liquide, facile à nettoyer, de proscrire le nettoyage à sec. Ces prescriptions sont dès maintenant appliquées à la Compagnie du Nord. De plus, deux fois par an, on pratique la désinfection générale des bureaux, et elle a lieu chaque fois également qu'un agent est signalé comme tuberculeux.

Vos rapporteurs émettent le vœu que les Compagnies de chemins de fer créent des sanatoriums pour leurs employés et agents.

Conclusions. — Visant la prophylaxie de la tuberculose dans les Compagnies de chemins de fer, la Commission émet les vœux suivants :

1° Que les Compagnies de chemins de fer multiplient, placent bien en vue et entretiennent en bon état dans leurs gares, salles d'attente, bureaux, halls, water-closets, quais d'embarquement, couloirs et compartiments de voyageurs, et tous lieux accessibles au public, des affiches portant imprimée en gros caractères et en plusieurs langues, *l'interdiction de cracher à terre*, et que cette prescription comporte une sanction.

2° Que de nombreux *crachoirs communs*, faciles à nettoyer soient installés à un mètre du sol, bien en vue, au voisinage desdites affiches, dans les gares, salles d'attente, salles des pas perdus, halls, galeries, bureaux, et d'une façon générale, dans tous les locaux accessibles au public.

3° Que le *plancher des wagons* des voyageurs soit lavé chaque jour par balayage humide et que les parois des wagons ne soient plus jamais époussetées à sec, mais essuyées au linge humide.

4° Que la toilette des compartiments de voyageurs n'ait jamais lieu au niveau des quais d'embarquement, mais toujours à l'avancée des gares en plein air.

5° Que par mesure provisoire et en attendant la réfection hygiénique du matériel, les tapis, coussins et parois des compartiments de 1re et 2e classes, ne pouvant être lavés ni essuyés au linge humide, soient garnis de housses désinfectées chaque jour à l'étuve.

6° En vue de la protection antituberculeuse de leur personnel, que les Compagnies établissent la statistique annuelle de la morbidité et de la mortalité tuberculeuses de leurs agents.

7° Qu'un *carnet individuel de santé* soit accordé par elles à chacun de leurs agents avec notification des instructions concernant : la prophylaxie de la tuberculose, les dangers des crachats, l'hygiène professionnelle des divers agents, les méfaits de l'alcoolisme, etc.

8° Que la surveillance médicale de l'appareil pulmonaire de chaque agent soit établie d'une manière effective et que tout agent ou employé devenu tuberculeux soit admis dès le début du mal et traité dans un sanatorium populaire aux frais, soit de sa Compagnie soit d'une assurance contre la maladie.

9° Que le matériel roulant soit dorénavant construit de façon à rendre facile le lavage quotidien des compartiments de voyageurs. (Coaltarisation des planchers, suppression des angles, mobilité des sièges, tapis imperméables et faciles à laver, etc.)

10° Que les planchers des locaux accessibles au public (gares, salles d'attente, bureaux) soient coaltarisés, lavés chaque jour et non plus balayés à sec.

11° Que les quais d'embarquement des voyageurs soient lavés chaque jour, à grande eau, afin d'obtenir une propreté antituberculeuse efficace.

M. — PROPHYLAXIE GÉNÉRALE DE LA TUBERCULOSE DANS LES MILIEUX COLLECTIFS

Le résumé, que je viens de donner, des enquêtes faites dans les différents milieux collectifs montre pour chacune d'elles que la mortalité tuberculeuse varie dans des proportions considérables suivant que les mesures de prophylaxie sont mal ou bien observées. Il en est ainsi pour chacun de ces milieux, hôpitaux, asiles, prisons, mines, etc. Il y a l'hôpital, l'asile, la prison, la mine salubre ou insalubre, comme il y a la maison salubre et insalubre.

Mais, après avoir fait cette constatation générale, la Commission pense que pour chacune de ces collectivités une enquête spéciale est nécessaire si on veut formuler des règles précises visant chacun des milieux insalubres; leurs causes d'insalubrité sont souvent spéciales, et le mode d'application des mesures utiles variable dans chaque espèce.

Pour quelques-uns de ces milieux, l'enquête n'a pu être qu'ébauchée, le temps indispensable a fait défaut, il en est ainsi pour les habitations insalubres, le dépouillement des fiches portant sur les casiers sanitaires des maisons de Paris exigera encore au moins trois mois.

Pour d'autres collectivités, l'enquête est à peu près nulle, il en est ainsi pour les établissements de l'Instruction publique.

Enfin si nous avons des données sur la salubrité relative des villes de plus de 5.000 habitants, nous n'avons aucun renseignement sur la mortalité dans les campagnes. La Commission estime qu'elle ne pourra accomplir la tâche que le gouvernement lui a confiée que si ces diverses lacunes sont comblées et si on lui donne les moyens d'établir :

1° La statistique de la mortalité tuberculeuse dans toutes les communes de France.

2° Les raisons pour lesquelles dans des milieux collectifs semblables, la mortalité tuberculeuse varie pour chacun d'eux dans des proportions considérables.

Elle pense que, dans quelques mois, elle pourra combler quelques-unes de ces lacunes; mais pour d'autres, elle ne saura quelle est la valeur des mesures qu'elle conseille que dans quelques années, après que l'expérience aura prononcé.

Dès maintenant la Commission est en mesure de formuler pour les collectivités des préceptes généraux, que MM. Roux et Letulle ont bien voulu résumer dans un rapport dont je dois soumettre les conclusions à la Commission [1].

Elles se divisent en trois groupes : 1° Propagande active et ses différents moyens ; 2° Mesures administratives dans les milieux collectifs dépendant de l'État ; 3° Conseils adressés aux collectivités privées.

1° *Propagande et ses différents moyens.* — La tuberculose ne fera que s'étendre tant que les tuberculeux en crachant sur le sol répandront partout les germes de la maladie.

Le seul moyen d'arrêter la tuberculose est de recueillir les crachats et de détruire les bacilles tuberculeux qu'ils renferment.

La lutte contre la tuberculose consiste à faire pénétrer ces notions si simples dans l'esprit du public. Elle comporte l'éducation des personnes bien portantes et celle des personnes tuberculeuses.

Chacune d'elles doit être convaincue qu'un crachat tuberculeux jeté sur le sol est un danger pour elle et que par conséquent elle a le droit et le devoir d'empêcher le tuberculeux de cracher autour de lui. Mais elle doit comprendre aussi, qu'elle ne peut exercer son droit de surveillance et de défense que si elle-même ne donne pas le mauvais exemple.

D'autre part, le tuberculeux doit être averti que s'il veut participer à la vie commune, il faut qu'il cesse d'être un danger pour les autres. Il s'astreindra donc à recueillir et à stériliser ses crachats, il le fera volontiers lorsqu'on lui aura expliqué que les premières victimes de sa déplorable habitude de cracher à terre sont les personnes de sa famille et de son entourage immédiat.

Cracher sur le sol est une coutume dégoûtante et dangereuse ; le jour où elle aura disparu, la tuberculose décroîtra rapidement.

Tous les moyens capables de répandre cette notion doivent être employés ; parmi les plus efficaces, nous recommandons : les

1. Rapport n° 14.

Conférences populaires, la distribution à profusion de petites *notices* sur la façon dont se propage la tuberculose et les moyens de l'éviter; l'*affichage* dans tous les lieux publics d'*avis* interdisant de cracher sur le sol, l'*installation de crachoirs hygiéniques* dans tous les lieux fréquentés.

L'éducation antituberculeuse ne pénétrera dans la masse du public que si nous nous mettons en rapport avec les associations patronales et ouvrières, les associations populaires d'enseignement pour leur expliquer l'immense intérêt qu'elles ont à lutter contre la tuberculose.

Elle n'entrera dans les mœurs que si elle est donnée à l'enfant *dès l'école*. Aussi voudrions-nous que la Commission contre la tuberculose devînt permanente pour qu'elle rappelle sans cesse aux pouvoirs publics, aux associations de toute sorte, ce qu'il faut faire et pour qu'il soit possible d'entretenir l'agitation jusqu'à ce que le résultat soit acquis.

MM. Roux et Letulle exposent ensuite en détail les moyens par lesquels peut se faire cette propagande; la Commission a pensé avec eux que le plus puissant de tous pour lutter contre la tuberculose est de faire la conquête de l'opinion publique; si on ne parvient pas à faire la conviction du plus grand nombre, la lutte sera stérile.

2° *Mesures administratives dans les milieux collectifs dépendant de l'État.* — Dans les milieux collectifs soumis à l'autorité publique, il faut prescrire la *défense absolue de cracher à terre;* multiplier les *crachoirs hygiéniques* à un mètre du sol; exiger le *balayage humide* des parquets; faire l'*éducation antituberculeuse* du personnel; créer des *sanatoriums* populaires pour le traitement des employés et agents qui peuvent en bénéficier, organiser des *assurances mutuelles contre la maladie.*

L'État devra, en outre, constituer pour chaque individualité qu'il emploie un *livret sanitaire individuel.* Ce livret contiendra un dossier de la santé de son possesseur, une notice d'hygiène professionnelle adaptée à ses fonctions.

Il y aura lieu également pour l'État de créer pour chaque collectivité une *statistique de la morbidité et de la mortalité.* C'est le seul moyen de connaître les foyers locaux de tuberculose et de diriger une lutte efficace.

Dans les milieux collectifs soumis à l'action de l'État, la sanction de la violation de ces règles peut se trouver facilement dans les diverses mesures disciplinaires que possède l'administration.

Votre Commission émet l'avis que l'État devrait accorder, sous forme de gratifications spéciales, des *primes d'hygiène* aux agents ayant fait preuve d'un réel dévouement dans la campagne antituberculeuse.

Ces prescriptions s'appliquent notamment aux employés des différents ministères :

Ministère de l'Instruction publique, Universités, Lycées, Collèges. — Conférences multipliées sur l'importance des mesures ci-dessus indiquées. *Examen des enfants* à leur entrée, refus de tout enfant suspect de tuberculose. *Livret sanitaire.*

Écoles. — Mêmes prescriptions, images, récompenses, cahiers scolaires servant à la propagande. Examen et surveillance médicale des professeurs. Dès qu'un d'eux est touché par la tuberculose, l'envoyer au sanatorium populaire pour instituteurs. L'École normale d'instituteurs doit être une école d'hygiène sociale prophylactique.

J'ai, plus haut, consacré une note spéciale à l'*armée*, à la *marine*. Je ne puis qu'y renvoyer.

Ministère du Commerce. — Tous les bureaux accessibles au public, tels que les bureaux de postes et télégraphes, doivent être installés conformément aux prescriptions précédentes.

Les plaques téléphoniques (dans les cabines publiques) doivent être surveillées et soumises à des soins antiseptiques.

Ministère des Finances. — Mêmes prescriptions pour tous les bureaux (perceptions, timbre, enregistrement, etc.).

• Les feuilles, avis. etc., envoyés par ces bureaux peuvent servir à la propagande prophylactique.

• Il doit être interdit aux employés de manger dans les bureaux.

Ministère de la Justice. — Le monde judiciaire doit recevoir une instruction spéciale relative à la prophylaxie de la tuberculose. Les locaux servant aux diverses collectivités doivent être installés conformément aux réformes indiquées plus haut.

Ministère de l'Intérieur. — Les locaux des préfectures, des prisons, des colonies pénitentiaires, des colonies agricoles, des bureaux de bienfaisance, des bureaux de l'assistance publique, les hôpitaux, les hospices, les dispensaires, les crèches, les asiles, les mairies, etc., doivent être organisés conformément aux mesures d'hygiène prophylactique antituber⸱⸱⸱se réclamées par la Commission.

Le personnel de ces établissements doit être surveillé quant aux voies respiratoires. Un *livret sanitaire individuel* doit être délivré à tout le personnel.

Les *enfants assistés* ne doivent pas être placés dans les familles touchées par la tuberculose. Si la tuberculose les atteint eux-mêmes, ils doivent être placés dans un sanatorium.

Les *aliénés tuberculisés* doivent être isolés des autres.

Ministère des Beaux-Arts. — La surveillance des *musées* et *palais nationaux* doit être sévèrement observée et complétée par une sanction administrative. (Expulsion du contrevenant.)

Les mêmes mesures doivent être appliquées dans les *manufactures de l'État*, à l'*Imprimerie nationale*, etc.

3° *Conseils adressés aux collectivités privées.* — La Commission émet le vœu que les prescriptions précédentes soient appliquées dans les chemins de fer, — les établissements de crédit, banques, compagnies d'assurance, — les théâtres, — les églises, les temples, les synagogues, — les bibliothèques, les études de notaire, d'avoué, d'huissier, etc., — les communautés religieuses, les couvents, les séminaires, les bureaux de tabac, — les restaurants, cafés, marchands de vins, — les grands magasins de vente, — les industries, fabriques, ateliers, mines, — les voitures publiques, les omnibus, les bateaux, les bureaux d'omnibus, — les professions insalubres, le personnel secondaire des hôpitaux, les blanchisseurs (les plus exposés de tous aux contaminations tuberculeuses).

III

ALIMENTATION

Dans les enquêtes qui précèdent, la Commission a eu pour objet de préciser les circonstances qui exposent l'individu à être contaminé par les poussières, par les germes tuberculeux pénétrant par la voie respiratoire.

Mais celle-ci n'est pas la seule qui soit ouverte à l'infection. L'homme peut être contagionné par la voie digestive, au moment où il prend ses aliments, parce que ses mains, souillées par des produits tuberculeux, linges, mouchoirs, etc., reportent sur le pain, les fourchettes, cuillères, etc., les bacilles tuberculeux ; les précautions de propreté, visées dans les chapitres précédents, n'ont pas besoin d'être rappelées de nouveau.

Les aliments eux-mêmes peuvent renfermer des bacilles tuberculeux : la viande, le lait.

Enfin des boissons qui, elles ne contiennent pas de bacilles, débilitent l'organisme, créent une réceptivité favorable à la tuberculisation, il en est ainsi des boissons alcooliques.

Nous étudierons, dans deux paragraphes distincts, l'action de la viande et du lait et celle des boissons alcooliques.

I. — ANIMAUX TUBERCULEUX — COHABITATION — VIANDES — LAIT

M. le professeur Nocard a bien voulu se charger de rédiger un rapport sur cette première question[1].

Il établit d'abord l'identité de la tuberculose de l'homme et de celle des mammifères, puis les conditions dans lesquelles la tuberculose des bovidés se transmet à l'homme.

Cette transmission est possible par la cohabitation dans l'étable. Un homme phtisique peut contaminer les vaches à qui il donne des soins. La réciproque est possible : les vaches tuberculeuses toussent et pendant les quintes de toux, elles projettent des mucosités bronchiques chargées de bacilles. Ces produits de l'expectoration, desséchés et réduits en poussières, entretiennent l'infection de l'étable ; elles sont un danger pour les vaches saines et pour l'homme qui séjourne dans l'étable.

M. Nocard cite des faits observés en Beauce, où, pendant l'hiver, les paysans passent la soirée dans l'étable pour économiser le combustible, et où la contamination de certaines familles semble avoir eu cette origine.

La contamination par la viande tuberculeuse est réelle. Lorsque Chauveau eut démontré la possibilité de l'infection tuberculeuse

1. Rapport n° 15.

par les voies digestives, et surtout lorsque Toussaint eut annoncé que tous les produits d'un animal tuberculeux sont virulents, on conclut à la proscription de l'alimentation de la viande de tout animal tuberculeux.

Mais une enquête, menée par les savants de tous les pays, a démontré que si les expériences de Chauveau sont vraies, celles de Toussaint sont entachées d'erreur; que la virulence réside dans les lésions tuberculeuses ou dans les matières qui ont été souillées par leur contact, mais que le sang et les muscles ne renferment de bacilles tuberculeux que dans les cas rares où la tuberculose s'est généralisée. Depuis 1890, les divers congrès internationaux ont donc proclamé que l'on peut, sans danger pour le consommateur, utiliser la viande des animaux atteints de tuberculose localisée, à la condition de détruire les viscères envahis par les lésions tuberculeuses.

Le 26 septembre 1896, le ministre de l'agriculture a rendu un arrêté basé sur ces faits.

Malheureusement l'arrêté ne peut être exécuté que dans les abattoirs des grandes villes soumis à l'inspection; les tueries particulières échappent à toute surveillance, et c'est là qu'on abat les vaches phtisiques, les porcs ladres, les animaux ayant une maladie quelconque.

Ces viandes entrent ensuite dans la consommation, soit comme viandes fraîches, soit à l'état de pâtés, de saucissons, dans lesquels ont pu entrer des viscères tuberculeux.

M. Nocard rappelle qu'une loi relative aux abattoirs a été votée par le Sénat dans la précédente législation, que malheureusement le texte voté rend, pour les municipalités, *l'inspection facultative*, ce qui équivaut à la suppression de la prescription tutélaire pour la santé publique. Il demande que la Commission émette le vœu suivant :

« Les viandes destinées à l'alimentation publique ne peuvent être colportées et mises en vente que si elles sont pourvues d'une estampille prouvant qu'elles ont été reconnues saines par un inspecteur compétent; l'inspection doit être faite partout, dans les villages comme dans les villes : on peut l'organiser aisément et à peu de frais, sur des bases analogues à celles qui sont adoptées par la Belgique. »

Si le danger de contamination par les bovidés est relativement
rare, il n'en est pas de même pour le porc tuberculeux, dont le
tissu musculaire est beaucoup plus souvent virulent que celui du
bœuf. Malheureusement, bien que le danger soit plus grand,
aucune mesure sanitaire en France n'est applicable à la tuberculose du porc.

La viande de porc entre pour une grande part dans l'alimentation des habitants des villes et des campagnes ; souvent elle est
mangée crue ou mal cuite : votre Sous-Commission demande donc
avec son rapporteur :

« Que la tuberculose du porc soit ajoutée à la liste des maladies
visées par la loi sur la police sanitaire des animaux et que les inspecteurs des viandes soient plus sévères pour les porcs que pour
les bovidés tuberculeux. »

Lait. — Les expériences et les observations médicales prouvent
que, dans des conditions que nous allons préciser, le lait peut être
excessivement dangereux. En Angleterre, Thorne-Thorne attribue
l'augmentation de la tuberculose (27 p. 100), chez les enfants au-
dessous de un an, alors que la tuberculose des adultes a diminué
de moitié depuis trente ans, à ce que les vacheries ne sont pas
surveillées.

Or les conditions de la contamination sont très précises. Le lait
fourni par une vache tuberculeuse n'est pas nécessairement dangereux. Il l'est, lorsque la mamelle est atteinte de mammite tuberculeuse. C'est, il est vrai, une lésion relativement rare, on ne la
trouve qu'une ou deux fois sur 100 vaches tuberculeuses. Il faut,
peut-être, élever d'une unité ce chiffre si on tient compte de la
période du début, alors que les lésions des canaux glandulaires de
la mamelle ne traduisent pas encore leurs lésions par des signes
manifestes. Les expériences sur ce point sont encore contestables.

Le danger démontré est celui qui dérive de la mammite tuberculeuse. Nous sommes armés en apparence contre lui par l'article 36 du Code rural. Il stipule : « En cas de tuberculose
dûment constatée, l'animal est abattu par ordre du maire ». La
circulaire ministérielle établit qu'il faut entendre « par tuberculose
dûment constatée » celle qui est accusée par des signes cliniques
de la maladie, parmi lesquels se trouve la tuberculose de la
mamelle.

Mais pour mettre la loi à exécution, il faut que le maire connaisse les vaches atteintes de mammite tuberculeuse : or les laitiers ne déclarent guère leurs vaches suspectes que quand leur lait est tari, c'est-à-dire alors qu'elles ne sont plus dangereuses pour le consommateur.

M. Nocard demande que le vétérinaire-inspecteur visite au moins une fois par mois le lait destiné à être consommé en nature. Il ferait isoler les vaches qu'il regarderait comme dangereuses, jusqu'à ce que le diagnostic soit établi, ce qui est actuellement facile et rapide. Le lait de ces bêtes pendant cette période d'isolement ne pourrait être consommé par les animaux de la ferme qu'après ébullition. Le diagnostic une fois confirmé, l'animal serait abattu conformément à la loi.

Ajoutons que dans les grandes exploitations le lait des diverses provenances se trouve mélangé, et il suffit qu'une vache d'un des fournisseurs ait une mammite tuberculeuse pour que tout le lait mélangé devienne dangereux.

Les sous-produits ne le sont pas moins et c'est par leur consommation par les veaux et les porcs que se généralise la tuberculose chez ces animaux.

Les prescriptions précédentes devraient être généralisées aux animaux des espèces porcine et caprine.

M. Nocard fait remarquer que si les produits dérivés du lait, le beurre et le fromage, renferment des bacilles quand ils procèdent du lait tuberculeux, ils sont cependant moins dangereux que le lait lui-même, parce que le plus grand nombre des bacilles est entraîné avec le petit lait, et que l'ingestion n'est réellement dangereuse que lorsque la matière ingérée est riche en bacilles ; or les quantités de beurre et de fromage qui entrent journellement dans la consommation de l'homme sont relativement faibles.

Le Danemark, la Suède, la Norwège appliquent depuis plusieurs années les mesures que nous venons d'exposer ; elles sont donc réalisables.

Conclusions. — 1° Les viandes destinées à l'alimentation publique ne doivent être colportées et mises en vente que si elles sont pourvues d'une estampille prouvant qu'elles ont été reconnues saines par un inspecteur compétent ;

L'inspection doit être faite partout, dans les villages comme dans les villes ; on peut l'organiser aisément et à peu de frais sur des bases analogues à celles qui sont adoptées en Belgique.

2° Toutes les vacheries où l'on produit du lait destiné à la consommation publique doivent être soumises à une inspection périodique.

Le service vétérinaire actuel est tout désigné pour faire cette inspection.

Dans l'intervalle des inspections, les vaches atteintes de mammite doivent être signalées immédiatement au vétérinaire inspecteur ; en attendant que le diagnostic soit établi, elles sont maintenues isolées des autres vaches, et leur lait est bouilli avant d'être vendu ou consommé sur place, même par les animaux ; si la mammite est de nature tuberculeuse, déclaration est faite au maire, qui ordonne l'abatage immédiat de la vache malade, conformément à l'article 36 du Code rural.

3° Les sous-produits des fabriques de beurre et de fromages (lait écrémé, babeurre, petit-lait, etc.), ne doivent être livrés à la consommation des personnes ou des animaux qu'après avoir été pasteurisés à la température minima de 85 degrés.

4° La tuberculose du porc et celle de la chèvre doivent être ajoutées à la liste des maladies contagieuses visées par l'article 2 de la loi du 21 juillet 1881 sur la police sanitaire des animaux.

Les dispositions applicables aux vaches laitières doivent l'être également aux chèvres laitières.

L'inspection des viandes doit être plus rigoureuse pour les porcs tuberculeux que pour les vaches et les chèvres tuberculeuses.

5° Il appartient aux conseils d'hygiène de faire connaître aux intéressés le danger qu'il peut y avoir pour les personnes à coucher dans les étables renfermant des bovidés tuberculeux ; la surveillance nocturne de l'étable peut être assurée au moyen d'un local vitré donnant vue sur l'étable, mais n'ayant pas de communication directe avec elle.

6° En attendant la mise en pratique de ces mesures, il faut faire savoir à la population que le moyen le plus simple et le plus sûr de se mettre à l'abri du danger créé par le lait consiste à le faire bouillir avant de le consommer.

On devrait interdire aux nourrices, visées par la loi Roussel, de donner aux nourrissons qui leur sont confiés du lait de vache qui n'aurait pas été bouilli.

On pourrait faire afficher dans les écoles une inscription ainsi conçue : « Ne crachez pas sur le parquet, ne buvez pas de lait sans l'avoir fait bouillir, vous éviterez ainsi beaucoup de maladies qui se propagent par le lait cru ou par les poussières des crachats desséchés. »

L'homme adulte n'oublie pas les impressions qu'il a reçues dans son enfance.

II. — ALCOOLISME ET TUBERCULOSE

Le rapporteur, M. de Lavarenne, a fait de cette question une étude extrêmement intéressante et absolument impartiale[1].

Il pose tout d'abord comme objet de son enquête, les trois questions suivantes :

Existe-t-il un rapport de cause à effet entre le développement de l'alcoolisme et celui de la tuberculose?

Si ce rapport existe, quelle est sa valeur?

L'influence de l'alcoolisme sur la tuberculose étant établie, quels moyens employer pour la combattre?

L'ivrognerie conduit à la phtisie, pensaient les anciens : Bœrhaave, Lieutaud, Didelot, Rauli, Baumès, etc. Cette opinion fut combattue par les phtisiologues et les anatomo-pathologistes du milieu du xixe siècle qui voyaient dans l'action sclérosante de l'alcool un processus favorable à la guérison de la tuberculose.

C'est à Bell (de New-York), Krauss (de Liège), Launay (du Havre) et à Lancereaux que revient l'honneur d'avoir de nouveau établi le rôle phtisiogène de l'alcool. Aujourd'hui il n'est plus contesté; « l'alcool fait le lit de la tuberculose », dit Landouzy; « la phtisie se prend sur le zinc » dit Hayem.

Cliniquement, l'influence de l'alcool sur le développement de la tuberculose a force de loi; mais dans une question où de si graves intérêts économiques sont engagés, M. de Lavarenne a pensé avec raison que la preuve devait être cherchée avec une impartialité indiscutable.

1. Rapport n° 16.

Quelle est en France la consommation de l'alcool? Elle varie beaucoup suivant les départements. Si on ramène toute la consommation de l'alcool à 100°, on trouve que le Calvados donne 33 litres d'alcool par habitant et par an, tandis que la Corrèze en donne 7.

M. de Lavarenne ne s'est pas contenté de cette statistique où l'alcool consommé est calculé en bloc, il a établi la statistique de la consommation par département : de l'alcool, des spiritueux, du vin, du cidre et de la bière.

A ce point de vue, un fait doit être bien mis en relief, c'est l'augmentation colossale de la consommation depuis trente ans des absinthes, liqueurs et autres spiritueux composés. Elle est passée :

>   de   29.192 hectolitres en 1873
>   à 311.932   —   en 1897.

Certains départements, la Seine-Inférieure, le Calvados, l'Eure, la Somme, l'Oise, donnent plus de 10 litres par tête d'habitant et par an ; d'autres, le Gers, les Landes n'en consomment pas un litre par an et par habitant. Or, ces alcools sont presque exclusivement des alcools d'industrie, puisque sur les 2.000.000 d'hectolitres que l'on boit, 110.000 seulement proviennent de la distillation des vins, cidres, marcs et fruits ; et de plus ils sont fabriqués avec des alcools de tête ou de queue dont le mauvais goût est masqué par des essences aromatiques.

Si on interprète ces statistiques en tenant compte de l'âge et du sexe, il a semblé à M. de Lavarenne que l'on pouvait attribuer aux femmes et aux enfants de 0 à 20 ans, un tiers de la consommation. *Il en résulte qu'un homme adulte français boit en moyenne par an 38 à 40 litres d'alcool à 100°.*

Si on recherche quelle est la dose alimentaire non nuisible pour un adulte, on peut l'estimer en moyenne à un peu moins d'un litre de vin par jour, soit 3.000 grammes d'alcool par an.

C'est donc entre ces deux extrêmes, 3 litres et 10 litres, que se trouve le terrain réservé à l'alcoolisme.

Au point de vue économique, ces statistiques montrent que si nous reprenions les habitudes de nos pères et si nous abandonnions l'usage des spiritueux pour revenir aux boissons naturelles, la production annuelle moyenne de la France en vin, soit 31 millions d'hectolitres, serait encore insuffisante pour alimenter toute la population.

Comparant la consommation de l'alcool avec la mortalité par tuberculose dans les départements, M. de Lavarenne cherche dans les renseignements fournis par les documents anciens les variations régionales de la tuberculose en France, plus fréquente alors dans les pays de vignobles que dans les autres provinces. Il fait remarquer qu'au commencement du siècle la phtisie était d'un tiers plus fréquente chez la femme que chez l'homme, tandis qu'aujourd'hui elle est plus fréquente chez ce dernier.

De ces rapprochements, il ressort pour le rapporteur que la tuberculose augmente ou au moins reste stationnaire, malgré les progrès de l'hygiène et le plus grand bien-être général. Bien que la durée de la moyenne de la vie humaine ait augmenté, la mortalité tuberculeuse n'a pas baissé, pourquoi? C'est que depuis quarante ans un bouleversement économique s'est produit: la migration vers les villes a déterminé l'encombrement, les conditions de la vie de l'ouvrier se sont modifiées; il s'est mis à boire. L'alcoolisme est né, il s'étend chaque jour davantage.

Ces conditions étant générales en Europe, les nations les plus alcoolisées sont celles qui payent le plus fort tribut à la tuberculose.

Les statistiques relatives à la consommation de l'alcool dans les différents peuples sont difficilement comparables; toutefois, après avoir établi les restrictions nécessaires, M. de Lavarenne note que pour la consommation de l'alcool la France et la Belgique tiennent le premier rang, puis vienne. la Hollande, l'Allemagne, la Suisse, l'Angleterre, l'Italie, la Suède, la Russie, la Norvège. Il faut noter que l'alcoolisme diminue dans toutes les nations, mais qu'en France et en Belgique il augmente.

Or, pour 100.000 habitants il en meurt :

En Italie	136	par tuberculose.
Angleterre	160	—
Hollande	192	—
Belgique	198	—
Suisse	211	—
Prusse	211	—
Allemagne	312	—
France	336	—

Or, que se passe-t-il en France ? Si on compare la table de mortalité par département, et la table de consommation de l'alcool, on voit, non pas qu'elles se superposent absolument, mais que chaque groupe de départements correspond à un taux proportionnel de consommation d'alcool.

Il y a des exceptions apparentes, dont la raison est facile à déterminer. La statistique de l'alcool porte sur tout le département, tandis que celle de la tuberculose ne porte que sur les villes de plus de 5.000 habitants.

M. Baudran (de Beauvais) a communiqué à M. de Lavarenne les résultats de la comparaison de la consommation d'alcool par département et de la mortalité moyenne par tuberculose. Il est arrivé aux résultats suivants :

De 30 à 40 décès par tuberculose p. 10000 hab.	12,47 alcool.
40 à 50 — — —	13,21 —
50 à 60 — — ---	14,72 —
60 à 70 — — —	16,86 —
70 à 80 — — —	17,16 —
80 à 90 — — —	17,80 —
90 et au-dessus — —	30,70 —

La statistique de la consommation de l'alcool dans les grandes villes donne les mêmes résultats si on la compare à la mortalité tuberculeuse.

Enfin, les statistiques militaires montrent que c'est dans les départements les plus alcoolisés que l'on prononce le plus d'ajournements, que l'on rencontre le plus de candidats à la tuberculose.

L'alcoolisme abâtardit la race ; je puis donc répéter aujourd'hui ce que je disais il y a dix ans : *l'avenir appartient aux peuples sobres.*

Dans un résumé très clair et très probant, M. de Lavarenne expose les lésions produites chez le buveur par la consommation de l'alcool, et indique comment leur évolution aboutit à la prédisposition à la tuberculisation.

Il cite les observations de Crivelli (de Melbourne), de Brunon (de Rouen), qui montrent l'influence de l'alcoolisme sur l'individu et sa famille, ainsi que l'extension simultanée de l'alcoolisme et de la phtisie dans les campagnes.

La statistique de Tathan sur la mortalité professionnelle en Angleterre (Mémoire de Jacquet) prouve que la mortalité pour la population anglaise au-dessus de quinze ans dépasse deux fois et demie la mortalité générale moyenne, dans les professions de brasseur, d'aubergiste, patron et employés, où l'on consomme le plus d'alcool. La mortalité par phtisie y est énorme. Si on considère la mortalité moyenne par phtisie comme représentée par le chiffre 100, celle des garçons de cabaret est de 257, des marchands ambulants, 239, etc.

M. de Lavarenne a fait personnellement une enquête analogue dans un dispensaire de la rue Haxo (Belleville). Les détails précis qu'il a recueillis montrent à l'évidence l'action phtisiogène de l'alcoolisme.

L'influence de l'alcoolisme sur la descendance n'est pas moins évidente. La clinique nous a révélé les stigmates de dégénérescence physique et intellectuelle que portent les descendants des alcooliques.

La tuberculose infantile, avec ses manifestations multiples extrapulmonaires, est un des types fréquents de cette dégénérescence. M. de Lavarenne en cite un certain nombre d'exemples très probants, personnels ou empruntés à des travaux dont les auteurs n'avaient pas recherché dans leurs observations les conséquences de l'alcoolisme sur le développement de la tuberculose.

Après avoir entendu ce travail si remarquable, votre Commission a pensé que, s'il ne lui appartenait pas de formuler dans tous ses détails l'organisation de la lutte contre l'alcoolisme, elle devait en indiquer les grandes lignes, et elle a adopté les conclusions suivantes :

1° L'alcoolisme est né d'un préjugé qui attribue à l'alcool certaines propriétés hygiéniques et reconstituantes. La clinique montre le rôle pathogène des boissons alcooliques.

S'appuyant sur ce fait incontestable, les pouvoirs publics pourraient orienter dans tous les services qui dépendent d'eux l'éducation antialcoolique (écoles, lycées, administrations, armée, marine, etc.), au moyen des programmes d'instruction primaire, secondaire et supérieure et d'instructions spéciales qui, largement répandues, serviraient de modèle aux chefs d'atelier, d'usines, et à tous ceux qui emploient la main-d'œuvre ouvrière.

Dès maintenant, étant donné le rôle particulièrement nocif parfaitement reconnu des spiritueux, absinthes, vermouths, bitters, cognacs, etc., dont la consommation a pris depuis quelques années un développement progressif inquiétant, il y aurait lieu d'une façon générale de favoriser la consommation rationnelle des boissons fermentées, dont la pureté serait surveillée, en entravant la consommation des spiritueux.

2° Étant bien établie la part énorme de l'habitude et de l'occasion offerte, dans le développement de l'alcoolisme, et par conséquent les dangers des cabarets et du privilège des bouilleurs de cru, les pouvoirs publics ont le devoir d'intervenir :

1° Par des *règlements administratifs* dans le but d'entraver la fréquentation des cafés et cabarets en s'inspirant des règlements édictés récemment par le ministre de la guerre ; 2° par des *actes législatifs* dans le but de limiter le nombre des cabarets et de supprimer le privilège des bouilleurs de cru ; 3° par tous les moyens dont ils peuvent disposer, les pouvoirs publics ont le devoir de favoriser les groupements et associations qui ont entrepris la lutte contre l'alcoolisme.

CHAPITRE II

DES MOYENS CURATIFS A OPPOSER A LA TUBERCULOSE

La mission confiée à votre deuxième Commission est des plus
complexes. Il s'agit, en effet, d'organiser et de coordonner les
divers moyens curatifs qui permettront au plus grand nombre
possible des malades tuberculeux de bénéficier des découvertes
faites dans ces dernières années ; notamment d'appliquer le régime
hygiénico-diététique qui, à l'étranger surtout, a procuré l'amélioration de leur état à un grand nombre et la guérison à beaucoup
d'entre eux.

Or, la mise en pratique de ces méthodes est dispendieuse, elle
nécessite l'intervention de la générosité des particuliers, la coopé-
ration de l'État, des communes, des transformations dans les
habitudes traditionnelles des médecins et dans celles des
malades.

L'œuvre est difficile, de longue haleine ; il faudra, pour qu'elle
aboutisse, le concours de toutes les bonnes volontés et une grande
persévérance.

Le péril créé par la tuberculose est tel que votre Commission
est convaincue qu'elle trouvera l'appui moral et effectif de tous les
Français. Il n'est guère de familles que la tuberculose n'ait frappées
dans leurs affections les plus chères : pourraient-elles hésiter à
apporter leur obole pour sauver ceux qui parmi ses membres ou
à côté d'eux — car en tuberculose chacun est solidaire de son
voisin — sont menacés ou déjà touchés par la maladie ?

Les moyens proposés à la Commission sont : les sanatoriums
pour adultes et pour enfants ; les dispensaires antituberculeux.

I

SANATORIUMS POPULAIRES POUR ADULTES

La Commission a laissé aux particuliers la charge de créer des sanatoriums pour les malades qui peuvent faire les frais des soins qu'on leur donne[1]. Elle s'est occupée exclusivement des sanatoriums populaires, mais elle pense que les règles fondamentales auxquelles doivent satisfaire ces deux catégories de sanatoriums sont les mêmes dans l'intérêt des malades et dans celui des populations au milieu desquelles on les installe.

Cette dernière question a été étudiée en 1895 par le Comité d'hygiène, et, dans un rapport (inséré au *Journal officiel* le 18 avril 1895), M. le Dr Netter a nettement établi que ce qui est dangereux, ce n'est pas une réunion de phtisiques soumis à une discipline rigoureuse, c'est le phtisique libre, non dirigé, disséminant partout les bacilles de ses crachats. Or, d'un sanatorium bien tenu, il ne doit pas sortir un seul bacille, tous doivent être détruits dans l'établissement même.

Un exemple fera comprendre l'importance de cette question. En Allemagne on a créé de nombreux sanatoriums populaires. Les médecins ont hautement vanté l'influence curative de l'air des forêts, surtout de celles qui couvrent les hautes collines. Immédiatement des particuliers habitant des localités ainsi placées ont envoyé des prospectus offrant aux tuberculeux des chambres et une hospitalité à prix modiques. Dans certains villages (le Dr Panmwitz m'en a cité deux situés dans le Hartz), ces malades, placés dans des établissements non soumis à la discipline, ont contaminé les habitants et ont créé des foyers dangereux de tuberculose. Depuis deux mois j'ai reçu des lettres venant de villages dans lesquels on me priait d'envoyer des phtisiques dans des chambres mises pour un prix modique à la disposition des malades.

1. Voyez « Hôpitaux spéciaux », p. 377.

C'est là un grave danger, mais il résulte de la méconnaissance des règles qui doivent être observées dans tous les sanatoriums.

Ceux-ci sont au contraire sans danger pour le voisinage ; il n'y aurait péril que si on laissait se créer autour des sanatoriums des villas, des cottages dans lesquels seraient reçus sans surveillance des malades tuberculeux. Le public, d'ailleurs, commence à connaître ce danger et déserte les stations d'hiver ou les stations thermales dans lesquelles sont reçus des tuberculeux libres lorsqu'il n'a pas la conviction que toutes les mesures d'asepsie et de désinfection sont rigoureusement observées.

a) CONDITIONS QUE DOIT REMPLIR UN SANATORIUM

D'un commun accord, tous les médecins qui se sont occupés de la question reconnaissent qu'un sanatorium doit être *fermé, aseptique, discipliné*[1].

Le mot fermé doit s'entendre en ce sens qu'aucun des bacilles de la tuberculose ne puisse en sortir. Nous venons de nous expliquer sur ce point.

Il doit être *aseptique*, non pas seulement dans l'intérêt des personnes du voisinage, mais dans l'intérêt des malades eux-mêmes et du personnel qui les soigne.

Les malades doivent avoir chacun leur crachoir, muni d'un liquide désinfectant ou simplement d'eau. Si, dans les couloirs, les promenoirs, on place des crachoirs communs, ils doivent être installés de façon à ce que leur accès soit facile et à ce que des erreurs de projection soient presque impossibles.

Dans les sanatoriums où ces précautions ont été rigoureusement observées, Dettweiler, Cornet, Martin Kirchner ont constaté que dans les poussières recueillies sur les murs, sur les corniches, etc., il n'y avait aucun bacille de Koch.

La destruction des germes contenus dans ces crachoirs est opérée par ébullition ou par tout autre procédé. Ils ne doivent pas être vidés avant ces opérations dans les fosses d'aisance ou les égouts.

Avant d'être livrés au blanchissage, les linges, mouchoirs,

1. Rapport n° 17.

draps, etc., doivent être stérilisés dans une étuve maniée par des hommes instruits de l'importance de cette opération.

Les parois des chambres sont couvertes de peintures à l'huile, les planchers imperméabilisés de façon à ce que le lavage des murs et des planchers soit fait chaque jour à l'aide d'un linge mouillé, de temps à autre par lavage ou jet d'eau d'une pompe.

Les matières excrémentitielles, comme les crachats, ne doivent jamais être projetées, avant stérilisation complète, dans un égout qui communiquerait avec un cours d'eau.

S'il est nécessaire, pour ne pas augmenter démesurément les dépenses, de placer plusieurs tuberculeux dans une même chambre, leur nombre doit être cependant restreint (4, 5, 6 lits). En tout cas, il faut prévoir, dans un sanatorium, une infirmerie composée de chambres multiples. Des circonstances diverses peuvent obliger à y placer des malades, pris au cours de leur traitement d'un accident subit, méningite, pleurésie, pneumothorax, phlébite, etc. Ces malades doivent être isolés de façon à ce que le moral de leurs compagnons ne puisse pas être affecté par la vue de ceux qui sont en péril. D'autre part, des affections transmissibles, scarlatine, rougeole, diphtérie, peuvent éclater chez l'un d'eux; il faut qu'il puisse être isolé et ne pas propager son affection intercurrente à ses voisins.

Le malade ne doit pas garder ses vêtements personnels. Ceux-ci, passés à l'étuve et désinfectés, lui seront rendus à la sortie. Les vêtements, dans le sanatorium, doivent être faits en étoffes faciles à désinfecter.

La toilette corporelle des malades doit être rigoureusement surveillée, notamment le médecin devra fréquemment visiter la bouche et les dents.

À l'entrée au sanatorium, on remet au malade un règlement intérieur auquel il est tenu de se soumettre, *sous peine de renvoi.*

Le malade admis au sanatorium a besoin d'y faire une éducation hygiénique complète. Il doit apprendre et on doit lui montrer comment est comprise la cure de repos, et en quoi elle consiste (chaise longue); pourquoi la cure d'air lui est indispensable et quels sont ses avantages. Il faut qu'il sache expectorer proprement, sans contaminer ses lèvres, ses mains, ni les bords du crachoir. Il faut qu'il redoute le crachat, source de toute contamination pour lui comme pour les autres.

La plupart des tuberculeux respirent mal; ils apprennent au sanatorium la gymnastique respiratoire, qui leur est le plus favorable. L'exercice musculaire modéré, utile à leur traitement, leur est enseigné, ainsi que la façon de marcher et de se promener au grand air, soit sur un terrain plat, soit le long de pentes légèrement inclinées, etc.

Cure hygiénique. — Au sanatorium, la cure de la phtisie pulmonaire est, avant tout, et pour ainsi dire, uniquement hygiénique.

Le médecin impose au corps un repos prolongé, et le malade passe le plus grand nombre d'heures possible étendu, la nuit dans son lit, le jour sur la chaise-longue qui lui est attribuée. Cette *cure de repos* physique doit, en même temps, être une cure de repos moral, c'est-à-dire que les occupations intellectuelles sont, au sanatorium, sinon bannies, du moins réduites au minimum.

Par contre, des distractions variées doivent être fournies à l'ensemble des malades (salles de conversation, jeux, musique, concerts, légers travaux manuels, etc.).

En même temps que la cure de repos, se pratique la *cure d'air* : l'accoutumance à l'air est progressive; la nuit, les fenêtres demeurent ouvertes suffisamment pour assurer un libre accès à l'air. Le jour, le malade ne reste point enfermé; il prend, comme on l'a dit « un bain d'air permanent ». A cet effet, des *galeries de cure* sont installées, bien orientées au Sud-Sud-Est d'une part, de l'autre au Sud-Sud-Ouest. bien protégées contre les mauvais vents et couvertes d'une toiture suffisamment épaisse pour, en été, offrir aux malades un abri contre les rayons solaires.

Quelle que soit la disposition architecturale de l'établissement, il faut donner aux galeries de cure un accès facile afin d'éviter tout effort, toute fatigue, aux malades en traitement.

La cure d'air n'est complète qu'à la condition de réserver aux malades dans l'établissement un jardin assez grand, planté d'arbres ombreux, au-dessous desquels des bancs appropriés, et des abris bien protégés (*sun-boxes*) permettent aux promeneurs de jouir d'un repos à l'ombre.

En toute saison, le malade a besoin pour la cure d'air de vêtements appropriés.

Cure d'aliments. — L'alimentation généreuse et la suralimentation exigent du médecin traitant une incessante sollicitude. La
variété des mets et leur abondance, le choix des plats, la surveillance individuelle du goût et des préférences de chacun, la
quantité d'aliments indispensable à chaque patient pour rétablir
ses forces, sont autant de questions et de sujets d'étude laissés
à l'initiative et à l'expérience du médecin-directeur de l'établissement.

Le seul moyen de contrôle sérieux est fourni par la thermométrie biquotidienne et par les pesées hebdomadaires.

Chaque malade possède sa courbe de température et sa courbe
de poids. Les pesées sont faites à heure fixe dans des conditions
identiques pour tous.

La surveillance de la discipline, de l'asepsie, de la désinfection,
de l'alimentation, doit être mise entre les mains du médecin.
Tant vaut le médecin, tant vaut le sanatorium, a dit Sersiron ; et
je souscris sans réserve à cette formule.

Il faut que le malade sente que si la direction a des exigences, le médecin les tient pour obligatoires, médicalement
parlant. Il faut que celui-ci lui explique les raisons de ces exigences, qu'il soit chaque jour en rapport avec lui, qu'il soutienne
son moral et lui inspire la sécurité de l'avenir. Il faut que le médecin soit assez convaincu de la valeur de la médication qu'il
applique, pour faire passer une partie de sa conviction dans l'esprit du malade.

Quelles que soient les conditions idéales dans lesquelles sera
construit un sanatorium, si ces conditions fondamentales ne sont
pas remplies, le sanatorium ne donnera pas de bons résultats.
Entre les mains d'un médecin imbu de leur nécessité impérative,
un sanatorium moins parfait en donnera de meilleurs.

Bien que je place les prescriptions précédentes en première ligne,
je tiens pour fort important le choix de l'emplacement des sanatoriums. Ils doivent avoir des jardins, être placés soit en forêt,
soit à flanc de côteau, bien ensoleillés, pourvus d'une eau abondante et saine.

J'ai dit l'importance qu'avaient dans la guérison la satisfaction, la gaieté, l'appétit. Les diverses conditions de vue, d'aération ont sur le moral du malade une action que l'on ne saurait négliger.

Le médecin du sanatorium doit avoir à sa disposition un laboratoire muni des instruments nécessaires aux recherches cliniques utiles aux malades. La présence du bacille de Koch dans les crachats, sa multiplication ou sa diminution en nombre, permettent de suivre les phases des lésions pulmonaires. Son association à d'autres microbes (pneumocoques, streptocoques) a une importance que quelques-uns ont peut-être exagérée, que d'autres ont peut-être niée d'une façon trop systématique. Il n'y a pas lieu de créer un institut bactériologique dans chaque sanatorium, mais il est indispensable que le médecin ait au moins à sa disposition l'outillage nécessaire au diagnostic des phases de la maladie et aux modifications survenues sous l'influence du traitement.

b) QUELS MALADES DOIVENT ÊTRE TRAITÉS EN SANATORIUM

S'il meurt en France au moins 150.000 tuberculeux par an, on peut estimer à 4 ou 500.000 le nombre des malades. Les Allemands pensent, d'après des calculs basés sur les dépenses des caisses d'assurance, que la durée moyenne de l'évolution de la maladie est de trois ans; je crois que la durée réelle est plus longue.

Votre Commission n'a pas la pensée que tous les tuberculeux soient justiciables du sanatorium. Elle est convaincue que ceux qui sont particulièrement désignés pour bénéficier de ce mode de traitement sont les tuberculeux au début de leur maladie, chez qui les signes révélateurs sont à peine marqués, ceux que l'on peut appeler les candidats à la tuberculose, et ceux chez lesquels les lésions sont encore localisées.

Elle n'ignore pas que les cas de guérison dans une période plus avancée ne sont pas exceptionnels, mais ils sont plus rares, et comme il ne sera pas possible de suffire, dès le début, à tous les besoins, elle pense que ceux à qui doivent être réservées les premières places dans les sanatoriums sont les tuberculeux pour lesquels existent les plus grandes chances de guérison. Quand l'expérience aura justifié aux yeux du grand public la valeur de ce mode de traitement, on a le droit d'espérer que de nouvelles ressources seront mises à la disposition des malades et que le champ de la clientèle des sanatoriums s'élargira.

Il doit donc y avoir à l'entrée du sanatorium une sélection sévère ; on ne doit l'ouvrir qu'aux malades à la période de *pré-tuberculose*, si l'on veut accepter ce mot.

Voici comme exemple le règlement d'entrée dans le sanatorium fondé par la ville de Bâle, à Davos, pour ses pauvres. Le but à atteindre dans ce sanatorium est celui-ci : *une amélioration notable dans l'espace de trois mois*[1].

Contre-indications. — 1° Constitution éréthique, même s'il n'existe qu'un catarrhe des sommets ;

2° Les cas avancés de formation caverneuse, de fièvre hectique et d'amaigrissement considérable ;

3° Extension du processus tuberculeux à tout un poumon ou lésions considérables des deux poumons, avec réduction par trop grande de la surface respiratoire, même à marche chronique ;

4° Forte participation du larynx à l'affection ;

5° Albuminurie ; diabète très prononcé ;

6° Emphysème étendu ;

7° Graves lésions du cœur et artério-sclérose ;

8° Alcoolisme.

Indications. — 1° Hérédité, tuberculose larvée et compliquée d'anémie, de gastrite chronique, etc. ;

2° Phtisie au début, catarrhe du sommet ;

3° Infiltration des sommets du poumon ;

4° Destruction commençante, existence de cavernes, lorsque la perte de substance est faible et que le processus pathologique ne progresse pas rapidement et ne se complique pas de fièvre continue ;

5° Exsudats pleurétiques de nature non purulente, sans penchant à la résorption.

Pour la Commission :

Le Président : R. SARAZIN-THIERSCH.
Le Secrétaire : R. KŒCHLIN-ISELIN.

Nous reprocherions plutôt à ce règlement de ne pas être assez

1. Sersiron, Thèse de Paris, 1898.

sévère, mais il peut, dans son ensemble, servir de base à une réglementation plus précise.

Cette règle est d'ailleurs celle qui est suivie en Allemagne. Sur cent malades, il y en a la moitié au moins constituée par les ouvriers qui faiblissent, qui maigrissent, qui ne mangent plus, chez lesquels les signes de tuberculose sont plutôt ceux de probabilité que de certitude. L'autre moitié comprend les malades dont la tuberculisation n'est pas douteuse, mais qui ne sont pas atteints d'accidents hectiques.

On pèse ces malades au moins tous les huit jours; si le poids va en diminuant, si l'appétit ne se réveille pas, si l'examen des crachats ne donne pas de bons résultats, on ne les garde pas au sanatorium.

Sans entrer, au point de vue des résultats obtenus, dans la discussion des statistiques, car celles-ci sont nécessairement incertaines, je crois trouver l'expression de la vérité dans la formule donnée par le bureau d'hygiène de l'empire allemand : sur 12.000 tuberculeux hospitalisés, 9.000, après trois mois de traitement, peuvent reprendre pendant trois ans le travail sans interruption.

Je ne doute pas de l'exactitude de cette formule, mais à la condition d'en changer un mot; il ne s'agit pas de 12.000 tuberculeux hospitalisés, mais de ceux que je classais tout à l'heure dans 2 groupes : les candidats à la tuberculose, et les tuberculeux en évolution. Or, il est facile de comprendre que le premier groupe fournit à lui seul le plus grand nombre de ces guérisons.

Mais ce serait une erreur de traduire cette observation par une critique du système allemand. Je crois, au contraire, qu'il serait très désirable que nous puissions l'appliquer en France, et il est certain pour moi que le vice de la conduite médicale et hospitalière en France est que nous n'intervenons pas à temps.

Il faut insister sur ce fait, car nous devons modifier les opinions médicales sur ce point de pratique. Nos prédécesseurs, imbus de cette idée que la tuberculose est incurable, se sont efforcés par humanité de rassurer le plus longtemps possible le malade et sa famille. C'est la tradition. Excusable hier, elle ne l'est plus aujourd'hui. Notre devoir, puisque la curabilité de la tuberculose est établie, est de mettre le malade et sa famille en présence de la réalité vraie, de lui dire dès le début que sa guérison est entre ses mains,de lui indiquer au moment opportun, c'est-à-dire le plus tôt possible, la ligne de conduite qu'il doit suivre.

En cachant au malade, par des ménagements inopportuns, la vérité au moment où il pourrait guérir, nous trahirions sa confiance.

Je viens de dire que tous les tuberculeux ne sont pas justiciables du traitement par le sanatorium ; avec Landouzy j'ajoute que le sanatorium ne constitue pas le seul mode de traitement, et il serait excessif de dire qu'il se suffit toujours à lui-même pour la cure de la tuberculose. Il est la base du traitement ; grâce à lui, les autres médications agiront plus efficacement.

c) CAISSE DE SECOURS

Les célibataires, employés de commerce, étudiants, clercs d'études, domestiques et ouvriers entreront volontiers dans les sanatoriums et n'auront guère besoin que l'on vienne à leur aide. Il n'en sera pas de même des ouvriers pourvus de famille. Alors même qu'ils seraient convaincus que leur guérison ne peut être obtenue que par le sanatorium, ils n'abandonneront pas leur famille, ou, si on décide quelques-uns d'entre eux à y entrer, dès la première amélioration apparente ils le quitteront, inquiets de la misère dans laquelle se trouve leur famille.

Or, ces ouvriers pères de familles sont les plus intéressants de nos malades ; en les abandonnant dans leurs logements, ils contaminent leur femme et leurs enfants ; ce n'est plus un malade en présence duquel nous nous trouvons, mais de trois ou quatre, parfois plus, qui auraient échappé à la tuberculisation, si, dès le début le malade avait reçu les soins qui peut-être l'auraient guéri, mais qui à coup sûr auraient protégé les membres de sa famille.

Nous ne pouvons lui être utiles à lui et à sa famille, que si nous faisons ce que les Allemands eux aussi ont dû faire.

La création d'une caisse de secours pour la famille est le corollaire nécessaire d'un sanatorium populaire. L'expérience a montré en Allemagne que, calculée sur les 83 sanatoriums populaires, la dépense moyenne supportée par la caisse de secours était de 1 mark 25 (1 fr. 55) par jour et par malade.

Le comité chargé de soutenir le courage de la famille en

l'absence de son chef veillerait là ce que les mesures d'assainissements du logement, celles de la désinfection soient rigoureusement prises. Il veillerait également à ce que les soins nécessaires soient donnés dès le début aux membres de la famille qui seraient atteints.

La Commission a pensé que, pour donner un corps à l'ensemble de ses délibérations, elle devait présenter une sorte de projet de loi précisant le rôle de l'État, des départements et des communes.

J'en donne le texte après celui des conclusions adoptées par votre Commission.

1. L'établissement d'un sanatorium populaire destiné à la cure des tuberculeux est sans inconvénients pour les localités voisines.

2. Tout malade atteint de tuberculose ouverte et admis dans un établissement hospitalier doit être isolé des malades atteints d'autres affections; ainsi seulement on évite les contagions et on peut donner aux tuberculeux le traitement approprié à leur maladie.

3. Dans tout service consacré au traitement des tuberculeux, l'*asepsie médicale* doit être complète; la *discipline* imposée aux malades et au personnel doit être établie par un règlement précis ; la *cure hygiénique* (par l'air, le repos et la suralimentation) ne peut avoir de succès que si les règles précédentes sont observées.

4. Tout en admettant la nécessité des services spéciaux urbains destinés aux malades qui, pour des raisons diverses, ne peuvent quitter la ville, la Commission est d'avis que les hôpitaux pour tuberculeux indigents soient construits dans la zone suburbaine, là où l'air est le plus pur et où les acquisitions moins dispendieuses des terrains permettent d'entourer l'hôpital de jardins et de massifs de verdure favorables à la promenade et à la cure en plein air.

5. Le médecin chef du service a la direction de l'asepsie, de la désinfection, de la discipline et de la cure; il règle et surveille l'alimentation de chacun de ses malades.

6. Au sanatorium, comme à l'hôpital, tous les produits normaux ou pathologiques provenant des tuberculeux, tous leurs linges et vêtements, doivent être rigoureusement stérilisés avant de sortir soit du service, soit du quartier spécial.

7. Le personnel attaché au service doit être accepté et surveillé

29

au point de vue de la santé et de l'hygiène par le médecin chef du service.

8. Le médecin chef du service doit avoir à sa disposition l'outillage nécessaire pour les recherches cliniques utiles au diagnostic et au traitement des malades.

9. La Commission émet le vœu : que l'État, donnant l'exemple aux collectivités sociales, crée des sanatoriums pour la cure de son personnel atteint de tuberculose.

10. Lorsque le produit du travail d'un tuberculeux admis au sanatorium ou à l'hôpital est reconnu nécessaire à l'existence de sa famille, les *secours de famille* sont le corollaire indispensable des soins donnés au malade, car tel est le seul moyen de le faire soigner assez tôt et pendant un temps suffisamment prolongé.

Plan d'un projet de loi sur l'organisation des sanatoriums.

ARTICLE PREMIER.

Des sanatoriums destinés au traitement de la tuberculose peuvent être établis par l'Etat, les départements et les communes. Les sanatoriums créés par l'initiative privée peuvent être utilisés pour le traitement des malades au compte de l'État, des départements ou des communes dans les conditions prévues aux articles 3 et 9.

ART. 2.

Les sanatoriums de l'État sont destinés au traitement des malades de ses différents services. Ils constituent des établissements publics.

ART. 3.

Tout fonctionnaire ou agent de l'État, admis dans un sanatorium de l'État, a droit pendant la durée de son séjour aux.. .. de son traitement.

Les fonctionnaires ou agents qui demandent à être traités dans un sanatorium privé agréé par l'État, reçoivent le.... de leur traitement intégral. L'État paie à l'établissement l..... des frais de traitement tels qu'ils sont déterminés à l'article 9.

ART. 4.

Les prescriptions de l'article précédent sont applicables aux militaires des armées de terre et de mer.

ART. 5.

Quand un département crée un sanatorium, l'organisation et le fonctionnement de cet établissement sont réglés par délibération du conseil général.

L'État peut accorder des subventions pour la construction et l'installation première de ces établissements, sans toutefois que la subvention puisse dépasser..... par lit.

Dans ce cas, les plans et règlements de l'établissement sont approuvés par décret.

ART. 6.

Les sanatoriums communaux sont établis comme annexe des hôpitaux, les frais de premier établissement étant supportés par les communes. Les délibérations des conseils municipaux relatives à la création de ces établissements, les engagements pris par ces conseils et qui doivent avoir une durée de vingt ans au moins, les plans et les règlements de fonctionnement sont approuvés par décrets.

ART. 7.

Les communes qui créent des sanatoriums ont droit pour la construction et l'installation à des subventions de l'État calculées ainsi qu'il suit :

Si la valeur du centime est inférieure à.....   par lit.
—   est comprise entre... et...   —
—   est supérieure à... et...   —

ART. 8.

Des sanatoriums peuvent être créés par deux ou plusieurs communes dans les conditions prévues aux articles 116 et 117 de la loi du 5 avril 1884.

Les subventions prévues à l'article 7 sont calculées d'après le centime moyen de l'agglomération constituant le syndicat.

Art. 9.

Les sanatoriums établis par l'initiative privée peuvent être autorisés à recevoir des malades de l'État, des départements et des communes, à la charge pour les fondateurs de présenter à l'agrément du ministre de l'intérieur les plans, les règlements de fonctionnement et les tarifs et de se soumettre à la visite des délégués de l'Administration. Le retrait de l'autorisation est prononcé par décret.

La liste des sanatoriums privés agréés par le gouvernement est insérée chaque année au *Journal officiel*.

Art. 10.

Des règlements d'administration publique détermineront les mesures à prendre pour l'exécution de la présente loi, en particulier l'organisation des sanatoriums d'État.

II

DES SANATORIUMS MARINS

J'ai résumé les conditions auxquelles devait répondre un sanatorium pour adultes tuberculeux; les sanatoriums marins ont un autre but. Il ne s'agit pas de guérir des malades déjà tuberculeux, mais d'empêcher des enfants, lymphatiques, scrofuleux, de devenir plus tard des tuberculeux vrais.

Je n'ignore pas les relations qui existent, au point de vue de la nature des lésions, entre la tuberculose et la scrofule, mais en restant sur le terrain de la clinique, tous les médecins reconnaissent que les manifestations de la scrofule peuvent guérir, qu'elles n'aboutissent pas nécessairement à la tuberculose telle que nous la connaissons chez l'adulte si un régime approprié lui est opposé à temps.

Il y a trente-cinq ans, M. Bergeron fit à l'occasion de la création du sanatorium marin de Berck-sur-Mer le premier rapport sur ce sujet. Les espérances qu'il exprimait alors se sont toutes réalisées.

De la note qu'il a remise à la Commission[1], du rapport que M. Armaingaud[2] a rédigé sur ce sujet, il est aisé de tirer des règles faciles à réaliser. Il ne s'agit plus de créer des organismes nouveaux, mais de compléter ceux qui existent déjà.

La France possède actuellement treize sanatoriums marins pour les enfants scrofuleux et rachitiques, répartis du département du Nord à celui des Alpes-Maritimes. Ils reçoivent en moyenne par an 2.000 enfants. Les uns ont été fondés par l'initiative privée, les autres par les communes, notamment par la ville de Paris. Ces derniers sont encombrés ; les candidats qui devraient bénéficier de ce traitement attendent parfois fort longtemps leur admission. M. Bergeron a proposé à la ville de Paris, qui l'a accepté, d'envoyer un certain nombre de ces enfants dans les établissements privés qui ont des places vacantes. Il conviendrait de généraliser cette mesure.

Les résultats obtenus dans ces divers sanatoriums sont excellents. M. Armaingaud a donné dans son rapport les statistiques fournies par chacun d'eux. Il y a lieu de remarquer que les chiffres représentent l'état du petit malade au moment où il quitte le sanatorium ; que pour savoir la vérité absolue, il faudrait avoir des renseignements sur eux, cinq, six et dix ans après leur sortie. Cette statistique comprenant tous les enfants qui ont passé par les sanatoriums est impossible à établir, mais beaucoup d'entre eux sont revenus plusieurs années après leur sortie, revoir leur ancien médecin, et ces derniers restent convaincus que si les guérisons obtenues n'ont pas été définitives pour tous, elles l'ont été pour le plus grand nombre. Votre Commission tient par conséquent pour exacte la réponse qu'il y a deux années l'Académie de médecine adressait au ministère de l'intérieur, qui lui avait demandé : « Quelles sont les maladies pour lesquelles le séjour au bord de la mer constitue le meilleur traitement ? » L'Académie avait répondu à l'unanimité : « Tout le monde est d'accord sur ce point, le rachitisme, la scrofule, la plupart des manifestations de la tuberculose, surtout pendant l'enfance et l'adolescence, guérissent au bord de la mer. Il ne s'agit plus là d'un sujet en litige, mais

1. Rapport nᵒ 18.
2 Rapport nᵒ 19

d'une sorte de dogme au-dessus de toute contradiction et qui s'appuie sur une expérience constante et jamais démentie. »

La Sous-Commission a donc émis le vœu : 1° que par tous les moyens on mette à la disposition d'un plus grand nombre d'enfants de toutes les régions de la France l'accès dans les hôpitaux marins.

2° Que les communes sachent utiliser les places restées libres dans les sanatoriums privés, en faveur de leurs enfants scrofuleux indigents.

III

DISPENSAIRES POUR TUBERCULEUX

Tous les médecins, qui ont cherché à organiser la lutte contre la tuberculose, se sont heurtés aux deux difficultés suivantes :

1° La tuberculose est curable surtout dans ses premières périodes.

2° Le nombre des tuberculeux est tel en France (1 ou 500.000) que quelque immense que soit l'effort il sera toujours partiel et au-dessous des nécessités.

Malgré ses 83 sanatoriums populaires, l'Allemagne se trouve en présence des mêmes difficultés et actuellement, parallèlement avec la création de nouveaux sanatoriums, elle organise dans les villes des policliniques pour tuberculeux.

Un personnel médical muni de l'outillage nécessaire donne ses soins aux tuberculeux qui viennent le consulter, pendant tout le temps de la maladie ou pendant la période qui précède le moment où le malade veut entrer dans un sanatorium et où celui-ci peut lui ouvrir ses portes.

Un Comité de patronage composé de personnes bienfaisantes, parmi lesquelles les dames sont en grand nombre, suit le malade à domicile, donne des conseils à la femme, veille à la propreté du logis, indique les mesures prophylactiques nécessaires. Elle écarte dans la mesure du possible la misère inséparable du chômage, en puisant dans une caisse de secours de famille, alimentée comme celle des sanatoriums.

M. Calmette a été frappé par les mêmes considérations, mais, et c'est ce qui fait l'originalité de sa proposition, il demande qu'au lieu d'attendre que l'ouvrier vienne demander l'avis des médecins, ou aille au devant de lui, on l'invite à venir à un dispensaire, analogue aux policliniques allemandes [1].

Voici en quels termes il expose son projet :

« Je pense qu'au lieu d'attendre que l'ouvrier tuberculeux aille consulter le médecin et soit acculé au chômage, on devrait ériger en principe la nécessité d'*aller à lui* et de lui prêter assistance avant même qu'il puisse s'apercevoir qu'il est gravement atteint. Je voudrais qu'on pût *dépister* chez lui la tuberculose tout au début de son évolution et qu'on s'efforçât aussitôt de donner au malade les conseils et les soins qui peuvent lui être utiles, en le conservant le plus souvent à sa famille et à son milieu.

« Voici comment j'envisagerais la possibilité d'organiser pratiquement la lutte contre la tuberculose dans la classe ouvrière :

« On créerait tout d'abord dans chaque ville des dispensaires de quartiers en nombre suffisant pour que chaque dispensaire puisse facilement desservir une circonscription déterminée.

« Le rôle des dispensaires consisterait :

« 1° A se mettre en relations avec tous les chefs ou contremaîtres d'usines ou d'ateliers et avec tous les établissements occupant des ouvriers protégés par la loi d'assurances contre les accidents.

« 2° A rechercher, grâce aux renseignements fournis par les chefs ou contremaîtres d'usines ou d'ateliers, les ouvriers suspects de tuberculose ; à les attirer au dispensaire pour leur donner aussi souvent qu'ils en auront besoin, des consultations gratuites, des conseils pour leur famille ; à leur distribuer, lorsqu'ils seront obligés de suspendre leur travail, des secours en nature ou en espèces, des vêtements, des médicaments, des livres.

« 3° Le dispensaire de chaque circonscription devrait immatriculer tous les malades de son ressort, les faire visiter fréquemment à domicile, leur procurer des occupations ou des travaux en rapport avec leurs aptitudes et avec leur état de santé ; faire désinfecter leurs logements toutes les fois que cette opération peut être utile ; leur fournir des crachoirs hygiéniques ; indiquer comment il faut

1. Rapport n° 20.

détruire les crachats; stériliser le linge de corps et les vêtements; donner, en un mot, toutes les instructions nécessaires pour assurer dans les meilleures conditions possibles l'hygiène du tuberculeux à domicile, et préserver de la contagion ceux qui l'entourent et dont il ne veut ou ne peut se séparer.

« Je voudrais que chaque dispensaire fût dirigé par un médecin spécialement instruit en vue des fonctions qu'il devra remplir et ayant fait un stage suffisant dans les laboratoires de bactériologie pour être en mesure d'examiner lui-même régulièrement les crachats de ses malades et de contrôler l'efficacité des désinfections qu'il aura prescrites.

« Il va sans dire que tous les dispensaires seraient pourvus des instruments et appareils utiles pour l'observation rigoureuse des malades (microscope, bascule, dynamomètre, etc.) et que chaque ouvrier immatriculé, passant d'une circonscription dans une autre, y serait suivi par un dossier clinique.

« L'organisation administrative des dispensaires serait, à mon avis, avantageusement confiée aux municipalités, au moins dans es grandes villes, avec un contrôle de l'Etat et sous la réserve qu'une loi rendrait leur création obligatoire dans toutes les agglomérations ouvrières de quelque importance.

« Les dépenses de premier établissement seraient évidemment peu considérables, mais leur entretien exigerait des sacrifices pécuniaires importants, en raison surtout de la nécessité de subvenir aux besoins des familles des ouvriers malades. D'après mes calculs, très approximatifs, chaque ouvrier soigné ou surveillé par le dispensaire, y compris les secours distribués à domicile, coûterait en moyenne 3 francs par jour d'invalidité. »

La Commission a pensé que ce projet méritait toute son approbation. Les dispensaires permettraient de porter des diagnostics précoces, de *dépister* des tuberculeux qui se présenteraient volontiers à une consultation externe alors qu'ils n'iraient frapper ni à la porte d'un sanatorium, ni à celle d'un hôpital. Quant aux malades dont l'état serait déjà plus grave, qui ne pourraient être admis ni au sanatorium ni à l'hôpital, ou se refuseraient à y entrer, ils trouveraient tout au moins au dispensaire l'indication des mesures prophylactiques qu'ils auraient à prendre pour ne pas contaminer ceux qui les entourent.

Il donne donc une arme nouvelle pour combattre la tuberculose : de plus, il coûtera nécessairement moins cher que la création ou le fonctionnement des sanatoriums. Il permettra de faire la sélection de ceux qui pourraient y être admis utilement.

La Commission pense donc que l'on doit encourager la création de ces dispensaires spéciaux. Comme il appartiendra aux communes de les organiser et de les entretenir, elle ne pense pas que l'État puisse intervenir directement, mais elle désire qu'il favorise leur développement par des subventions.

D'accord avec M. Calmette, la Commission estime que leur dénomination ne doit pas contenir le mot tuberculeux, qu'on peut, ainsi que cela se fait en Allemagne, les désigner sous le nom de « Dispensaire pour guérir les maladies des poumons » ou sous tout autre vocable n'éveillant pas dans l'esprit des malades l'idée de phtisie, et les distinguant des bureaux de bienfaisance déjà existants.

En conséquence elle a émis le vœu suivant :

1° La Commission émet le vœu que des dispensaires antituberculeux (désignés sous un autre vocable) soient organisés dans les centres urbains.

2° Ces dispensaires auraient pour but de donner des consultations gratuites, des médicaments et des soins aux tuberculeux, ainsi que des conseils à leur famille, de veiller à la désinfection des logements, à la fourniture de crachoirs hygiéniques, et enfin d'assurer dans les meilleures conditions possibles l'hygiène des tuberculeux à domicile et de préserver de la contagion ceux qui les entourent.

IV

MOYENS D'EXÉCUTION

Le danger qui menace la France est immense. Il est mis en évidence par les enquêtes encore incomplètes dont nous venons d'exposer les résultats. Le concours de toutes les autorités, la bonne volonté de tous est indispensable pour que l'on puisse trouver les ressources financières nécessaires.

Lorsqu'il y a quelques mois, M. le président du Conseil a demandé à la Commission d'indiquer les moyens pratiques de lutter contre la tuberculose, il lui a implicitement demandé d'indiquer à l'aide de quelles ressources il serait possible de mettre à exécution les mesures reconnues indispensables.

Pour la prophylaxie, notamment pour faire disparaître les logements insalubres, les moyens financiers que l'on doit mettre en œuvre sont inscrits dans la loi sur la santé publique actuellement soumise aux délibérations du Sénat. La Commission leur a donné son entière approbation. Nous n'avons pas à les modifier.

Il reste à indiquer par quels moyens la Commission pense que l'on pourrait trouver les fonds nécessaires pour mettre à exécution les *moyens curatifs à opposer à la tuberculose* : sanatoriums, dispensaires.

Rappelons en quelques mots ce qui a été fait à l'étranger.

En Allemagne, le fonctionnement des sanatoriums, considéré comme moyen de lutte contre la tuberculose, est intimement lié aux lois qui régissent l'assurance des ouvriers en cas de maladie et d'infirmité temporaire ou définitive.

Dès 1852, la loi avait créé pour les ouvriers l'obligation de se faire inscrire comme participants des sociétés de secours mutuels[1]. Mais, en dehors des cas d'accidents, les lois ont institué deux sortes d'assurances ouvrières, l'une contre la maladie, l'autre contre l'invalidité et la vieillesse.

Par les lois des 15 juin 1883 et 10 avril 1892, il y a obligation pour les ouvriers de s'assurer, obligation pour les patrons de contribuer aux recettes de la caisse d'assurance sans tirer profit des dépenses.

La caisse communale, locale, de fabrique, etc., ainsi constituée contre la maladie, « doit les soins médicaux[2], mais elle peut les faire donner dans un hôpital. Plusieurs associations ont déjà fait construire des hôpitaux spéciaux pour leurs blessés et même des maisons de convalescence, elles ont souvent choisi des chirurgiens renommés. Ce n'est pas seulement l'humanité qui pousse les cor-

---

1. Maurice Block. *Les assurances ouvrières en Allemagne*. Paris. Guillaumin. 1895.

2. Maurice Block, *op. cit.*, p. 55.

porations à faire guérir leurs blessés, c'est encore leur intérêt bien évident ».

Dès 1892, une société de bienfaisance de Francfort-sur-le-Mein, constatant que la plupart de ses malades étaient des tuberculeux, avait construit un sanatorium populaire pour tuberculeux.

Mais c'est en 1895 que le D' Panmwitz, médecin militaire, eut l'idée d'utiliser les baraques de la Croix-Rouge installées à l'occasion de l'ouverture du canal de Kiel, de les transporter près de Berlin et d'en faire un sanatorium populaire pour tuberculeux. Il fut installé à Grabowse, à 30 kilomètres de la capitale.

Peu après, le professeur von Leyden constituait une société pour l'établissement des sanatoriums populaires et créait le sanatorium de Belzig.

« Quand, dit le D' Romme[1], le mouvement en faveur des sanatoriums populaires se généralisa; quand, dans un véritable élan humanitaire, les communes, les districts, les villes, les associations coopératives, les sociétés de bienfaisance et de secours mutuels, les personnes privées, se firent un point d'honneur d'apporter chacun son obole à cette œuvre grandiose, il a fallu de toute nécessité régulariser et canaliser ce mouvement. C'est alors que dans une réunion tenue par le comité de la Croix-Rouge et par le comité de Berlin-Brandenbourg, on décida la création d'un comité central pour la création des sanatoriums populaires pour tuberculeux. Afin de ne pas entraver ni ralentir l'activité d'autres sociétés poursuivant le même but, il fut décidé que seules les personnes appartenant à d'autres sociétés pouvaient faire partie du comité central. »

« Les ressources financières furent assurées par des dons, des loteries, etc. « Mais, ajoute M. Romme, ce qui assura le succès définitif de ce mouvement ce fut la participation logique, inévitable des deux organisations sociales: les caisses d'assurance contre l'invalidité et la vieillesse et les caisses d'assurance contre la maladie. Ce sont des considérations d'ordre purement financier et économique qui ont décidé ces organisations à prendre la tête du mouvement. »

---

1. D' Romme: *Les assurances ouvrières et la lutte contre la tuberculose en Allemagne. Revue gén. des sciences*, n°s 15 et 16, août 1899. p. 573.

Pour les caisses d'assurance contre l'invalidité, la question a été nettement posée au congrès de Stuttgard, en 1895, par le D' Gebhardt, directeur de l'établissement hanséatique d'assurance contre l'invalidité et la vieillesse. Il a tout d'abord montré que la majeure partie des rentes d'invalidité était payée à des tuberculeux (20 à 22 p. 100 suivant les établissements), et ce qui est encore plus grave, le nombre des ouvriers tuberculeux auxquels on servait des rentes augmentait tout les ans.

	1892	1895
Pour Berlin. . . .	9,47 p. 100.	12,45 p. 100.
— Westphalie. . .	10,98 —	18,14 —
— Thuringe. . . .	13,70 —	20,60 —
— Mecklembourg.	2,28 —	6,02 —

Toujours d'après M. Gebhardt, sur 60.000 rentes d'invalidité, 8.500 sont servies à des tuberculeux, et comme leur nombre augmente, on peut prévoir le moment où toutes les ressources des caisses d'invalidité seront absorbées par les tuberculeux.

C'est pour parer à ce danger que M. Gebhardt proposa aux caisses d'invalidité de se charger en partie de l'entretien des tuberculeux hospitalisés dans des sanatoriums. Les caisses d'invalidité devant réaliser de cette façon un bénéfice notable.

Voici le calcul de M. Gebhardt : Un ouvrier tuberculeux qui ne peut plus travailler reste ordinairement à la charge de la caisse d'invalidité (avant de mourir) pendant deux ou trois ans. Sa rente annuelle étant en moyenne de 235 francs, il coûte à la caisse 470 à 700 francs. Mais, si dès le début de sa tuberculose l'ouvrier était placé dans un sanatorium d'où il sortirait au bout de trois mois pour reprendre son travail, la caisse d'invalidité payant, par exemple, seulement la moitié des frais de traitement (qui est de 5 francs par jour) aurait à dépenser 225 francs (90 jours à 2 fr. 50 par jour). Dans ces conditions, 1.000 ouvriers tuberculeux lui coûteraient 225.000 francs, tandis qu'aujourd'hui ils lui reviennent à 475.000 francs en rente payable pendant deux ans.

Un calcul analogue a été établi par l'Office impérial d'hygiène ; en admettant que sur 90.000 malades de 15 à 60 ans qui meurent tous les ans de tuberculose, 12.000 soient désignés pour suivre le traitement dans les sanatoriums, et que, sur ceux-ci, 9.000 puissent par suite de ce traitement reprendre encore pendant trois ans le travail interrompu, il s'ensuit qu'en portant à 625 francs en moyenne le chiffre du salaire annuel, le bénéfice social sera de $3 \times 625 \times 9.000$ ou 16.875.000 francs ; si de ce chiffre on déduit les frais de traitement et les intérêts des capitaux engagés, le bénéfice restera de 8.375.000 francs.

Telles sont les ressources des sanatoriums, elles sont alimentées par le concours des villes, des communes, des particuliers, et leur revenu est assuré par la participation des caisses d'assurance contre l'invalidité et la maladie.

En Belgique (dans la province de Liège du moins), la province donne le terrain et édifie le sanatorium, elle fait ainsi les frais de premier établissement, puis elle laisse aux sociétés de mutualité les frais d'entretien.

En France, nous ne pouvons songer à employer les moyens appliqués en Allemagne, nos lois et nos mœurs ne le permettent pas.

Nous savons que de tout côté la générosité privée s'émeut et cherche à créer des établissements pour guérir les tuberculeux, à Lille, à Nancy, à Paris, mais, sauf pour Lyon qui a réalisé l'édification du sanatorium de Hauteville, les bonnes volontés hésitent, elles attendent que l'exemple soit donné par le gouvernement, elles attendent que les conditions de la lutte paraissent coordonnées dans leurs différents moyens d'action.

Votre Commission a pensé que l'État, les départements, les communes devaient apporter un concours efficace.

Dès maintenant, la loi du 15 juillet 1893 peut et doit être appliquée, les conditions d'exécution ne semblent pas très difficiles à préciser, la Commission a voté sur ce point le texte de la résolution suivante :

Les tuberculeux, les enfants scrofuleux ou rachitiques, quand ils sont dénués de ressources, doivent être soignés gratuitement en exécution de la loi du 15 juillet 1893.

Il se peut que le seul traitement qui leur convienne soit, pour les premiers, un séjour prolongé dans un sanatorium ou un quartier spécial d'hôpital, pour les seconds un séjour prolongé dans un hôpital marin. Ce traitement, dans ce cas, leur est dû, et la dépense qui en résulte est une dépense obligatoire. Tel est le droit. Mais, en fait, ce traitement, plus coûteux pour chaque journée et beaucoup plus long que celui des autres maladies, est rarement appliqué parce qu'il entraîne pour les communes des charges trop lourdes.

La Commission émet le vœu que, lorsque, en exécution de la loi du 15 juillet 1893, un tuberculeux privé de ressources est admis dans un sanatorium ou dans un quartier spécial d'hôpital, ou qu'un enfant mineur de seize ans est admis dans un hôpital marin, l'État prenne à sa charge, outre la part de la dépense qui lui incombe en vertu du barème B annexé à cette loi, une part de la dépense qui, en vertu du barème A, incomberait à la commune;

Que dans le calcul de cette nouvelle charge, on tienne compte comme dans les barèmes existants du degré présumé de richesse de la commune.

Pour les dispensaires urbains, la commune, avec une subvention possible de l'État, aurait leur entretien à sa charge.

L'État devrait organiser des sanatoriums pour ceux de ses fonctionnaires, employés et agents atteints de tuberculose, et jugés par les médecins, désignés à cet effet, justiciables de ce mode de traitement.

Mais la Commission appelle toute l'attention du gouvernement sur l'organisation d'assurances mutuelles contre la maladie et la tuberculose, qui notamment pour les collectivités permettrait de réaliser sans frais excessifs pour l'État ou les communes la mise en pratique de la guérison de la tuberculose par les sanatoriums.

Assurance mutuelle contre la maladie.

« Un moyen que l'on ne saurait trop recommander à la haute protection de l'État, disent MM. Letulle et Roux, est la création de caisses d'assurances mutuelles contre la maladie. Que le personnel de l'État, celui des différentes collectivités professionnelles s'organise en assurances mutuelles contre la maladie, à l'instar d'un certain nombre de sociétés mutuelles existant depuis longtemps et qui sont prospères; que l'État et les compagnies privées favorisent par une participation minime et individuelle ces assurances qui, en cas de maladie chronique (telles que la tuberculose), accordent au sociétaire *une somme quotidienne égale à la somme mensuellement versée*, le problème du traitement au sanatorium serait bien près d'être résolu.

« En effet, supposons que l'État, aidé par quelque combinaison financière, parvienne à édifier dans les différentes régions du territoire des sanatoriums populaires ; si d'autre part, il a obtenu de son personnel l'adhésion individuelle à une assurance mutuelle contre la maladie [1], il lui serait facile de décider chacun de ses agents à se faire soigner dès le début de la tuberculose.

« Les mêmes remarques s'adressent aux différentes collectivités fonctionnant en dehors de la surveillance de l'État.

« En un mot, *l'assurance-maladie* est le complément pour ainsi dire indispensable des divers moyens d'action prophylactique à proposer contre la tuberculose aux collectivités.

« *Compagnies d'assurance contre la tuberculose, avec traitement au sanatorium.* — Il est encore un procédé à indiquer aux collectivités : c'est l'inscription individuelle de leurs membres dans une compagnie d'assurance contre la maladie et plus spécialement contre la tuberculose.

« Les lois françaises n'imposent pas comme en Allemagne aux ouvriers et par ricochet aux patrons, l'assurance obligatoire contre la maladie. Seule, l'assurance contre l'accident existe chez nous et fonctionne, grâce à l'intervention des compagnies privées qui en acceptent les risques et assument à leur charge les indemnités dues par le patron à l'ouvrier blessé.

« En matière de tuberculose, la question est plus délicate, le patron ne pouvant d'une façon générale être responsable de la phtisie contractée par son ouvrier. Faute d'une loi, le problème n'est plus le même qu'en Allemagne. Mais chez nous, l'assurance facultative contre la maladie existe et des compagnies privées fonctionnent sur ce terrain spécial. Peut-être avec l'énorme retentissement qu'a pris la question de la prophylaxie de la tuberculose, serait-il possible de créer ou d'étendre « l'assurance contre la tuberculose ».

---

1. En versant par exemple 8 francs *par mois* (96 fr. par an), le sociétaire toucherait en cas de maladie et quelle que soit sa durée, 8 francs *par jour*. S'il payait 4 francs par jour au sanatorium populaire, il lui resterait 4 francs par jour pour subvenir aux soins de sa famille.

« Si les compagnies d'assurance organisaient la cure au sanatorium et pour cela édifiaient aux champs les établissements nécessaires et les installaient dans les meilleures conditions d'hygiène et de confort, nul doute que nombre d'individus, soit de leur propre mouvement, soit aidés par leurs patrons ou directeurs, adhéreraient à ces assurances et courraient la chance d'avoir droit, en cas de tuberculose, au traitement hygiénico-diététique et gratuit du sanatorium.

« Dans ce projet, on n'a pas recours à l'obligation, qui probablement serait difficilement acceptée en France. Mais avec l'encouragement de l'État il serait probablement possible de l'organiser dans quelques grandes industries comme les chemins de fer, après entente entre celles-ci et des compagnies d'assurances contre la maladie ou la tuberculose. »

Malheureusement, pour organiser ces assurances, nous nous heurtons actuellement à une grande difficulté. Qu'il s'agisse des populations habitant des villes comptant moins de 5.000 personnes, qu'il s'agisse d'une collectivité civile, chemins de fer, mines, industries quelconques, nous ignorons les causes de mort et la morbidité des ouvriers; or, pour établir un projet d'assurances mutuelles et pour que les compagnies d'assurances acceptent de le mettre à exécution, il faudrait pouvoir leur fournir ces données, qui seront la base de leurs calculs.

Nous ne pourrions trouver ces renseignements qu'en Allemagne et en Angleterre. Les conditions sont assez analogues pour servir comme point de départ, mais elles sont seulement analogues; il y a donc urgence à ce que le gouvernement nous donne les moyens de poursuivre ces enquêtes de façon à ce que nous ne soyons pas obligés d'avoir recours à des documents étrangers pour organiser en France la lutte contre la tuberculose.

Conclusions générales. — L'agent de contagion de la tuberculose est le bacille de R. Koch.

Il est contenu par milliards dans les expectorations des phtisiques : *desséchées*, réduites en poussière, elles laissent libres ces bacilles, qui pénètrent dans les voies respiratoires et y portent la contamination; *encore humides*, elles souillent les mains des personnes qui touchent les linges tachés par les tuberculeux; en l'absence de soins de propreté suffisants, les mains transportent sur les aliments les germes de la tuberculose.

Ceux-ci peuvent encore pénétrer dans les voies digestives par les aliments, par la viande, par le lait.

La misère, toutes les causes qui affaiblissent un individu, notamment l'alcoolisme, créent pour celui-ci un état de réceptivité qui le laisse sans défense contre la contagion.

L'habitation dans un logement insalubre, humide, dépourvu de lumière, doit être mise au premier rang du mode de développement de la tuberculose.

Le danger augmente si le logement n'est pas tenu en état de propreté, s'il est surpeuplé. Le nombre des contacts, des promiscuités croît avec le nombre des habitants logés dans un espace trop restreint, et multiplie, en raison directe de l'étroitesse du logis, les chances de contagion.

Cette loi se vérifie dans tous les milieux collectifs, ils sont surpeuplés, les contacts entre les occupants sont incessants, il en est ainsi dans les écoles, les asiles, les établissements pénitentiaires, l'armée, la marine, les ateliers, les mines, les voitures ou bateaux servant au transport des voyageurs, etc. Parfois même, ils sont surpeuplés par des tuberculeux comme dans les hôpitaux.

Partout où les hommes se réunissent pour leur travail, ou pour leurs plaisirs, ils créent un milieu dangereux.

Pour chacune de ces causes de propagation de la tuberculose, la Commission a proposé des mesures pratiques : lois, règlements, conseils.

Après avoir établi quels étaient les moyens par lesquels on pouvait limiter le nombre des contagions, elle a indiqué les mesures que l'on pouvait employer pour guérir les tuberculeux. Elle déclare que pour elle la création des sanatoriums populaires nombreux, où seraient envoyés les tuberculeux justiciables de ce mode de traitement, est indispensable et urgente. Elle insiste sur la nécessité d'organiser dans les villes des dispensaires « pour la guérison des maladies des poumons ».

La Commission considère l'ensemble de ces mesures comme constituant un tout. Il n'est pas une seule d'entre elles qui suffise.

N'adopter que l'un des moyens indiqués et négliger les autres serait assurer l'échec de la campagne qu'il faut entreprendre.

La tuberculose est une *maladie évitable*, les règles de la prophylaxie, appliquées avec persévérance, suffiront comme en Angleterre pour diminuer le nombre des contaminations; la tuberculose est une *maladie curable*, le public et les médecins n'accepteront jamais que l'on fasse du tuberculeux un paria, que l'on prenne contre lui des moyens de défense, sans faire l'effort nécessaire pour le guérir, puisqu'il peut et qu'il doit l'être.

Veuillez recevoir, Monsieur le Président, l'assurance de mes sentiments respectueux.

Le rapporteur général :

P. BROUARDEL.

TABLE

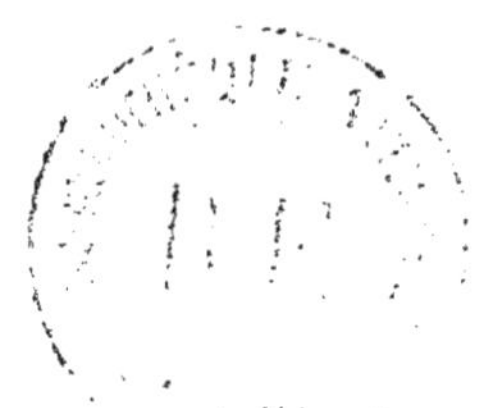

Pages.

RAPPORTS SPÉCIAUX

RAPPORT GÉNÉRAL

Paris. — L. MARETHEUX, imprimeur. 1, rue Cassette. — 1899

A LA MÊME LIBRAIRIE

Paris. — L. Maretheux, imprimeur, 1, rue Cassette.